韓醫藥食

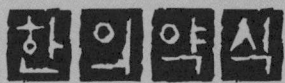

약식동원 藥食同源

약식동원(藥食同源)

한의약식학설은 약물과 음식의 관계에 대한 학설이다. 한의학에서는 약식동원(藥食同源), 약식호보(藥食互補), 약식호용(藥食互用)이라 하여 약과 음식의 사이에 엄격한 경계가 없다. 이 두 가지를 배합하여 사용함으로써 양생하고 병을 치료하는 것이 한의학의 뚜렷한 특색 중 하나이다.

외우면 지식이 되고 건강한 삶을 누릴 수 있습니다. ▶

五行屬性表

自然界						五行	人體				
五味	五色	五化	五氣	五方	五季		五臟	六腑	五官	五形	情志
酸	青	生	風	東	春	木	肝	胆	目	筋	怒
苦	赤	長	暑	南	夏	火	心	小腸	舌	脈	喜
甘	黃	化	濕	中	長夏	土	脾	胃	口	肉	思
辛	白	收	燥	西	秋	金	肺	大腸	鼻	皮毛	悲
鹹	黑	藏	寒	北	冬	水	腎	膀胱	耳	骨	恐

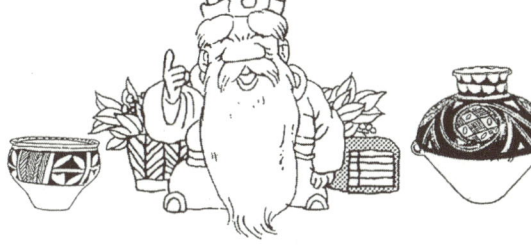

오행속성표

자연계						오행	인체				
오미	오색	오화	오기	오방	오계		오장	육부	오관	오형	정지
산	청	생	풍	동	춘	목	간	담	목	근	노
고	적	장	서	남	하	화	심	소장	설	맥	희
감	황	화	습	중	장하	토	비	위	구	육	사
신	백	수	조	서	추	금	폐	대장	비	피모	비
함	흑	장	한	북	동	수	신	방광	이	골	공

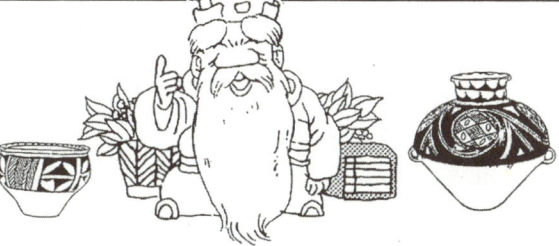

오곡(五穀)

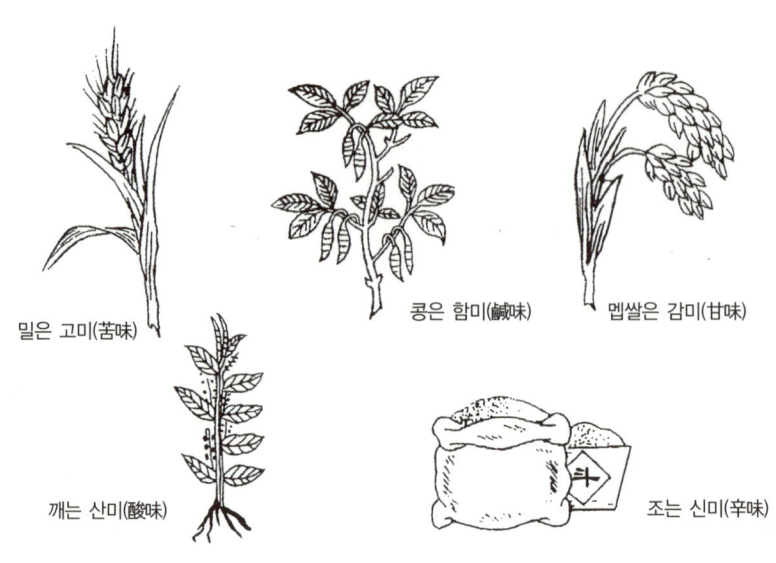

오과(五果)

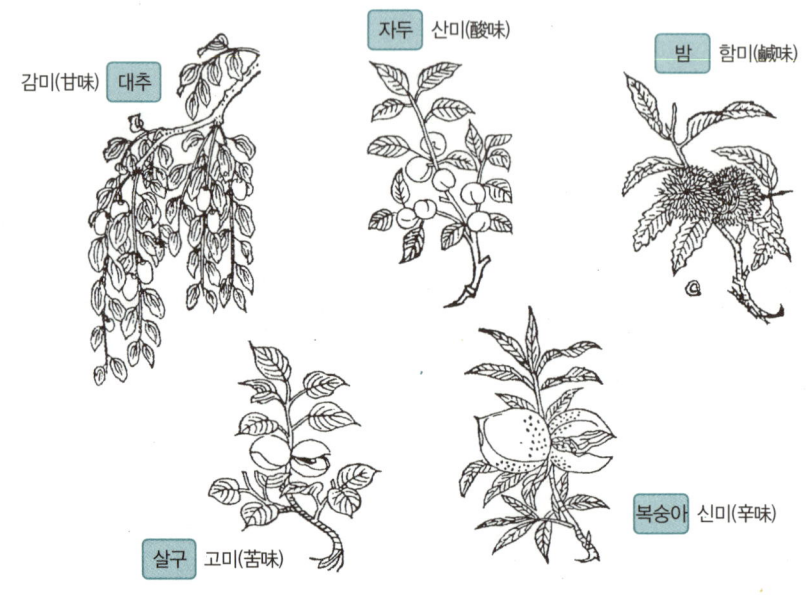

오육(五肉)

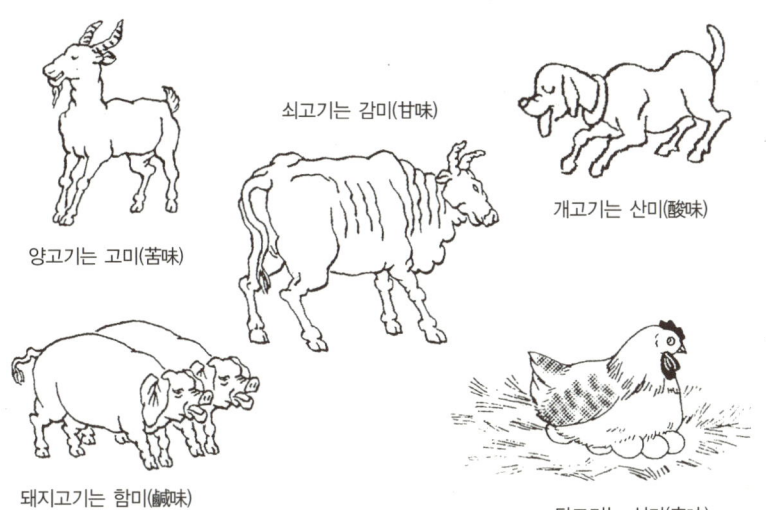

오채(五菜)

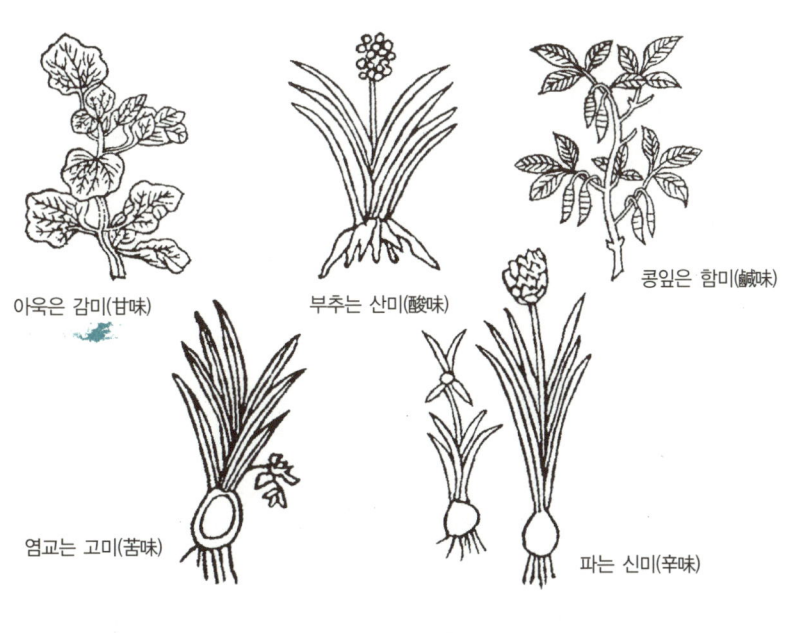

임신중에 약을 쓸 때의 금기

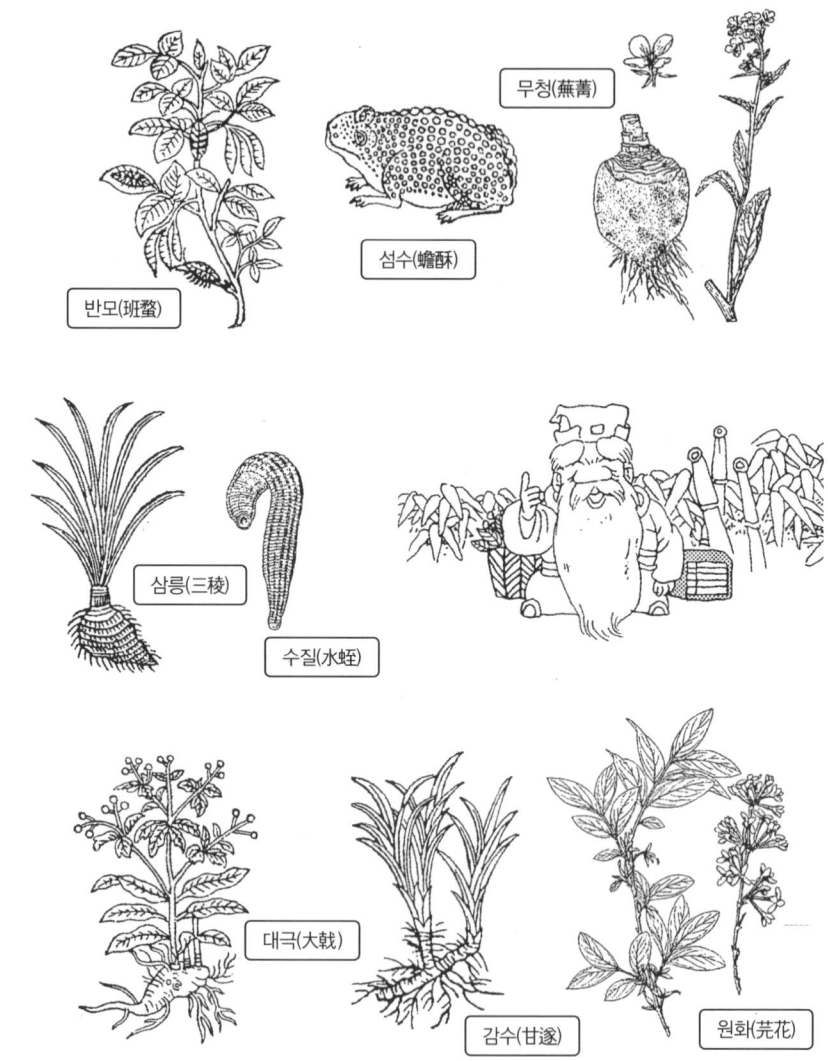

1. **독성이 강한 약** : 태아에게 유해한 작용을 하거나 유산을 일으킬 수 있다. 반모, 무청, 오두, 마전자, 섬수 등이다.
2. **배설시키는 힘이 강한 약** : 설사를 시키거나 이뇨시키는 힘이 강하여 골반강 내의 충혈을 일으켜 유산이 될 수 있다. 파두, 대극, 대황, 감수, 원화 등이다.
3. **어혈을 푸는 약** : 혈액순환을 촉진함으로써 자궁수축을 강화하여 유산을 유발할 수 있다. 우슬, 수질, 맹충, 삼릉, 아출 등이다.
4. **맵거나 향이 강하여 약성이 활달한 약** : 사향(麝香)은 자궁을 흥분시켜 유산을 일으킬 수 있다. 또 맵고 뜨거운 성질을 가진 부자(附子), 육계(肉桂) 등도 사용을 피하는 것이 좋다.

한약의 복용방법

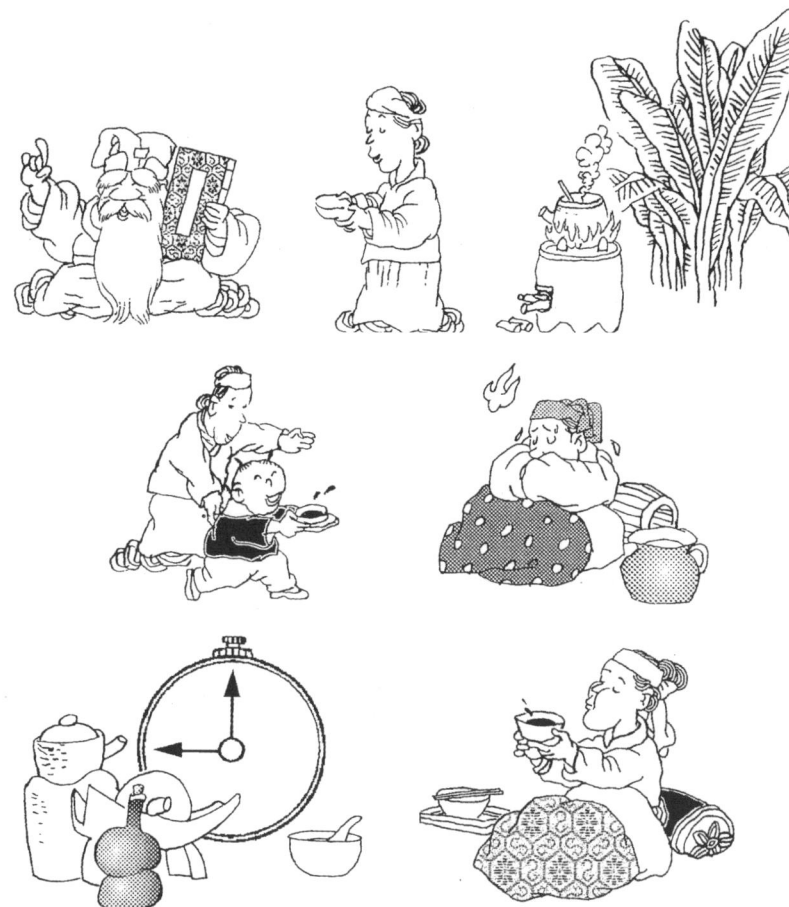

1. 한약은 일반적으로 하루에 2번이나 3번 복용한다.
2. 탕제는 대개 따뜻하게 해서 마시는 것이 좋다.
3. 탕제를 식혀서 복용해야 하는 경우도 있다. 열로 인한 구토를 치료할 때는 탕제를 차게 식혀서 복용하지만, 이런 경우는 많지 않다.
4. 약을 복용하는 시간은 식사시간과 관계가 깊다. 단지 약물의 흡수 속도에 영향을 미칠 뿐만 아니라 약의 작용을 바꿀 수도 있다.
5. 보양(補養)하는 약이나 위(胃)를 튼튼하게 하는 약은 대부분 식전에 복용한다.
6. 정신을 안정시키는 약은 잠자기 전에 복용하는 것이 좋다.
7. 설사시키는 약이나 구충약은 공복에 복용한다.
8. 그 외의 약들은 식후에 복용한다.
9. 병의 상태에 따라 약의 복용시간이 달라진다. 예를 들면 급성 병에는 즉시 복용한다. 증상이 나타났다 가라앉았다 하는 학질에는 발작 전에 복용한다.

보기 약식 (補氣藥食)

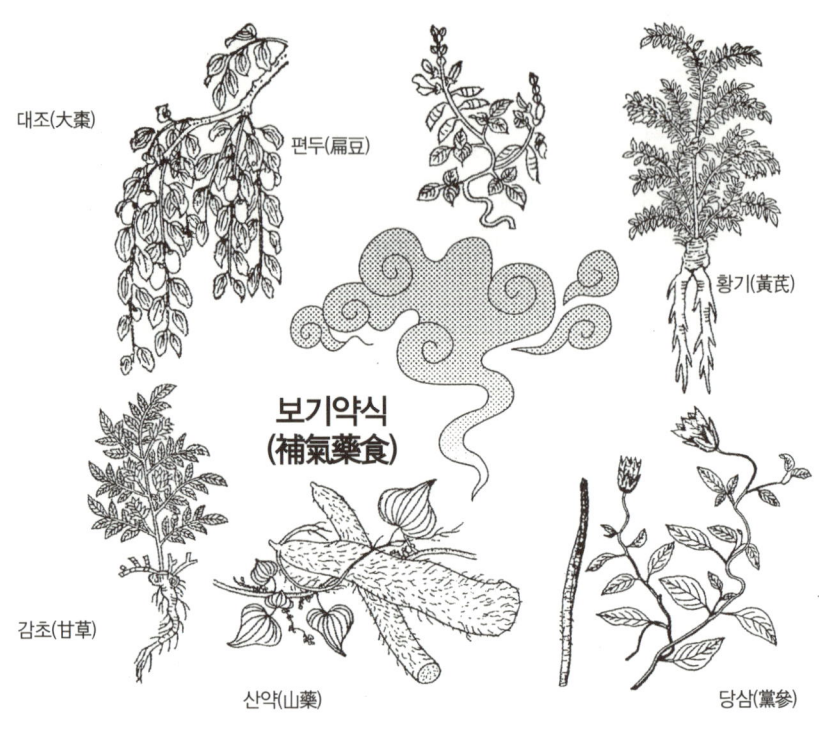

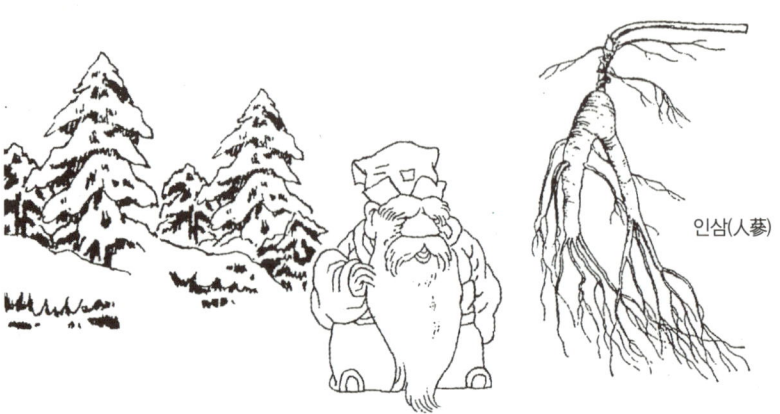

- 인삼은 야생과 재배의 두 가지로 나눌 수 있다. 그 중 야생 산삼으로는 한국에서 나는 고려삼과 중국 동북지방 길림성에서 나는 것이 유명한데, 보기약 중에서 약효가 가장 우수하다.

혈(血)

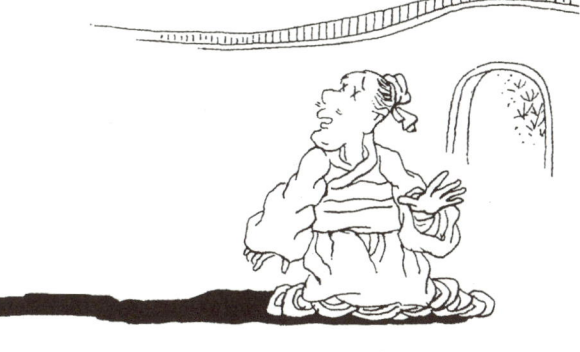
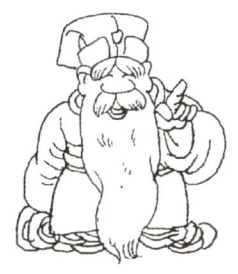

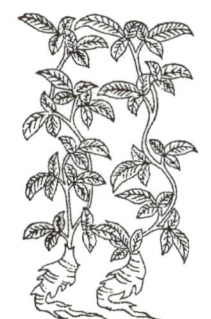
하수오(何首烏)

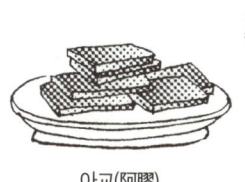
아교(阿膠)

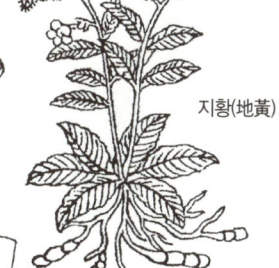
지황(地黃)

상심자(桑椹子)
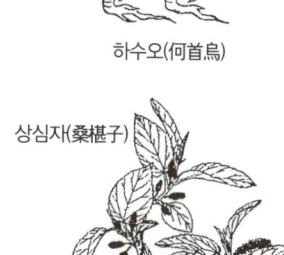

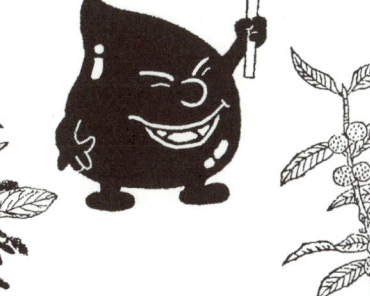

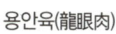
용안육(龍眼肉)

1. 혈이 허하면 얼굴에 윤기가 없고, 입술, 손톱 등이 희며, 머리가 어지럽고 눈앞이 어른거리거나, 가슴이 두근거리고 잠을 잘 못 자며, 정신이 활기차지 못하고, 혀의 색이 엷은 등의 증상이 나타난다.
2. 혈을 보하는 데 많이 쓰는 약식은 지황, 하수오, 상심자, 아교, 용안육 등이 있다.
3. 명나라 이시진은 하수오를 매우 높이 평가하여 "하수오는 혈을 길러 간을 이롭게 하며, 정을 보존하여 신을 돕는다. 근골을 튼튼하게 하고 머리털을 검게 하니 자양하고 보익하는 좋은 약이다. 차갑지도 않고 건조하지도 않아서, 그 효능이 지황이나 천문동보다 낫다." 고 했다.

감기에 걸렸을 때의 음식원칙

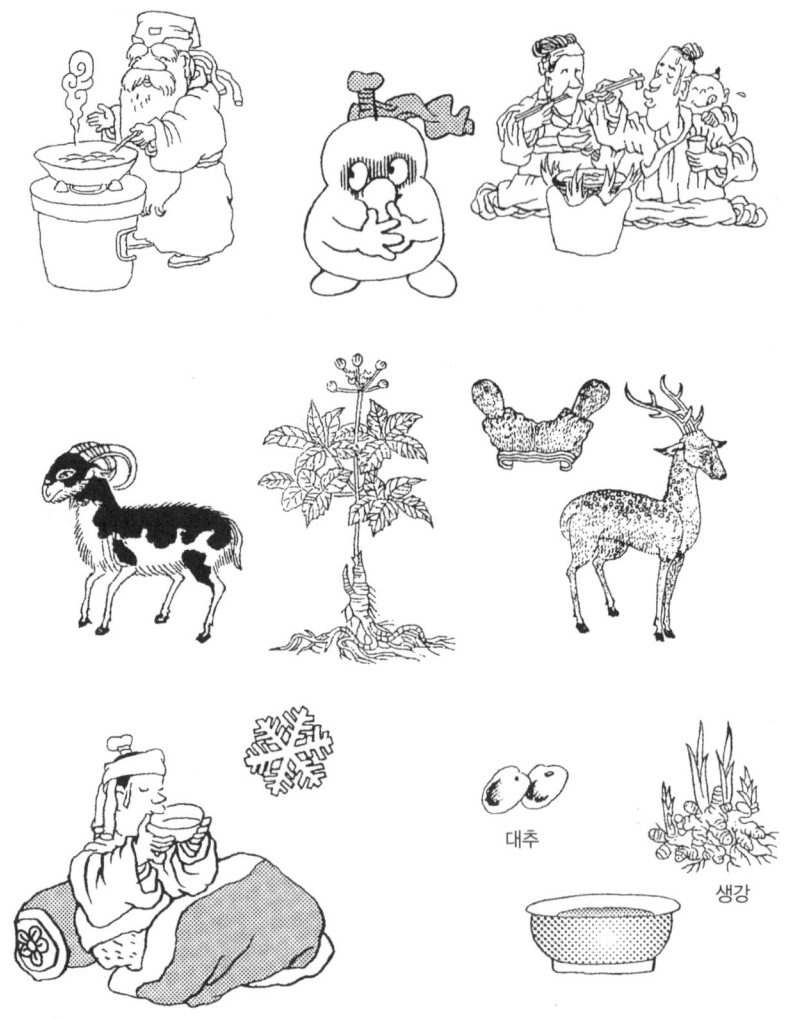

1. 감기에 걸렸을 때는 원칙적으로 맑고 담담하며 묽고 부드러운 음식을 주로 먹어야 한다. 쌀죽, 옥수수죽, 미음, 행인 가루, 연근 가루, 신선한 채소, 과일 등이 적당하다.
2. 여름에 감기에 걸렸을 때는 녹두 달인 물이나 금은화로, 국화차, 노근차 등을 마셔서 열을 식히고 더위를 가시게 한다.
3. 기름진 음식이나 찰진 음식, 시거나 비린 것, 맵고 자극적인 음식은 피해야 한다. 예를 들면 찰밥이나 기름에 튀긴 음식, 생선, 단 음식 등이다.
4. 보하는 약은 신중하게 써야 하니, 열이 날 때는 인삼이나 동충하초, 자하거, 녹용 등 따뜻한 성질을 가진 보약재를 쓰지 말아야 하고, 양고기나 개고기도 먹어서는 안 된다.
5. 겨울에 감기에 걸리면 흑설탕이나 생설탕 차를 마시고 약간 땀을 낸다.
6. 붉은 대추와 생강을 달여 마셔서 병에 대한 저항력을 증강하도록 한다.

서채(暑瘵)의 음식원칙

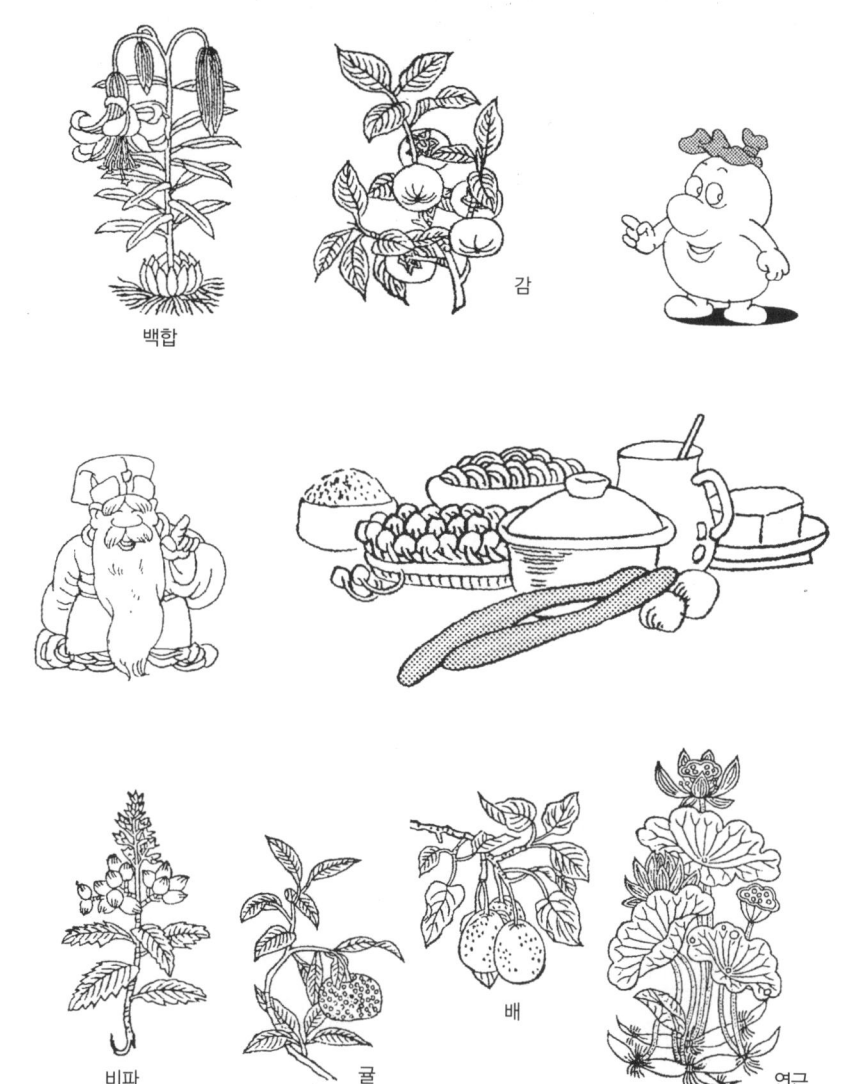

백합 감

비파 귤 배 연근

1. 서채는 무더울 때에 밖으로부터 습사를 받아서 생기는 것으로 기가 상초에 울체되어 폐의 혈락을 손상하므로 혈이 위로 넘치는 증상이다.
2. 폐를 맑게 하고 지혈작용을 하는 식품을 많이 먹어야 한다. 무즙, 감즙, 돼지허파탕, 백합, 산사, 오매 등이다.
3. 열을 식히고 음을 자양하며 진액을 생성하여 갈증을 멎게 하는 작용을 가진 과일을 많이 먹도록 한다. 배, 비파, 올방개, 연근, 귤, 연밥 등이다.
4. 채소와 콩류 등 담백한 식품을 많이 먹어야 한다. 냉이, 완두 싹, 오이, 수세미외, 두부, 콩물, 녹두묵, 토마토, 녹두, 팥 등이다.

옥수수

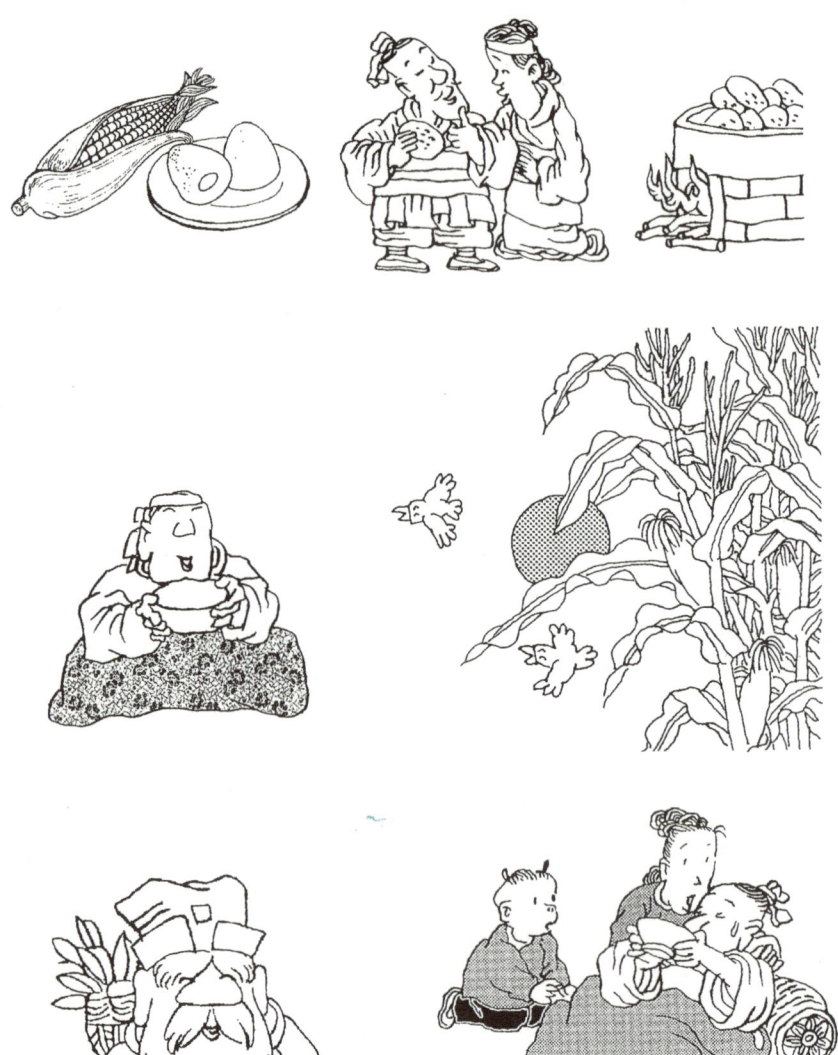

1. 옥수수는 맛이 달고 성질이 화평하며, 대장경과 위경으로 들어간다. 비위를 조화시켜 식욕을 증진시키며, 탁한 것을 내려 보내고 소변을 잘 나가게 한다.
2. 풋옥수수를 삶아서 어린이에게 먹이면 소화불량을 다스릴 수 있다. 늘 변비가 있는 사람이나 노인에게도 좋다.
3. 옥수수 양의 3배 정도로 물을 붓고 끓여 차 대신 마시면 만성신장염에 의한 부종을 감소 시키는 데 도움이 된다.
4. 옥수수기름에 튀긴 야채나 옥수수를 끓인 차는 고지혈증 등에도 효과가 있다.

밀 [小麥소맥]

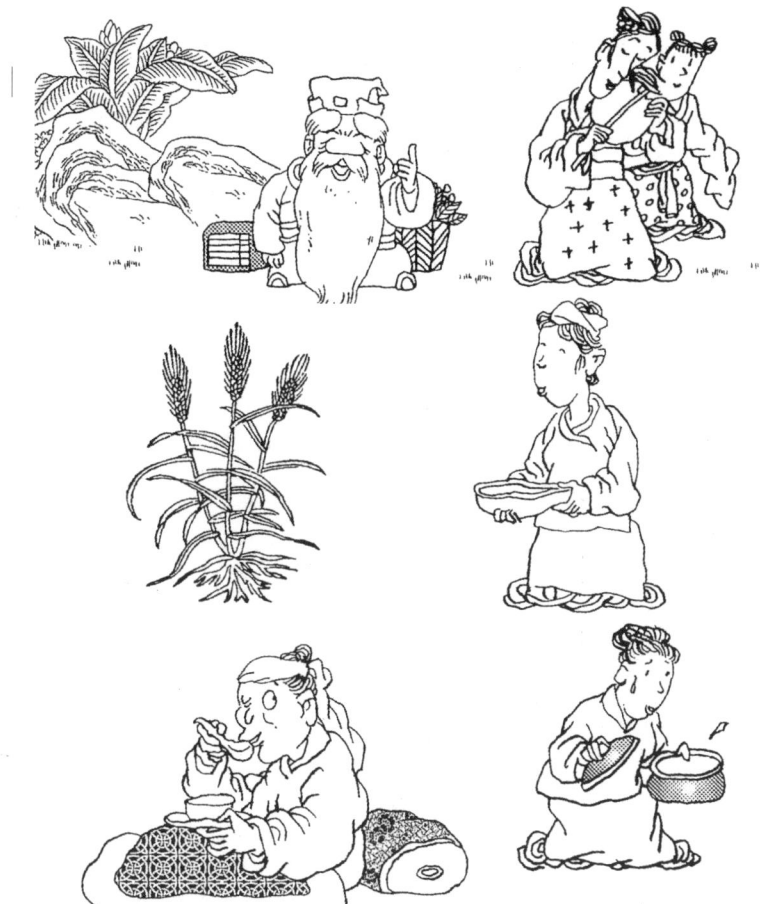

1. 밀은 달고[황제내경에는 쓰다고 되어 있다] 서늘하며, 심경, 비경, 신경으로 들어간다. 심(心)을 기르고 신(腎)을 도우며 비(脾)를 튼튼하게 하고 장(腸)을 충실하게 한다. 열을 내리고 갈증을 멎게 하는 작용도 있다.
2. 《음식회요飮食會要》에는 밀가루를 노릇노릇하게 볶아 더운물에 타서 매일 2번, 한 번에 한 숟가락을 먹으면 장위(腸胃)가 튼튼하지 못해 만성적으로 설사하는 것을 치료할 수 있다고 기록되어 있다.
3. 《금궤요략金匱要略》에 나오는 '감맥대조탕(甘麥大棗湯)'은 밀 한 되, 감초(甘草) 세 냥, 대추 열 개를 달여서 복용하는 것이다. 생각을 지나치게 많이 하거나 정신적 자극을 받아서 생기는 부녀(婦女)의 장조(臟躁)[화병을 말한대를 치료하는 처방인데, 후세 사람들에게 높은 평가를 받고 있다.
4. 한약 중에서 완전히 성숙되지 않은 밀 낟알을 '부소맥(浮小麥)'이라고 하는데, 물에 일면 물 위로 뜨기 때문이다.
5. 몸이 허해서 식은땀을 흘리는 사람은 부소맥(浮小麥)과 함께 대추나 마황근(麻黃根) 등을 달여서 복용하면 효과가 매우 좋다.

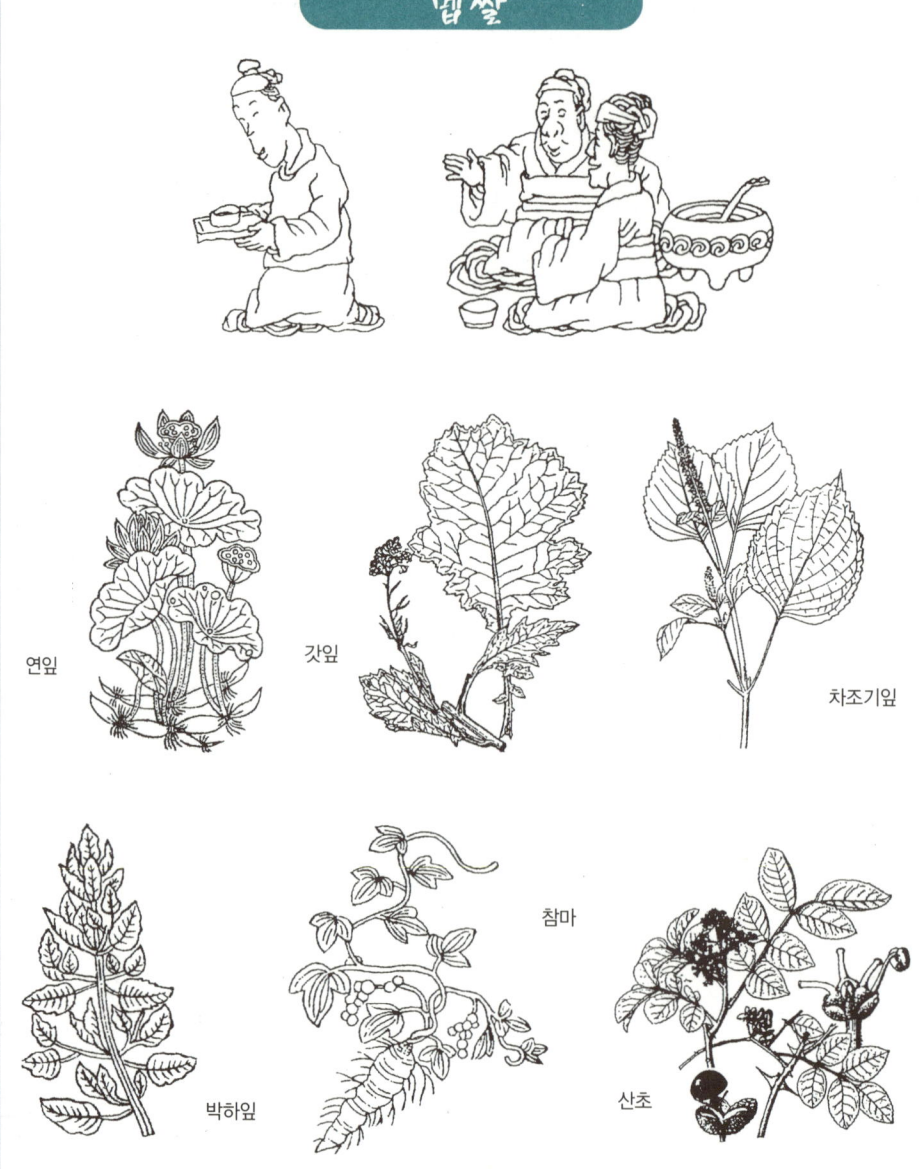

1 멥쌀로 밥을 지을 때 연잎 삶은 물을 쓰면 속을 풀어준다.
2 갓잎을 사용하면 담(痰)을 제거한다.
3 차조기잎을 쓰면 기(氣)를 소통시키고 감기기운을 몰아낸다.
4 박하잎을 쓰면 열을 식힌다.
5 조릿대잎을 쓰면 더위를 피할 수 있다.
6 참마[薯蕷]를 넣으면 위(胃)를 다스린다.
7 산초[花椒]를 넣으면 덥고 습한 기운으로 인한 풍토병을 막을 수 있다.

감자 [馬鈴薯 마령서]

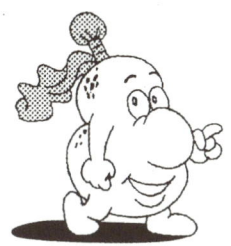
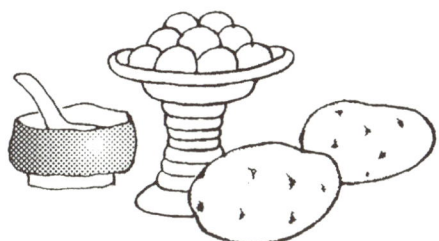
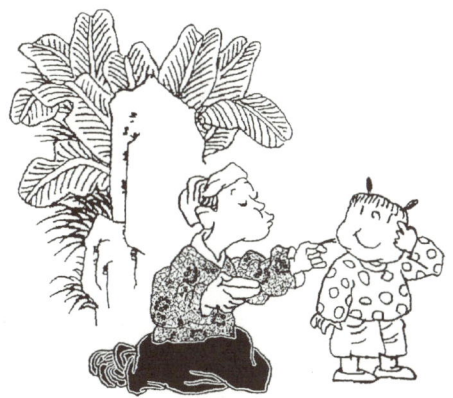
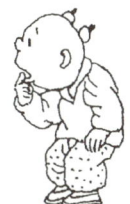

1. 감자는 맛이 달고 성질이 화평하다.
2. 기(氣)를 보태고 비(脾)를 튼튼하게 하며 염증을 가라앉히고 해독하는 효능이 있다.
3. 원래 함유되어 있는 독소를 파괴하기 위해 충분한 시간을 들여 삶아야 한다.
4. 감자는 또한 외용(外用)하기도 한다.
5. 소아의 이하선염(耳下腺炎)에는 감자 1개에 식초를 넣고 갈아 그 즙을 환부에 바르면 효과가 있다.

팥 [赤小豆 적소두]

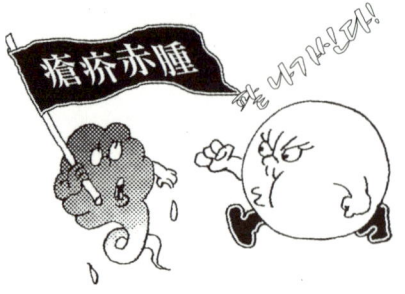
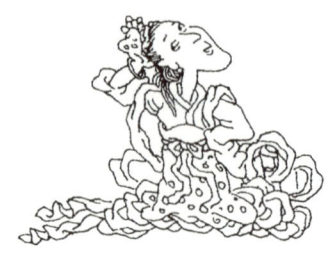
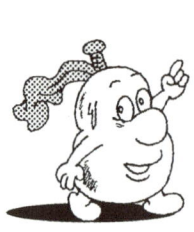
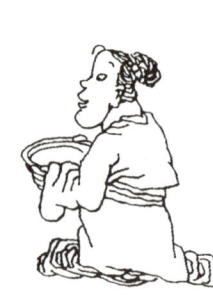
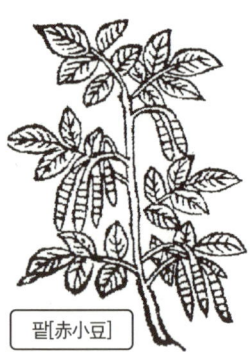

팥[赤小豆]

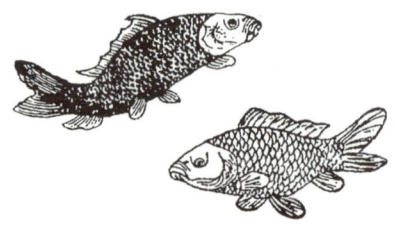
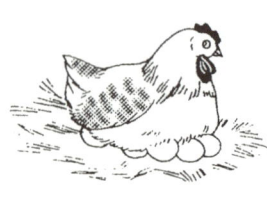

1. 팥은 달면서 시다. 심경(心經)과 소장경(小腸經)으로 들어가 이뇨작용을 하고 부종을 가라앉힌다. 비(脾)를 튼튼하게 하고 습기를 스며나가게 하며, 해독하고 농(膿)을 배출시킨다.
2. ≪본초강목本草綱目≫에서는 팥이 "전염병을 막는다. 난산(難産)을 치료하며 태반(胎盤)이 나오도록 하고 젖이 잘 나오게 한다. 잉어, 붕어, 누런 암탉과 함께 삶아 먹으면, 또한 소변이 잘 통하도록 하여 부종을 가라앉힌다."고 했다.
3. 또 "이 약은 일체의 부스럼이나 옴과 벌겋게 붓는 것을 다스리니, 증세가 가볍든 무겁든 상관없이 물에 개어 바르면 낫지 않는 경우가 없다."고 했다.
4. ≪식료본초食療本草≫에는 "팥을 오래 먹으면 사람이 여위게 된다."는 말이 있는데, 체내의 과다한 수분을 배출시키는 작용이 있기 때문에 나온 말이다.

녹두(綠豆)

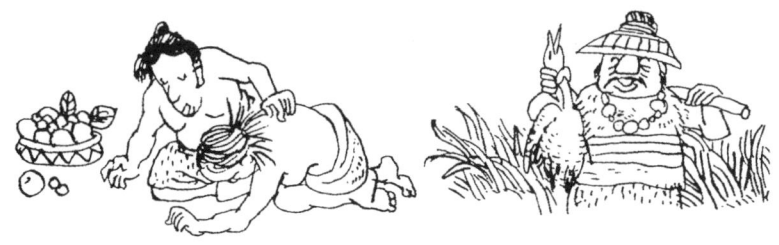
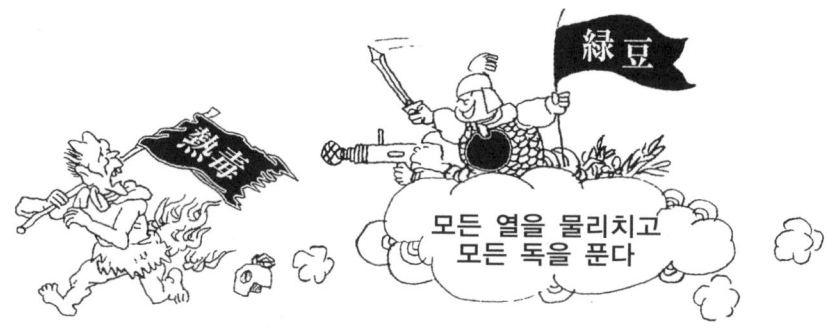
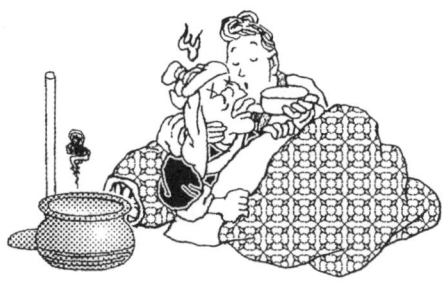
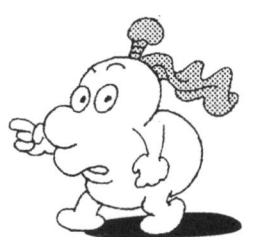

1. 녹두는 맛이 달고 성질이 화평하다. 열을 식히고 해독하며 더위를 식히고 소변이 잘 나가게 하는 효능이 있다. '음식 중에 중요한 것이며, 채소 중에 뛰어난 것' 이라 말하기도 한다.
2. ≪음식변飮食辨≫에는 녹두가 성질이 서늘하지만 위(胃)를 상하지 않으며, 열로 인한 종창(腫脹), 이질(痢疾), 갈증, 종기(腫氣)와 온독(溫毒), 피부의 반진(瘢疹), 광물성 약재를 잘못 사용하여 생긴 부작용 등 모든 열병을 물리치고 독을 푼다고 했다.
3. 잘못하여 비상(砒霜)을 먹었을 때나 뜨거운 성질의 약을 잘못 복용했을 때, 모든 풀, 나무, 버섯 및 죽은 날짐승과 길짐승 등의 독에 쓰이지 않는 곳이 없다.
4. 열을 내리고 해독하려면 달인 물을 마시고, 강한 독을 풀어야 할 때는 날 것을 갈아서 찬 물과 함께 삼킨다.
5. 복용 후에는 반드시 토하게 되는데, 토하고 나서 다시 복용하여 완전히 쏟아내도록 하면 독이 곧 풀린다.

땅콩 [落花生 낙화생]

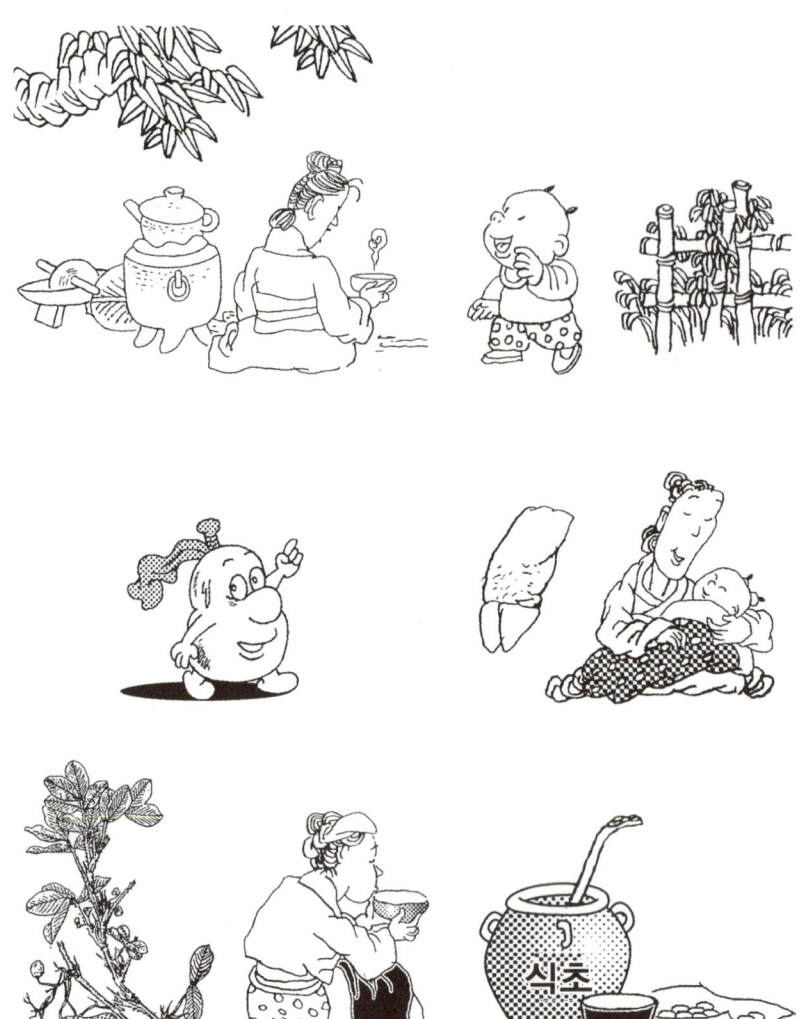

1. 땅콩은 맛이 달고 성질이 화평하다. 비경(脾經)과 폐경(肺經)으로 들어가 폐를 윤택하게 하고 위(胃)를 조화롭게 하며, 지혈작용과 젖을 잘 나오게 하는 효능도 가지고 있다.
2. 뾰족한 끝부분을 떼버리고 은근한 불에 달여서 복용하면 마른기침, 만성해수, 소아의 백일해(百日咳)를 치료할 수 있다.
3. 땅콩의 속껍질을 까지 않고 대추와 함께 달여 차로 마시면 신장염(腎臟炎)으로 인한 부종에 효과가 있다.
4. 땅콩을 7일간 식초에 담가두었다가 매일 아침저녁으로 10개씩 먹으면 고혈압을 치료할 수 있다.
5. 땅콩 생것 90g을 돼지족발(앞다리) 1개와 함께 고아서 먹으면 젖이 잘 나오고 양도 많아진다.

버섯 [蘑菇 마고]

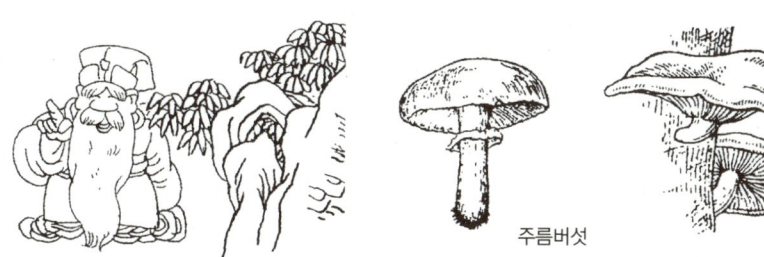

주름버섯 표고버섯

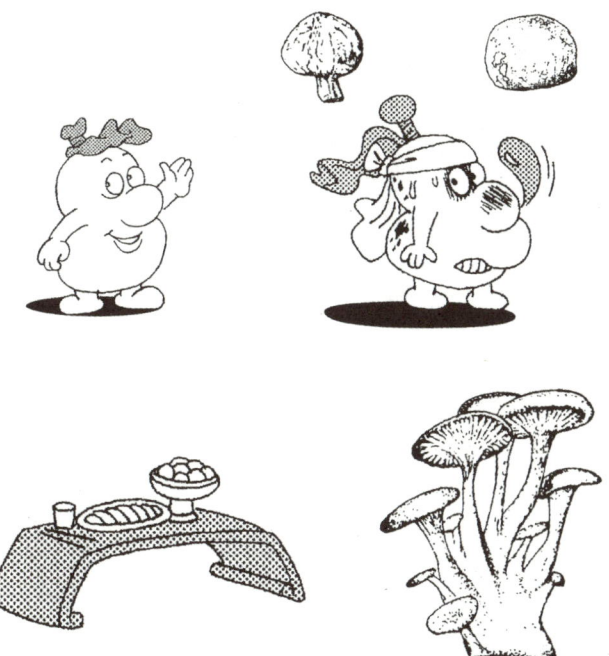

1. 버섯은 맛이 달고 성질이 화평하다. 장(腸), 폐(肺), 위경(胃經)으로 들어간다. 자양강장(滋養强壯)하고 기분을 좋게 하며 위(胃)를 열어주고 설사와 구토를 멎게 하는 작용을 한다.
2. 《본초구진本草求眞》에는 주름버섯과 표고버섯은 모두 버섯이므로 비슷하지만, 표고버섯은 색이 희면서 성질이 화평하고, 주름버섯은 색이 희면서 성질이 차갑다.
3. 표고버섯은 위기(胃氣)를 돋워 배고프지 않게 하고 소변이 새어나오는 것을 치료한다.
4. 주름버섯은 기(氣)를 다스리고 담(痰)을 삭이며 장위(腸胃)에도 작용한다.
5. 주름버섯은 습기가 많아서 정체시키는 성질이 있으므로 많이 먹으면 기(氣)의 운행이 막히기 쉽다.
6. 홍역(紅疫)을 앓고 난 후, 출산(出産) 후, 병을 앓고 난 후에는 많이 먹어서는 안 된다.

돼지고기 [猪肉 저육]

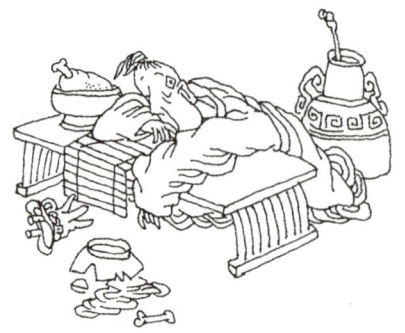
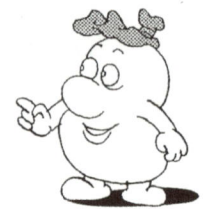
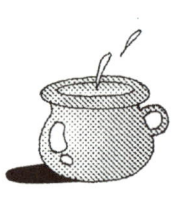
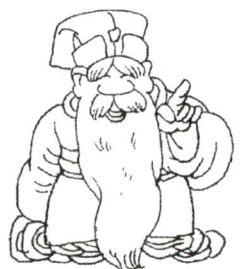
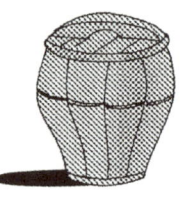
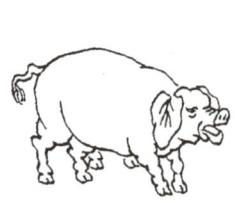
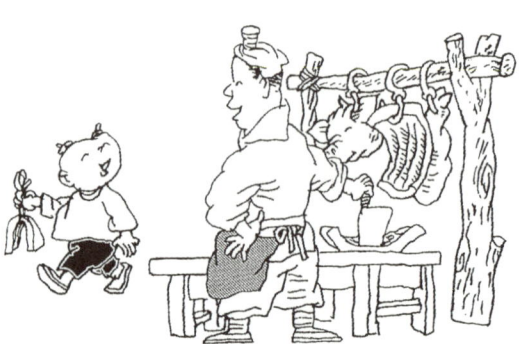

1. 돼지고기는 달면서 짜고 성질은 화평하다. 비(脾), 위(胃), 신경(腎經)으로 들어가 음(陰)을 자양하고 건조한 것을 적셔준다.
2. 한의학에서는 일반적으로 돼지고기가 "신(腎)과 위(胃)의 진액을 보충하고 간(肝)의 음(陰)을 자양하며, 피부를 윤택하게 하고 대소변을 잘 통하게 하며 소갈(消渴)을 멎게 한다"고 본다.
3. 또 돼지고기를 많이 먹으면 (기름지고 달아서 맛이 진하므로) 열(熱)을 조장하고 담(痰)이 생기게 하며 풍(風)을 요동시키고 습(濕)을 만든다고 경고하고 있다.
4. 풍한(風寒)에 상한 경우나 병이 나은 직후에는 특히 먹지 말아야 한다.

쇠고기 [牛肉우육]

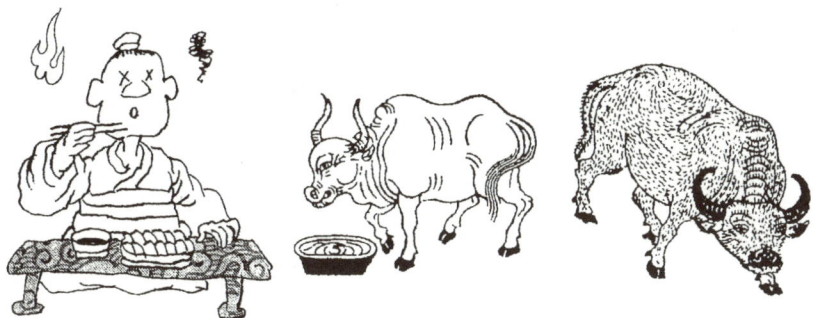

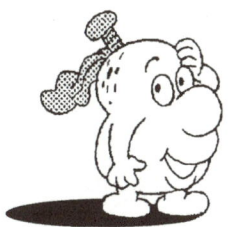 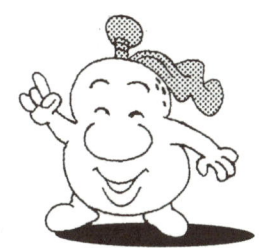

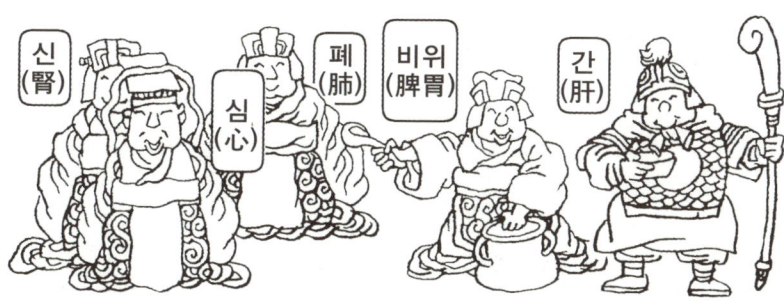

1. 쇠고기는 맛이 달고 성질이 화평하면서 따뜻한 쪽에 가깝고, 물소고기는 맛이 달고 성질은 화평하며, 비경(脾經)과 위경(胃經)으로 들어간다. 모두 비위(脾胃)를 보하고 기혈(氣血)을 더해주며 근골(筋骨)을 튼튼하게 한다.
2. 쇠고기는 맛이 달아서 비토(脾土)를 집중적으로 보하는데, 비위(脾胃)는 후천적인 근본이어서 "비위(脾胃)를 보하면 보해지지 않는 것이 없다."는 말까지 있다.
3. 오래 앓아서 허약해졌거나 중기(中氣)가 아래로 처진 경우, 기운이 없어 숨이 얕은 경우, 얼굴이 누렇고 병색이 있는 경우에 모두 쇠고기 국물로 보익할 수 있다.
4. 쇠고기는 성질이 더운 쪽에 치우쳐 있으므로 화열병(火熱病)에는 과용하지 말아야 한다.

양고기 [羊肉 양육]

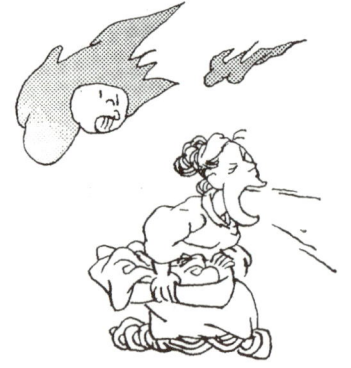
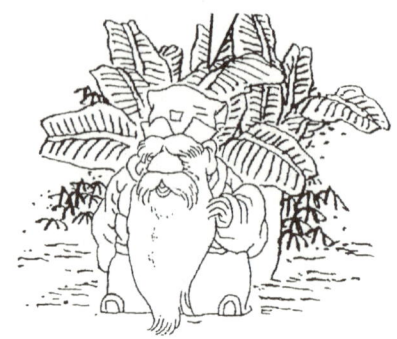
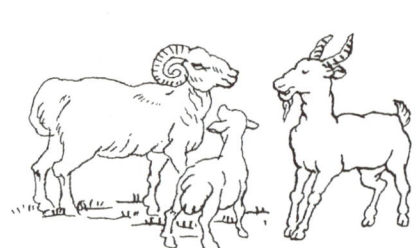
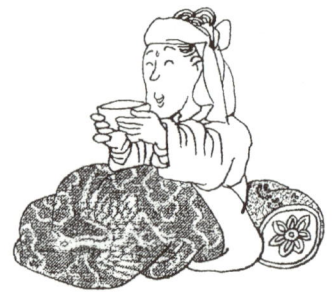
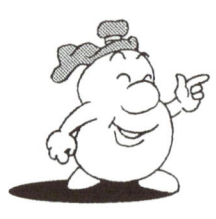
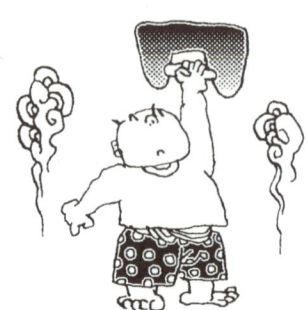

1. 양고기는 달고 따뜻하다. 비(脾), 신경(腎經)으로 들어가 기(氣)를 돋우고 허한 것을 보하며 속을 덥히고 아래를 따뜻하게 한다.
2. 몹시 허약하여 야윈 경우, 허리와 무릎이 시큰거리고 힘이 없는 경우, 출산 후에 몸이 허하고 찬 경우, 한(寒)으로 인해 산증(疝證)이 생긴 경우에 적용된다.
3. 근골(筋骨)을 튼튼하게 하고 장위(腸胃)를 충실하게 한다.
4. 계절병에 걸렸거나 열이 잠복해 있는 경우에는 피하는 것이 좋다.
5. 양고기는 성질이 더워서 식품 중 아주 뜨거운 것에 속하기 때문에, 여름에는 많이 먹지 말아야 한다.

닭고기 [鷄肉계 육]

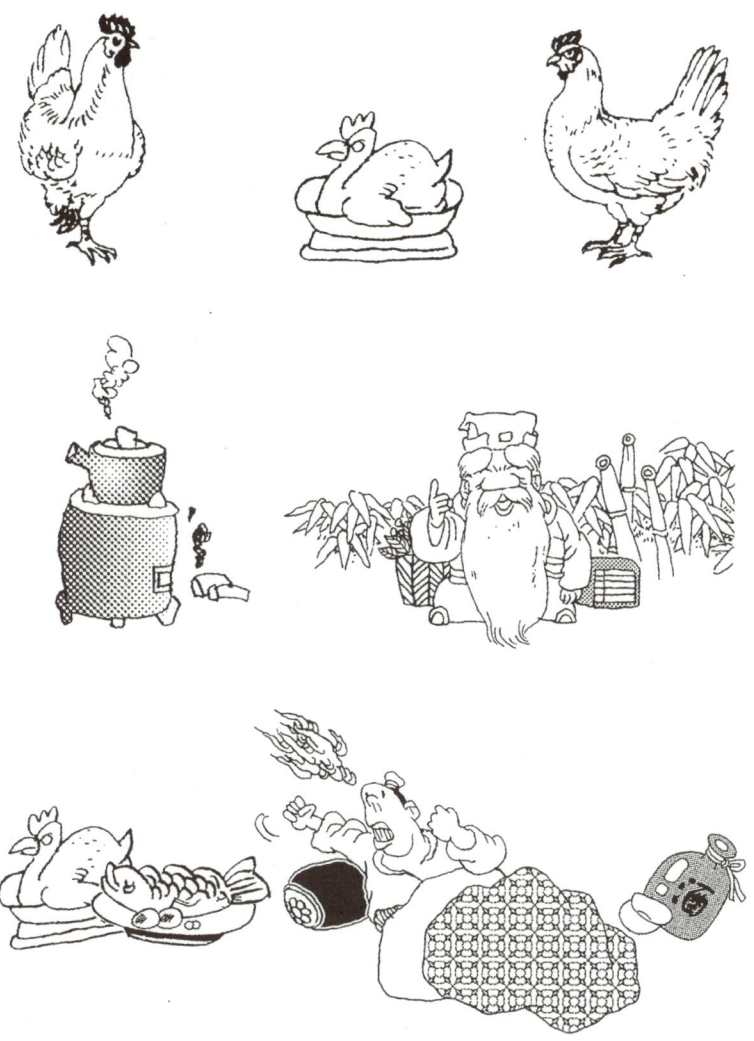

1. 닭고기는 달고 따뜻하며 비(脾), 위경(胃經)으로 들어간다. 속을 보하고 기(氣)를 돋우며 정(精)을 보충하고 골수(骨髓)를 충실하게 한다.
2. 속이 허하여 음식을 잘 먹지 못하는 경우, 설사(泄瀉), 이질(痢疾), 소갈(消渴), 부종(浮腫), 산후(産後)에 젖이 모자라는 경우, 병을 앓고 나서 허약해진 경우 등에 모두 적당하다.
3. 삶아서 고기를 먹어도 되고, 국물을 먹어도 좋다.
4. 닭고기는 달고 따뜻하며, 특히 머리, 날개, 발 등의 부분은 많이 먹으면 열이 생겨서 풍(風)이 동하기 쉽다. 따라서 실증(實證)인 경우에나 사기(邪氣)가 아직 해소되지 않은 경우에는 먹지 말아야 한다.

오리 고기 [鴨肉압육]

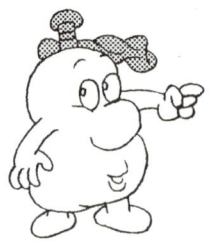
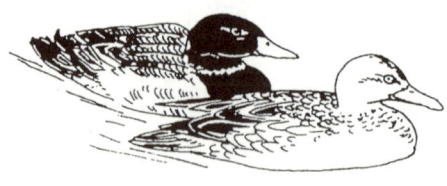
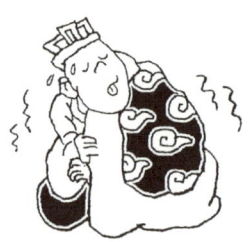
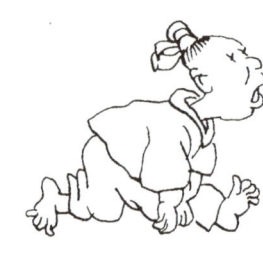
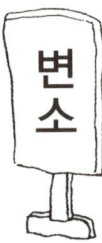
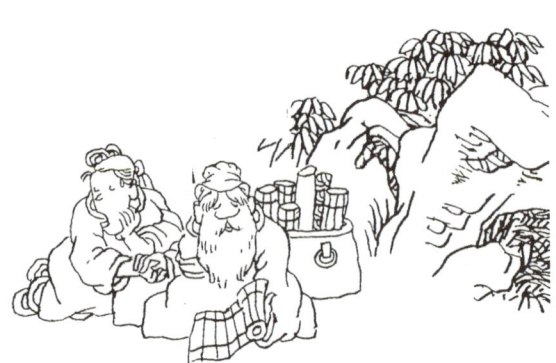

1. 물새에 속한다. 맛은 달고 성질은 약간 차갑다. 음(陰)을 자양하고 위(胃)를 기르며 소변을 잘 나가게 하여 부종을 가라앉힌다.
2. 오리는 수컷이 좋으며, 늙은 것이 약효가 뛰어나다. 이어(李漁)는 "모든 새 종류는 암컷이 좋으나, 오리만은 수컷을 택한다. 모든 새는 어린 것을 귀하게 여기나, 오리만은 나이든 것이 좋다."고 했다.
3. 늙은 수컷 오리를 푹 삶으면 효능이 황기(黃芪)와 비슷하다.
4. 음기(陰氣)가 부족한 남자나 부종(浮腫)을 앓는 사람이 먹는 것이 가장 타당하다.
5. 많이 먹으면 체하거나 설사를 하게 되는 단점이 있다.
6. 양(陽)이 허하고 비(脾)가 약하거나 감기에 걸린 경우, 변이 묽거나 속이 더부룩한 경우, 각기병(脚氣病)이 있는 경우에는 적당하지 않다.

토끼 고기 [兎肉토육]

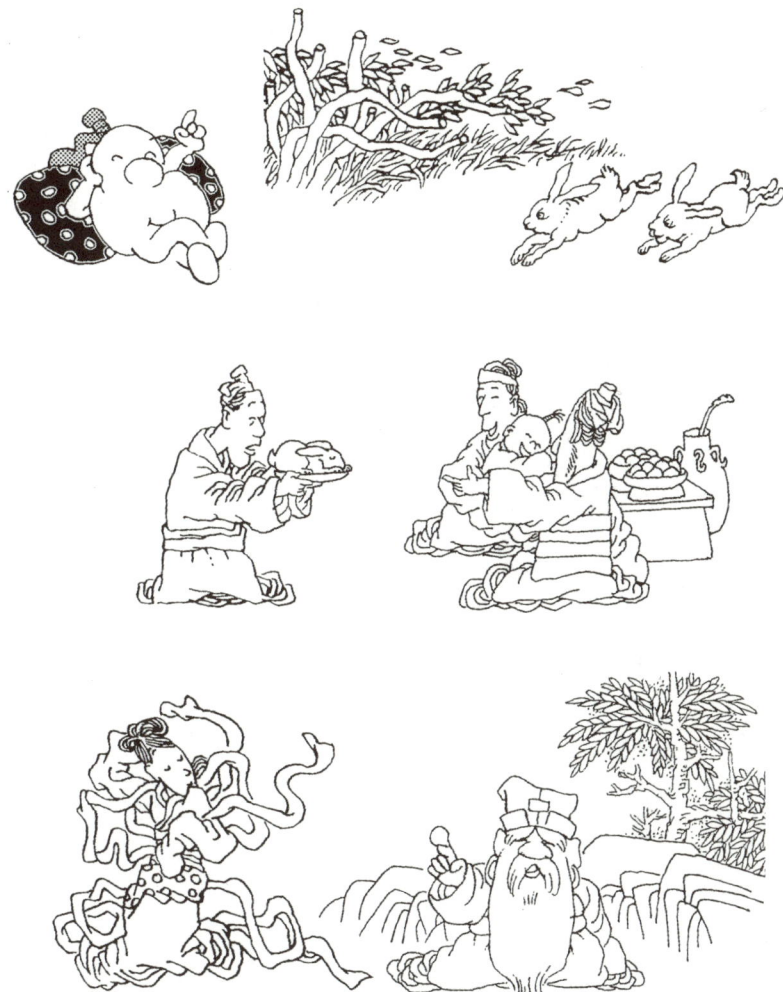

1. 토끼고기는 달고 서늘하다. 간경(肝經)과 대장경(大腸經)으로 들어가며, 중기(中氣)를 보익하고 갈증을 멎게 하며 비(脾)를 튼튼하게 한다. 피를 서늘하게 하고 해독하는 효능도 있다.
2. 토끼고기는 조직이 섬세하고 연하여 먹은 후 2시간만 지나면 소화, 흡수되므로 어린이와 노인이 먹기에 이상적인 고기이다.
3. 토끼고기를 즐겨 먹으면 사람이 반듯하고 튼튼하게 되고, 얌전하고 단정하게 되며 피부도 부드럽고 고와진다.
4. 토끼고기는 미용에 도움이 되는 것으로도 이름이 높다.

자라 [鼈별]

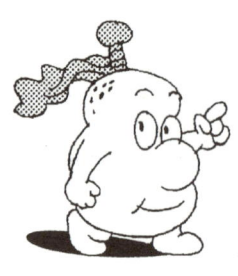
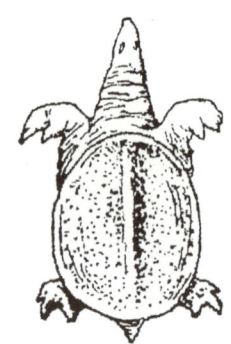
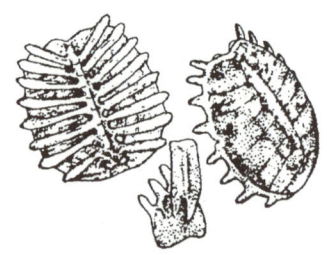
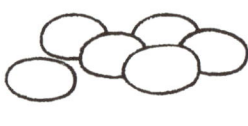
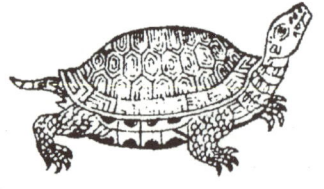
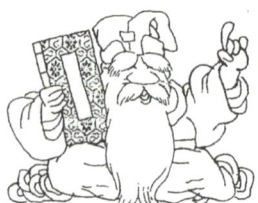

1. 자라는 '갑어(甲魚)'라고도 하는데, 맛은 달고 성질은 화평하다. 간경(肝經)으로 들어가 음(陰)을 자양하고 피를 서늘하게 하는 효능이 있다.
2. 자라의 등껍질은 맛이 짜고 성질이 화평하다. 음(陰)을 자양하여 양(陽)을 누그러뜨리며, 맺힌 것을 흩고 막힌 것을 풀어준다.
3. 자라의 알은 짜고 차다. 음(陰)을 자양하여 허한 것을 보충해준다.
4. 자라의 피는 맛이 짜고 성질이 화평한데, 피를 잘 돌게 하고 풍병(風病)을 낫게 한다.
5. 자라와 거북은 둘 다 유명하지만, 거북의 경우 음(陰)을 자양하고 혈(血)을 보하며 지혈 작용을 하고 뼈를 튼튼하게 하는 것이 주된 작용이고, 자라는 허열(虛熱)을 식히고 뭉친 것을 흩는 효능이 더 뛰어나다.
6. 자라는 진득하고 농후한 약물에 속하므로 많이 먹어서는 안 되며, 습담(濕痰)이 많은 사람은 더욱 신중하게 사용해야 한다.

잉어 [鯉魚이어]

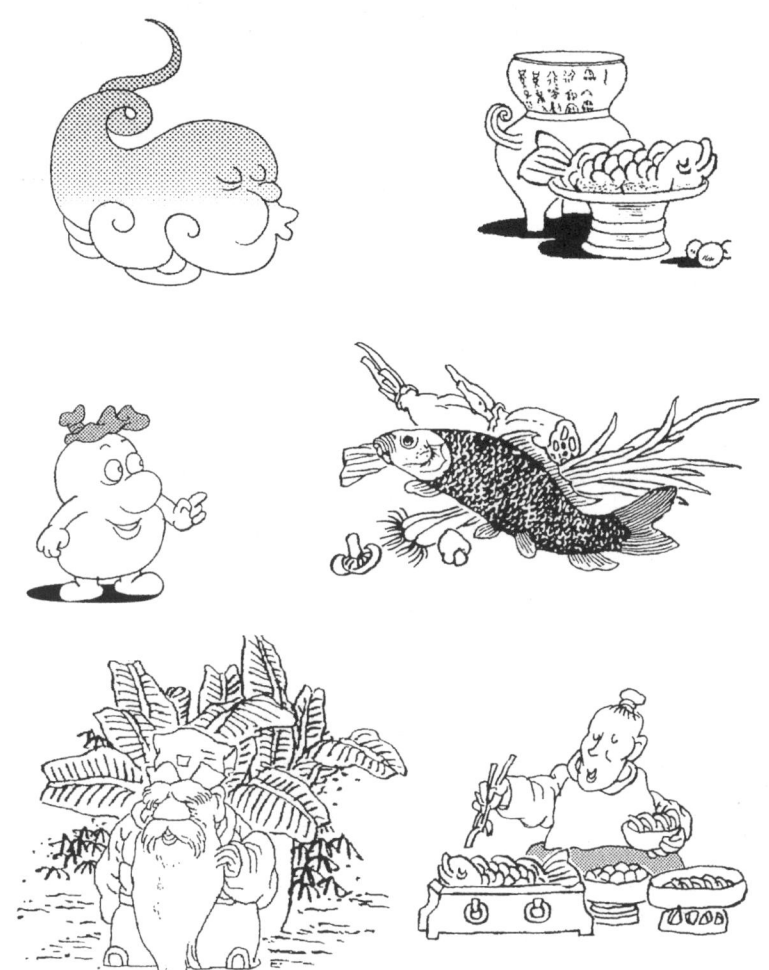

1. 잉어는 맛이 달고 성질이 화평하며, 비(脾), 신(腎), 폐경(肺經)으로 들어간다. 소변을 잘 통하게 하는 효능이 뛰어나므로 부어오르는 것이나 숨이 가쁘고 기침을 하는 것과 황달(黃疸), 각기(脚氣) 등 습열(濕熱)로 인한 증상을 치료한다.
2. ≪본초강목本草綱目≫에는 회(膾)로 먹으면 성질이 따뜻하므로, 뱃속이 차가워서 덩어리가 생기는 병을 치료한다.
3. 구우면 불을 좇아 변화하여 풍한(風寒)을 흩어내며, 폐(肺)를 평온하게 하고 젖을 잘 나오게 한다.
4. 장위(腸胃)에 사기(邪氣)가 있는 것과 부스럼의 독기를 몰아낸다.
5. 빈혈, 신장염으로 인한 부종, 영양실조 등의 증상이 있는 환자나 노인에게 적당하다.
6. 잉어는 공격하고 부추기는 성질이 있으므로 간양(肝陽)이나 간풍(肝風)이 발동했거나 악성 종기의 경우에는 피해야 한다.

붕어 [鮒魚부어]

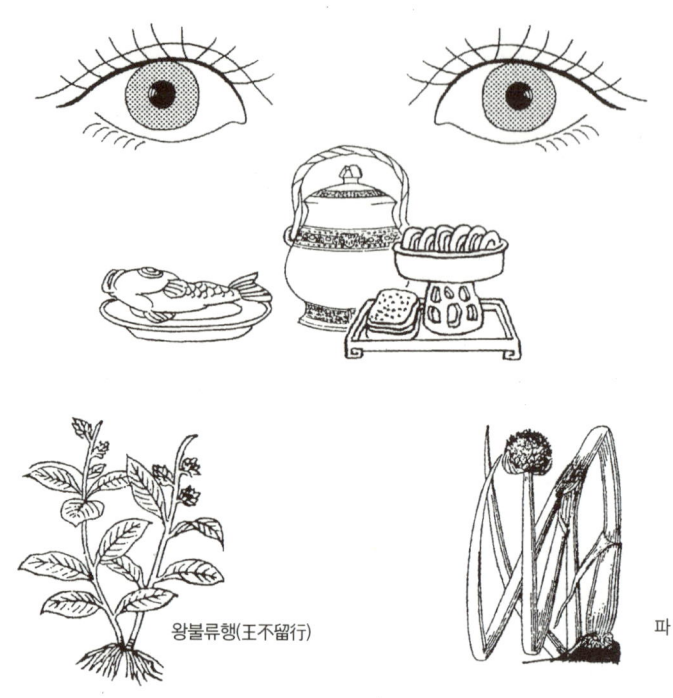

왕불류행(王不留行)　　　　파

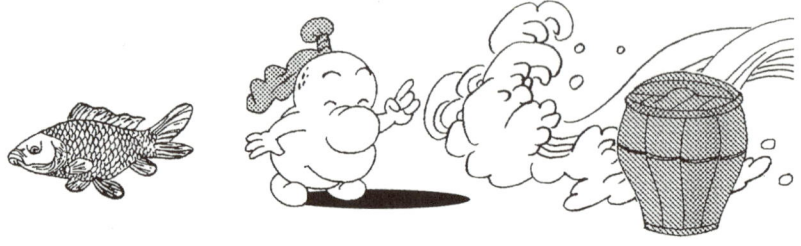

1. 붕어는 달고 성질은 화평하다. 비(脾), 위(胃), 대장경(大腸經)으로 들어가서 비(脾)를 튼튼하게 하고 습기를 배출시키는 작용을 한다.
2. 출산 후에 젖이 부족한 경우, 붕어 한 마리를 왕불류행(王不留行) 15g과 함께 삶아서 왕불류행은 골라내고 먹는다.
3. 비위(脾胃)가 허약하여 입맛이 없는 경우에는 붕어를 파와 함께 구워서 먹으면 효과가 매우 좋다.
4. 붕어의 머리를 은근한 불에 고아 먹으면 자궁하수(子宮下垂)와 탈항(脫肛)을 치료할 수 있다.
5. 붕어의 알은 눈을 밝게 하는 효능이 있다.

찬 음식과 날것

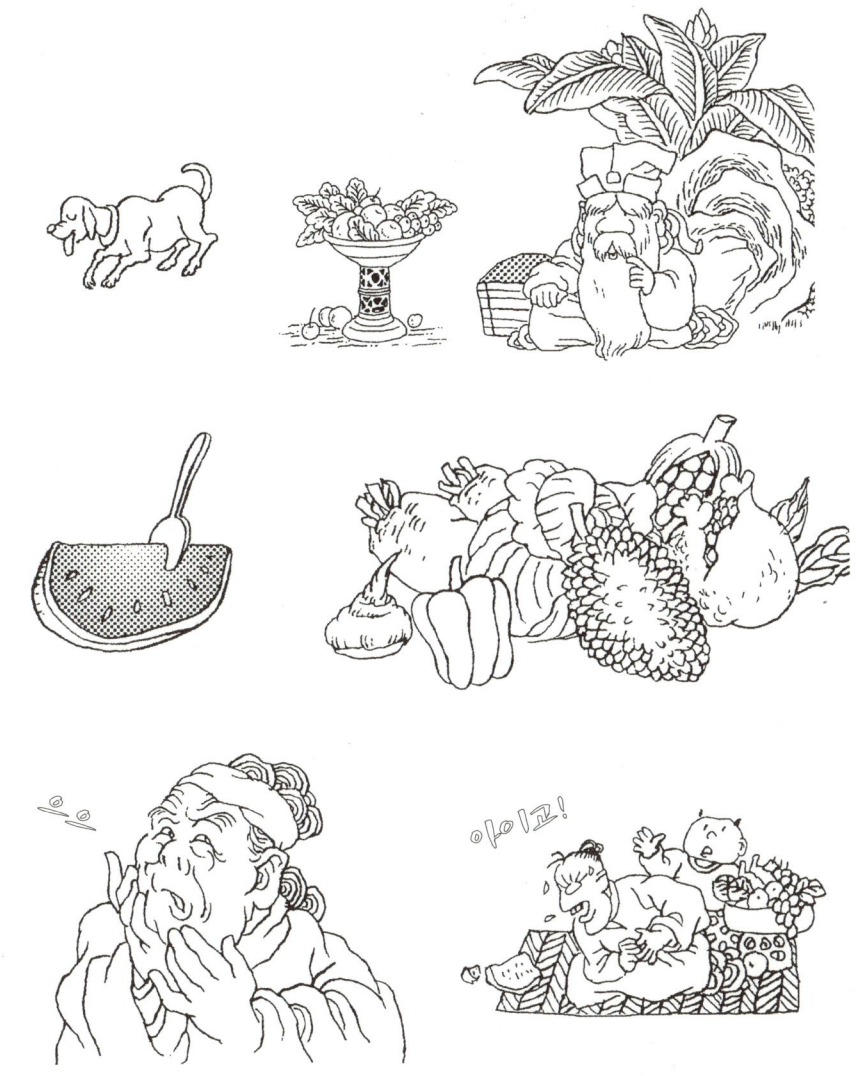

1. 과일, 채소, 빙과류 등이 모두 찬음식에 속한다.
2. 이 음식들은 차갑거나 서늘한 성질을 띠고 있어서 열을 식히고 갈증을 풀어주는 효능을 가지고 있으므로 열성 질병에 아주 좋다.
3. 유행성 열병, 목구멍이나 이가 아픈 것, 대변이 굳고 막히는 것 등에는 생과일과 채소가 이롭다.
4. 성질이 차가운 음식들을 날것으로 많이 먹으면 소화기관에 해를 끼치기 쉽다.
5. 비위(脾胃)의 양기(陽氣)가 허한 체질이나 한습(寒濕)으로 생긴 장위(腸胃)의 병, 즉 구토(嘔吐), 설사(泄瀉), 위통(胃痛), 복통(腹痛) 등에는 모두 찬 음식과 날것을 피해야 한다.

알레르기를 일으킬 수 있는 음식

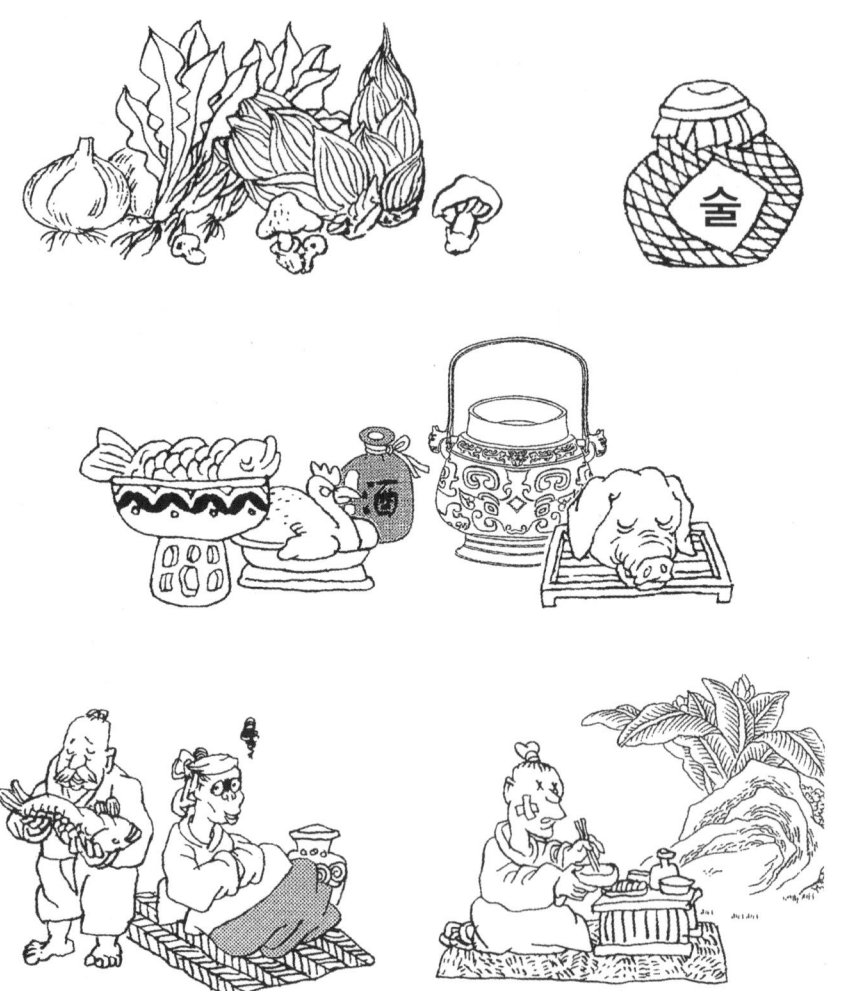

1. 조기, 갈치, 잉어, 새우, 게 등의 비린 것은 알레르기를 일으킬 수 있는 음식에 속하여 공격하고 부추기는 작용이 있기 때문에 적게 먹으면 큰 문제가 없지만 많이 먹으면 비위를 손상할 수 있고 전에 앓았던 병이 재발하기도 쉽다.
2. 비린 음식 외에 채소 중에는 표고버섯, 주름버섯, 겨울죽순, 시금치, 갓 등이 여기에 속한다.
3. 육류 중에서는 수탉, 돼지머리고기 등이 있는데, 대개 풍(風)을 일으키고 담(痰)을 생기게 하며 화(火)를 조장하는 음식에 속한다.
4. 간양(肝陽)이나 간풍(肝風)이 발동한 환자는 수탉, 잉어, 돼지머리 등의 고기를 먹지 말아야 한다.
5. 종기나 부스럼 등 피부병이 있는 사람은 표고버섯, 주름버섯, 겨울죽순, 갓 등을 피해야 한다.

韓醫藥食

한의약식

약식동원 藥食同源

주춘재周春才 글·그림 | 정창현·백유상·김혜일 옮김 | 최수덕崔樹德 추천

청홍

《中医藥食図典》

Copyright ⓒ 2002 by Zhou, Chuen-Cai
Translation rights arranged by China Federation of Literary and Art Circles
Publishing House Shin Won Agency Co. in Korea
Korean edition copyright ⓒ2006 by JISANGSA(Cheong-Hong)

이 책의 한국어판 저작권은 신원에이젠시를 통한 저작권자와의 독점 계약이므로
지상사(청홍)에 있습니다. 신저작권법에 의해 한국 내에서 보호를 받는 저작물이므로
무단전재와 복제를 금합니다.

추천사 | 근본을 추구하고 어려운 이치를 간단하게 설명

한의약학(韓醫藥學)은, 약식학(藥食學)을 포함하여, 옛사람들이 수천 년 동안 질병과 싸우면서 부단히 창조하고 발전시켜온 하나의 과학이다. 그것은 엄밀하고 완정한 이론체계와 풍부한 경험이 담겨 있는, 우수한 전통문화의 보물이자 인류의 지혜가 모인 결정체이다.

한약(韓藥)을 또한 '본초(本草)' 라고도 하는데, 그 기원은 먼 옛날로 거슬러 올라간다. 전설 속의 염제(炎帝) 신농(神農)이 백성들이 질병을 앓는 것을 안타깝게 여겨 온갖 풀을 두루 맛보고, 황제(黃帝) 헌원(軒轅)이 기백(岐伯)에게서 쉼 없이 힘써 배워, 마침내 약에 대한 책이 후세에 남겨지니 방제(方劑)로써 백성들을 질병으로부터 구할 수 있게 되었다.

그 후에 다시 수천 년이 지나면서 어진 사람과 뜻있는 사람들이 입으로 맛을 보고 몸으로 시험하며 생애를 바쳐 저작을 남기는 수고도 마다하지 않아서, 날짐승과 길짐승, 비늘 있는 것과 갑각이 있는 것, 뿌리와 줄기, 꽃과 열매 등을 모두 자연법칙의 방대한 체계 속에 담아냄으로써 민족 전체의 번영과 의료보건에 있어서 지대한 공헌을 했다.

다시 말하면 한의약식학설(韓醫藥食學說)은 한의약학(韓醫藥學)의 이론적 기초로서, 음식물에 대한 인식과 운용의 법칙이며, 장기간의 경험 속에서 체계화된 것이다. 이른바 '초목(草木)을 비롯한 생물은 모두 약으로 쓸 수 있다' 는 것이다.

한의학(韓醫學)에서는 약식동원(藥食同源), 약식호용(藥食互用)이라 하여 약과 음식 사이에 엄격한 경계가 없다. 그것들은 모두 우리의 선배들이 수천 년 동안 계속해 온 생명에 대한 탐색과 자연에 대한 체험과 인식, 그리고 건강한 생활의 추구가 결집된 것으로, 일반 대중 속에 넓고도 깊게 자리하고 있다.

20세기 90년대 이래 현대 실증과학의 갖가지 폐단이 쌓여가자 사람들은 문득 고개를 돌려, 세계 의학계에 자연으로 회귀하자는 움직임이 급격히 일어났으니, 이러한 흐름 속에서 사람들이 특히 관심을 갖게 된 것이 바로 '천인합일(天人合一)'의 세계관 하에 정체론(整體論)을 기초로 삼는 한의학 및 그 약식학설이다.

점점 더 많은 사람들이 한의학과 그 약식학설을 연구하고 이해하여 그것을 지표로 삼아 심신을 수양하고 자기 생활의 법칙으로 삼기를 열망하고 있다.

그러나 이 책의 검토를 맡아주신 장효양(張曉陽) 선생의 말씀과 같이, 한의약식학이 비록 이미 널리 알려져 있고 민중에게서 깊이 사랑받고 있기는 하지만, 그 이론이 오묘하고 난해하기 때문에 가까이하고 싶어도 접근하기가 쉽지 않다. 그래서 한의학을 신뢰하는 사람들도 사실은 한 번도 한의학 서적을 읽어본 적이 없다고 하는 이야기를 많이 듣는다. 이러한 믿음은 자신의 문화환경이나 가정환경에서 비롯된 것으로, 이성적인 판단에 의한 것이 아니라 맹목성을 띠고 있는 것이라서 결국 이 학설 본래의 가치를 판단하고 파악하는 데 장애가 된다.

오래 전부터 주춘재(周春才) 선생은 중국전통의 주류과학과 문화를 연구하고 보급하는 작업에 마음을 쏟아왔다. 서방의 실증과학 및 문화와 비교할 때에 저자는 가장 먼저 중국의 전통과학과 문화의 세계관과 방법론에 대하여 상세하고 실제적인 고증과 계통적 개괄을 하고, 그 이성적 기초와 과학적 특징을 충분히 보여주며, 그 고유의 인문정신과 사유방향을 귀납해 낸 다음에, 이것을 척도로 하여 정확하고 객관적인 경계를 설정해 내었다.

또한 그 독특한 시각과 알기 쉬운 설명으로 관련 전문가의 수긍을 얻어냈으며, 광범위한 독자로부터 환영을 받고 있다. 그가 저술한 ≪黃帝內經養生圖典-素問篇/황제내경 소문편(청홍刊)≫ ≪黃帝內經養生圖典-靈樞篇/황제내경 영추편(청홍刊)≫ ≪易經圖典/의역동원 역경(청홍刊)≫ ≪中醫經絡圖典/경락경혈(청홍刊)≫ 등이 이미 여러 나라에서 번역 출간되었다.

이 책에 나오는 한의약식의 기원, 한의약식과 역학(易學)의 관계, 오장(五臟)과 오미(五味), 보허(補虛)의 법칙, 계절에 따라 잘 발생하는 질병과 음식원칙, 흔히 먹는 음식물과 음식양생, 적합한 음식과 피할 음식 등도 이러한 작업의 연속이다.

역학의 사유방식에 따라 한의에서는 만물이 시간과 공간의 속성을 지녔다고 인식한다. 약용되는 음식물 또한 그러해서, 그 생성 배경과 분류에 있어 음양이 가장 중요하다.

예를 들면 황련(黃連)은 음습하고 추운 골짜기에서 나므로 성미(性味)가 고한(苦寒)하고, 육계(肉桂)는 더운 곳에서 나므로 성질이 뜨거우며, 석곡(石斛)은 절벽에서 자라므로 성질이 청량(淸凉)하고, 당귀(當歸)는 따뜻한 곳에서 나므로 성질이 따뜻하다.

약식(藥食)의 승(升), 강(降), 부(浮), 침(沈), 표(表), 리(裏), 사(瀉), 보(補)는 모두 그 경중(輕重), 청탁(淸濁)에 따라 대응 관계를 찾을 수 있다. 가벼운 것은 양(陽)이 되고, 무겁고 탁한 것은 음(陰)이 된다. 그리고 다시 오색(五色), 오미(五味), 오기(五氣) 및 오장(五臟)과의 관계를 배속해 보면 약용 음식물의 효능 및 응용법칙을 대부분 알 수 있다.

이 책 속에서 저자는 한의학 및 그 약식학설의 이론요점과 실천경험, 응용상식을 결합하여 근본을 추구하고, 어려운 이치를 간단하게 설명하며, 간결한 문장을 생생한 만화에 배합하여 그 정수를 일목요연하게 지면에 드러냄으로써 누구나 쉽게 공부할 수 있도록 했다. 인류의 보물을 발굴해 보이고 현대인류에게 한 방편의 문을 열어준 것이니, 참으로 귀한 일이라 하겠다.

이에 추천사를 써서 많은 독자들에게 권하는 바이다.

우거에서
최수덕(崔樹德)

최수덕(崔樹德)_중국에서 가장 권위를 자랑하는 중국노교수협회(中國老敎授協會) 의약전업위원회(醫藥專業委員會) 이사(理事)이다. 특히 최수덕은 ≪중국중약대전中國中藥大全≫ 주편(主編)으로 본초(本草) 분야에서 덕망받는 전문가 중 한사람이다.

역자서문 | 실생활에 응용하여 건강한 삶을 유지하는 밑거름

최근 고혈압, 당뇨, 중풍, 암 등 성인병이 과거에 비해 급증하고 있다. 이는 여러 가지 요인들이 있겠으나 그 중요한 요인 중의 하나가 잘못된 식습관이다.

잘못된 식습관은 특히 과다한 영양섭취, 음식의 잘못된 선택, 약물의 오남용과 항생제나 스테로이드제의 과다 투여 등이 포함된다.

아이들의 경우는 더욱 심각해서 전에는 거의 찾아볼 수 없었던 아토피성 질환이 폭발적으로 증가하고 있다. 이는 이미 많은 사람들이 공감하고 있는 사실이다.

이에 대한 대안으로 최근 유기농 음식, 무공해 음식, 약선(藥膳) 등에 대한 관심이 점차 늘고 있는 추세이다.

한의학(韓醫學)에서는 질병의 예방과 치료에 있어서 적절한 약물을 복용하는 것과 아울러 음식의 적절한 섭취를 중시한다.

예를 들면, 《황제내경 소문》 장기법시론(藏氣法時論)에서도 "독약이 사기(邪氣)를 공격하면 오곡(五穀)은 정기(正氣)를 기르고 오과(五果)는 정기를 불리고 오채(五菜)는 정기를 채운다."라고 했다. 또 기름진 음식을 지나치게 많이 섭취하면 종기가 생긴다거나 짠 것을 많이 먹으면 혈액이 엉겨서 안색이 변한다는 등 음식이 질병에 미치는 영향에 대해서도 이미 오래전부터 명확하게 인식하고 있었다.

이외에도 음식이 인체에 미치는 영향에 대한 매우 풍부한 내용들이 한의학에 내포되어 있다. 무엇보다도 특징적인 것은 이러한 내용들이 단순한 경험이나 주관적이고 감각적인 인식에만 의존하여 성립된 것이 아니고 대단히 합리적이고 객관적인 이론적 기반 위에서 형성되었다는 점이다. 그 이론적 기반이란 바로 한의학의 핵심이론인 음양오행(陰陽五行)이론이다.

약물이나 음식을 활용하는 기초이론인 사기오미론(四氣五味論)은 바로 음양오행 이론을 바탕으로 성립된 것이다. 따라서 기본 이론만 충분히 파악한다면 적절한 약물이나 음식을 보다 쉽게 선택할 수 있다.

이 책은 바로 한의학에서 약물이나 음식을 활용하는 기본 이론을 충실하게 서술해 놓았다. 그 설명이 지극히 평이하므로 초학자도 쉽게 이해할 수 있을 것이다.

모쪼록 많은 사람들이 이 책을 통해 한의학에서 약물과 음식을 활용하는 원리를 이해하고 나아가 이를 실생활에 응용하여 건강한 삶을 유지하는 밑거름으로 삼았으면 하는 바람이다.

끝으로 이 책이 나오기까지 애써주신 여러분께 깊이 감사드린다.

2006년 6월
경희대학교 한의과대학에서
역자 씀

| 목 차 |

추천사 | 근본을 추구하고 어려운 이치를 간단하게 설명 … 33
역자서문 | 실생활에 응용하여 건강한 삶을 유지하는 밑거름 … 36

제1장 | 들어가는 말

제2장 | 한의약식(韓醫藥食)의 기원(起源)

한의약식학(韓醫藥食學)의 기원(起源) ································54

제3장 | 한의약식이론(韓醫藥食理論)과 역학(易學)의 관계

역학(易學)과 한약이론(韓藥理論)의 관계 ·······················64
사세비약(司歲備藥)과 도지약재(道地藥材) ·······················65
취상비류(取象比類)와 동기상구(同氣相求) ·······················77
한약(韓藥)의 성능(性能) ··87
한약의 승(升), 강(降), 부(浮), 침(沈) ·······························95
사기오미(四氣五味)의 운용 ··102
한약(韓藥)이론 중의 '귀경(歸經)' ····································112
역학(易學)의 손익학설(損益學說)과 음식양생(飮食養生) ········119

제4장 | 오장(五臟)과 오미(五味)

오장(五臟)과 오미(五味) ···126
오색(五色)과 오미(五味) - 적합한 것과 금기 ·······················147

제5장 | 한약(韓藥)에 대한 기본상식

한약(韓藥)의 독성(毒性)과 품성(品性) ·· 154
한약(韓藥)의 명명(命名) ·· 155
한약(韓藥)의 채집과 보존 ·· 162
한약(韓藥)의 포제(炮製) ·· 169
한약(韓藥)의 조제(調劑)와 저장(貯藏) ·· 172
방제(方劑) 구성의 법칙-군(君), 신(臣), 좌(佐), 사(使) ·································· 174
방제(方劑)의 분류-칠방(七方)과 십이제(十二劑) ·· 178
  대방(大方)/소방(小方)/완방(緩方)/급방(急方)/기방(奇方)/우방(偶方)/복방(複方)
  ① 선제(宣劑)는 옹(壅)을 터준다 ··· 181
  ② 통제(通劑)는 체(滯)한 것을 통하게 한다 ····································· 181
  ③ 보제(補劑)는 약한 것을 도와준다 ··· 182
  ④ 설제(泄劑)는 폐(閉)를 뚫어준다 ··· 182
  ⑤ 경제(輕劑)는 실(實)을 내쫓는다 ··· 182
  ⑥ 중제(重劑)는 겁(怯)을 누른다 ··· 183
  ⑦ 활제(滑劑)는 착(著)을 제거한다 ··· 183
  ⑧ 삽제(澁劑)는 탈(脫)을 막는다 ··· 183
  ⑨ 조제(燥劑)는 습(濕)을 제거한다 ··· 184
  ⑩ 습제(濕劑)는 조(燥)를 적신다 ··· 184
  ⑪ 한제(寒劑)는 열(熱)을 이긴다 ··· 185
  ⑫ 열제(熱劑)는 한(寒)을 억제한다 ··· 185
처방의 제형(劑型)과 종류 ·· 186
  ① 탕제(湯劑) ·· 186
  ② 환제(丸劑) ·· 187
  ③ 산제(散劑) ·· 188
  ④ 고제(膏劑) ·· 189
  ⑤ 단제(丹劑) ·· 190
  ⑥ 약주(藥酒) ·· 190
  ⑦ 화로(花露) ·· 191
한약(韓藥)의 제량(劑量) ·· 191
임상처방의 일반적인 용량 ·· 194
  ① 일반약물 ·· 194
  ② 무게가 가벼운 약물 ·· 194
  ③ 무게가 많이 나가는 약물 ·· 194
  ④ 독이 있는 약물 ·· 195
  ⑤ 기타용량 ·· 195
옛날 처방의 제량(劑量)에 대한 이해 ·· 195

약을 쓸 때의 금기(禁忌) ·· 197
약을 복용하는 동안에 지켜야 할 음식 ······························ 202
임신(姙娠) 중에 약을 쓸 때의 금기(禁忌) ························ 203
'칠정화합(七情和合)'과 '외(畏), 반(反)' ···························· 205
십팔반(十八反)과 십구외(十九畏) ···································· 209
약을 달이는 방법 ·· 212
한약(韓藥)의 복용방법 ·· 221

제6장 | 보허(補虛)의 법칙

보허(補虛)란 무엇인가? ·· 224
무엇을 허증(虛證)이라고 하는가? ···································· 225
기허(氣虛)와 기허에 자주 쓰는 약식(藥食) ······················ 226
혈허(血虛)와 혈허에 많이 쓰는 약식(藥食) ······················ 232
음허(陰虛)와 음허에 많이 쓰는 약식(藥食) ······················ 237
양허(陽虛)의 증상과 약식(藥食)요법 ································ 244
온보법(溫補法) ·· 248
청보법(淸補法) ·· 250
평보법(平補法) ·· 252
합리적으로 보(補)하려면? ·· 254
보(補)하는 시기는 왜 겨울이 좋다고 할까? ····················· 262
동병하치(冬病夏治)란 무엇인가 ······································ 265

제7장 | 계절에 따라 잘 발생하는 질병과 음식원칙

음식양생법(飮食養生法) 계절별로 잘 발생하는 질병의 음식요법 ··· 270
감기 ··· 270
감기에 걸렸을 때의 음식원칙 ··· 272
풍온(風溫)의 음식원칙 ··· 276
춘온(春溫) ··· 277
서온(暑溫) ··· 279
서온(暑溫)의 음식원칙 ··· 280
상서(傷暑) ··· 280

상서(傷暑)의 음식원칙 ···································· 281
습온(濕溫) ·· 282
습온(濕溫)의 음식원칙 ···································· 286
가을과 겨울에 발생하는 복서(伏暑) ············ 287
가을에 발생하는 '추조(秋燥)' ························ 288
추조(秋燥)의 음식원칙 ···································· 292
먹고 자는 것이 불편한 주하병(疰夏病) ······ 292
주하병(疰夏病)의 음식원칙 ···························· 293
여름과 가을 사이의 서습(暑濕) ···················· 294
서습(暑濕)의 음식원칙 ···································· 295
여름 감기인 '모서(冒暑)' ································ 296
온사(溫邪)를 받아 생기는 '서채(暑瘵)' ······ 297
서채(暑瘵)의 음식원칙 ···································· 298

제8장 | 흔히 먹는 음식물과 보양(補養)

흔히 먹는 음식과 보양(補養) ························ 300
옥수수 ·· 300
밀 ·· 301
멥쌀 ·· 303
감자[馬鈴薯] ·· 305
팥[赤小豆] ·· 306
녹두(綠豆) ·· 307
편두(扁豆) ·· 308
땅콩[落花生] ·· 309
대두(大豆) ·· 310
마[山藥] ·· 312
고구마[甘薯] ·· 312
버섯[蘑菇] ·· 313
돼지고기[猪肉] ·· 314
쇠고기[牛肉] ·· 315
양고기[羊肉] ·· 316
닭고기[鷄肉] ·· 317
오리고기[鴨肉] ·· 318

토끼고기[兎肉] ··· 319
자라[鼈] ··· 320
잉어[鯉魚] ·· 321
붕어[鯽魚] ·· 322

제9장 | 적합한 음식과 피할 음식

음식의기(飮食宜忌) ·· 324
맵고 자극적인 음식 ·· 327
찬 음식과 날 것 ·· 328
기름지고 소화가 안 되는 것 ······························· 329
비린 것 ··· 330
알레르기를 일으킬 수 있는 음식 ·························· 331

제1장

들어가는 말

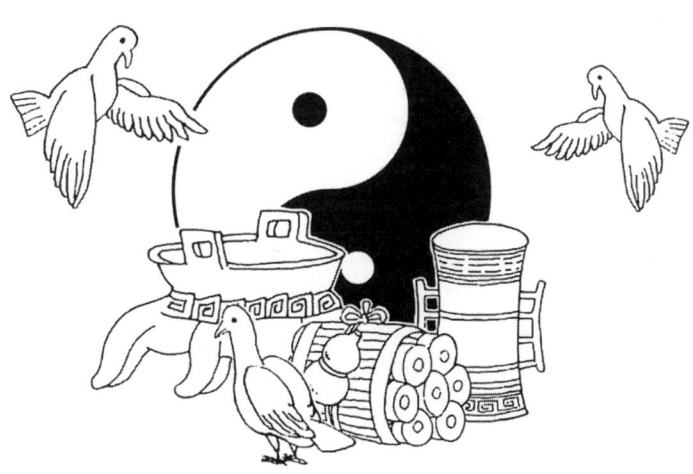

제1장 들어가는 말

중국의 전통적인 자연관에 의하면 세계는 고도의 통일성을 갖추고 있으며, 만물은 하나의 기본적인 원소에서 비롯된 것이어서 모두 같은 이치로 통한다. 세계의 다양성은 통일성이 달리 표현된 것일 뿐이다.

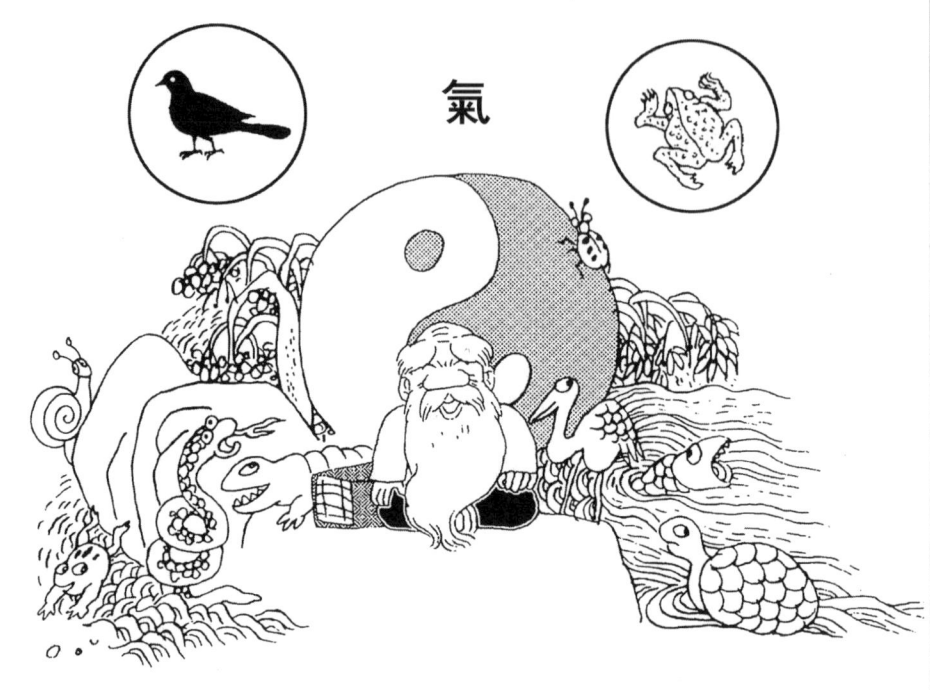

자연계는 다양한 요소들이 조화를 이루고 있는 하나의 정체(整體)이며 각 요소는 서로 영향을 주고받는다. 인류는 그 중의 일부분으로서 정체를 반영하는 동시에 정체에 종속된다.

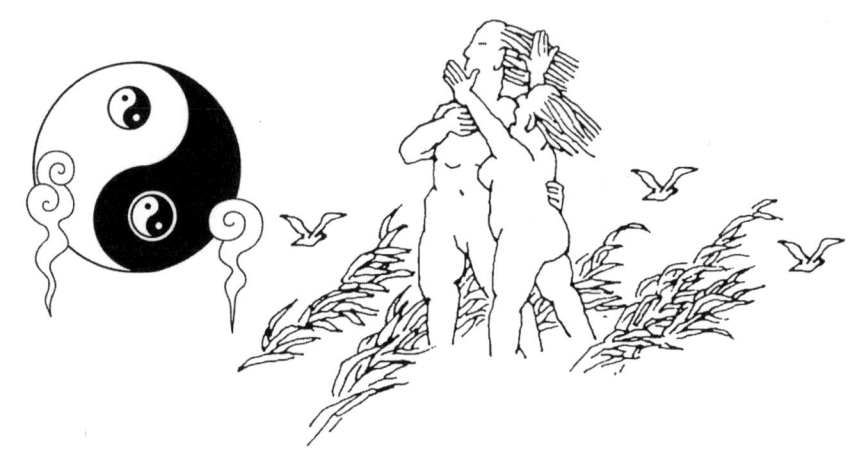

따라서 인체의 구성요소와 구성방식 및 운행원리는 이러한 정체와, 그리고 자연계의 다른 부분들과도 일치하거나 혹은 유사하다.

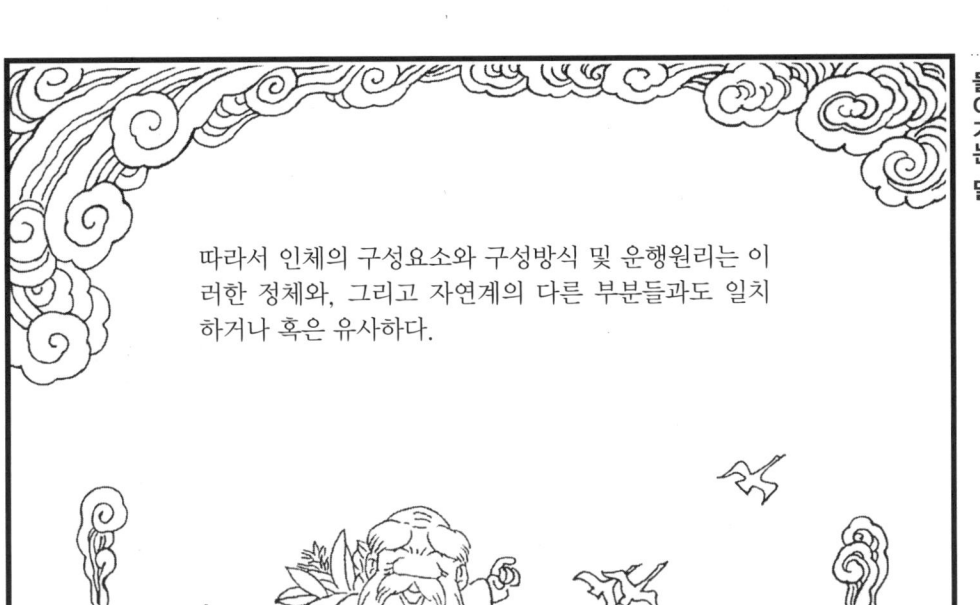

이러한 자연관에서 볼 때, 사람의 행위는 반드시 사물의 자연 상태를 파괴하지 않는다는 전제하에 사물로 하여금 그 속한 바대로 자신의 능력에 의지하여 스스로 존재와 발전의 최상의 상태에 도달하도록 하는 것이어야 한다.

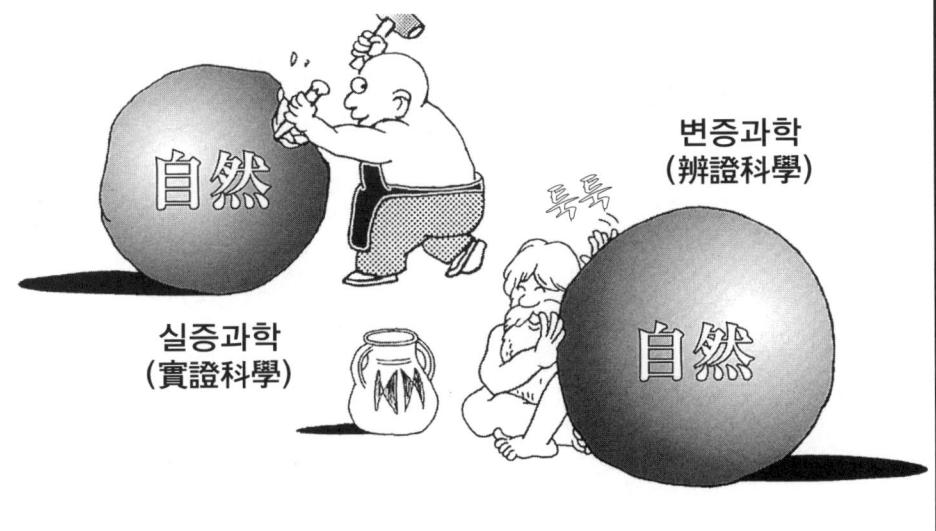

제1장 들어가는 말

한의학은 인류의 질병이 본질적으로 사람과 자연의 조화 혹은 균형을 잃어버렸기 때문에 발생하는 것으로 본다.

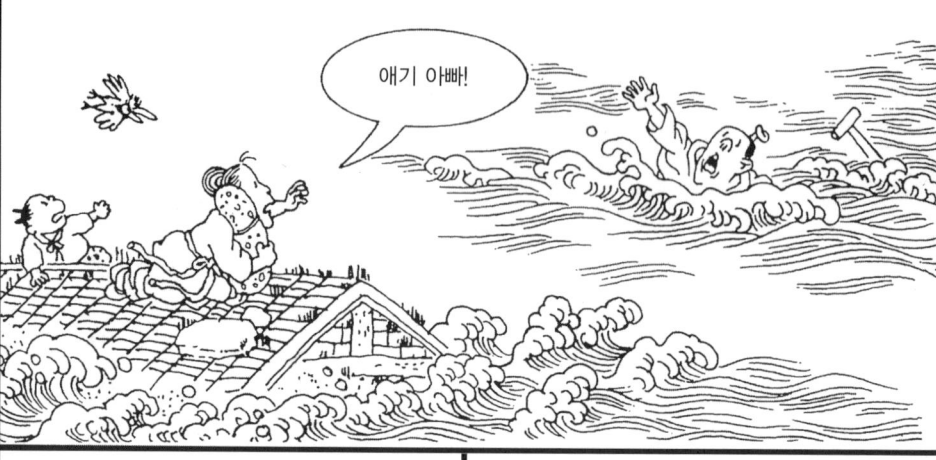

구체적으로 말하자면, 천지만물과 조화와 균형을 이루지 못하면

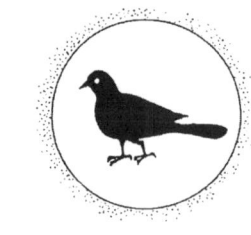

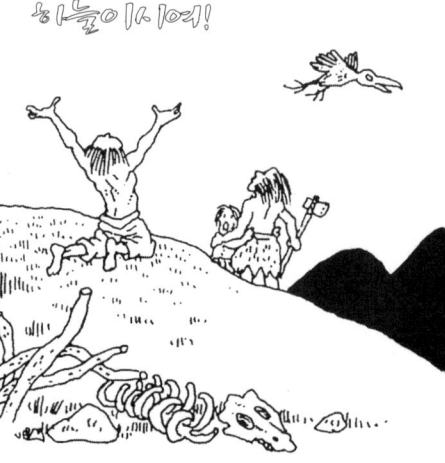

개인 자신의 기관이나 기능도 조화와 균형을 이루지 못한다는 것이다.

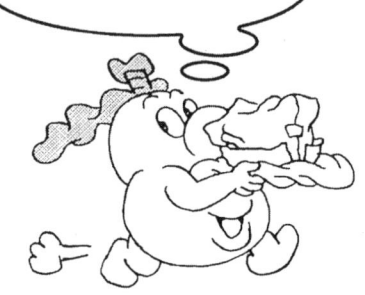

【역주】

간혈(肝血), 신정(腎精) : 한의학에서 간(肝)은 혈(血)을 갈무리한다(肝藏血), 신(腎)은 정(精)을 갈무리한다(腎藏精)고 하는데, 정(精)과 혈(血)은 서로 전화(轉化)되므로 항상 조화를 이루어야 한다.

따라서 질병의 발생은 또한 인간과 자연, 부분과 정체의 관계 문제이다.

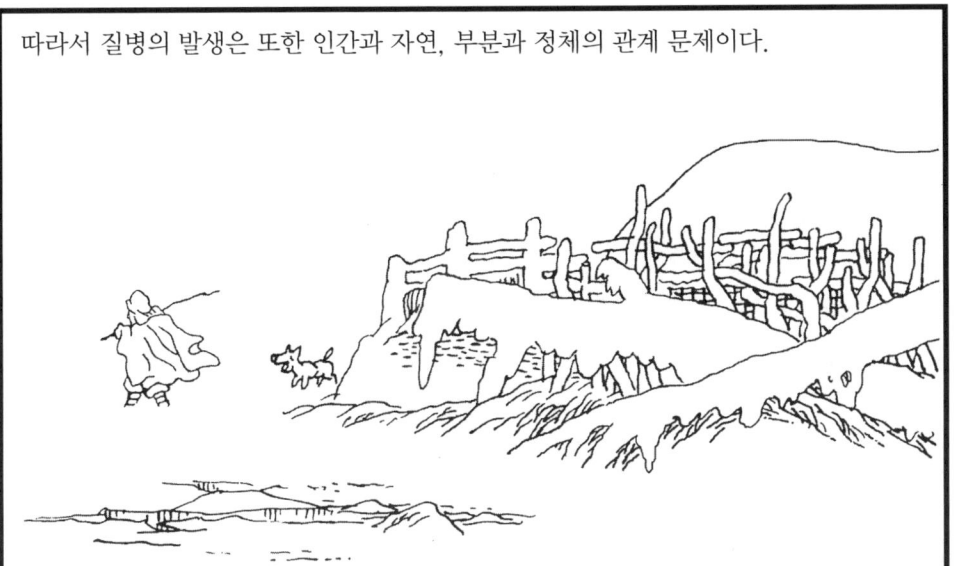

그러므로 한의학은 정체에서 출발해서 부분의 문제를 발견하고 해결하려 하고, 자연에서 출발해서 자연의 다른 부분 즉 식물이나 광물, 동물을 취하여 이용함으로써 자연과의 균형과 조화에 도달하려 한다.

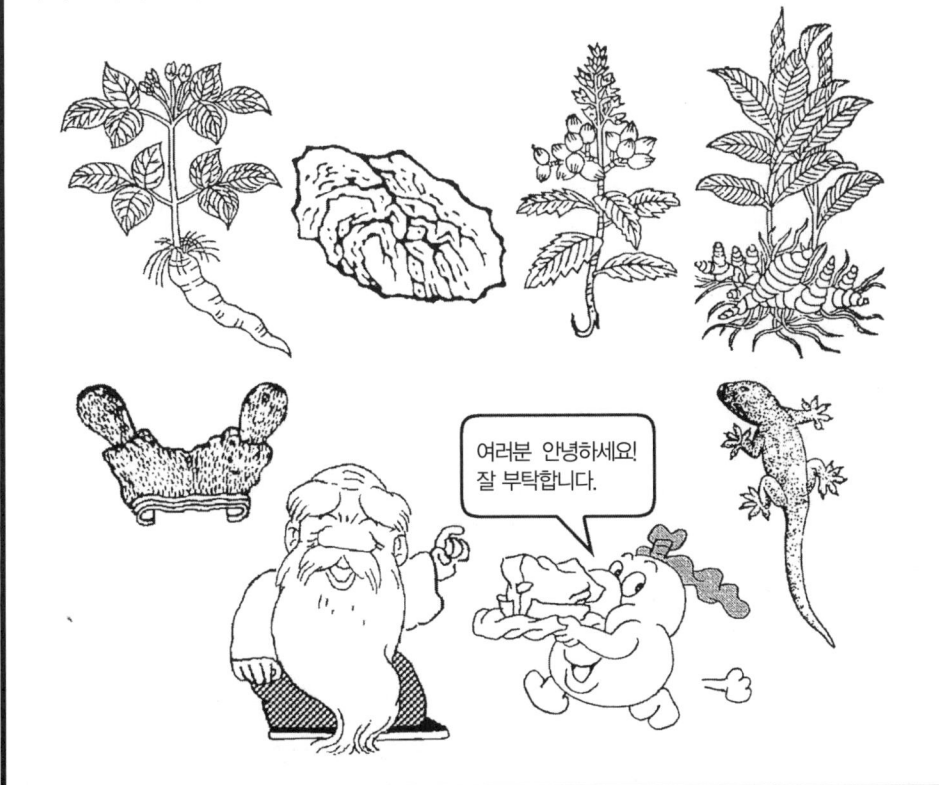

근대 이후로 실증의학이 빠르게 발전함에 따라 한약학의 영역에도 정량분석적인 연구 방법이 도입되었다. 예를 들면 한약의 화학성분을 알칼로이드(alkaloid), 지질(脂質), 유기산(有機酸, organic acid), 타닌(tannin), 단백질(蛋白質), 당류(糖類), 미량원소(微量元素) 등 12가지로 나누었다. 즉 한약을 '현대화(실제로는 실증화)' 한 것이다.

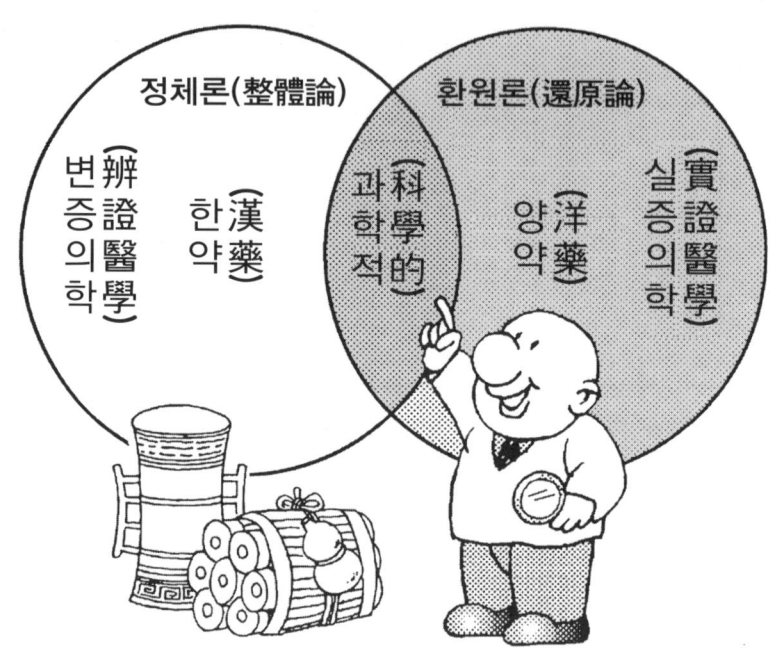

그러나 이론체계와 방법론이 뒤섞이면서 사유방식이 분명하지 못한 탓에 이러한 연구 방법은 단지 둘 사이의 겹치는 부분만을 취한 것에 불과하게 되었다. 즉 한의약식의 가장 저급하고 표층적인 부분만을 다루어 변죽만 울릴 뿐이지, 거슬러 올라가서 그 중심 기제를 연구하거나 나아가 그 실재를 인식하지는 못한다.

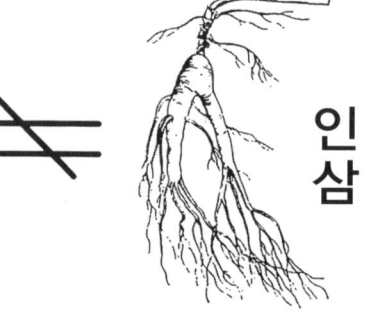

부분의 합은 정체와 같지 않다

왜냐하면 한약의 임상치료효과는 대개 종합적인 작용이기 때문이다. 흔히 하나의 한약 내에는 수십 종의 화학성분이 함유되어 있고, 때로는 몇 가지의 다른 한약이 어떤 성분을 공통적으로 함유하는 경우도 있으며, 그 중 몇몇 성분은 상호 전환되기도 하고, 하나하나의 성분은 또한 서로 다른 생리활성을 가지고 있기 때문에 실증분석적인 방법으로는 도대체 어느 성분이 유효성분인지를 확정하기가 매우 어렵다.

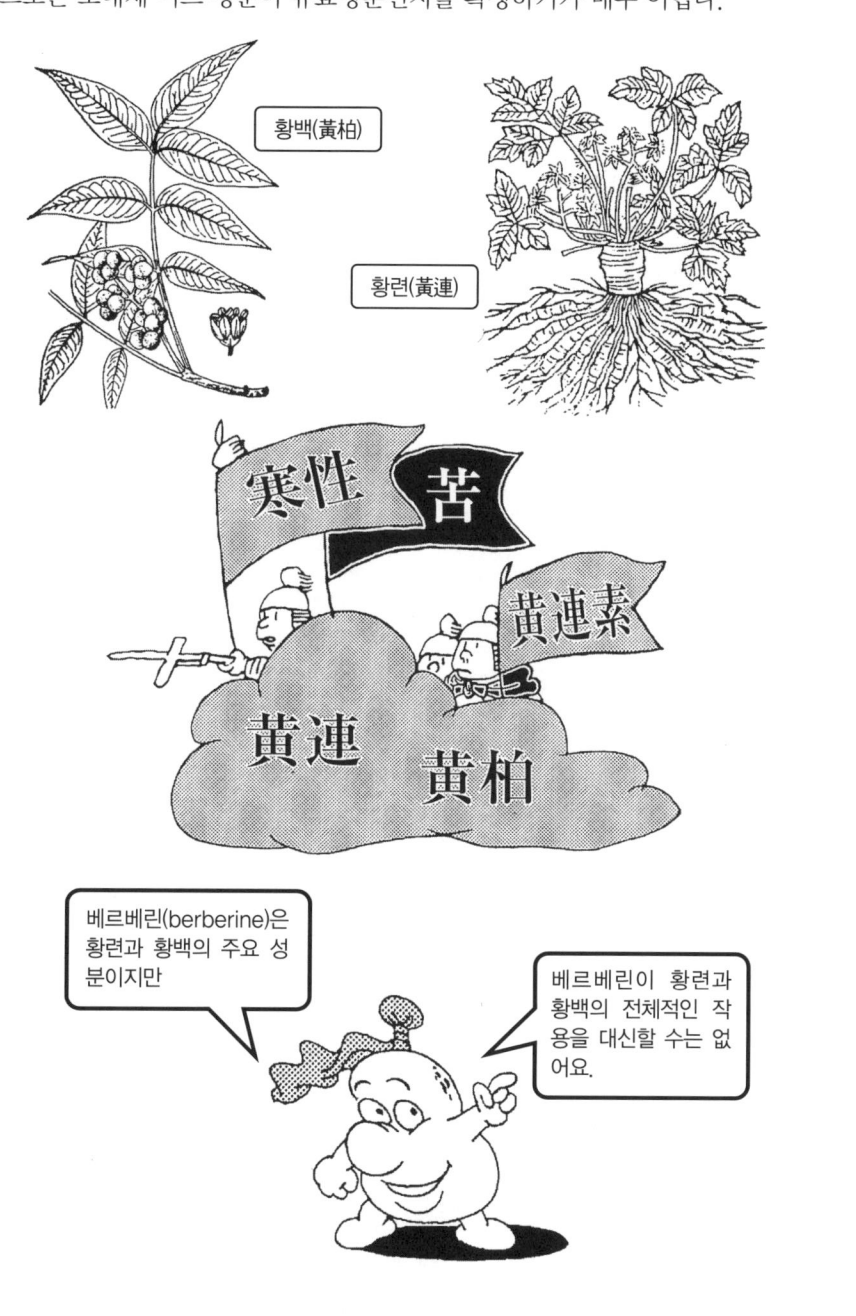

제1장 들어가는 말

또 어떤 사람들은 몇몇 청열해독(淸熱解毒)하는 한약을 두고 '천연항균물질'이라고 말하는데, 이 '천연항균물질'이 체외에서 항상 뚜렷한 항균효과를 보이는 것은 아니다.

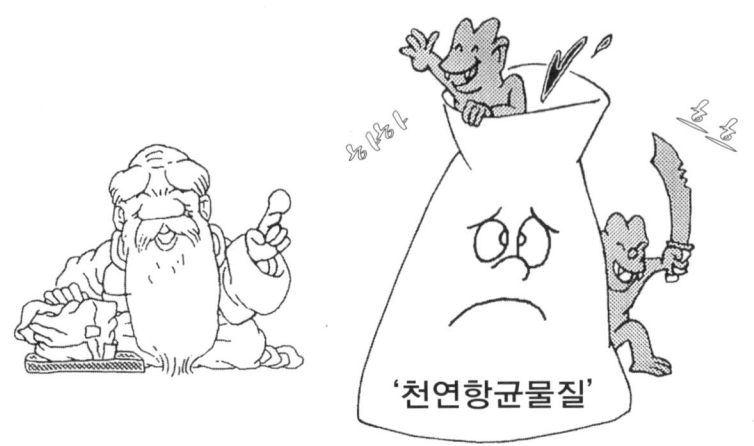

원래 병균이 인체 내에 침범했을 때, 이 약들은 감염에 저항하는 신체의 면역 기능을 촉발하여 백혈구와 망상내피 계통의 탐식작용을 증강하고 항체의 생성을 촉진하는 것이다. 동시에 인체의 불량한 면역반응을 억제하기도 한다.

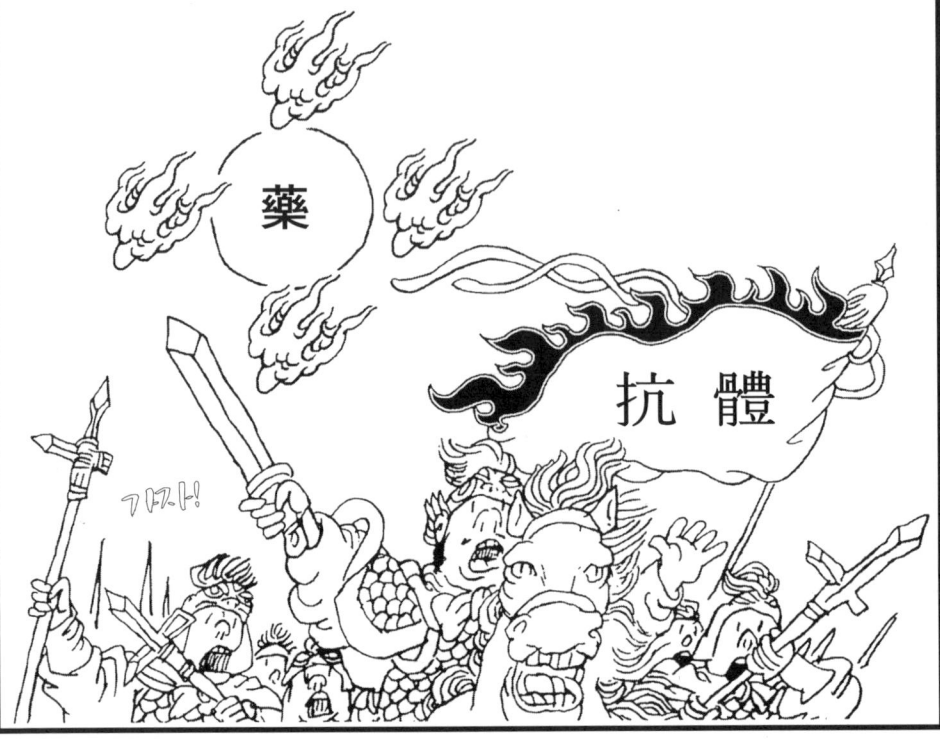

그러므로 한약은 반드시 한의학의 음양오행(陰陽五行)이라는 기초이론에 따라 응용될 때에만 '한약'이라고 부를 수 있는 것이지, 그렇지 않을 경우에는 다만 '천연약물'이라고 할 수 있을 뿐이다.

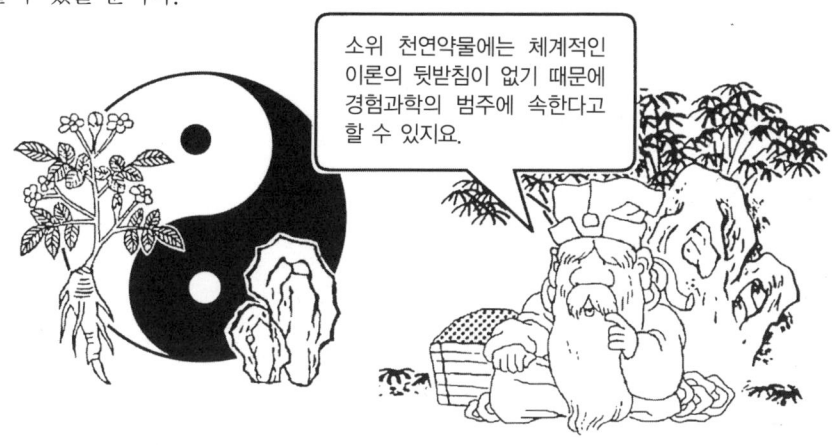

소위 천연약물에는 체계적인 이론의 뒷받침이 없기 때문에 경험과학의 범주에 속한다고 할 수 있지요.

한번 복용할 약을 함께 탕기에 넣어 달이는 과정은 또한 서로 다른 약물의 성분들이 반응하여 새로운 약물을 만들어내는 과정이기도 하니, 한약을 달여서 복용하는 과정도 하나의 완성된 체계를 가지고 있다.

방법론을 가지고 본다면, 약식을 포함한 한의약을 서양의약으로써 대신할 수가 없으며 더욱이 뛰어넘을 수도 없다.

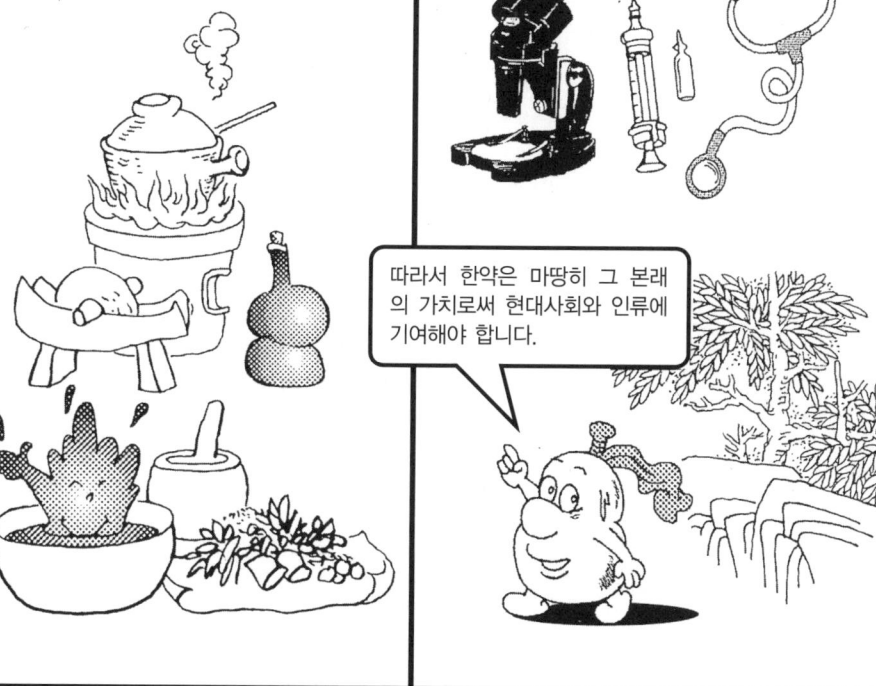

따라서 한약은 마땅히 그 본래의 가치로써 현대사회와 인류에 기여해야 합니다.

제 1 장 들어가는 말

대자연이 아직 더럽혀지기 전, 일찍이 인류에게 이러한 기회가 주어졌다. 그 찬란한 중심원리가 그대로 드러났으니, 그 원리는 소박하면서도 우아하고 아름다웠다.

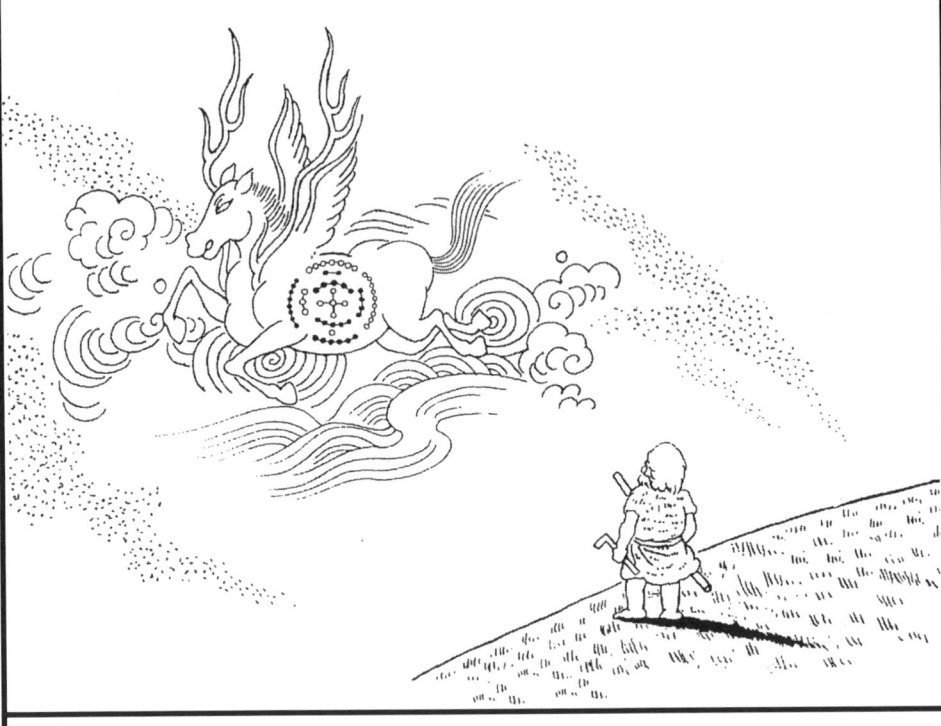

우리의 선조들이 사외췌내(司外揣內)*와 취상비류(取象比類)*의 방법으로 장대를 세워 그림자를 보고 농사의 시기를 정하며, 천지(天地)의 상대운동 주기를 탐색하는 과정에서 수천 년 전에 이 기회를 잡은 것이다(자세한 것은 다음 장을 보라).

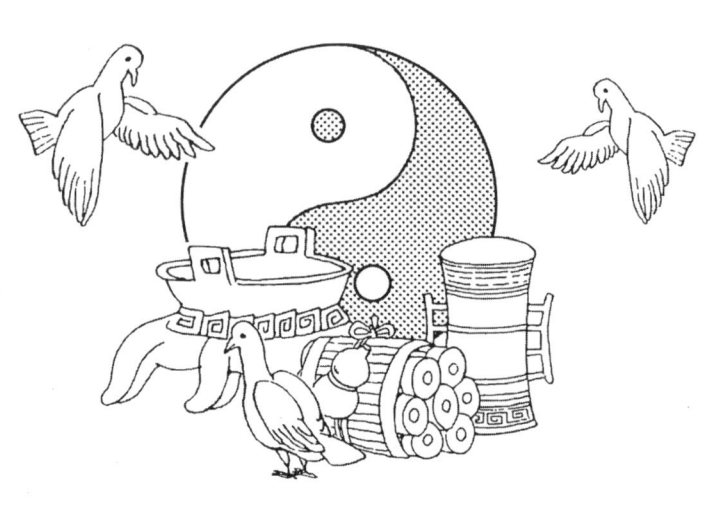

【역주】
사외췌내(司外揣內) : 《황제내경 요추》 외췌(外揣)편에 나오는 말. 겉으로 드러난 현상을 관찰하여 내부의 변화를 추측하는 것을 말함.
취상비류(取象比類) : 사물의 특징적인 현상을 취하고 이에 근거하여 유형별로 분류하는 것을 말함.

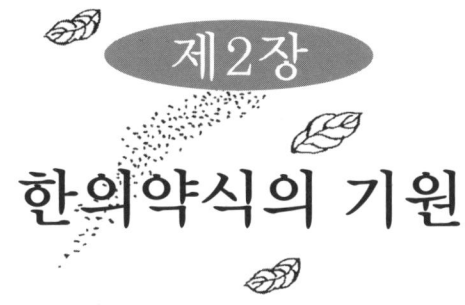

한의약식의 기원

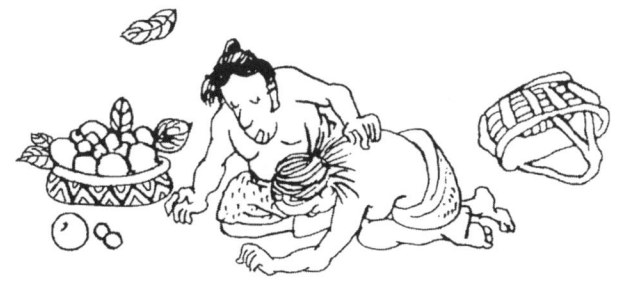

제2장 한의약식의 기원

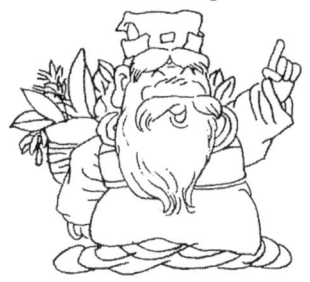

한의약식학의 기원

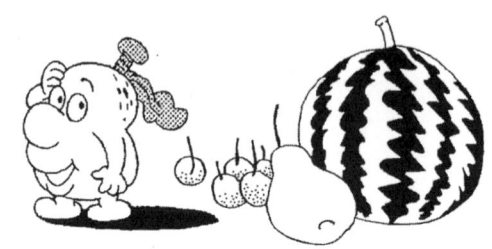

한의약식학설은 약물과 음식의 관계에 대한 학설이다. 한의학에서는 약식동원(藥食同源), 약식호보(藥食互補), 약식호용(藥食互用)이라 하여 약과 음식의 사이에 엄격한 경계가 없다. 이 두 가지를 배합하여 사용함으로써 양생하고 병을 치료하는 것이 한의학의 뚜렷한 특색 중 하나이다.

시간을 거슬러 올라가 먼 옛날의 원시사회를 생각해 보자. 그 때에는 인류의 생산력이 매우 낮았다. 사람들은 모여서 사냥을 나가고, 공동으로 채집하였으며, 그렇게 해서 얻은 음식을 모두 함께 나누었다.

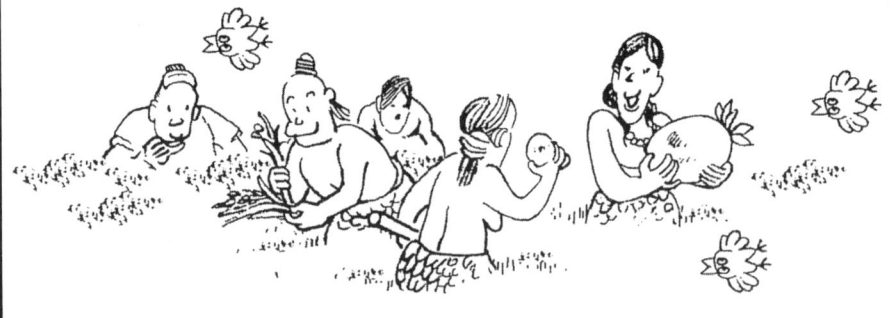

사람들이 어떤 식물을 처음 찾아서 채취하였을 때, 그것을 먹어도 되는지 안 되는지 몰랐기 때문에 입으로 맛을 볼 수밖에 없었다.

그렇게 시험 삼아 맛을 보는 것도 굶주려서 음식을 가려 먹을 수 없는 상황에서 이루어졌기 때문에 독이 있는 식물을 잘못 먹을 가능성이 매우 컸다.

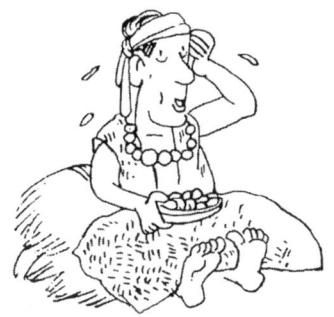

오랜 기간의 생활 체험 중에 사람들은 마침내 어떤 식물은 쓰고 떫어 삼키기가 어렵고, 어떤 식물은 향기롭고 달아서 맛이 좋다는 것을 알게 되었다.

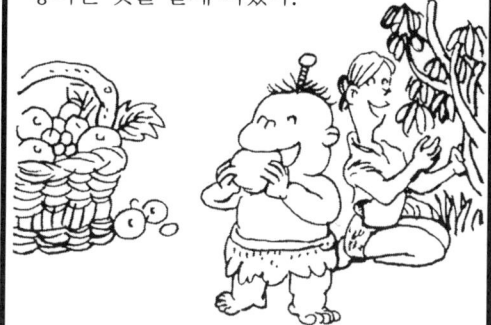

어떤 식물은 구토와 설사를 일으키고, 어떤 식물은 땀을 내거나 통증을 멎게 한다.

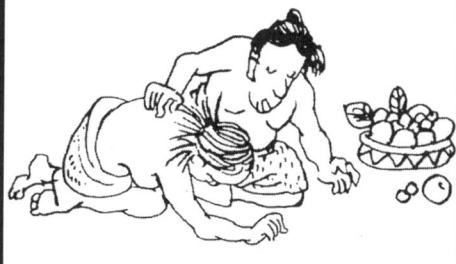

처음에 사람들은 독이 있는 식물을 그냥 버렸지만, 이후에 점차 짐승을 잡는 데 사용하게 되었다.

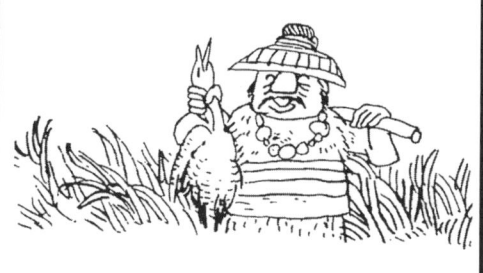

관독(鸛毒)[오두(烏頭)], 낭독(狼毒) 등의 약물 이름이 그 증거이다.

그 후로 사람들은 식물의 작용에 대해 끊임없이 연구하여, 점차 몇몇 식물을 사용하여 병을 치료할 수 있게 됩니다.

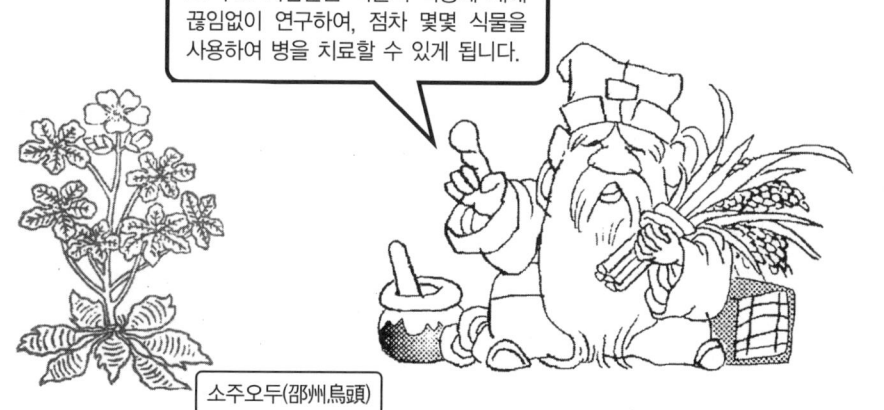

소주오두(邵州,烏頭)

한의약식학의 기원

제2장 한의약식의 기원

씨족공동사회로 진입한 이후 사람들은 활과 화살을 발명하여, 사냥과 고기잡이가 생활의 중요한 수단이 되었다.

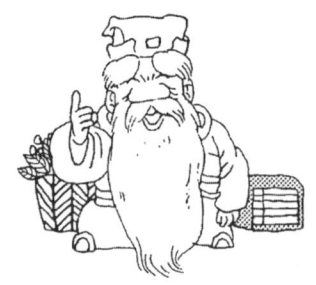

우와! 나무를 비벼서 불을 피우다니, 아빠 정말 대단해요.

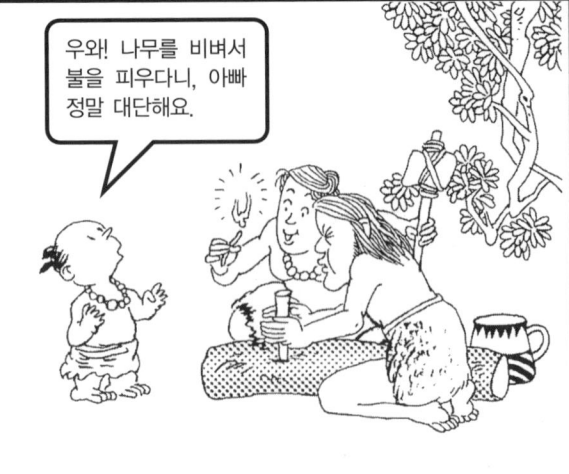

사람들은 더욱 많은 육류를 먹게 되고, 그러다가 몇몇 동물이 치료 작용을 가지고 있음을 발견하였다.

그 후로, 목축업이 발전함에 따라 돼지, 개, 소, 양 등의 가축을 대규모로 사육하게 되면서 더욱 많은 동물성 약재를 알게 되었다.

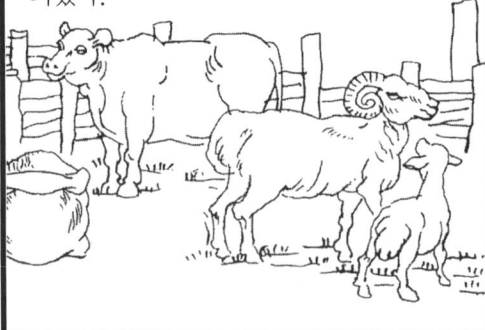

이 붕어는 젖을 잘 나오게 하니, 두 마리는 아주머니 달여 드려야겠다!

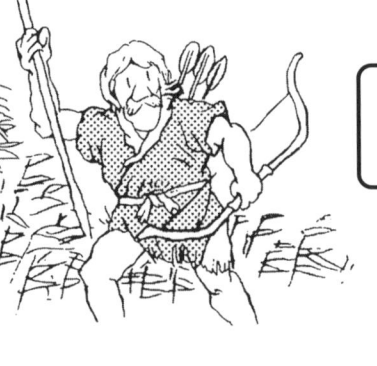

화하(華夏) 민족의 시조인 복희(伏羲)가 살았던 것도 이 시기라고 전해진다.

이 그림자 속에 우주의 모든 신비가 감추어져 있답니다.

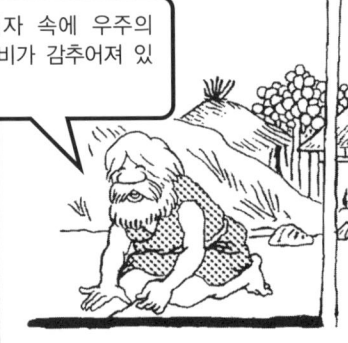

씨족공동사회 후기에 이르러 원시적 농업이 현저히 발전하고 인류가 정착생활을 시작하자, 농작물과 주위 식물에 대한 장기간의 세밀한 관찰과 시험을 행할 수 있는 조건이 형성되었고, 그래서 더욱 많은 식물성 약재를 알게 되었다. 신농(神農)이 수많은 풀의 맛을 보았다는 전설도 이 시기의 이야기이다.

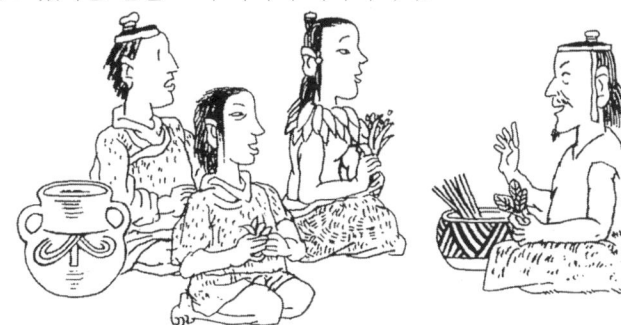

전설에 따르면 염제(炎帝) 신농(神農)은 수많은 풀과 여러 가지 물의 맛을 보다가 늘 중독이 되곤 하였는데, 많게는 "하루에 칠십 가지의 독을 만나기도 하였다."고 한다.

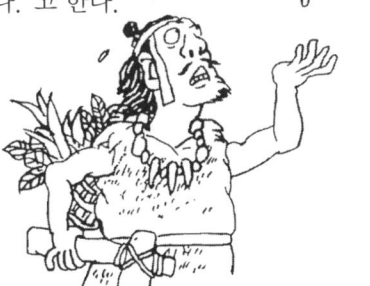

그러나 그는 결국 갖가지 어려움을 이겨내고 사람들에게 식용하거나 약용할 수 있는 많은 식물을 전해주었다.

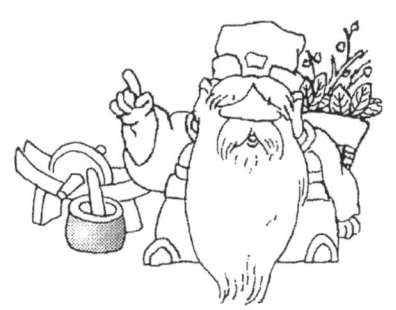

이들 약과 음식은 후에 모두 기록되어 신농의 이름을 딴 ≪본초경本草經≫에 실렸는데, 치료효과가 뚜렷하기 때문에 대부분이 지금까지도 사용되고 있어 한의학의 단단한 기초를 이루고 있다.

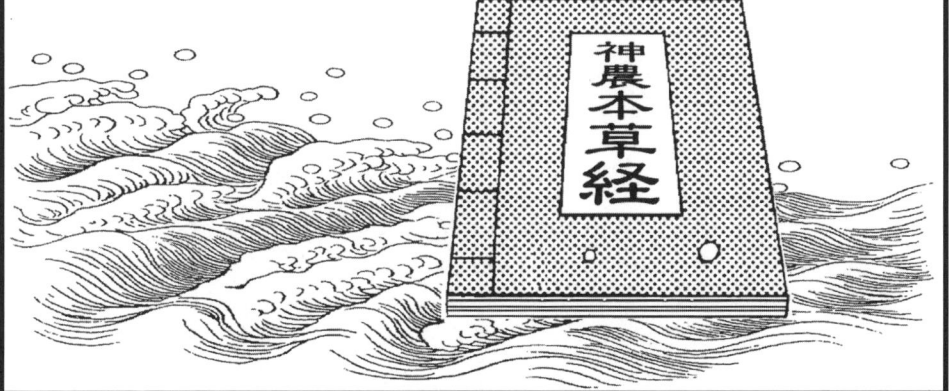

한의약식학의 기원

제2장 한의약식의 기원

그 전에는 다른 민족들의 의학 기원과 마찬가지로 한의학도 체계화되지 못하여 단편적인 경험들에 불과하였다. 이것은 다른 여건 즉 문자, 언어, 철학 및 자연과학지식이 아직 성숙하지 못해서 계통적 이론이 형성될 수 없었기 때문이다.

인류문명의 발전 초기 단계에서는 각 민족 간에 세계관이나 방법론 등의 측면에서 차이가 없었으므로, 그 사이에 문화 선택의 과정이 이루어지지 않았다.

생산력이 제고되어 물질적으로 풍요해지고, 지리환경과 자연 등의 요소가 인류의 행위와 사유에 영향을 미쳐 방향성이 생기게 되고 나서야 비로소 풍격이 상이한 문화환경이 형성될 수 있었고, 서로 다른 길을 가게 되었다.

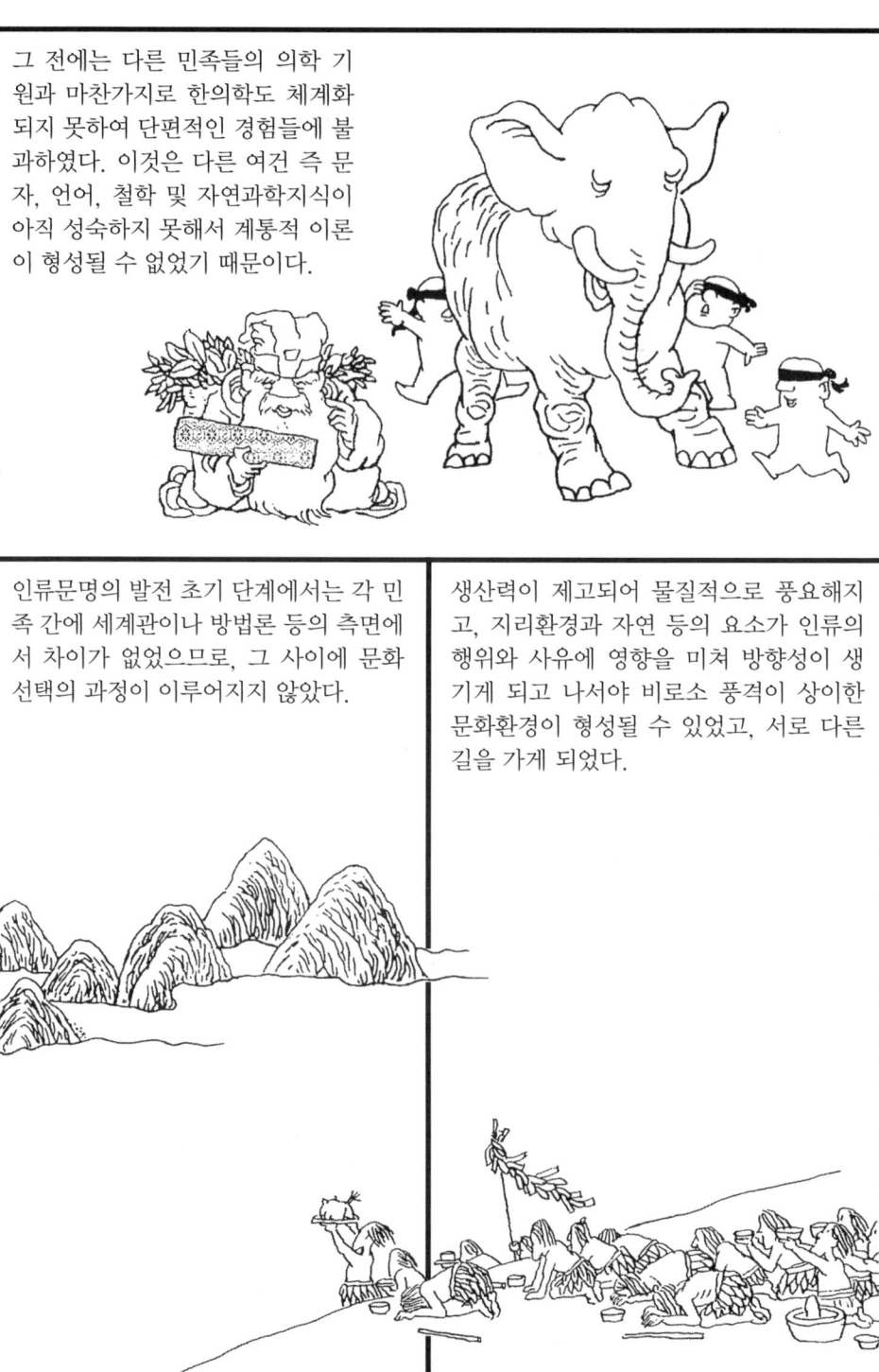

하(夏)나라 시대가 시작되어 원시사회가 해체된 후 생산력이 높아지고 경험이 풍부해짐으로써 중화문명이 창조될 수 있는 조건이 갖추어졌다. 서주(西周) 시기에 이르러 사회가 세분화되고 직업이 나뉘기 시작하자 의학(醫學) 또한 원시 상태에서 벗어나 무술(巫術)로부터 독립되어 나왔으며, 바로 이 때 중국문명사에 있어 세계관과 방법론의 기초가 되는 저작인 ≪역경易經≫이 탄생하였다.

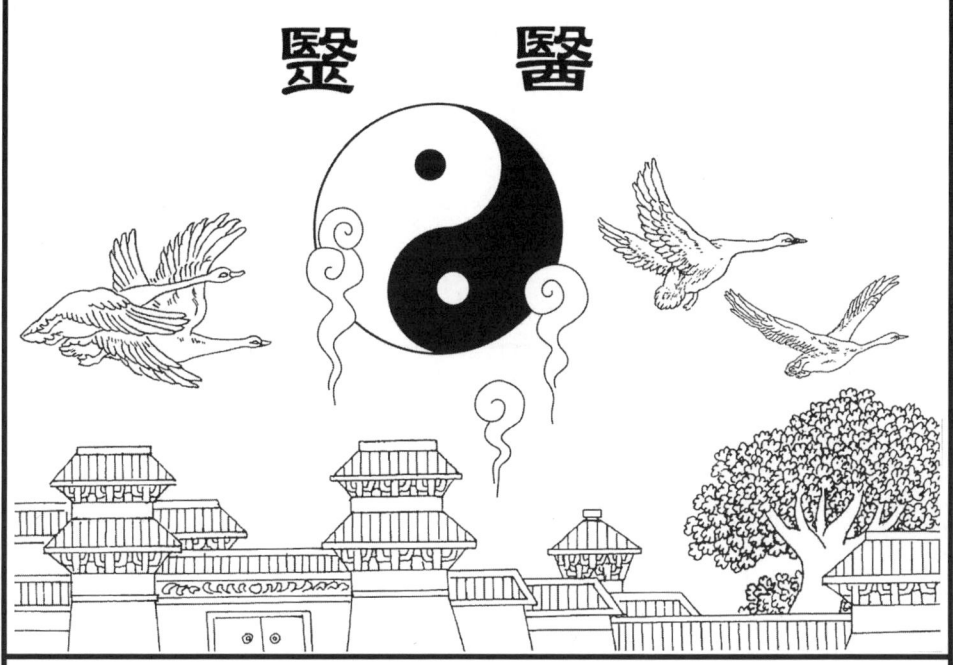

역학(易學)의 사변철학(思辨哲學)이 확립되면서 천문(天文), 역법(曆法), 농업(農業), 야금술(冶金術), 양조(釀造), 수학(數學) 등도 크게 발전하였으며 이는 의학 독립의 기초가 되었다.

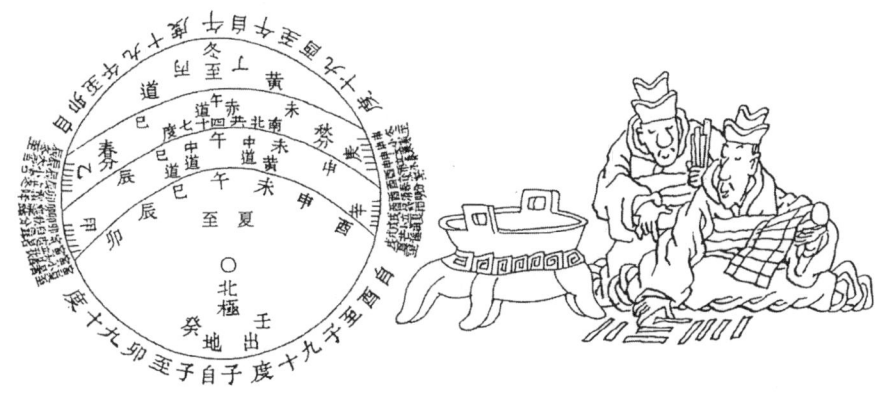

제2장 한의약식의 기원

춘추전국시대에 이르러 ≪역경≫의 짝이라 할 수 있는 진정한 의미에서의 의학이 확립되었으니, 그 지표가 되는 것이 중국의 첫째가는 의학전문서적인 ≪황제내경黃帝內經≫이며, 그 속을 꿰뚫고 있는 이론의 핵심이 바로 역학의 음양오행학설(陰陽五行學說)이다.

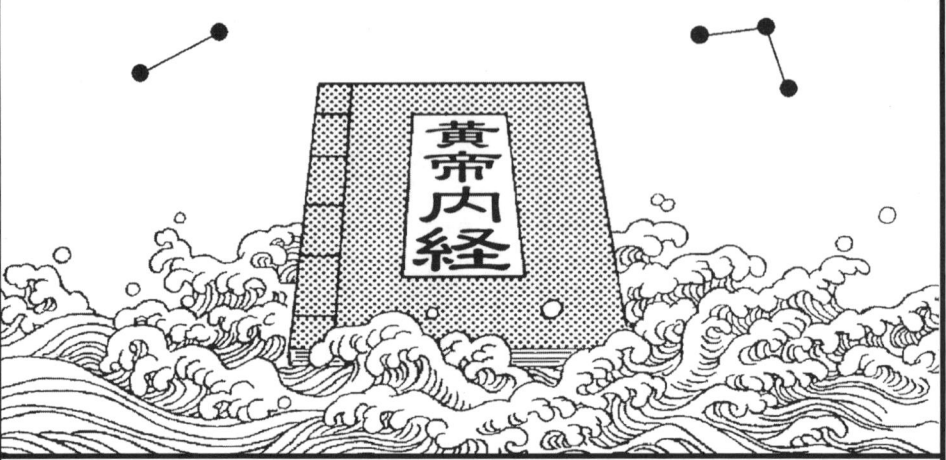

세계관의 측면에서 보면, 역학은 우주의 흥망성쇠의 작용이 순전히 자연으로부터 나온다고 여긴다. 인간은 그 중의 한 구성요소로서 마땅히 자기 위치를 자각하고 이 정신을 본받아야 한다.

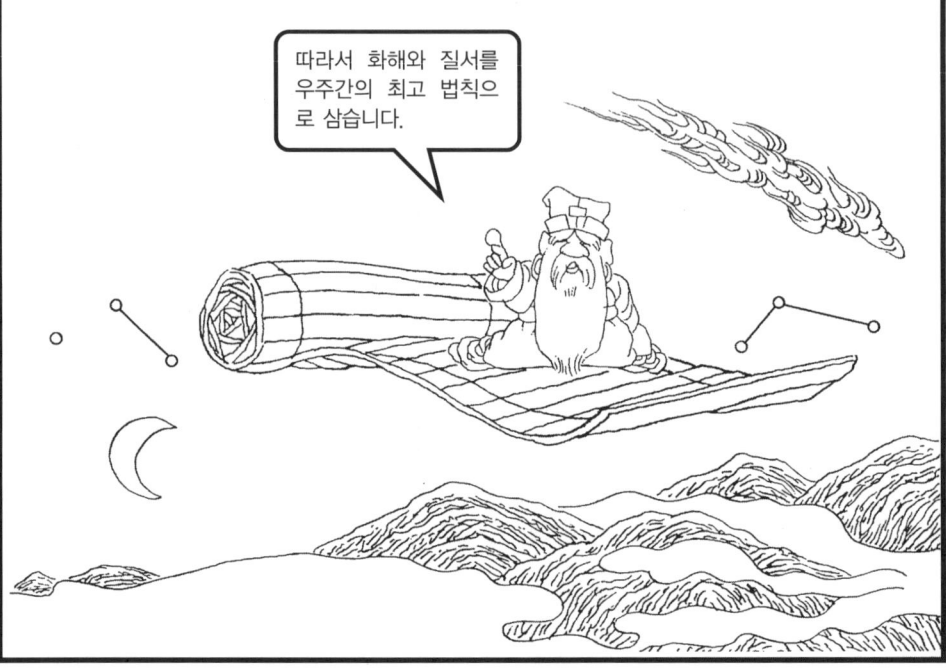

따라서 화해와 질서를 우주간의 최고 법칙으로 삼습니다.

방법론의 측면에서 보면, 역학은 하도(河圖)와 낙서(落書)의 이치-거시우주(巨視宇宙)와 미시우주(微示宇宙)의 운동을 나타내는 가장 간단한 모형-를 중심으로 하여, 시간과 공간으로써 모든 사물의 움직임을 살피는 통일적 논리체계이다(상세한 것은 저자의 다른 작품인 ≪의역동원 역경≫에 있다).

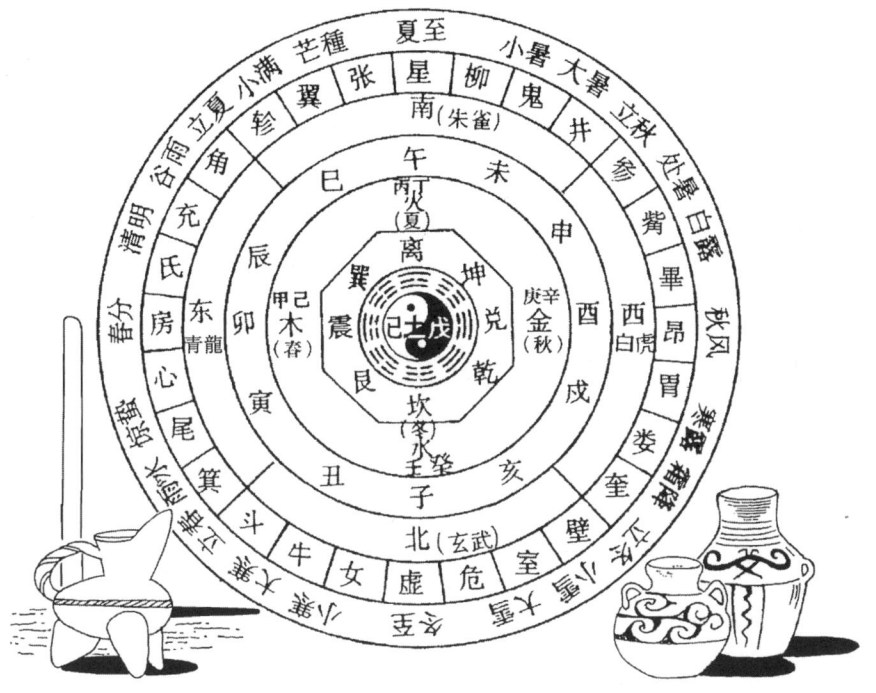

그것은 우주의 시공(時空)과 만물이 고도로 결합된 기본규율을 집중적으로 보여준다.

그 중 '음양(陰陽)'은 우주의 모든 상호대립적이고 상호의존적인 사물의 두 부류를 총체적으로 개괄하고 있다.

'오행(五行)'은 세상 만물의 속성과 그 상호관계에 대한 귀납이다.

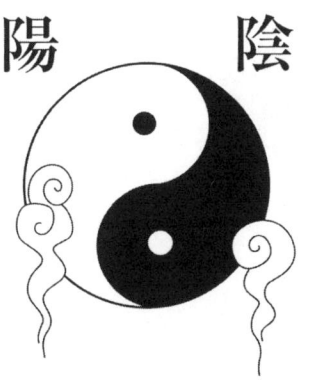

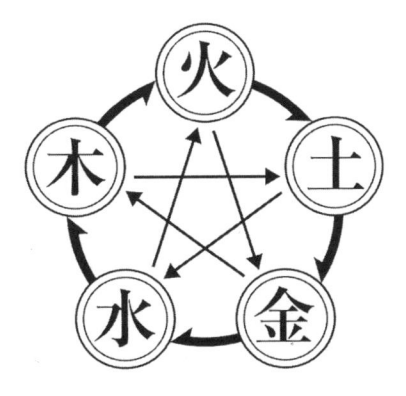

이 때 음양과 오행은 이미 구체적인 것을 가리키는 관념으로부터 출발하여, 자연계의 보편현상을 설명하는 데까지 도달하였다.

自		然		界		五行	人			體	
五味	五色	五化	五氣	五方	五季		五臟	六腑	五官	五形	情志
酸	青	生	風	東	春	木	肝	胆	目	筋	怒
苦	赤	長	暑	南	夏	火	心	小腸	舌	脈	喜
甘	黃	化	濕	中	長夏	土	脾	胃	口	肉	思
辛	白	收	燥	西	秋	金	肺	大腸	鼻	皮毛	悲
鹹	黑	藏	寒	北	冬	水	腎	膀胱	耳	骨	恐

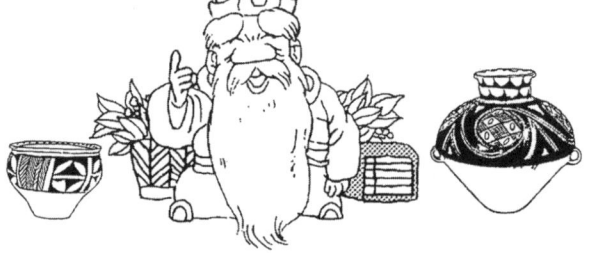

바로 음양오행이론 덕분에 한의학과 그 약식학설은 시대를 초월하여 쇠퇴하지 않았으며, 수천 년 동안 더욱 풍부해진 것 역시 그 흐름을 타고 발전해온 것이다. 이 책에서도 이러한 맥락에 따라 한의약식학과 그 양생(養生) 법칙에 대하여 소개할 것이다.

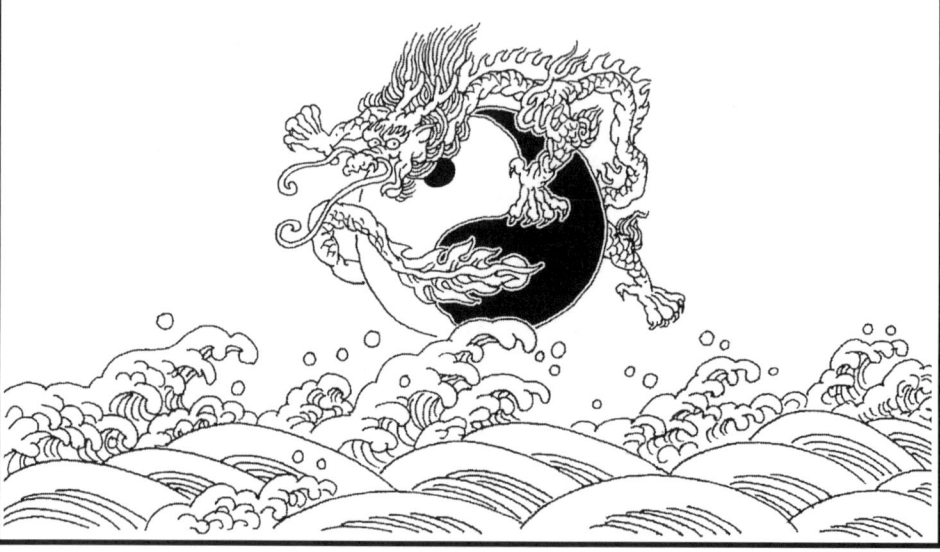

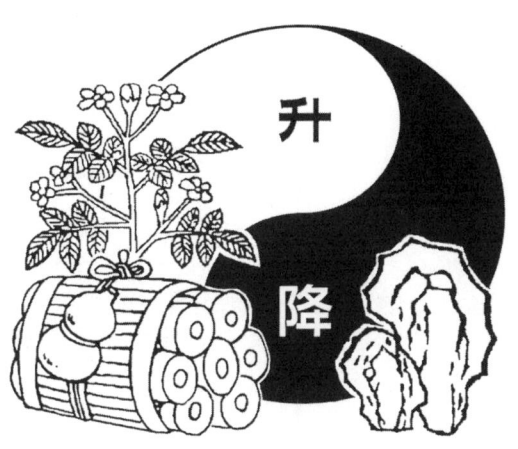

제3장

한의약식이론과 역학의 관계

제3장 한의약식이론과 역학의 관계

역학(易學)과 한약이론의 관계

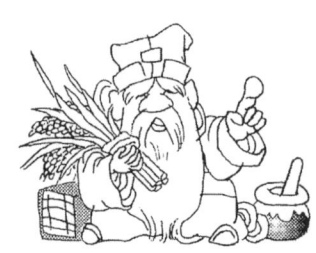

한약의 사기오미(四氣五味) 이론과 약성(藥性) 학설 등은 모두 역학의 자연변증사상(自然辨證思想)이라는 기초 위에 세워져 있다.

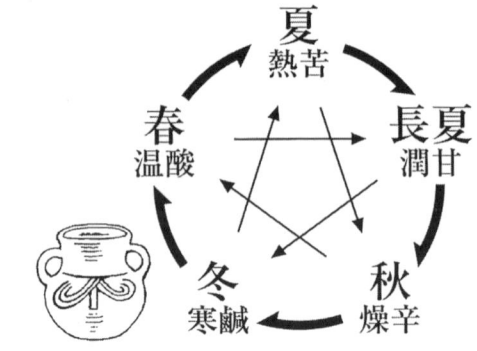

옛사람들이 한약의 사기오미 이론을 이끌어낼 때에도 천인일체(天人一體), 음양오행(陰陽五行)이라는 자연변증법을 지침으로 삼았다.

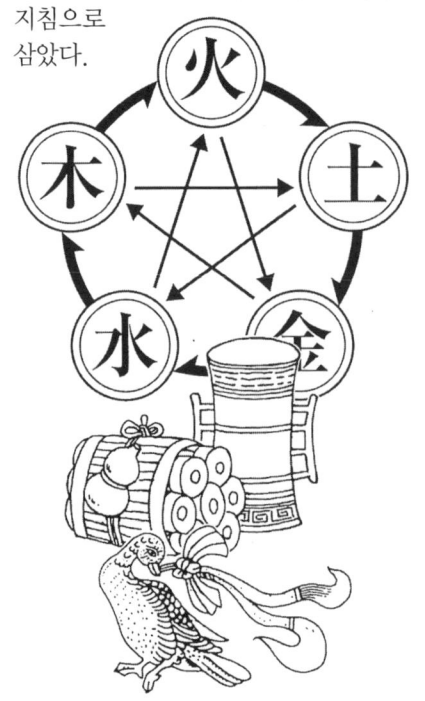

한열온량(寒熱溫涼)의 네 가지 기운[사기(四氣)]과 산고감신함(酸苦甘辛鹹)의 다섯 가지 맛[오미(五味)]은 약물의 기본 성질이다.

사기오미(四氣五味)는 우주 천지지간(天地之間)에서 생겨나는데, 기(氣)는 양(陽)이 되고 미(味)는 음(陰)이 된다.

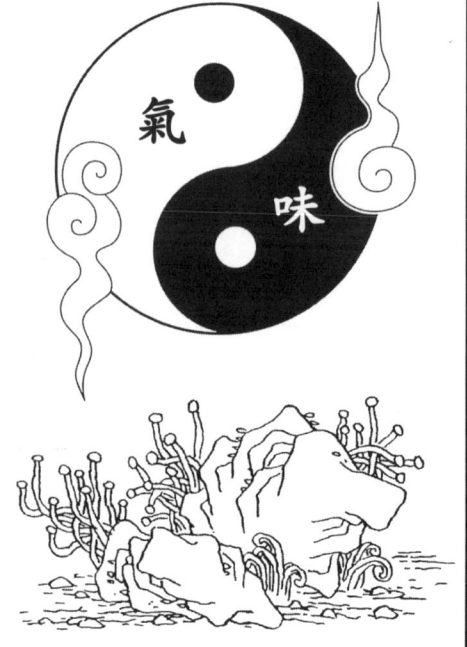

천지(天地)는 음양(陰陽)의 근본이며, 만물을 낳고 기르는 어미와 같다.

사세비약(司歲備藥)과 도지약재(道地藥材)

하늘은 양(陽)이 되니, 기(氣)는 하늘에서 생겨서, 자연의 사계절 변화에 따라 약물에도 한열온량(寒熱溫涼) 사기(四氣)의 나뉨이 있다.

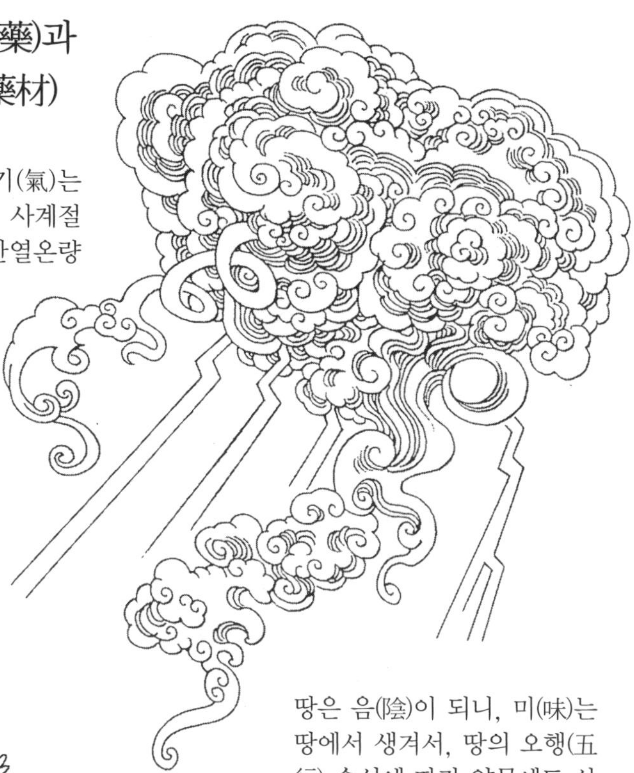

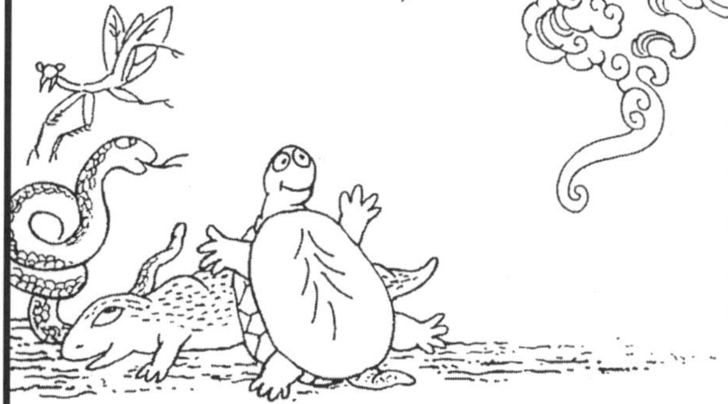

땅은 음(陰)이 되니, 미(味)는 땅에서 생겨서, 땅의 오행(五行) 속성에 따라 약물에도 산고감신함(酸苦甘辛鹹) 오미(五味)의 구별이 있다.

역학의 천인합일이라는 우주관에 의하면 만물은 모두 시간과 공간의 속성을 가지고 있는데, 이러한 사상은 약학에도 마찬가지로 적용된다. 약물이 나고 자라는 데에는 과정이 있으니, 과정이란 곧 시간이다.

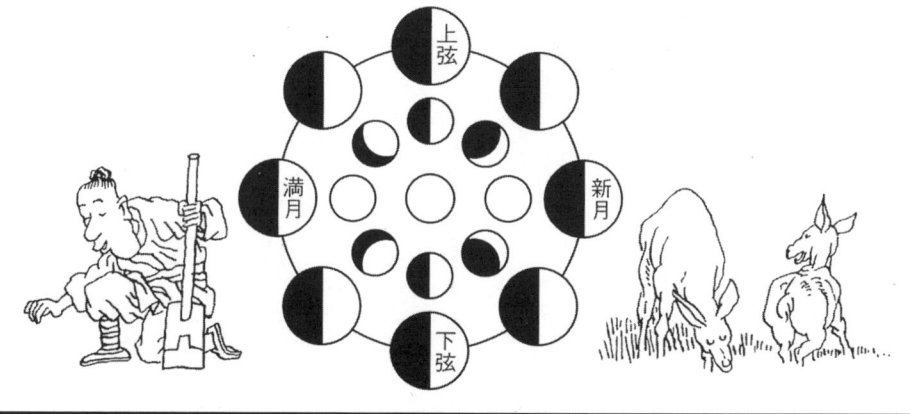

제3장 한의약식이론과 역학의 관계

약물이 나고 자라는 것은 또한 특정한 지리적 환경을 벗어날 수 없으니, 곧 공간이다. 시간과 공간은 모든 운동하는 사물의 존재형식이다. 따라서 시공(時空)은 약물을 포함한 사물에 직접적인 영향을 미쳐 그 효능과 작용을 결정한다.

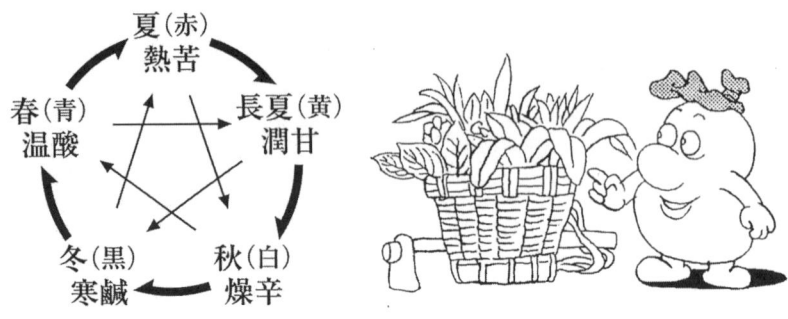

시간으로 말하자면, 약물은 대개 왕성한 시기나 채집하기에 적당한 시기가 있으니, 해당 계절의 기운을 특히 많이 받아서 그 계절에 해당하는 효능을 가지게 된다.

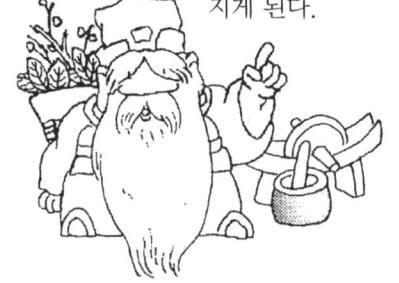

여름에 해당하는 화(火)의 기운을 받은 약물은 습한 것을 말리고 토(土)의 기운을 화생시킨다.

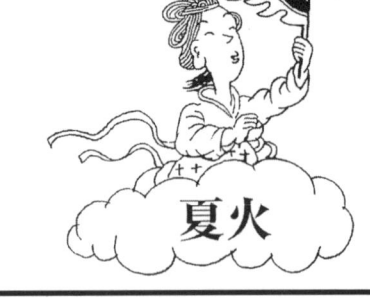

가을의 금(金) 기운을 받은 약물은 서늘하게 하고 적셔주며 목(木)의 기운을 안정시킨다.

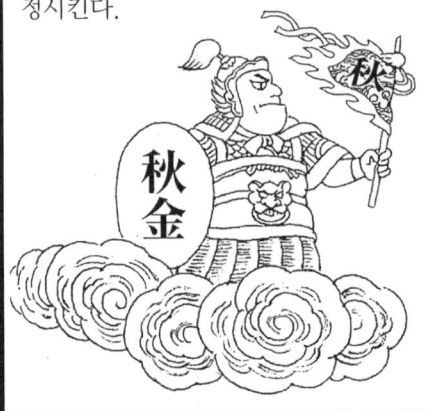

겨울의 차가운 기운을 받은 약물은 열을 내리고 화(火)를 억제한다.

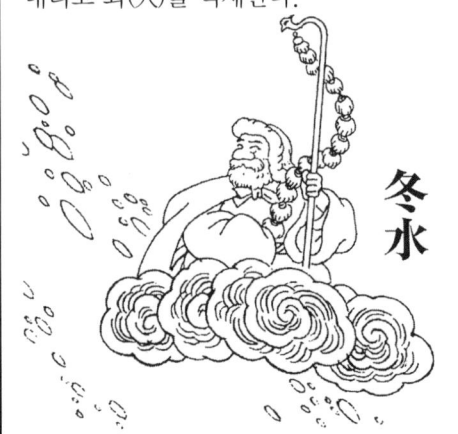

봄의 목(木) 기운을 받은 약물은 막힌 것을 소통시켜서 토(土)의 기운을 통달하게 한다.

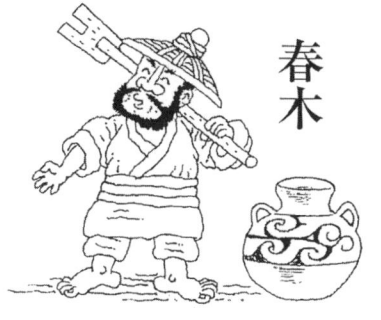

그래서 청(淸)나라 때의 의가(醫家)인 장지총(張志聰)은 이렇게 말하였다. "여름에 시드는 하고초(夏枯草), 여름에 거두는 출(朮), 여름에 나는 반하(半夏), 여름에 익는 보리는 모두 화(火)와 토(土)의 기운을 받아서 토(土)를 화생한다.

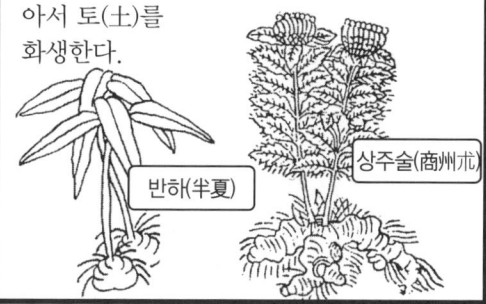

반하(半夏) 상주출(商州朮)

가을에 꽃피는 국화, 가을에 우는 매미는 금(金)의 기운을 받아서 풍(風)으로 인한 병을 치료한다.

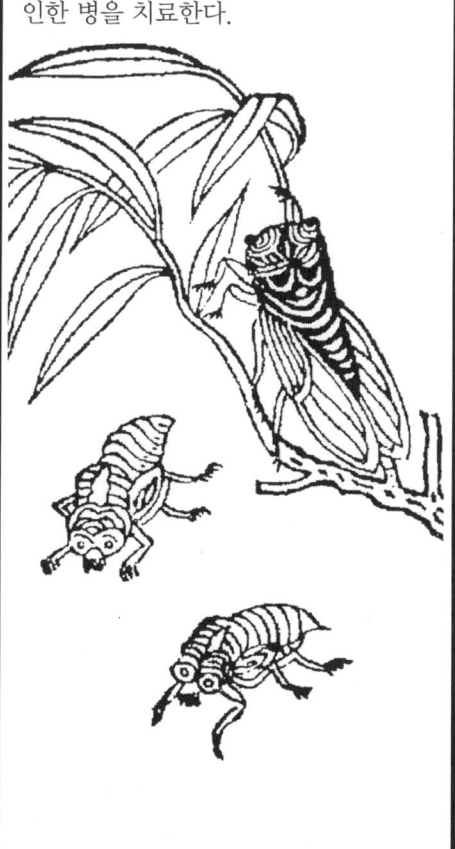

봄이 되기 전에 나는 치화(梔花), 승마(升麻), 시호(柴胡) 등은 갑목(甲木)의 성질을 지녀서 기운을 끌어올린다.

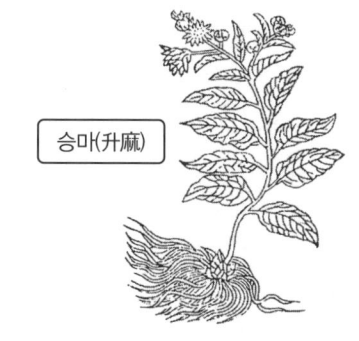

승마(升麻)

겨울이 되어도 시들지 않는 황백(黃柏), 치자(梔子), 맥문동(麥門冬) 등은 차가운 기운을 얻어서 열을 내린다."

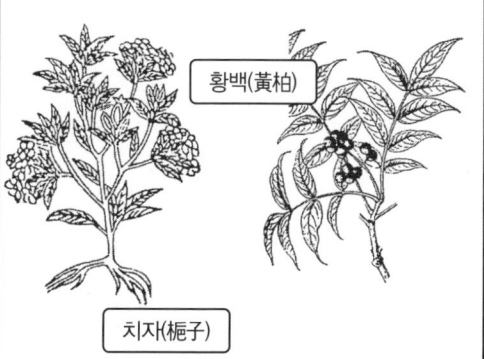

황백(黃柏)

치자(梔子)

제3장 한의약식이론과 역학의 관계

또 공간으로 말하자면, 약물이 어떤 지역에서 날 때 그 지리적 환경이 약물의 효능에 미치는 영향은 다음 두 가지가 있을 수 있다.

하나는 해당 지역의 기운을 받아서 그 기운의 효능을 지니는 것이다.

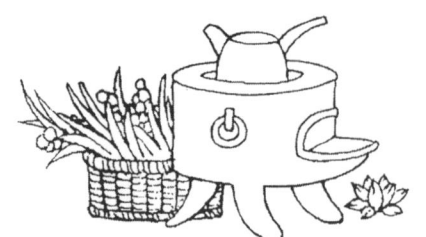
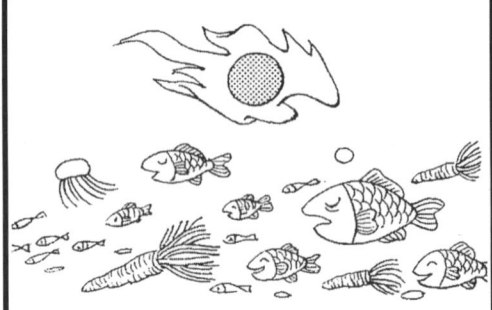

다른 하나는 반대로 그 지역의 기운을 이겨내는 효능을 지니는 것인데, 그것은 만약 그 지역이 극단적으로 치우친 기운을 띠고 있을 경우 그 기운을 이겨내지 못하면 그 속에서 살 수 없기 때문이다.

첫 번째 경우는 매운맛[신미(辛味)]이나 쓴맛[고미(苦味)]을 띤 약재가 사천성(四川省)에서 많이 나는 것에서 볼 수 있다. 사천성은 대륙의 서남쪽에 위치하여 금(金), 화(火) 두 가지 기운이 풍부하다.

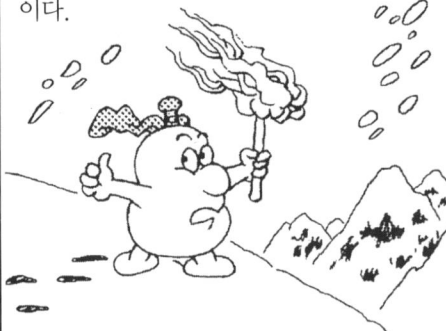
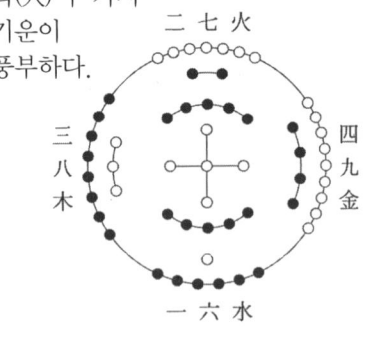

또 단맛[감미(甘味)], 담담한 맛[담미(淡味)]을 띤 약재는 하남성(河南省)에서 많이 나는데, 하남성은 대륙의 중앙에 위치하여 중앙토(中央土)의 기운을 가장 많이 받게 된다.

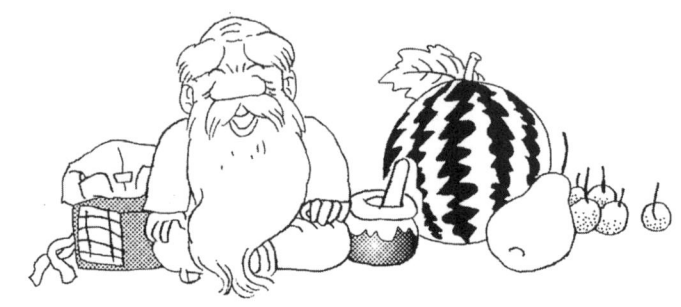

두 번째 경우에 해당하는 예로는 아주 찬 성질을 가지고 있어서 피의 열을 식히는[양혈(凉血)] 작용을 하는 서각(犀角)이 남쪽 변방의 뜨거운 지역에서 나며, 인체의 근원적인 양기[원양(元陽)]을 덥히고 보해주는 녹용(鹿茸), 인삼(人蔘)이 북쪽의 한랭한 지역에서 나는 것 등이 있다.

南
(苦熱)

東　　中　　西
(酸温)　(甘平)　(辛涼)

北
(鹹寒)

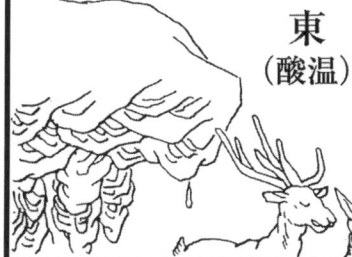
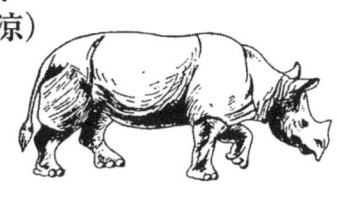

이렇게 시간적, 공간적 영향이 약물의 작용을 결정하기 때문에 옛사람들이 때에 따른 약[사세비약(司歲備藥)]과 지역에 따른 약재[도지약재(道地藥材)]에 대한 주장을 제기할 수 있었던 것이다.

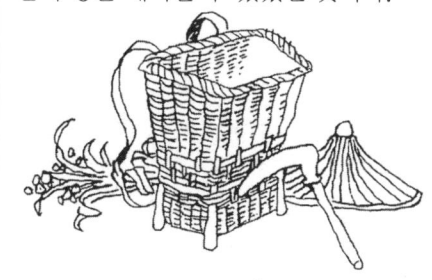

이러한 주장을 제기한다는 것은 바로 시공간과 약물 효능 사이의 일치성을 중시하고 활용한다는 것이죠.

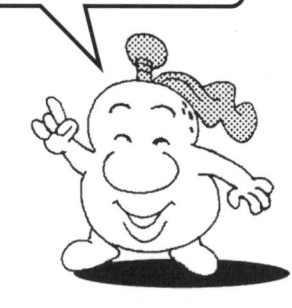

이른바 '사세비약(司歲備藥)' 즉 때에 따라 약을 준비한다는 것은 또한 오운육기(五運六氣) 학설에 의거하여 매년의 기후 특징을 잘 살펴서 그에 맞추어 약물을 채집하는 것이니, 곧 천지자연의 충만한 기운을 이용함으로써 약의 기미를 순후하게 하고 약효를 정밀하게 하는 것이다.

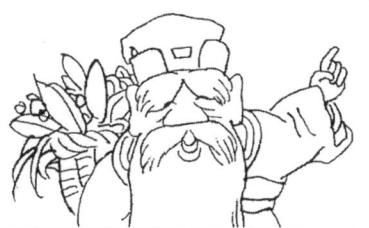

제3장 한의약식이론과 역학의 관계

옛사람들은 관찰을 통하여 태양이 대지 만물의 변화에 있어서 중요한 인자이며, 그것도 고정불변의 것이 아니라 주기성을 나타낸다는 사실을 이미 알고 있었다. 이 주기성은 반드시 대지에도 반영된다.

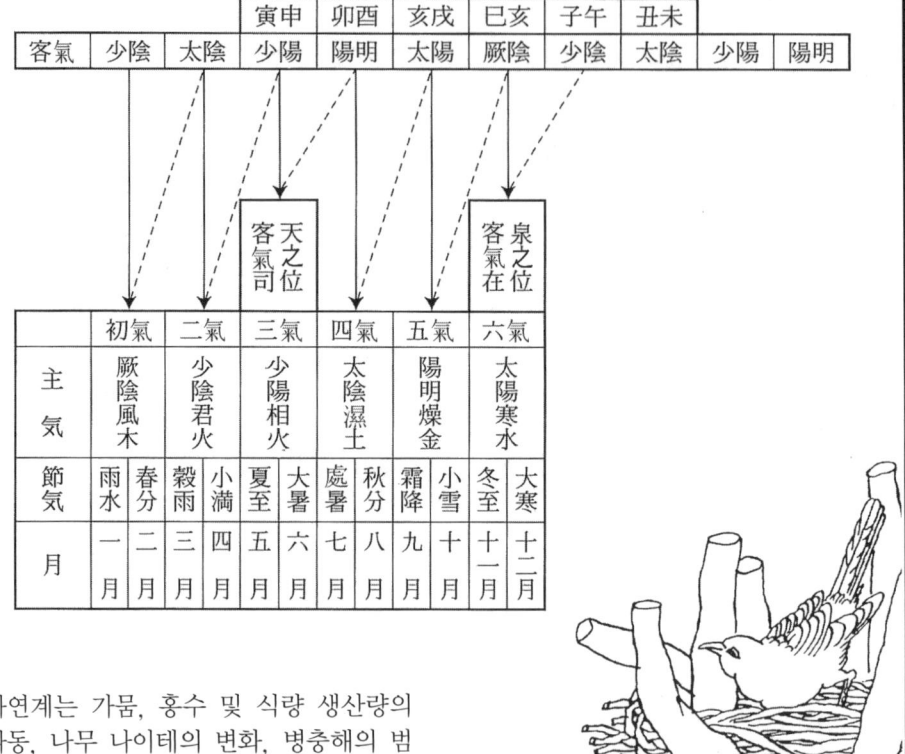

자연계는 가뭄, 홍수 및 식량 생산량의 파동, 나무 나이테의 변화, 병충해의 범람, 돌림병의 유행 등을 나타내곤 한다.

현대 연구에 의해 고대의 자연재해나 이변 등은 태양 흑점의 활동주기와 관계가 있었다는 것이 밝혀졌다. 흑점 활동의 평균주기인 11년과 22년은 천간(天干) 10, 지지(地支) 12와는 차이가 있고, 천간 20과 지지 24가 가장 근접한 정수라는 것 등이다.

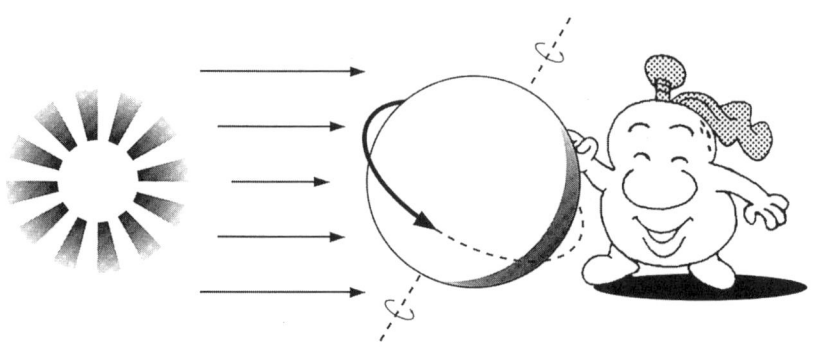

그러므로 오운육기학설은 태양과 지구의 상응 체계에 대한 총결이자 귀납이며, 또한 이로써 매년의 기후 변화를 예측하고, 나아가 이러한 변화의 법칙에 적응하고 그것을 이용할 수 있다. 예를 들면 농작물의 파종 시기나 약물의 채집 시기, 처방하고 약을 쓰는 원칙을 확정하는 것 등이다.

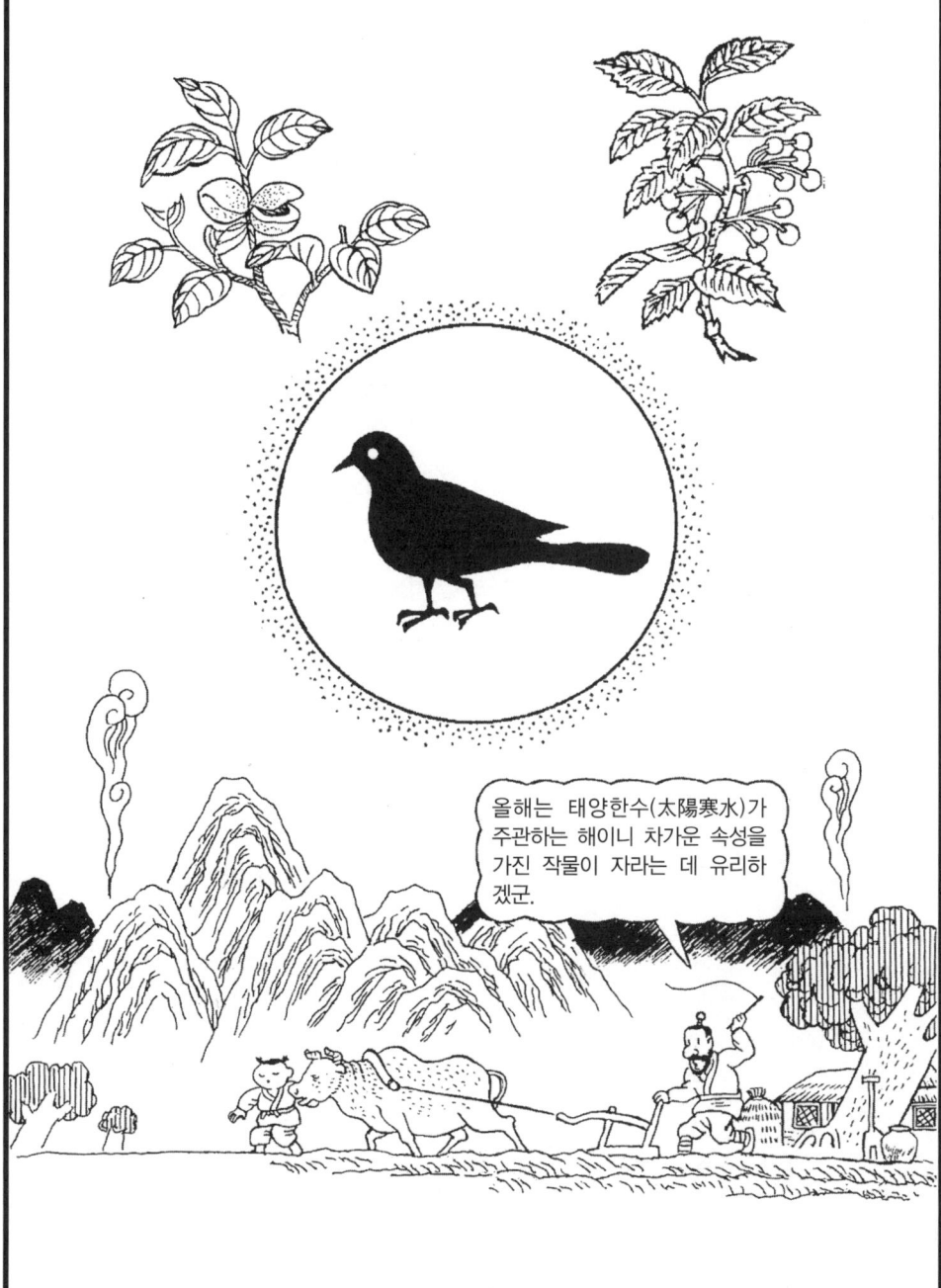

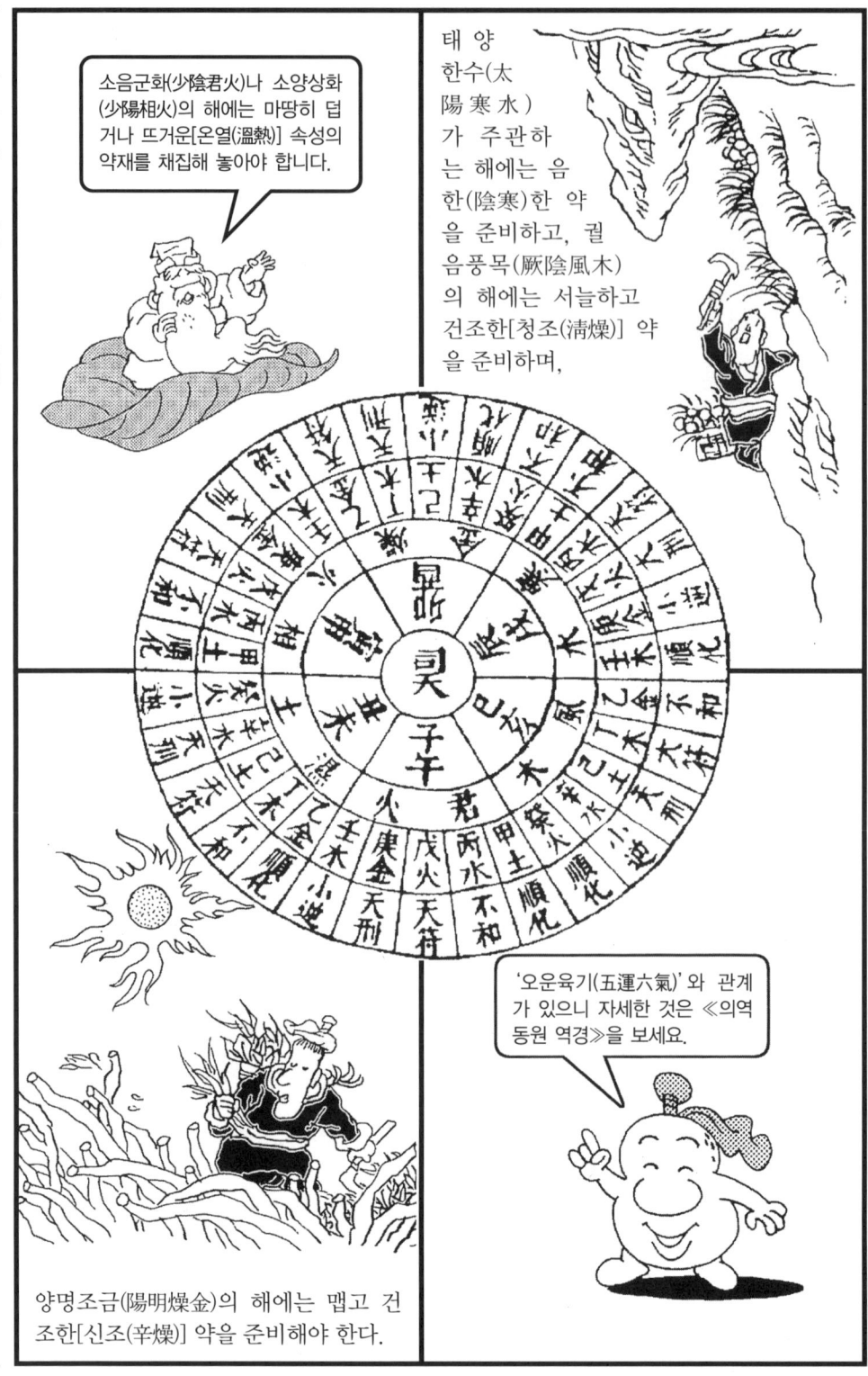

또 실제로 원산지에서 난 약물이 다른 지역에서 생산된 약물보다 더 순수한 기운을 띠고 약효가 강하다는 것이 증명되었다.

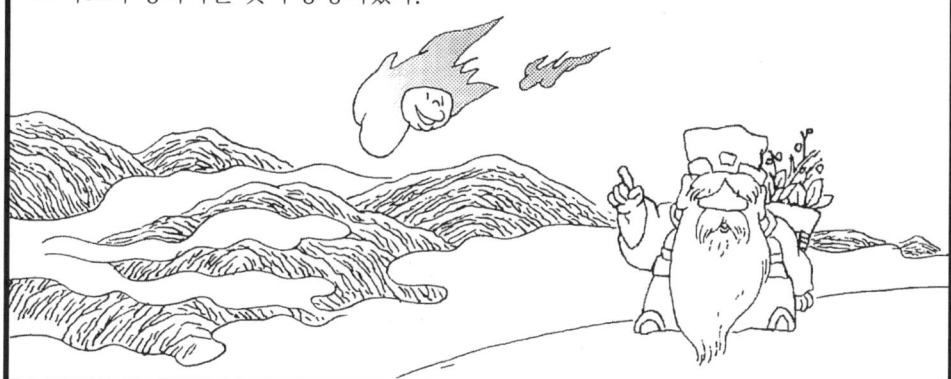

예를 들면 석곡(石斛)은 맛이 달면서 담담하며 그 효과는 위장을 튼튼하게 하고 음(陰)을 길러 진액이 생기도록 하는데, 곽산(霍山)에서 난 것을 상품(上品)으로 친다.

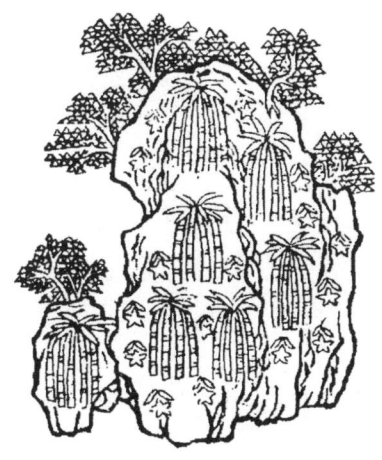

곽산석곡(霍山石斛)

사천(四川) 지방에서 난 것은 맛이 담담하면서 약간 쓴맛이 있어 음을 기르는 힘이 그보다 못하다.

그리고 광서(廣西)나 운남(雲南) 지방에서 난 것은 맛이 순전히 쓰기만 하고 달지 않은데, 그 지역이 매우 뜨겁기 때문에 더운 기운만이 유독 강한 탓으로, 음을 기르는 힘이 가장 떨어진다.

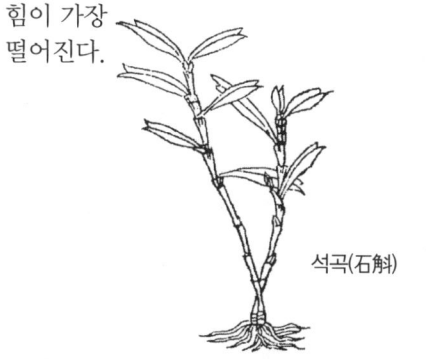

석곡(石斛)

그래서 한의학에서는 어느 한 지역에서 생산되어 그 품종, 질량, 약효가 모두 우수한 약재를 '도지약재(道地藥材)' 또는 '지도약재(地道藥材)'라고 부른다.

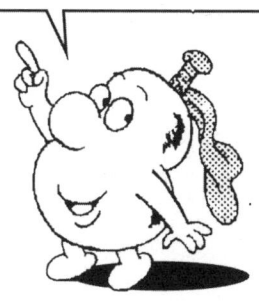

≪본초연의本草衍義≫에 "반드시 적절한 약을 골라서 써야만 약효가 갖추어져서 약을 쓰는 근거를 가지게 된다."는 말이 있다. 역대의 의가(醫家)들 또한 도지약재의 응용을 중시하지 않은 사람이 없었다. 수많은 본초 문헌에도 그러한 내용이 나온다.

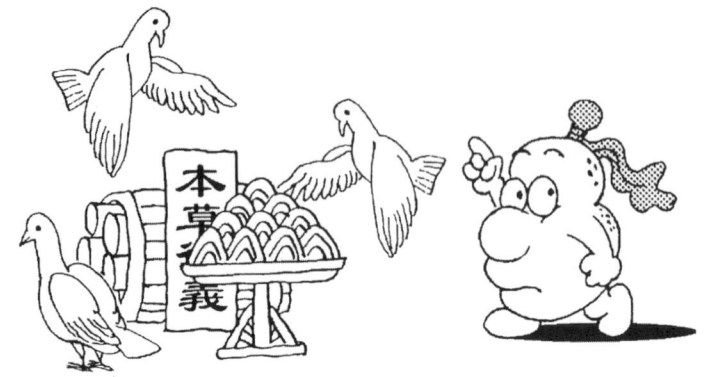

예를 들면 중국 동북(東北) 지역의 인삼(人蔘), 세신(細辛), 오미자(五味子),

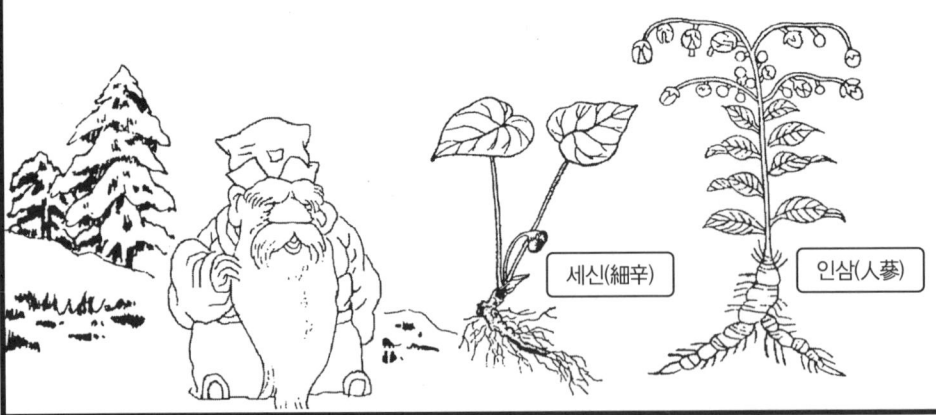

감숙성(甘肅省)의 당귀(當歸), 청해성(靑海省)의 대황(大黃), 영하(寧夏)의 구기자(拘杞子),

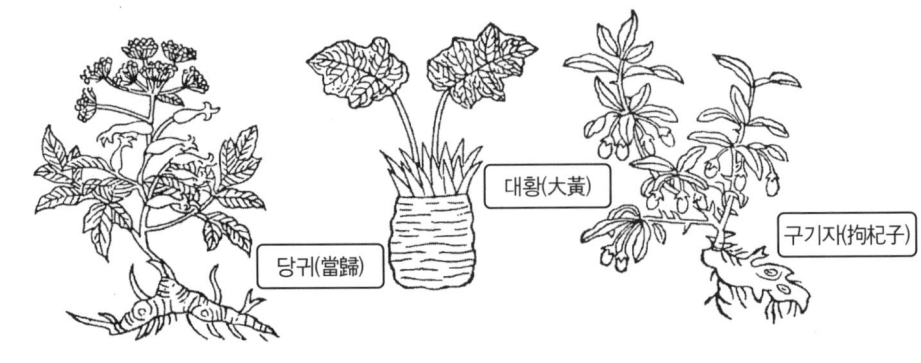

내몽고(內蒙古) 지역의 감초(甘草), 사천성(四川省)의 황련(黃連), 궁궁(芎藭)*, 부자(附子),

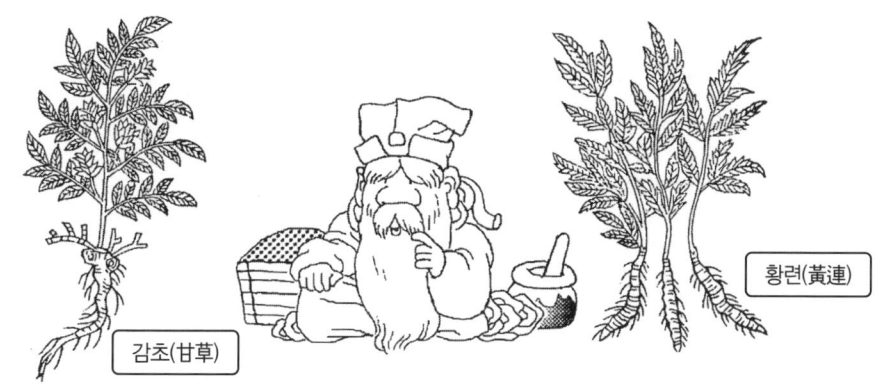

산서성(山西省)의 당삼(黨參), 하남성(河南省)의 생지황(生地黃), 회우슬(懷牛膝), 회산약(懷山藥),

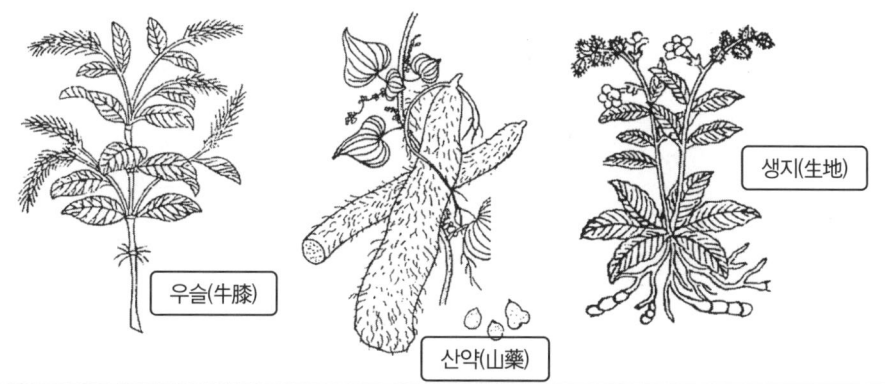

운남성(雲南省)의 삼칠근(三七根)과 복령(茯苓), 강소성(江蘇省)의 박하(薄荷), 절강성(浙江省)의 패모(貝母),

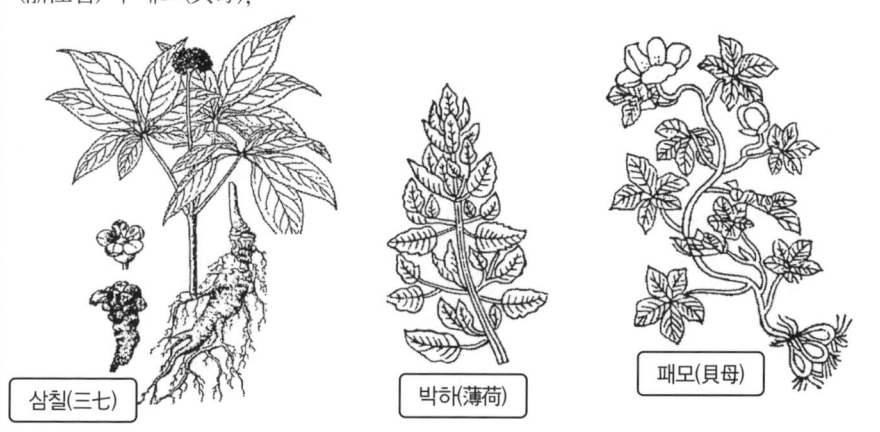

사세비약과 도지약재

【역주】

궁궁(芎藭) : 흔히 쓰는 '천궁(川芎)'이라는 이름은 '사천성(四川省)의 궁궁(芎藭)'이라는 뜻에서 나온 것이다.

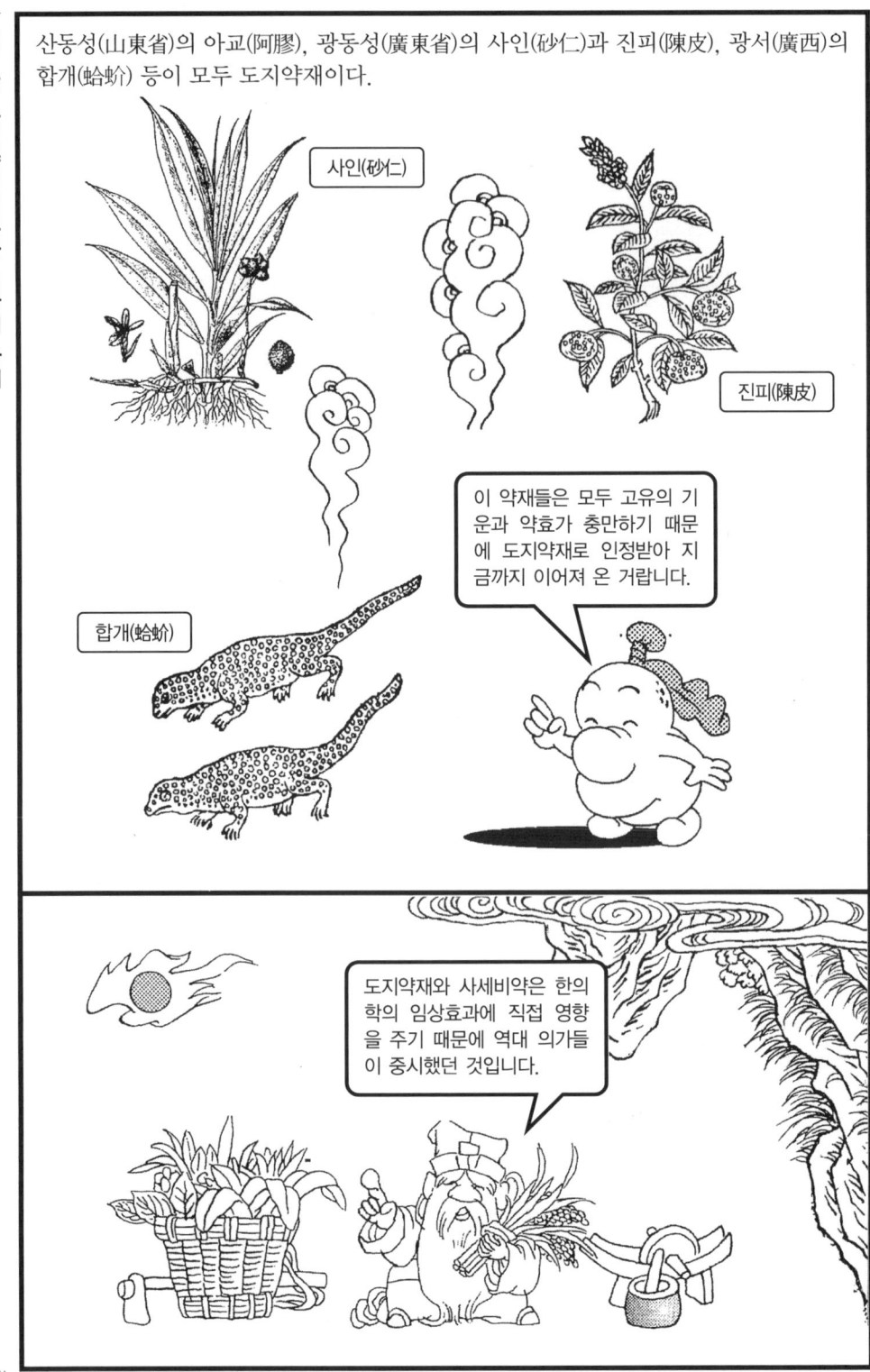

취상비류와 동기상구

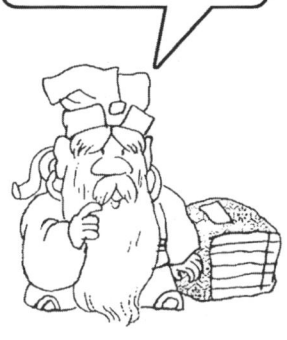

취상비류(取象比類)와 동기상구(同氣相求)

천지(天地) 시공(時空)에 따라 약물의 작용을 인식한 것 외에도, 옛사람들은 취상비류(取象比類)와 동기상구(同氣相求)의 사유방법으로 약물과 인체의 관계를 파악하고 치료에 응용하였다.

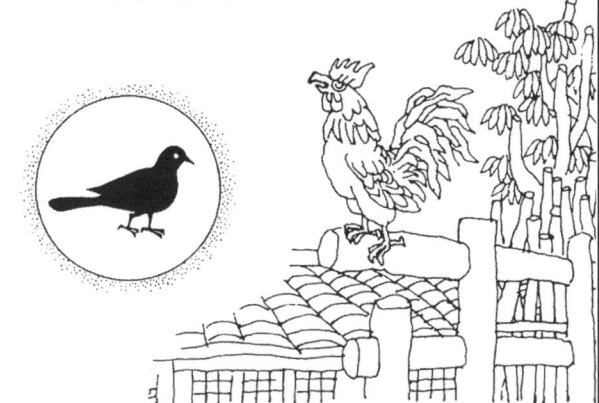

상(象)이라는 말은 형상, 상징이라는 뜻이다. 말하자면 역경(易經) 자체가 바로 하나의 큰 상(象)이고, 육십사괘(六十四卦)는 다시 하나하나의 작은 상(象)이 된다.

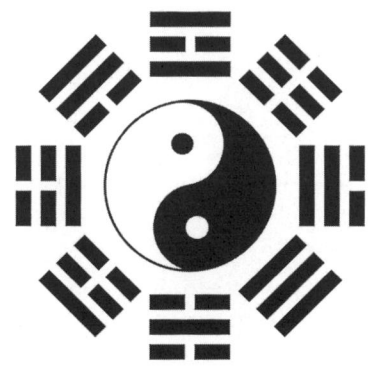

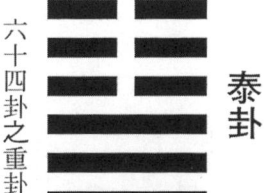

泰卦

六十四卦之重卦

≪설괘전說卦傳≫에 말하기를 "진(震)괘는 우레[雷]이니… 어린 대나무와 같고 물억새와 같으니라." 하였다.

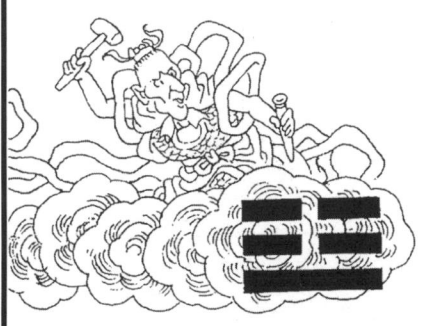

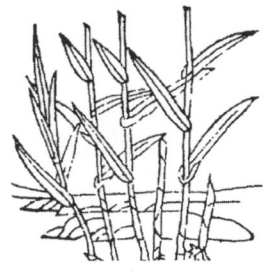

물억새는 뿌리줄기가 많이 뻗어나서 서로 얽혀 마치 번개가 치는 것과 같은 모양으로 자라는 식물이다.

제3장 한의약식이론과 역학의 관계

≪역경易經≫은 자연계에 존재하는 보편적인 법칙을 증명하였다. 즉 광물, 동물 그리고 식물은 그 속성이 서로 통한다는 것이다.

또 "건(乾)괘는 하늘[天]이니… 나무의 열매와 같으니라." 하였다. 하늘이 높은 것을 하늘에 닿을 듯 높이 자라는 나무에 대응시킨 것으로, 형상이 서로 비슷한 사물은 공통된 성질을 가지고 있음을 말한 것이다.

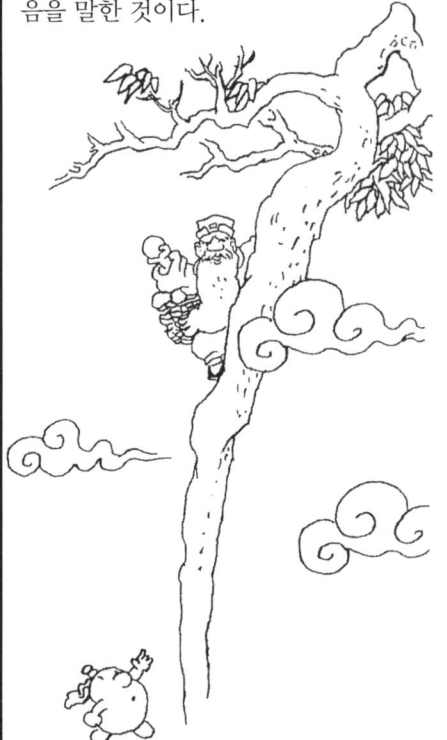

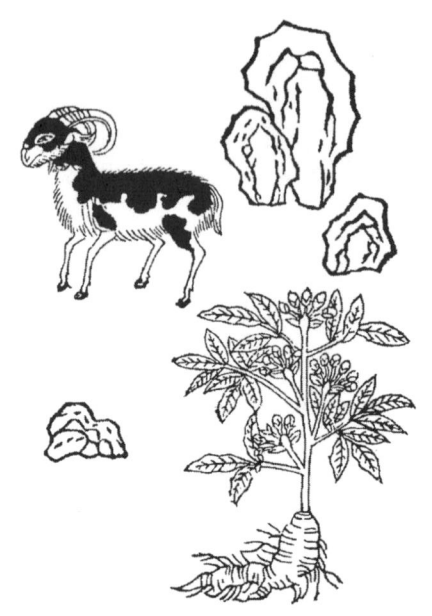

이 법칙은 한의학의 광물, 동물, 식물성 약재들이 서로를 보완하고 약과 음식이 서로 보완하여, 약과 음식은 같은 근원에서 나왔다는 이론의 기초를 이루게 되었다.

≪역경易經≫에서의 인류와 동물, 광물, 식물이 서로 통한다는 관점은 ≪황제내경黃帝內經≫에 이르러 더욱 크게 발전하고 완전한 체계를 갖추게 되었다. ≪황제내경 소문≫ 음양응상대론(陰陽應象大論)에서는 말하기를 "동방(東方)이 풍(風)을 생겨나게 하고 풍이 목(木)을 생겨나게 하며 목은 신맛[酸]을 생(生)하고 신맛은 간(肝)을 생하며 간은 근(筋)을 생하고…

東 → 風 → 木 → 酸 → 肝 → 筋

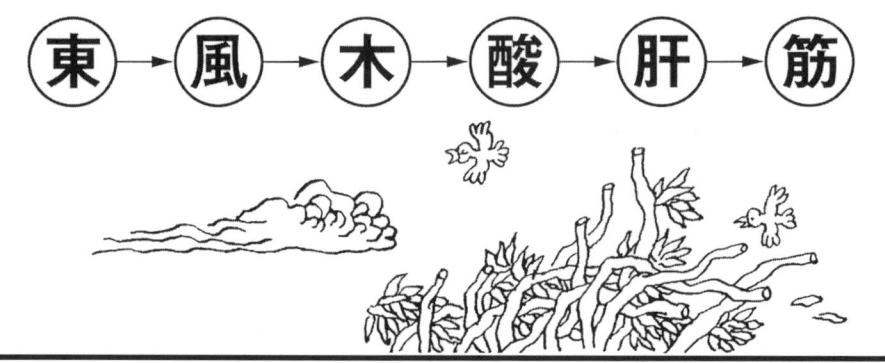

78

남방(南方)이 열(熱)을 생하고 열은 화(火)를 생하며 화는 쓴맛[苦]을 생하고 쓴맛은 심(心)을 생하며 심은 혈(血)을 생하고…

南 → 熱 → 火 → 苦 → 心 → 血

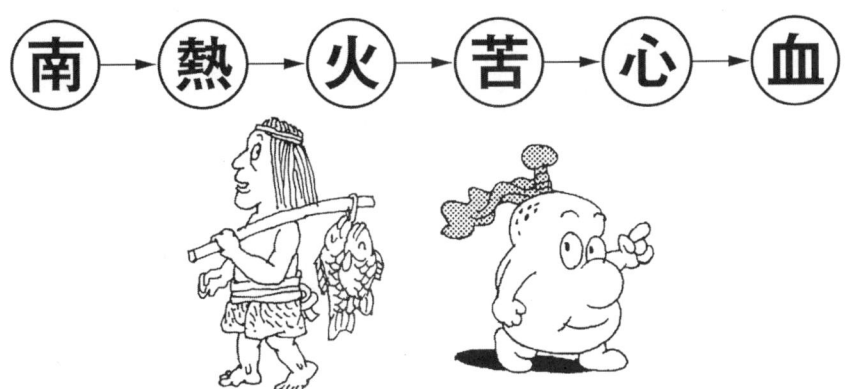

중앙(中央)이 습(濕)을 생하고 습은 토(土)를 생하며 토는 단맛[甘]을 생하고 단맛은 비(脾)를 생하며 비는 육(肉)을 생하고…

中 → 濕 → 土 → 甘 → 脾 → 肉

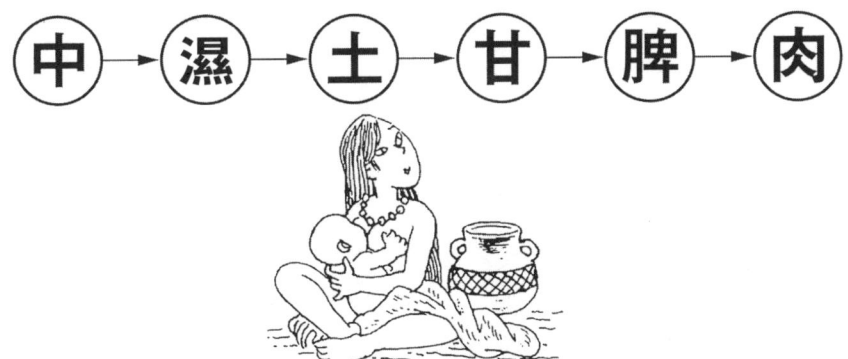

서방(西方)이 조(燥)를 생하고 조는 금(金)을 생하며 금은 매운맛[辛]을 생하고 매운맛은 폐(肺)를 생하며 폐는 피모(皮毛)를 생하고…

西 → 燥 → 金 → 辛 → 肺 → 毛

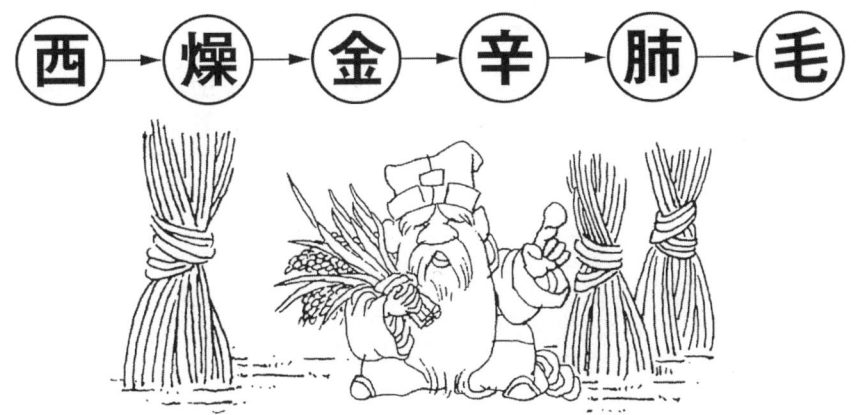

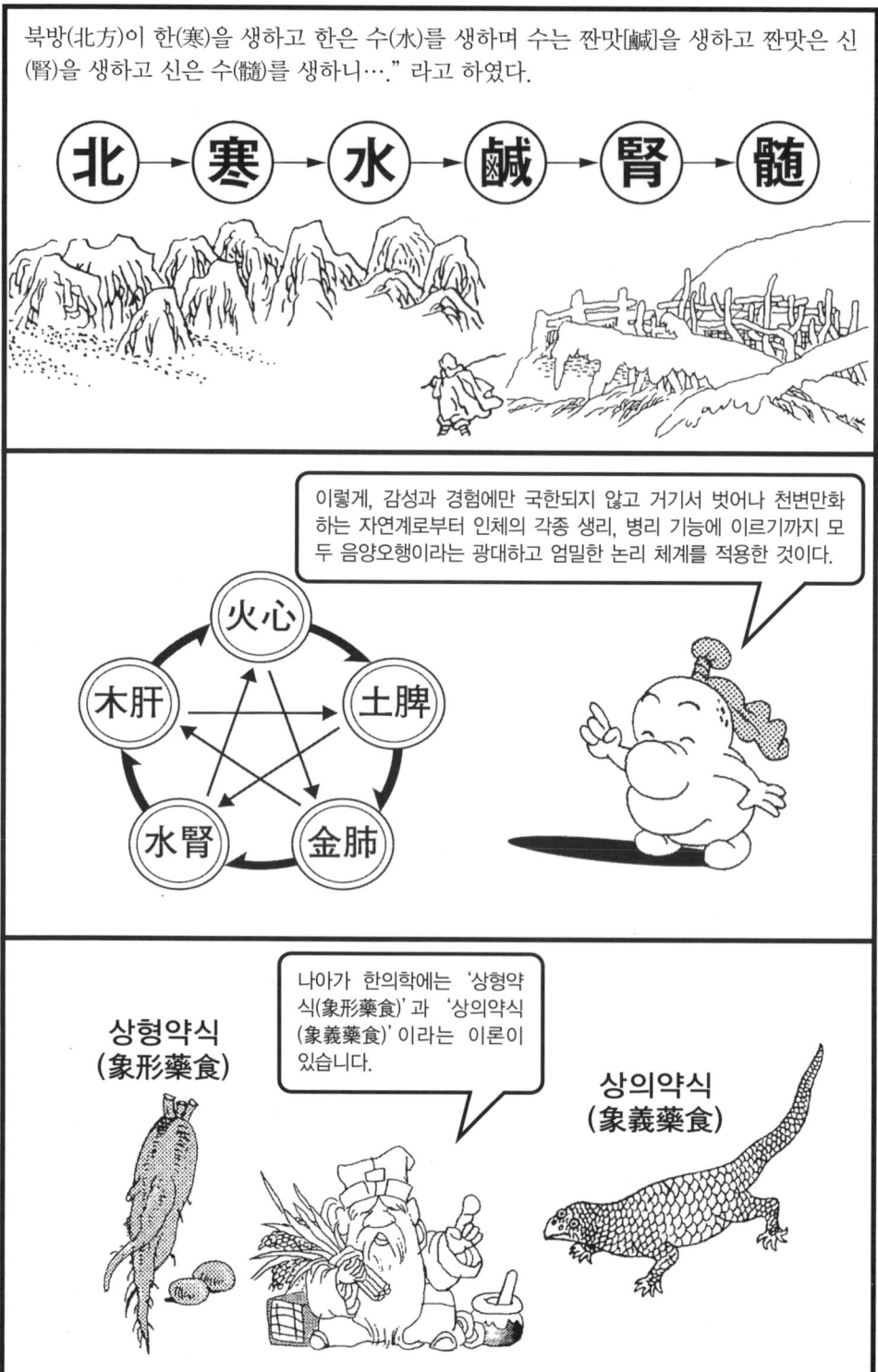

상형약식(象形藥食)이란 옛사람들이 약물과 인체를 서로 연계시킨 세 가지의 주된 방법으로, 첫째는 약물의 형체와 인체의 유사함을 본 것이다. 약물에는 껍질, 씨, 가지, 덩굴 등의 형체가 있는데 그 특정한 부분이 인체에서 상응하는 부분에 생긴 질병을 치료한다.

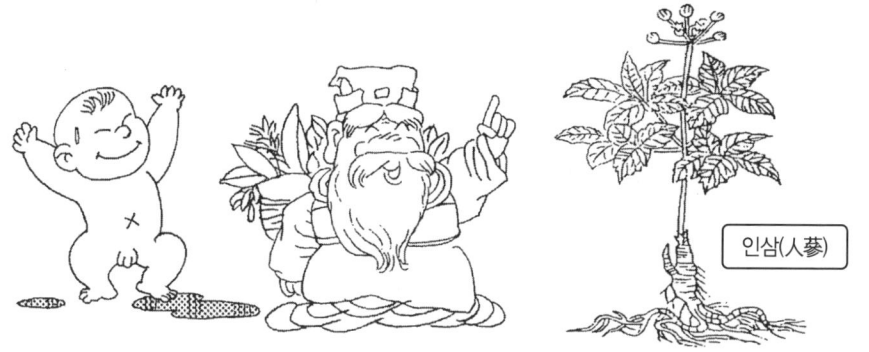

인삼(人蔘)

예컨대 껍질로써 피부를 치료하니, 오가피(五加皮)나 상백피(桑白皮) 등의 약물은 부종을 치료할 수 있고,

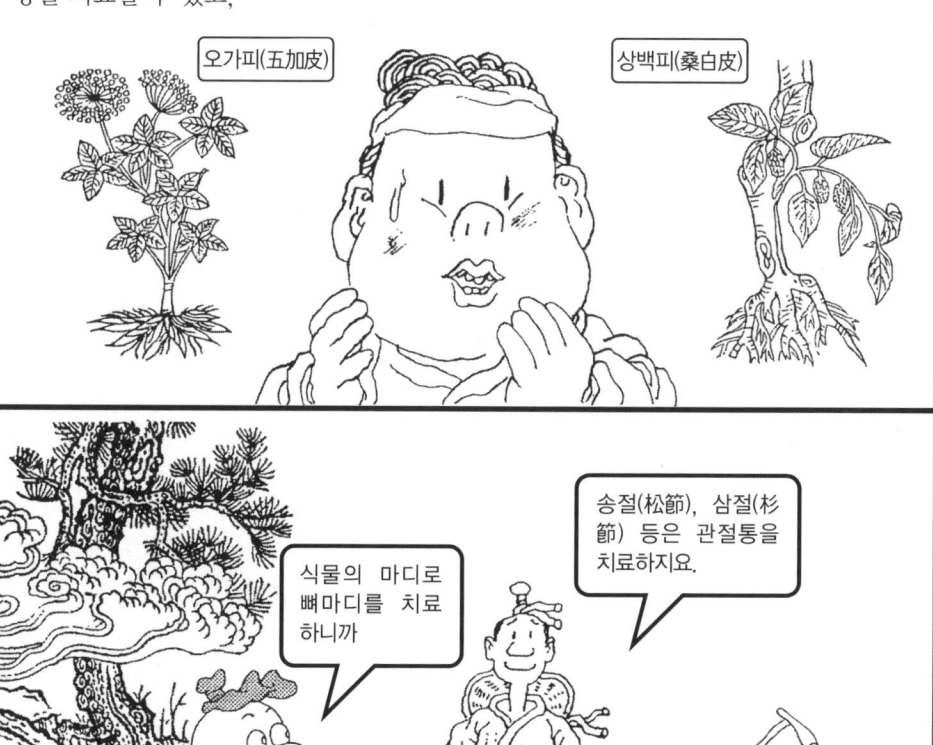

오가피(五加皮)

상백피(桑白皮)

식물의 마디로 뼈마디를 치료하니까

송절(松節), 삼절(杉節) 등은 관절통을 치료하지요.

제3장 한의약식이론과 역학의 관계

씨앗[子]은 눈을 밝게 하니 결명자(決明子), 청상자(靑箱子)는 풍(風)을 몰아내어 눈을 밝게 하고, 눈에 막이 덮여 흐려지는 병을 치료한다.

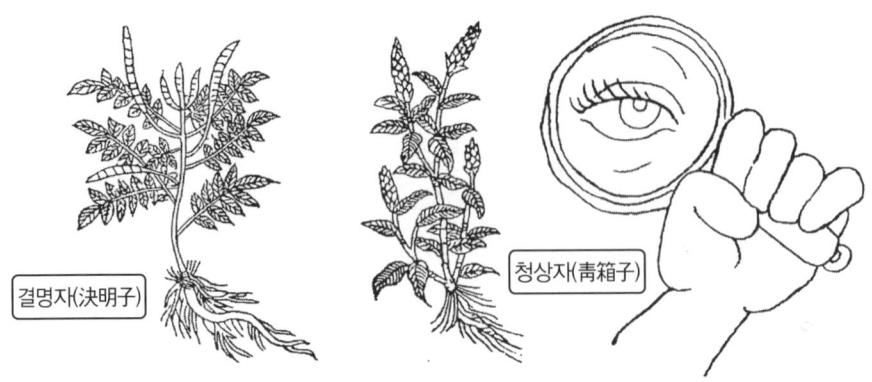

덩굴은 근맥(筋脈)을 치료하니 낙석등(絡石藤), 계혈등(鷄血藤)은 능히 근(筋)을 튼튼하게 하고 맥락을 소통시키며,

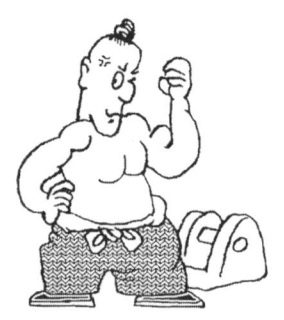

과일의 씨[核]는 고환을 치료하니 여지핵(荔枝核)과 귤핵(橘核)은 생식기가 붓고 아픈 것 등을 낫게 한다.

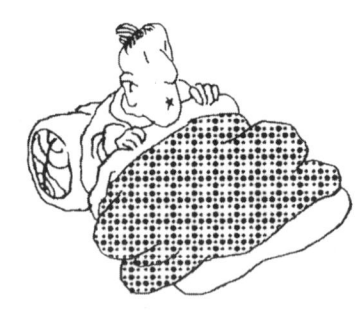

둘째는 약의 모양과 장부(臟腑)를 관련지어 본 것이다. 호두[호도인(核桃仁)]는 뇌(腦)와 흡사하게 구불구불한 고랑이 있어서 뇌를 보(補)한다.

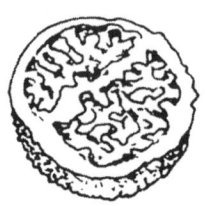
호도인(核桃仁)

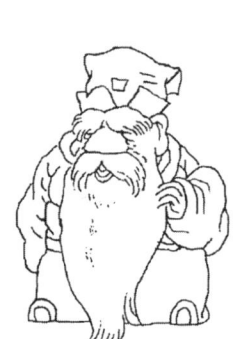

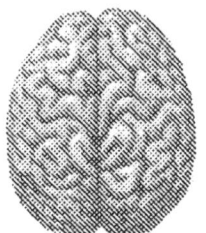
뇌의 고랑

82

취상비류와 동기상구

> 사원자(沙苑子)는 모양이 인체의 신장(腎臟)과 비슷하여 신(腎)을 보합니다.

모양과 색의 관계도 아주 중요하여, 어떤 약의 모양과 색이 어떤 장(臟)과 비슷하면 그 장의 병을 치료할 수 있다.

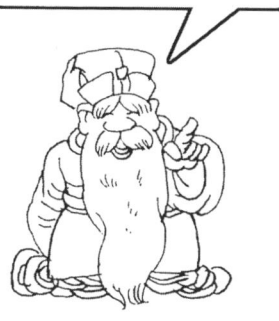

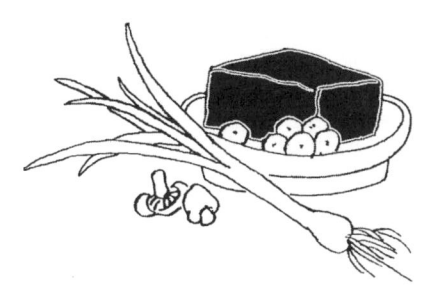

색이 붉고 모양이 둥근 약은 심(心)을 편안하게 하고 정신을 안정시키는데, 산조인(酸棗仁), 용안육(龍眼肉)이 그 예이다.

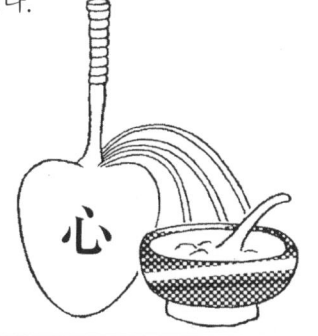

색이 희고 잎 모양을 한 것이 여러 겹 모여 있는 약은 폐(肺)로 들어가서 기침을 가라앉히는데, 패모(貝母)와 백합(百合)이 그러하다.

자색(紫色)을 띤 약은 비(脾)를 도우니 후박(厚朴)이 그렇고,

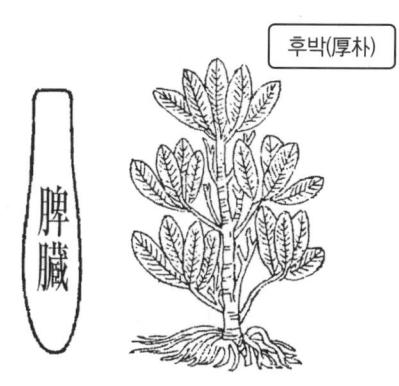

황색(黃色)을 띠고 둥그스름하며 윤택한 약은 위(胃)로 들어가니 지실(枳實), 진피(陳皮)가 그러하다.

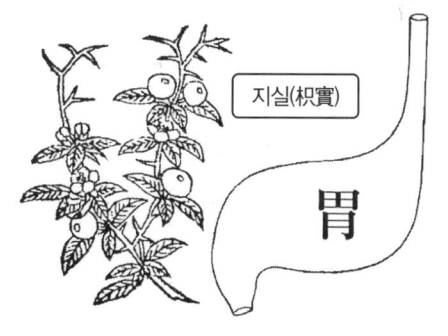

제3장 한의약식이론과 역학의 관계

줄기가 곧으면서 색이 푸르고 붉은 약은 간으로 가니 그 예로는 택란(澤蘭), 구맥(瞿麥)이 있고,

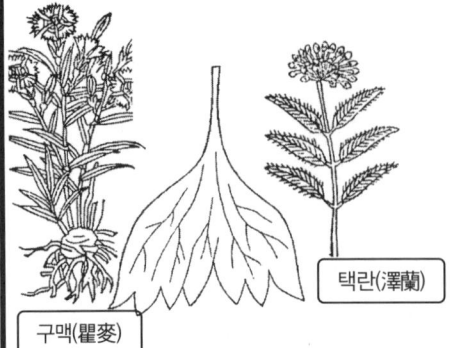

둥글고 자그마한 씨앗이 쌍을 이루는 약은 신(腎)을 보하니 사질려(沙蒺藜), 오미자(五味子)가 그 예이다.

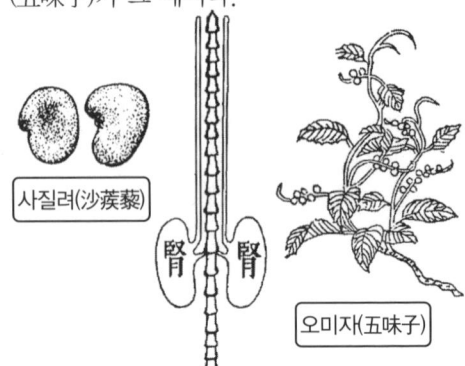

셋째는 장기요법(臟器療法)이다. 한약 중에 많은 약물이 동물의 장기인데, 장(臟)으로써 장(臟)을 보한다는 관점에서 보아 어떤 장(臟)이나 어떤 부(腑)가 허하다면 동물의 해당 장기로써 그것을 보한다.

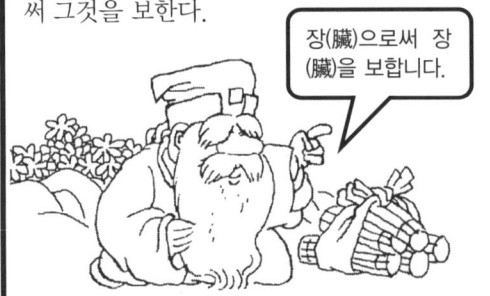

"장(臟)으로써 장(臟)을 보합니다."

만약 간(肝)의 혈(血)이 허해서 야맹증이 생긴 경우 양의 간이나 돼지의 간으로 보하고,

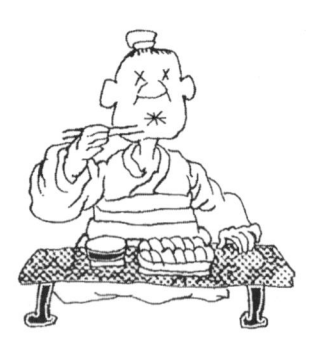

이질(痢疾)이 오래되어서 장(腸)이 허해지고 열이 가시지 않는 경우에는 수퇘지의 대장과 황련(黃連)을 배합하여 치료할 수 있다[장련환(臟連丸)].

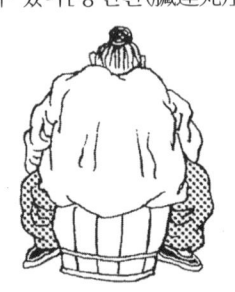

신(腎)이 허하여 생긴 요통에는 돼지 콩팥과 두충(杜冲)을 함께 고아서 먹으면 빠른 효과가 있고,

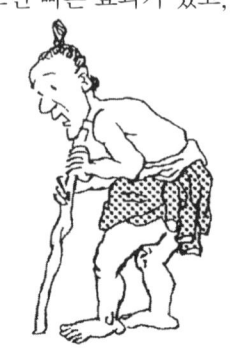

발기부전에는 해구신(海狗腎)이나 황구신(黃狗腎) 등을 쓴다.

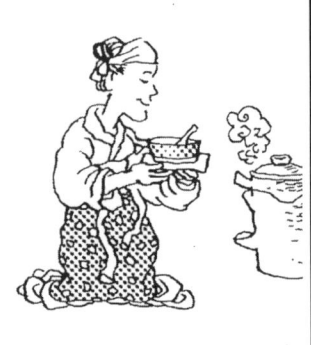

≪역경≫ 설괘전(說卦傳)에서 "간(艮)괘는 산(山)이니… 열매와 같으니라." 하였는데, 이는 온갖 열매가 모두 산으로부터 나온다는 뜻을 취한 것으로, '상의약식(象義藥食)'의 기원이 된다.

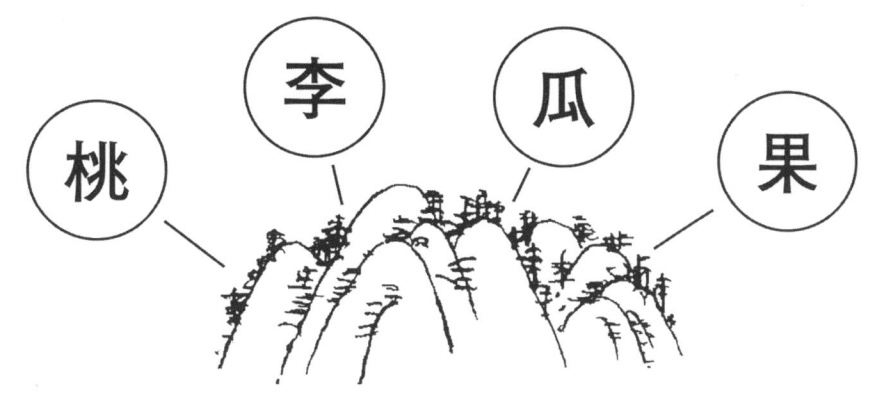

물속에서 나는 약과 음식은 성질이 차서 화(火)를 식히는 데 쓰고,

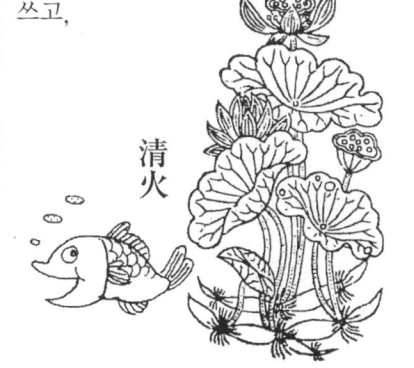

석산(石山)에 오래 묻혀있던 광물성 약재는 성질이 뜨거워서 제련하여 찬 기운을 쫓는 데 쓴다.

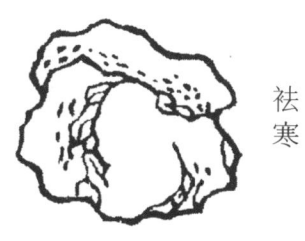

붉은색의 음식물은 대개 성질이 뜨거워서 덥히고 보하는 데 쓰고,

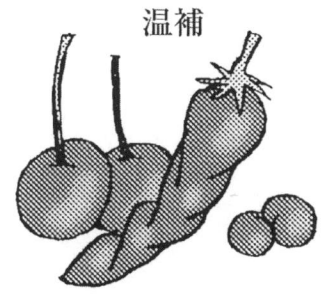

녹색을 띤 것은 대체로 성질이 차서 열을 식히는 데 쓴다.

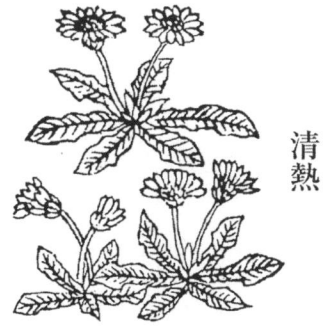

제3장 한의약식이론과 역학의 관계

매미는 소리를 잘 내고 또한 비바람을 피하지 않는데, 옛사람들은 이러한 특징에 근거하고 실제 경험에서 증거를 얻어 매미 허물인 선태(蟬蛻)가 실음(失音)을 치료하고 풍(風)을 몰아내는 효능을 가지고 있다는 결론을 이끌어내고, 목소리가 나오지 않는 병과 풍(風)에 상한 병을 치료하는 데 사용하였다.

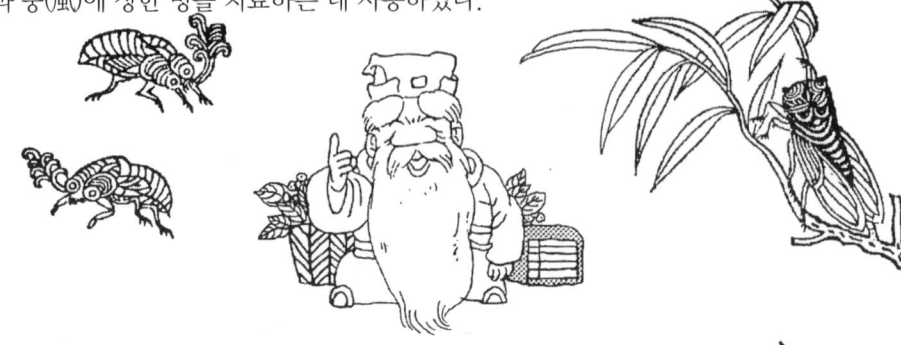

또 천산갑(穿山甲)은 구멍을 잘 뚫는데, 옛사람들이 여기에서 '통하게 하는' 효능을 추상해내어 여러 종류의 막히고 통하지 않는 증상들을 치료하는 데 사용하였다.

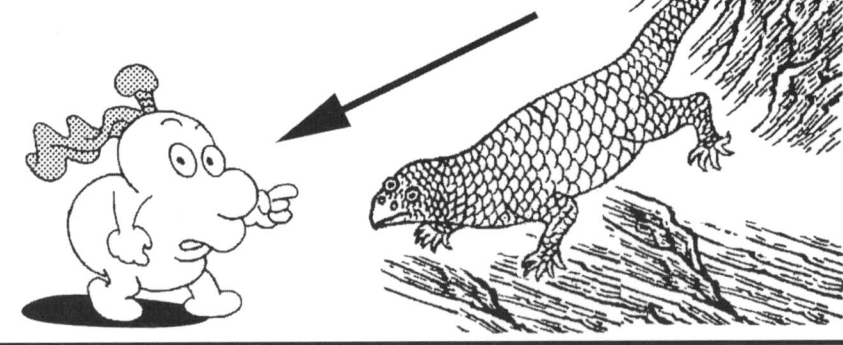

예를 들면 경락이 통하지 않아 몸이 저린 증상이나 부인의 월경이 중단된 것, 젖이 나오지 않는 것 등이다.

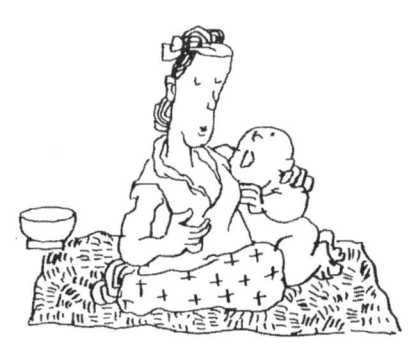

또 부은 것을 가라앉히고 종기를 터지게 하는 데도 사용하는데, 이 또한 그 공격하여 '깨뜨리는' 성질을 취한 것이다.

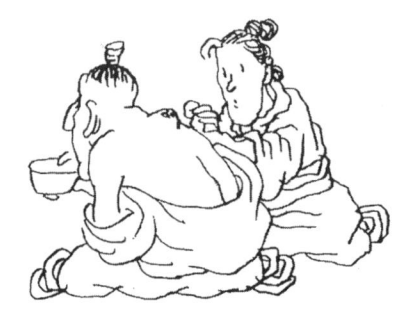

한약(韓藥)의 성능(性能)

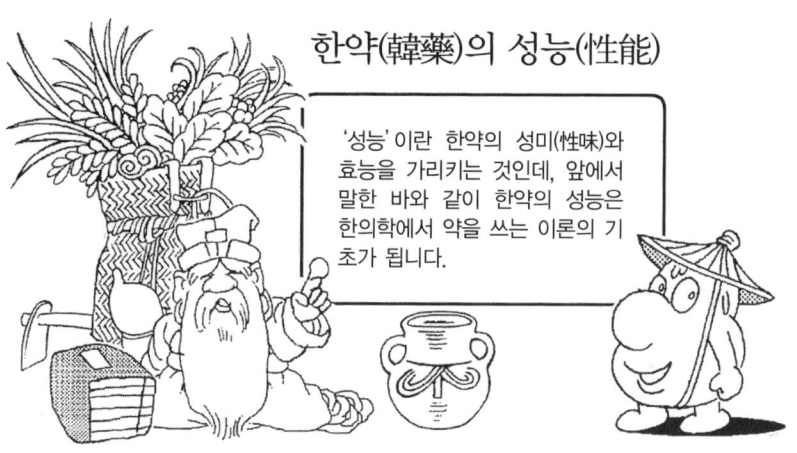

'성능'이란 한약의 성미(性味)와 효능을 가리키는 것인데, 앞에서 말한 바와 같이 한약의 성능은 한의학에서 약을 쓰는 이론의 기초가 됩니다.

한약의 성능은 대체로 다음과 같은 몇 가지 측면으로 나눌 수 있다. 첫째는 성질인데, 차갑거나[한(寒)] 뜨겁거나[열(熱)] 따뜻하거나[온(溫)] 서늘한[량(凉)] 네 가지 성질로, '사기(四氣)'라고 한다.

둘째는 맛인데, 매운맛[신(辛)], 단맛[감(甘)], 신맛[산(酸)], 쓴맛[고(苦)], 짠맛[함(鹹)]의 다섯 가지 맛으로, '오미(五味)'라고 부른다. 이른바 성미라는 것은 사기오미(四氣五味)를 가리켜 말하는 것이다.

한열온량(寒熱溫涼)
사기(四氣)

신감산고함(辛甘酸苦鹹)
오미(五味)

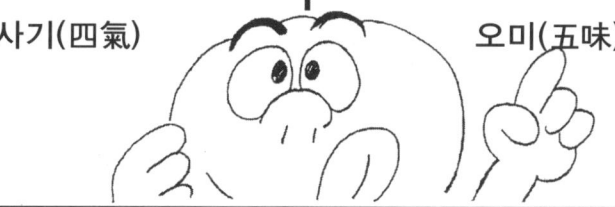

그 다음으로 효능이 있다. 보통 약물의 작용부위를 포함하며[한의학에서는 '귀경(歸經)'이라고 한다],

약물 작용의 방향 즉 올라가고[승(升)], 내려가고[강(降)], 뜨고[부(浮)], 가라앉는[침(沈)] 것이나, 독(毒)의 유무 및 보(補)와 사(瀉), 배합, 금기 등이 있다.

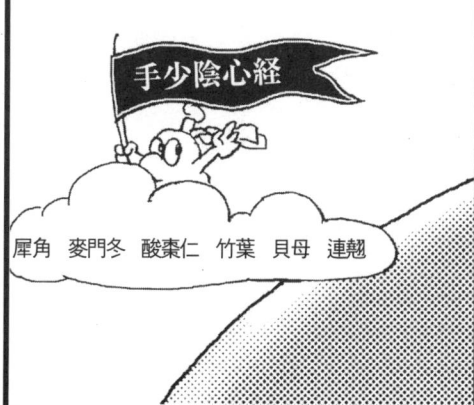

犀角 麥門冬 酸棗仁 竹葉 貝母 連翹

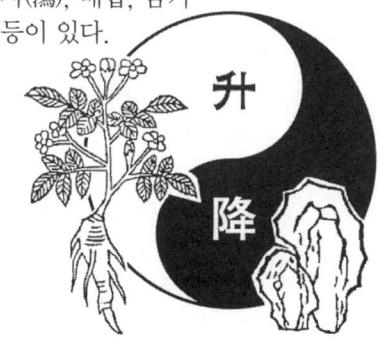

제3장 한의약식이론과 역학의 관계

한의학적 치료는 그 목적이 병사(病邪)를 몰아내고 원인을 제거하며 음양의 균형이 무너진 병리현상을 바로잡아 관계된 장부(臟腑)의 생리기능을 회복시키고 조화롭게 하는 데에 있다.

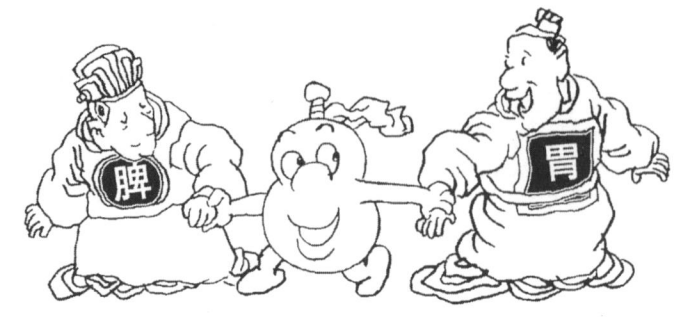

한약이 병증에 대하여 치료 작용을 발휘할 수 있는 것은 각 약물의 특징적 성능 때문인데, 이것은 바로 약물의 치우친 성질에 의해 결정된다.

즉 약물이 어떤 치우친 성질을 가지고 있기 때문에 음양 중 한 쪽이 지나치게 강하거나 지나치게 약한 것을 바로잡을 수 있는 것입니다.

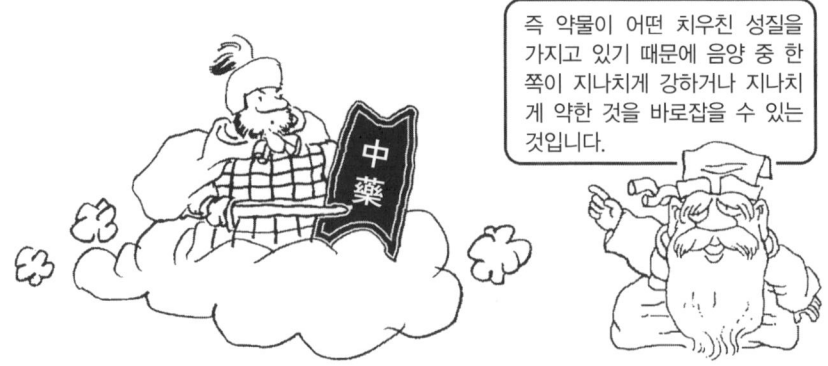

예를 들어 한약의 사기(四氣) 즉 한(寒), 열(熱), 온(溫), 량(凉)은 그것이 치료하는 병증의 성질이 차가운가[음(陰)] 뜨거운가[양(陽)]에 상대하여 말하는 것이다.

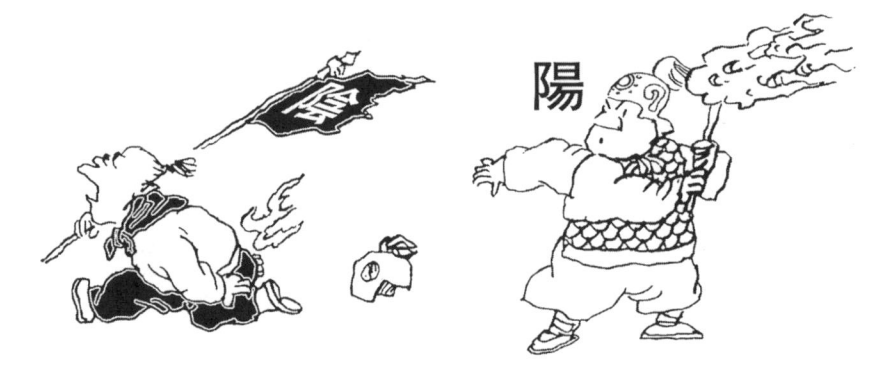

한약의 성능

한약의 성능에 대한 인식은 옛사람들이 역학적 사유방식을 의료 실천의 측면에 적용함으로써 얻어졌다.

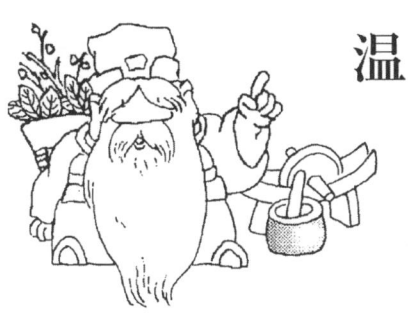
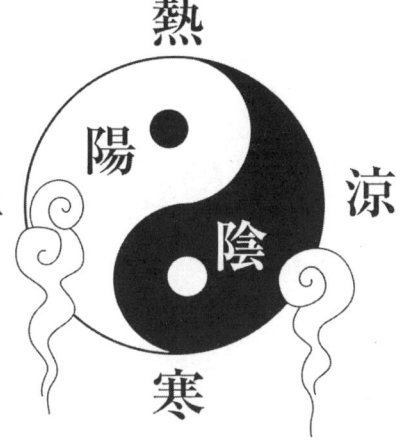

만약 어떤 사람이 비바람 속에서 서늘한 기운을 받아 병이 났다면, 손발이 얼음처럼 차고 얼굴은 창백해질 것이니, 곧 한증(寒證)이다.

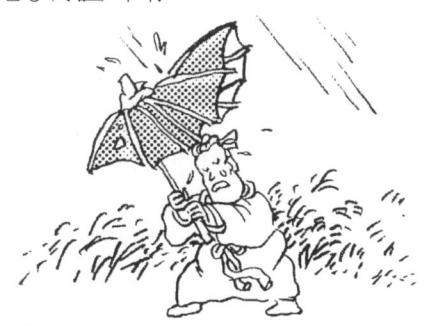

집으로 돌아가서 한 사발의 생강탕을 마시고 곧 땀이 나면서 병이 나았다는 사실은 생강이 일종의 온열성(溫熱性) 약물이라는 것을 증명한다.

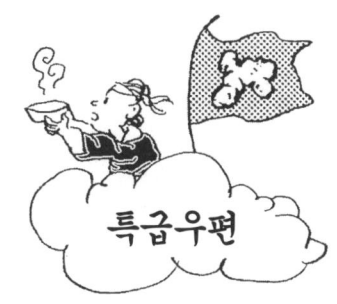

특급우편

또 만약에 열이 나고 갈증이 있으면서 찬물 마시기를 좋아하고, 번거롭고 조급하여 편안하지 못하다면 이것은 열증(熱證)이다.

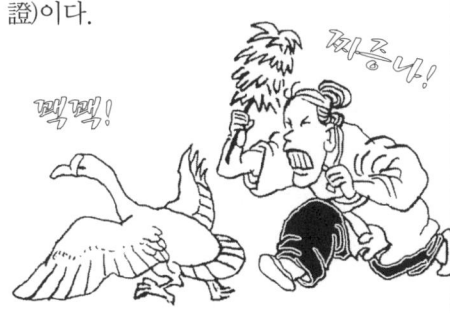

생석고(生石膏), 지모(知母) 등의 약재를 복용한 후에 증상이 해소되었다면, 생석고 등은 한량성(寒涼性) 약물의 범주에 넣을 수 있다.

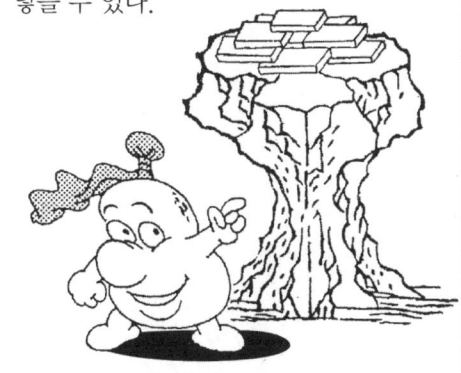

제3장 한의약식이론과 역학의 관계

대변이 나오지 않고 배가 부풀어 오르며, 얼굴과 눈이 붉고 입이 쓰다면 이 역시 화(火)가 왕성한 열증(熱證)이다.

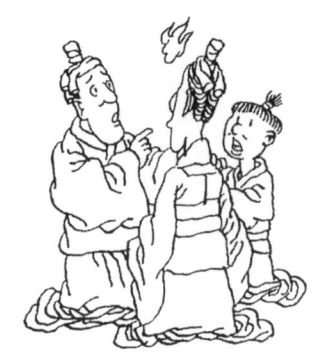

대황(大黃), 원명분(元明粉) 등의 약물을 처방받아 복용한 후에 대변이 시원하게 나오고 증상들이 모두 사라졌다면, 이것은 대황 등의 약재가 한량(寒涼)한 종류라는 것을 증명한다.

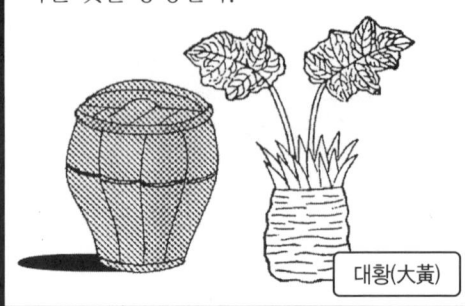

대황(大黃)

이로부터 알 수 있듯이, 양열(陽熱)의 병증을 제거하거나 경감시킬 수 있는 약물은 그 성미가 일반적으로 한(寒) 혹은 량(凉)에 치우쳐 있다. 황금(黃芩)과 판람근(板藍根)은 열이 나면서 갈증이 있고 목구멍이 아프며 혀가 붉은 등의 열증을 치료하므로 한량한 성질을 가진 약에 속한다.

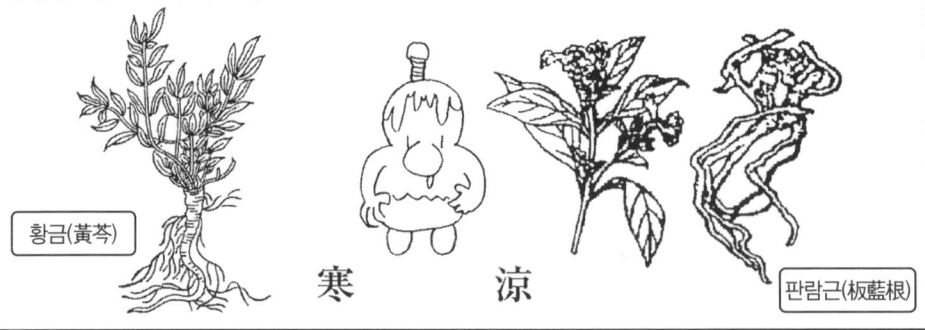

황금(黃芩)   寒   涼   판람근(板藍根)

반대로, 음한(陰寒)의 병증을 제거하거나 경감시키는 약물은 그 성미가 일반적으로 열성(熱性) 혹은 온성(溫性)에 치우쳐 있다. 건강(乾薑)과 부자(附子)는 뱃속이 차면서 아프고 혀의 색이 엷으며 소변이 맑은 것 등의 한증을 치료하므로 온열(溫熱)한 성질을 가진 약에 속한다.

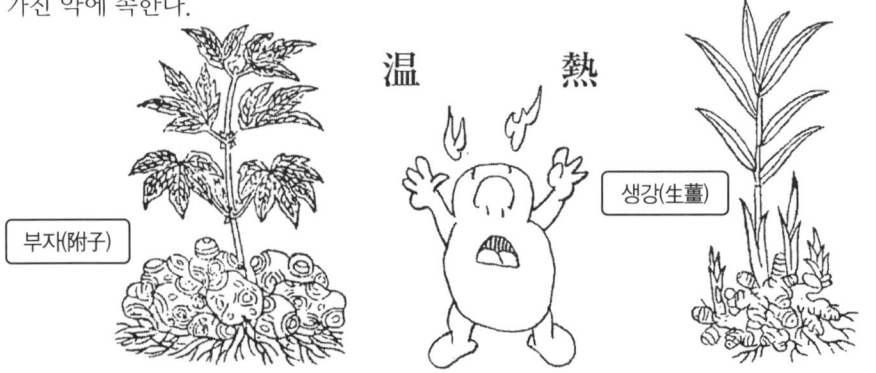

부자(附子)   溫   熱   생강(生薑)

그 외에 약물의 산고감신함(酸苦甘辛鹹) 오미(五味)나 승강부침(升降浮沈), 귀경(歸經), 독(毒)의 유무, 보사(補瀉), 배합법, 금기 등도 모두 역학의 방법론에 따라 인체의 특정 부위에 작용하는 특수한 효능과 치료 효과 등에 대한 인식을 축적하여 체계화한 결과이다.

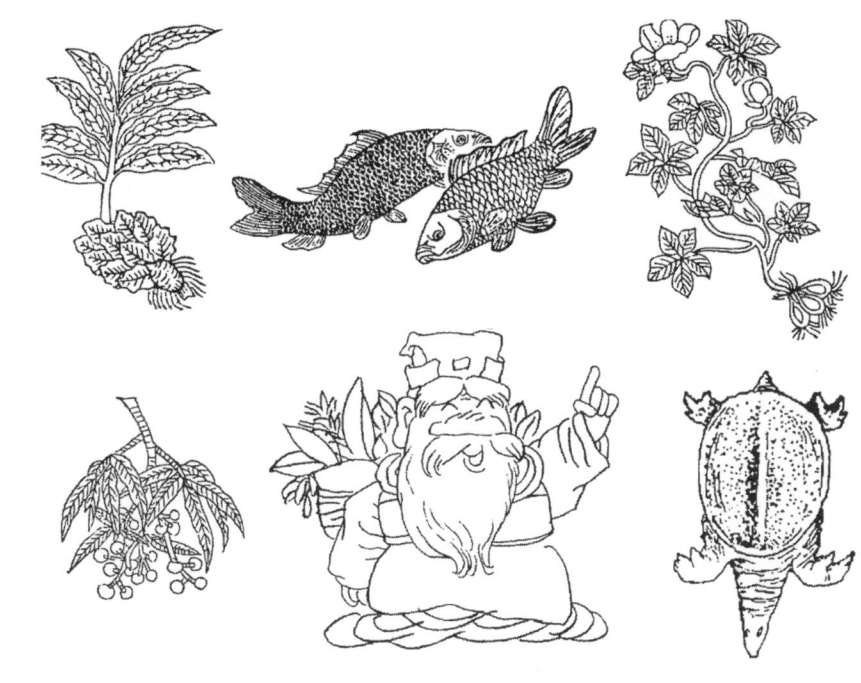

계지(桂枝)와 마황(麻黃)은 체표에 사기가 맺힌 것을 풀고[해표(解表)] 땀을 내며[발한(發汗)], 목향(木香)은 기(氣)가 잘 운행되도록 하고[행기(行氣)], 홍화(紅花)는 피가 잘 돌도록 하여[활혈(活血)] 어혈을 없애며, 토사자(菟絲子)는 신(腎)을 적셔 자양하는데[윤양(潤養)], 이 약재들은 모두 신미(辛味)를 가지고 있다. 이로써 개괄해 보면 매운맛의 약재는 발산(發散), 행기(行氣), 활혈(活血), 윤양(潤養)한다는 것을 알 수 있다.

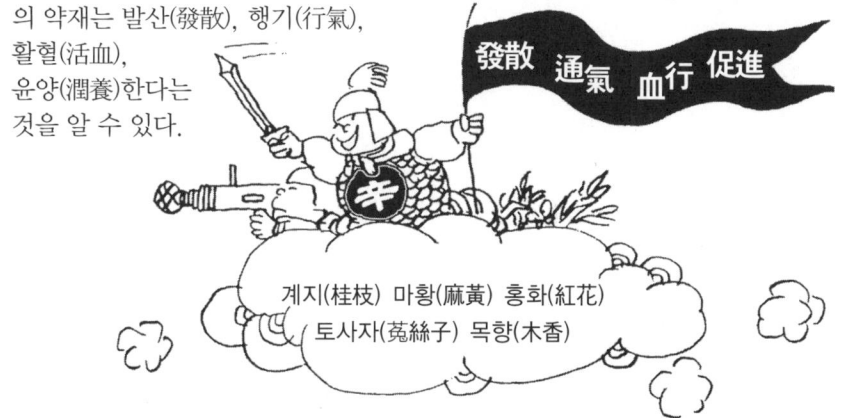

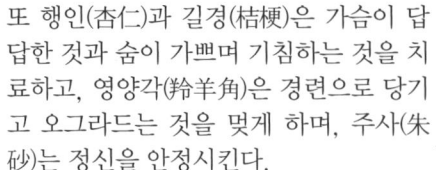

또 행인(杏仁)과 길경(桔梗)은 가슴이 답답한 것과 숨이 가쁘며 기침하는 것을 치료하고, 영양각(羚羊角)은 경련으로 당기고 오그라드는 것을 멎게 하며, 주사(朱砂)는 정신을 안정시킨다.

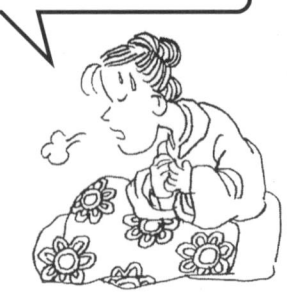

심(心)은 신(神)을 갈무리하고 있는데, 심장이 안정되지 못하니 정신도 어수선하구나.

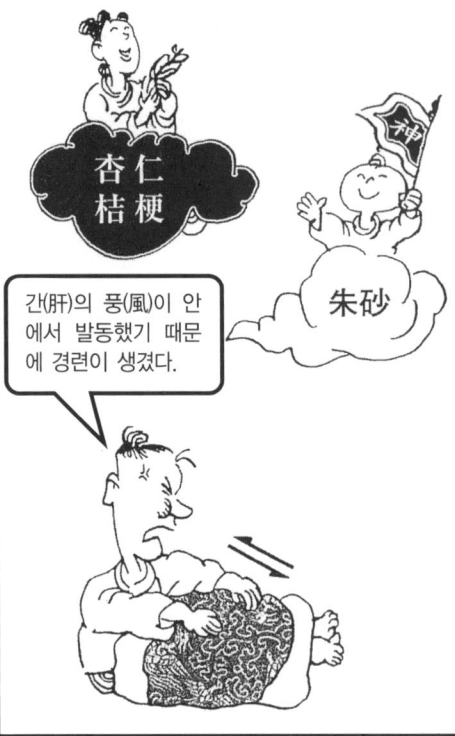

간(肝)의 풍(風)이 안에서 발동했기 때문에 경련이 생겼다.

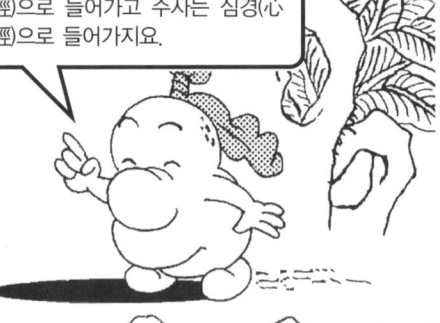

여기서 길경, 행인이 폐경(肺經)으로 들어가 작용함을 알 수 있어요. 마찬가지로 영양각은 간경(肝經)으로 들어가고 주사는 심경(心經)으로 들어가지요.

마황, 계지는 풍한(風寒)을 받아 생기는 표(表)의 증상을 치료하고, 황기(黃芪), 인삼(人蔘), 시호(柴胡), 승마(升麻)는 만성설사와 탈항 및 음정(陰挺) 즉 자궁하수 등의 증상을 치료한다.

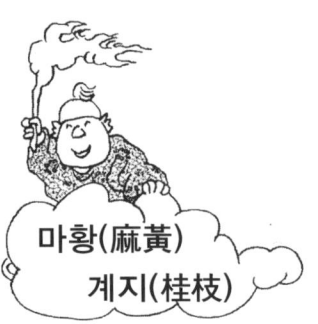

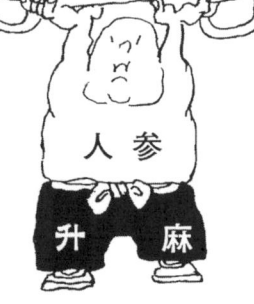

지실(枳實)과 대황(大黃)은 이실증(裏實證)*의 변비를 치료하고, 석결명(石決明)과 모려(牡蠣)는 간(肝)의 양기가 치받아서 생기는 두통을 치료한다. 따라서 이 약물들은 기운을 가라앉히고 끌어내리는 성질이 있어서 병세가 위로 치솟는 증상을 치료함을 알 수 있다.

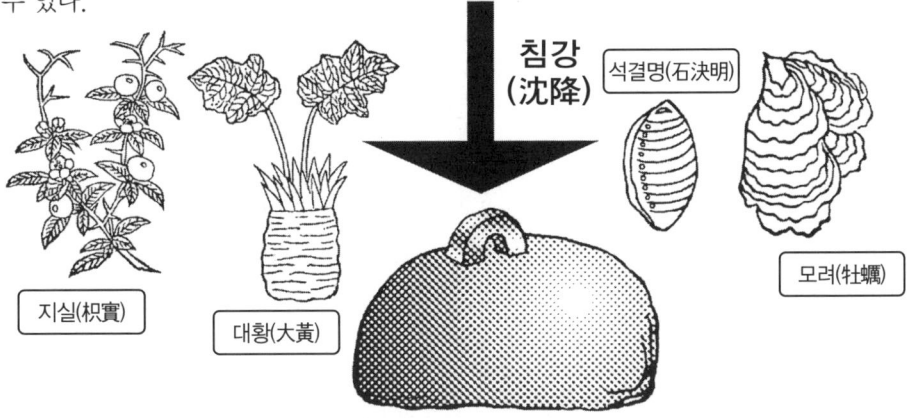

그밖에 역학에서 좌측으로 도는 것은 양(陽)이 되고[좌선위양(左旋爲陽)] 우측으로 도는 것은 음(陰)이 된다[우선위음(右旋爲陰)]는 이론도 한약에 있어서 입증되었다

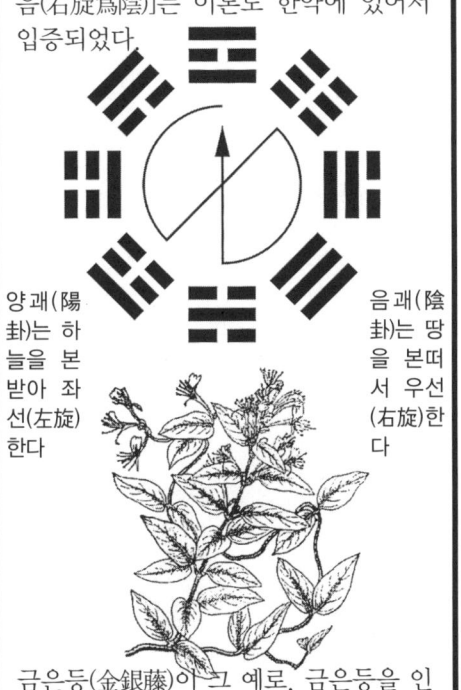

양괘(陽卦)는 하늘을 본받아 좌선(左旋)한다

음괘(陰卦)는 땅을 본떠서 우선(右旋)한다

금은등(金銀藤)이 그 예로, 금은등을 인동(忍冬), 통령초(通靈草), 좌선등(左旋藤) 등으로 부르기도 한다.

덩굴이 좌측으로 돌면서 올라가기 때문에 그 약성이 양(陽)임을 알 수 있다.

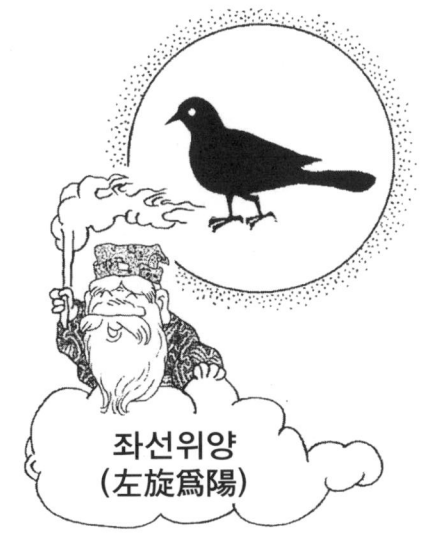

좌선위양 (左旋爲陽)

나아가 그 성질이 따뜻하고 맛은 달며 독이 없음이 경험적으로 증명되었다. 금은등은 체내의 원양지기(元陽之氣)를 끌어올리므로, 풍습(風濕)을 치료하고 기(氣)가 아래로 처져서 설사하는 것을 멎게 한다.

【 역주 】

이실증(裏實證) : 사기(邪氣)가 안으로 들어가서 실(實)해진 상태의 병증을 말하며, 구체적으로는 진액(津液)이 말라서 대변이 굳어져 잘 나가지 않는 증상 등이 여기에 포함된다.

반대로, 우측으로 돌면서 감고 올라가는 나팔꽃[견우화(牽牛花)]은 그 성질이 음(陰)임을 알 수 있다. 나아가 실제로 그 성질이 차갑고 맛은 쓰며 독이 있어서, 사람의 원기를 새어나가게 하고 능히 기분(氣分)의 습열(濕熱)을 제거하며, 삼초(三焦)*가 막히고 맺힌 것, 대소변이 잘 나오지 않는 것 등을 치료한다.

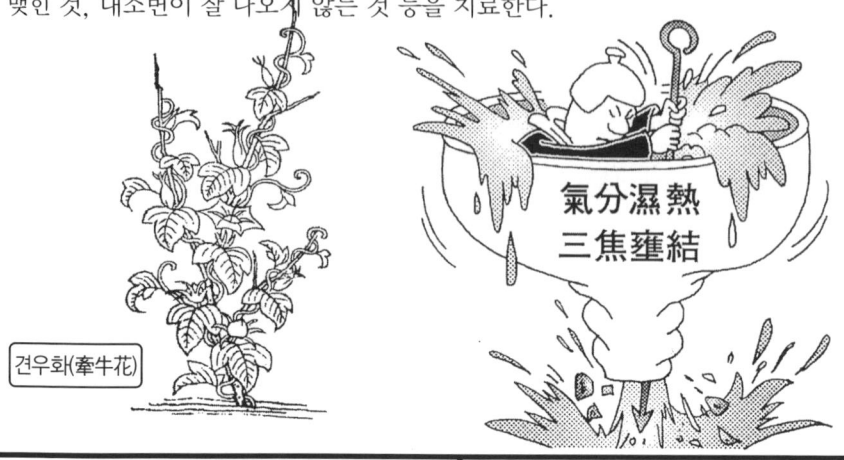

이상에서 알 수 있듯이, 한약의 성질과 효능은 사람이 맛을 보고 냄새를 맡아서 판단하고 인식한 것이며, 장기간의 의료 경험이 축적되어 이루어진 것이다.

그와 함께 장상(臟象), 경락(經絡), 운기(運氣), 치료원칙 등의 기초이론들 모두가 전통의학의 중요한 일부분이다.

가장 중요한 것은 역학 이론을 이용하여 체계화했다는 것입니다.

【역주】

삼초(三焦) : 무형(無形)의 장부(臟腑)로서 우리 몸에서 상하는 상초(上焦), 중초(中焦), 하초(下焦)로 나뉘어 있으며, 진액(津液)을 소통시켜서 원기(原氣)를 선포하는 작용을 담당하고 있다.

한약의 승(升), 강(降), 부(浮), 침(沈)

승(升), 강(降), 부(浮), 침(沈)은 약물이 인체에 작용할 때 그 약효의 경향으로서, 병증이 표현되는 경향에 상대하여 말하는 것이다.

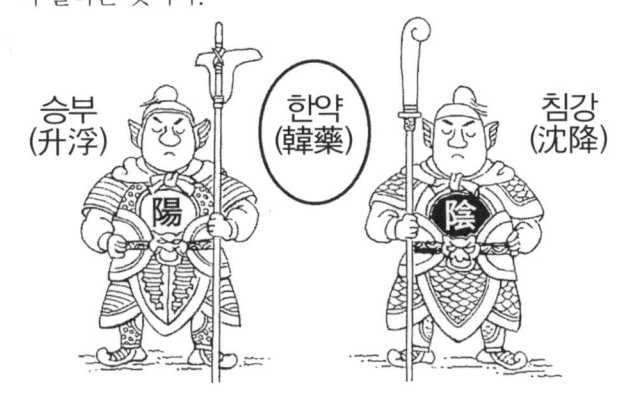

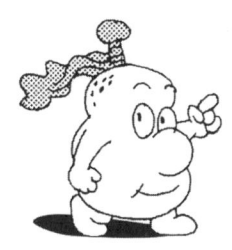

병의 증상이 표현될 때는, 구토나 숨이 가쁘면서 기침하는 것처럼 위를 향하는 경우, 설사와 이질, 내장하수 등과 같이 아래를 향하는 경우, 양기(陽氣)가 겉으로 떠서 땀이 나거나 고열이 날 때와 같이 바깥을 향하는 경우, 피부의 병독이 체내로 침범해 들어가거나 체표의 사기(邪氣)가 안으로 전해지는 것과 같이 안을 향하는 경우 등 몇 가지의 전형적인 경향이 있다.

병증의 네 가지 전형적인 경향

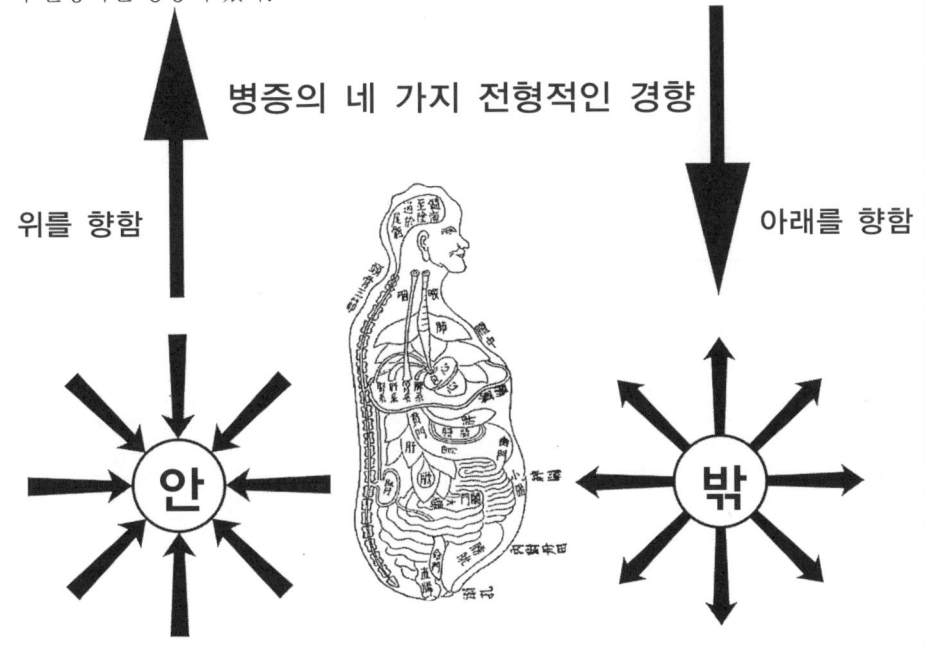

때문에 승(升), 강(降), 부(浮), 침(沈) 중에서 그 병세와 반대되는 작용을 하는 약물을 선택하여 치료할 필요가 있다.

제3장 한의약식이론과 역학의 관계

승(升)이란 올라간다, 끌어올린다는 뜻을 모두 가지고 있다. 그 기세가 밑으로 가라앉는 종류의 병증을 치료하는 약물은 모두 '승(升)'의 효능을 가지고 있다.

일반적으로 말해서 양기(陽氣)를 끌어올리는 작용과 체표에 사기(邪氣)가 맺힌 것을 풀거나[해표(解表)] 풍(風)을 제거하거나 찬 기운을 흩어주는 작용, 구토시키거나 이목구비를 비롯한 인체의 여러 구멍을 잘 통하도록 열어주는 등의 약효가 있어서 병사(病邪)가 아래로 가라앉는 것이나 병의 위치가 위쪽, 바깥쪽에 있는 것을 치료하는 약물은 그 성질이 주로 승(升)이거나 부(浮)이다.

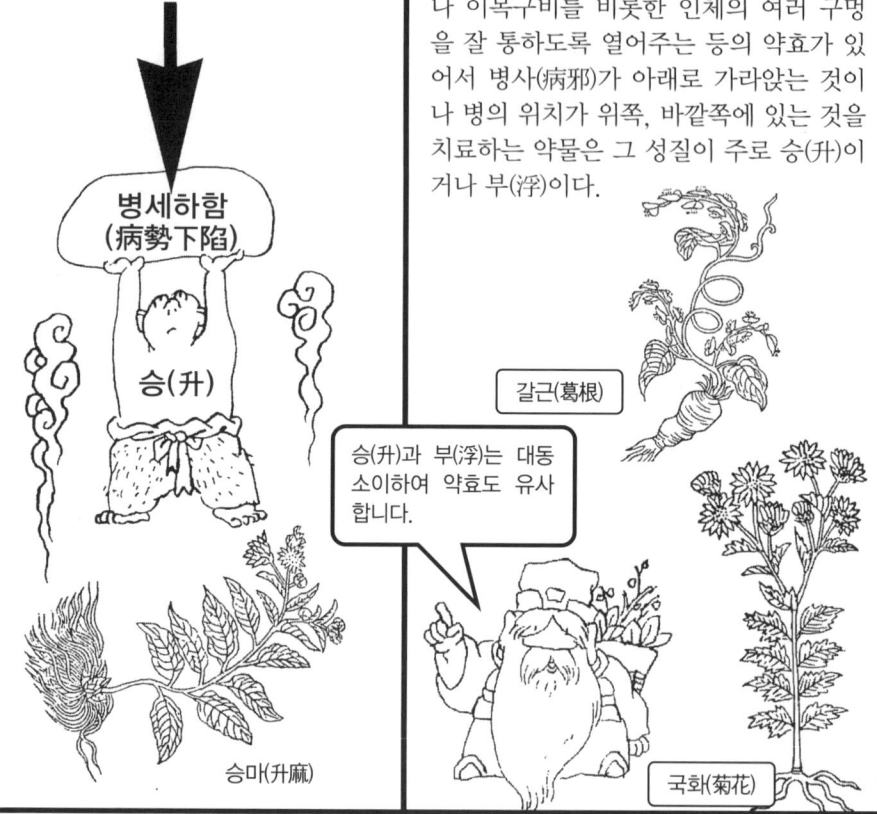

강(降)이란 승(升)과 상반되는 것으로, 일반적으로 말하면 설사를 시키거나 열을 식히거나 소변을 잘 나오게 하는 것, 습기를 배출시키거나 정신을 안정시키거나 양기(陽氣)를 진정시켜 풍(風)을 가라앉히는 것, 체한 것을 풀거나 구토를 멎게 하거나 땀을 그치게 하는 것, 기침을 멎게 하고 숨이 가쁜 것을 가라앉히는 것 등의 효능을 나타내어 병세가 위로 거슬러 오르는 것이나 병의 위치가 아래쪽, 안쪽에 있는 것을 치료하는 약물은 그 성질이 주로 침(沈)이거나 강(降)이다. 그러므로 침(沈)과 강(降)은 약효가 서로 비슷하다.

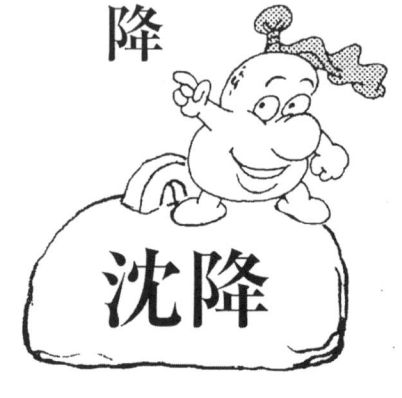

부(浮)는 가볍게 떠오른다, 위로 올라간다, 발산시킨다는 뜻을 가지고 있다. 병의 위치가 위쪽이나 표면 쪽에 있는 것을 치료하는 약물은 모두 이러한 특징을 가지고 있다.

예를 들면 승마(升麻), 황기(黃芪), 시호(柴胡)는 탈항, 위하수, 자궁탈수 등과 같이 기(氣)가 아래로 처져서 생기는 증상을 치료한다.

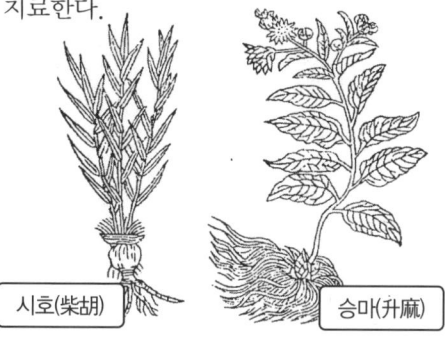

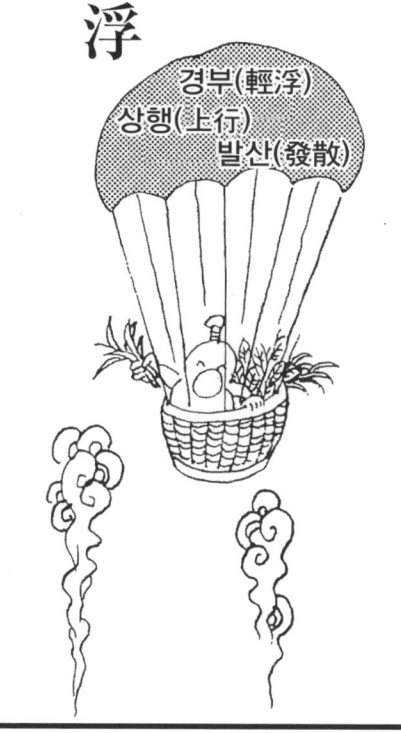

마황(麻黃), 계지(桂枝), 소엽(蘇葉)이 풍한(風寒)으로 인한 감기를 치료한다는 것은 이 약물들이 승(升)과 부(浮)의 특징을 가지고 있음을 보여준다.

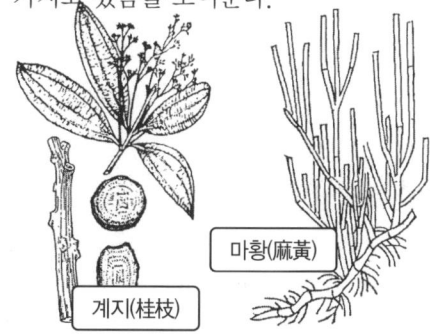

침(沈)은 무겁게 가라앉는다, 내려간다, 아래로 내보낸다는 뜻을 가지고 있다. 병의 위치가 아래에 있거나 안쪽에 있는 것을 치료하는 약물은 모두 이러한 특징을 지닌다.

예를 들면 반하(半夏), 행인(杏仁)은 구토를 멎게 하고 기침과 숨이 가쁜 것을 치료한다.

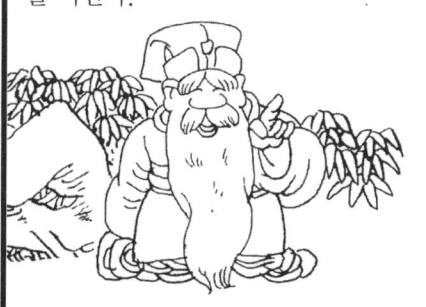

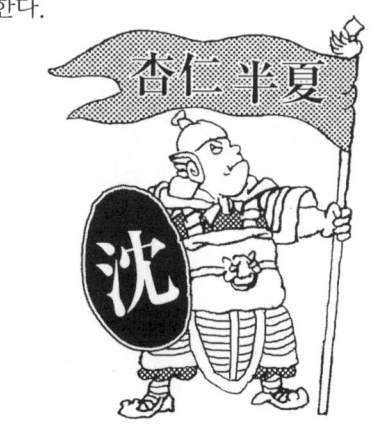

한약의 승강부침

제3장 한의약식이론과 역학의 관계

지실(枳實)과 대황(大黃), 망초(芒硝)는 대변이 막힌 것을 풀고 굳은 것을 무르게 하며, 석결명(石決明)과 모려(牡蠣)는 간(肝)의 양기(陽氣)가 치솟는 것을 진정시키는데, 이것은 이 약물들이 침(沈)과 강(降)의 특징을 가지고 있음을 나타낸다.

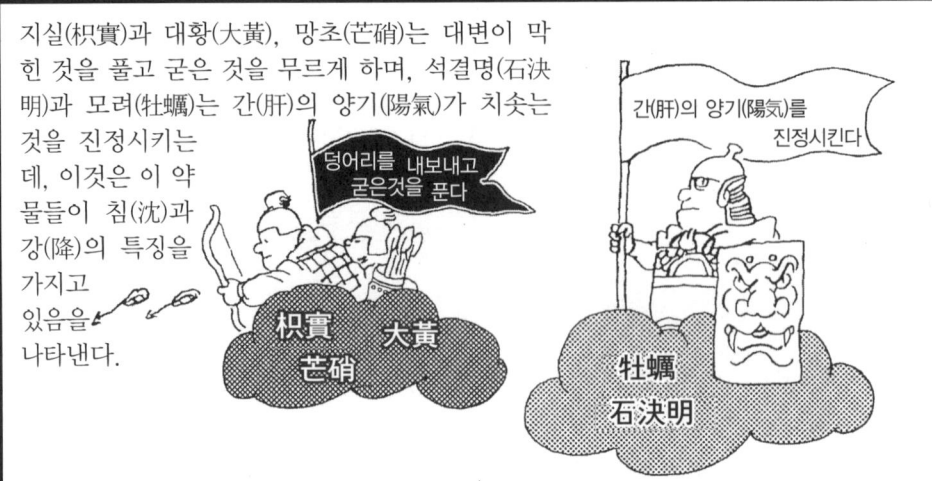

음양(陰陽)으로 분류해 보면, 승(升)과 부(浮)는 양(陽)에 속하여 주로 위를 향하거나 밖을 향하니, 예를 들면 표증(表證)을 풀거나 구토를 시키는 것, 양기를 끌어올리거나 찬 기운을 흩는 작용 등을 하며,

강(降)과 침(沈)은 음(陰)에 속하여 주로 아래를 향하거나 안을 향하니, 양기(陽氣)를 진정시키거나 구토를 멎게 하는 것, 숨이 가쁜 것을 가라앉히거나 열을 내리는 것, 설사를 시키거나 소변을 잘 나오게 하는 것, 정신을 안정시키는 것 등의 작용을 한다.

승강(升降)과 부침(浮沈)을 구별해 보면 승강(升降)은 주로 병의 형세에 대응하여 하는 말이고, 부침(浮沈)은 병의 위치에 대응하여 하는 말이다.

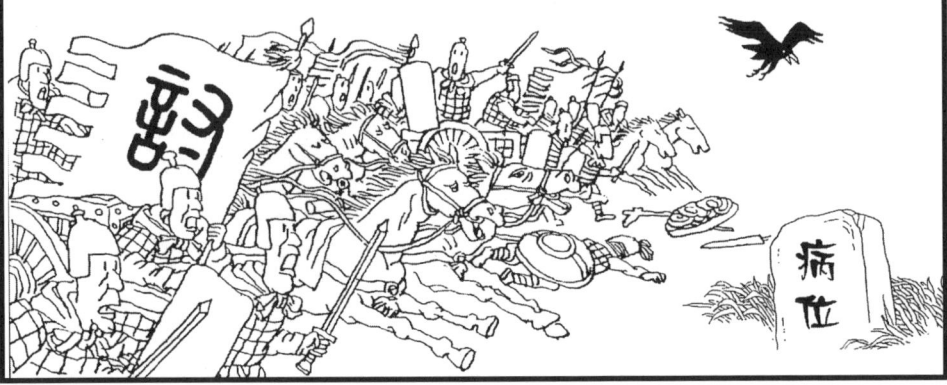

한약의 승강부침

일반적으로 약을 선택하여 사용할 때, 병의 위치와는 같게 하고, 병의 기세와는 반대로 하는 경우가 많다.

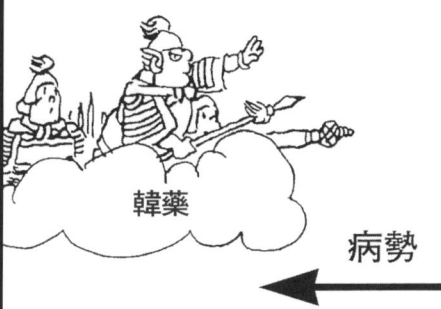

즉 병이 위쪽에 있거나 표(表) 부분에 있을 때는 마땅히 승부(升浮)하는 약을 써야지 침강(沈降)하는 약을 써서는 안 되고 [표증(表證)의 치료는 당연히 해표(解表)해야 한다].

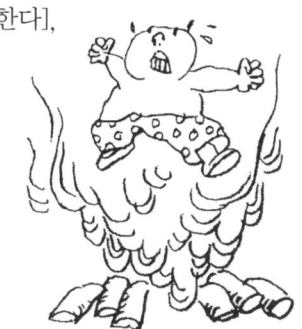

병의 기세가 위로 거슬러 오르는 것일 때는 마땅히 강(降)하는 약을 써야지 승(升)하는 약을 써서는 안 되며[구토를 하면 구토를 멎게 하고, 숨이 가쁠 때는 숨을 고르게 한다].

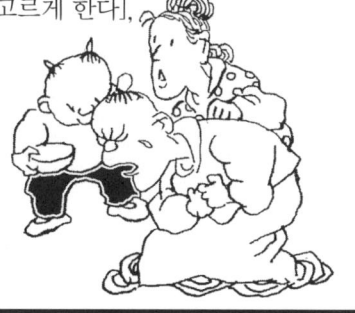

간(肝)의 양기(陽氣)가 위로 치솟으면, 간을 진정시키고 양기를 가라앉혀야 하지요.

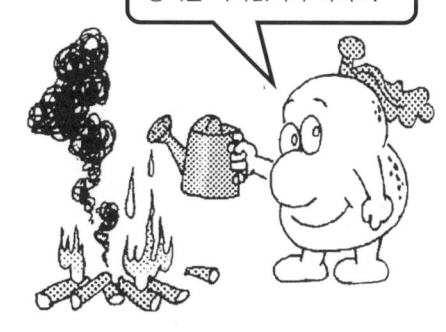

병세가 아래로 가라앉는 것이라면 마땅히 승(升)하는 약을 써야지 강(降)하는 약을 써서는 안 된다[만성설사나 내장하수에는 양기를 끌어올리고 처진 것을 들어 올리는 치료법을 사용한다].

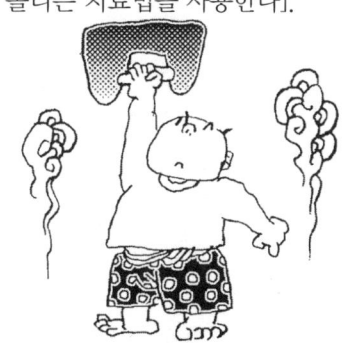

병의 위치와 기세 사이에 모순이 발생하는 경우가 있는데, 예를 들면 간(肝)의 양기(陽氣)가 치솟아 두통이 생기거나 눈앞이 어른거리는 것과 같이 병의 위치가 상부에 있으면서 병세 또한 위로 거슬러 오르는 증상이 그러하다. 이럴 때는 대부분 병세를 참조하여 치료한다.

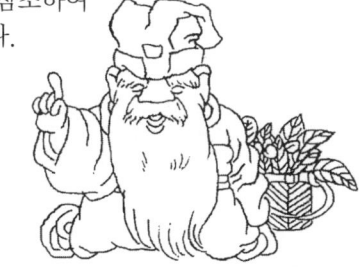

제3장 한의약식이론과 역학의 관계

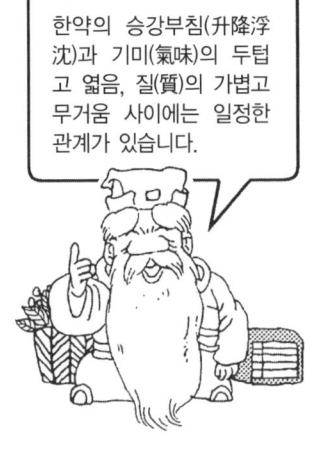

한약의 승강부침(升降浮沈)과 기미(氣味)의 두텁고 엷음, 질(質)의 가볍고 무거움 사이에는 일정한 관계가 있습니다.

대개 식물의 꽃이나 잎처럼 기(氣)가 많고 질(質)이 가벼운 것, 성질이 덥거나 뜨거운 것과 맛이 맵거나 단 것은 주로 승부(升浮)하고,

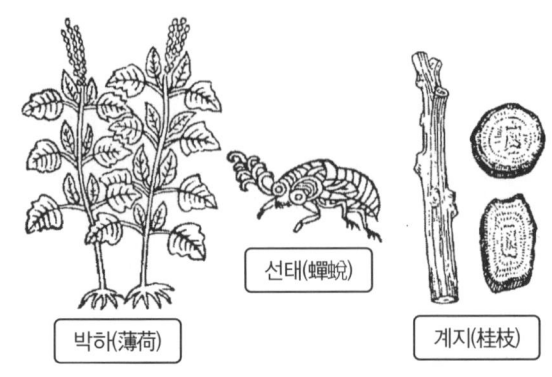

박하(薄荷)   선태(蟬蛻)   계지(桂枝)

식물의 종자나 열매, 광물, 동물성 약재 중 조개껍질 종류나 뼈, 뿔 등과 같이 기(氣)는 엷으면서 미(味)가 두텁고 질이 무거운 약재와 성질이 차거나 서늘한 약재, 맛이 시거나 짠 약재는 주로 침강(沈降)한다.

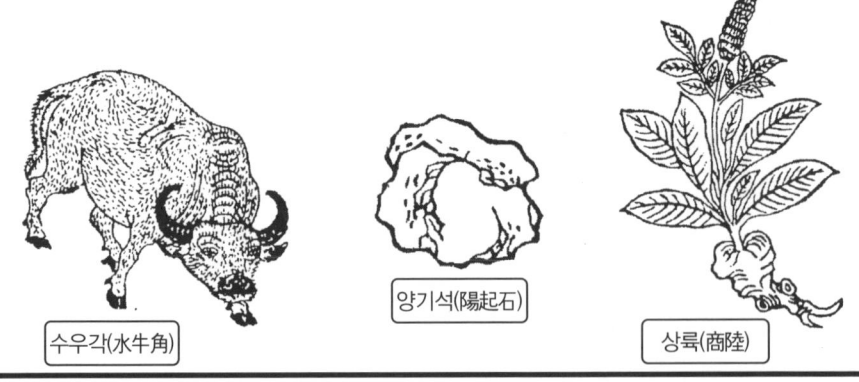

수우각(水牛角)   양기석(陽起石)   상륙(商陸)

그밖에 한약의 승강부침(升降浮沈)은 배합에도 영향을 받아서, 약물에 술을 섞어서 볶으면 위로 올라가는 성질이 더해지고, 생강즙을 넣어 볶으면 발산하며, 식초를 넣어 볶으면 수렴하고, 소금물을 넣어서 볶으면 아래로 내려간다.

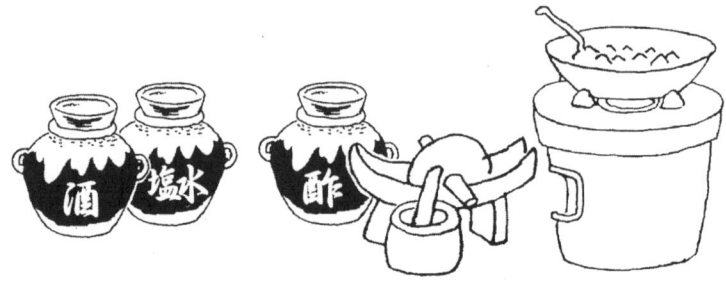

100

한약의 승강부침

소량의 승부(升浮)하는 약에 침강(沈降)하는 약을 많이 넣으면 약효는 주로 침강하게 되고,

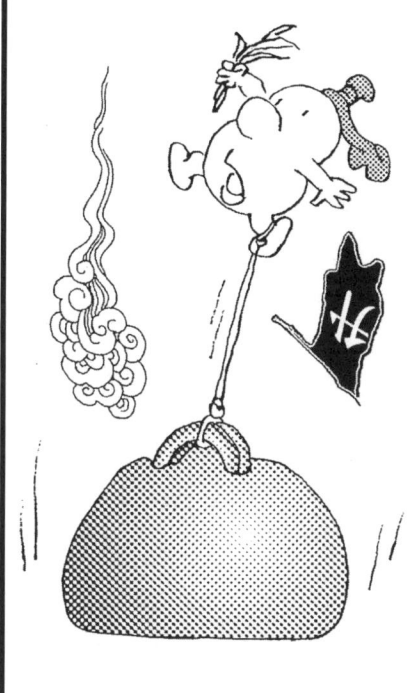

침강(沈降)하는 약에 대량의 승부(升浮)하는 약을 섞으면 역시 전체적으로 승부하게 된다.

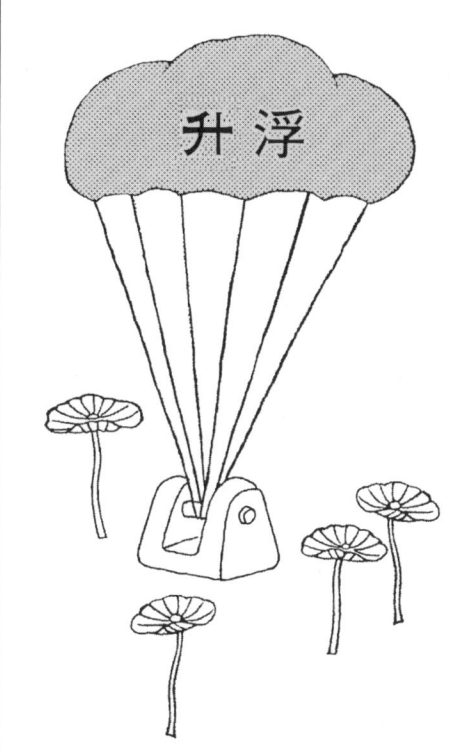

여기서 알 수 있듯이 일정한 조건 하에서 약성의 승강부침(升降浮沈)은 변화할 수 있는 것이며, 고정불변의 것은 아니다.

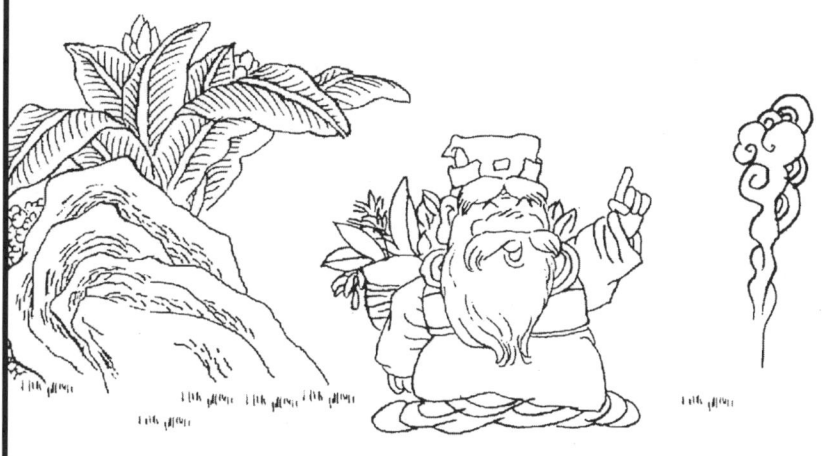

제3장 한의약식이론과 역학의 관계

사기오미(四氣五味)의 운용

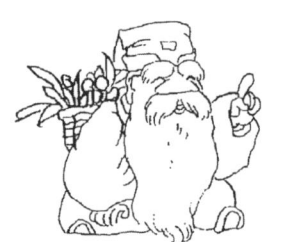

사기(四氣)를 또한 사성(四性)이라고도 하는데, 한(寒)[차가움], 열(熱)[뜨거움], 온(溫)[따뜻함], 량(凉)[서늘함]의 네 가지 약성 중에서도 온열(溫熱)과 한량(寒凉)은 서로 다른 성질로 양분된다.

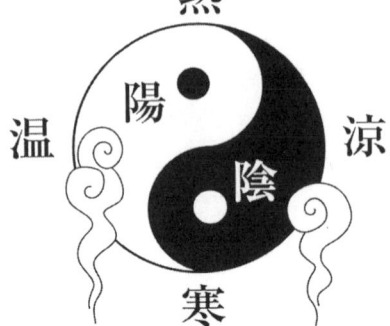

온(溫)과 열(熱), 한(寒)과 량(凉)은 다만 정도의 차이일 뿐이다. 즉 량(凉)은 한(寒)보다 덜한 것이고 온(溫)은 열(熱)보다 덜한 것이다.

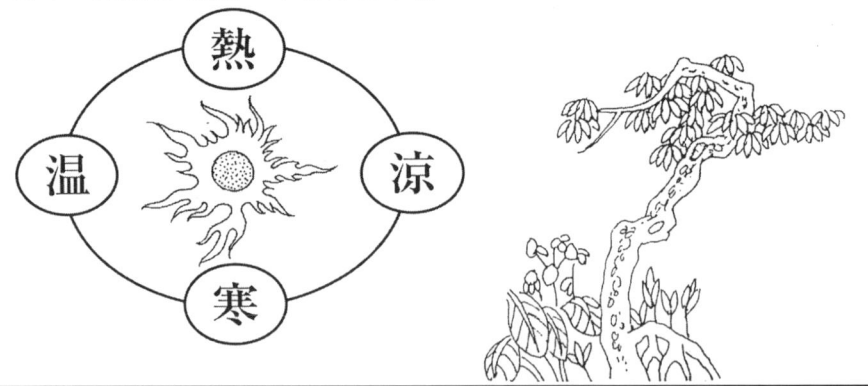

음양(陰陽)으로 귀납해 보면 한(寒)과 량(凉)은 음(陰)에 속하고 온(溫), 열(熱)은 양(陽)에 속한다. 약성의 온열(溫熱)과 한량(寒凉)은 병증의 한(寒), 열(熱)에 상대하여 말하는 것이다.

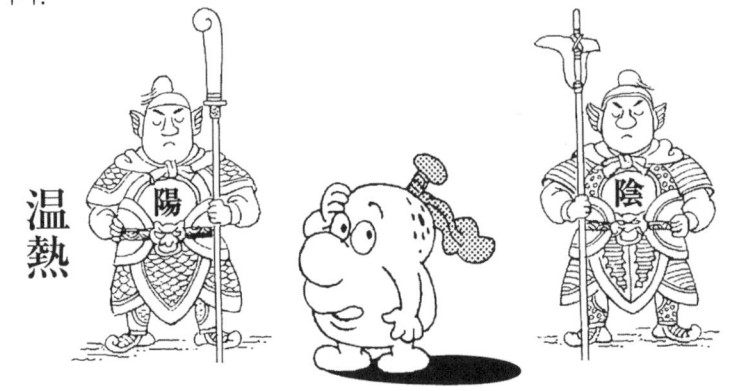

한량(寒涼)한 약은 양증(陽證), 열증(熱證)을 치료하는데, 대개 열을 내리거나[석고(石膏)] 화(火)를 가라앉히는[황련(黃連)] 작용, 해독하거나[금은화(金銀花)] 혹은 음(陰)을 기르는 [맥문동(麥門冬)] 작용을 한다.

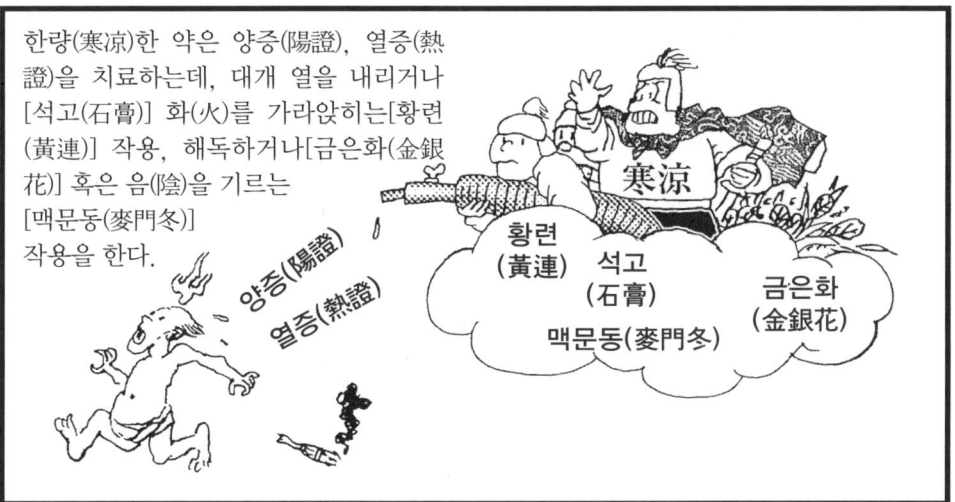

온열(溫熱)한 약은 음증(陰證)을 치료하는데, 대개 찬 기운을 몰아내거나[부자(附子)] 속을 덥히는[오수유(吳茱萸)] 작용, 양(陽)을 보하거나[육종용(肉蓯蓉)] 혹은 기(氣)를 더해주는[황기(黃芪)] 등의 작용을 한다.

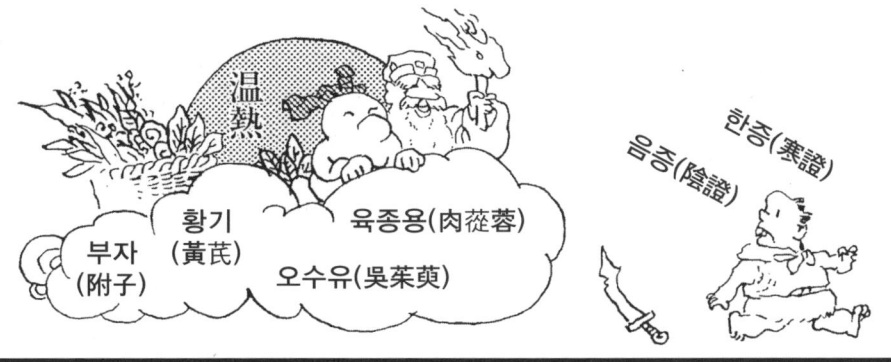

이것이 바로 ≪신농본초경神農本草經≫에서 말한 "열약(熱藥)으로 한(寒)을 치료하고 한약(寒藥)으로 열(熱)을 치료한다."는 것이다.

≪황제내경 소문≫ 지진요대론(至眞要大論)에서 "찬 것은 뜨겁게 하고 뜨거운 것은 차게 하라."고 하였는데 이것 역시 약성을 두고 한 말이다.

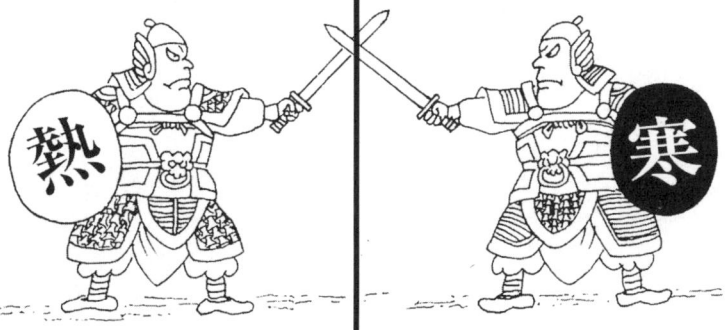

사기오미의 운용

이상의 네 가지 약성 외에 성질이 크게 치우치지 않고 비교적 고른 약물도 있는데, 그것들은 따뜻하면서도 건조하지 않거나[당삼(黨參)], 서늘한 편이라도 차갑지는 않은 [시호(柴胡)] 약재이다. 하지만 그 가운데도 온(溫), 량(涼)의 치우침이 없을 수는 없어 기본적으로 사기(四氣)의 범주에서 벗어나지 않으므로 일반적으로 '사기(四氣)'라고 부르는 것이다.

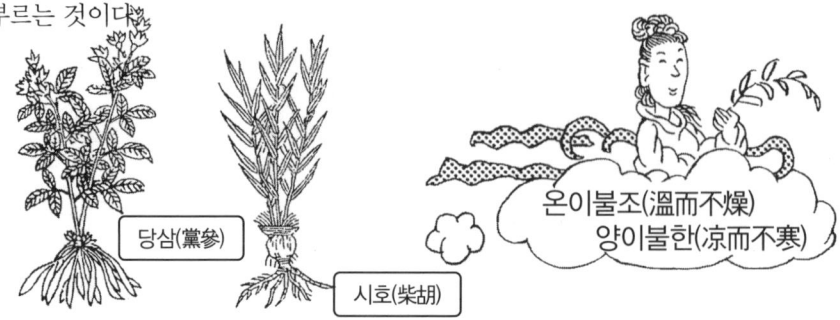

온이불조(溫而不燥)
양이불한(涼而不寒)

오미(五味)로 말하자면 신(辛), 감(甘), 산(酸), 고(苦), 함(鹹)의 오미 외에 어떤 약물은 담담한 맛인 담미(淡味)와 떫은맛인 삽미(澁味)를 띠는데, 담미(淡味)는 뚜렷한 맛이 드러나지 않기 때문에 일반적으로 감미(甘味)에 포함시킨다.

이른바 "담(淡)은 감(甘)을 따른다."는 것입니다.

또 삽미(澁味)는 산미(酸味)와 유사하므로 산미(酸味)의 부류에 포함시켜서, 일반적으로 '오미(五味)'라고 부르는 것이다.

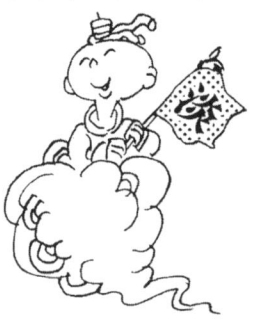

삽(澁)은 산(酸)을 따른다는 거죠.

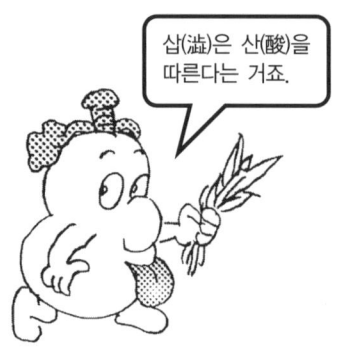

오미(五味)를 음양(陰陽)으로 귀납시키면 담(淡)을 포함한 감(甘)과 신(辛)은 발산하므로 양(陽)이 되고 삽(澁)을 포함한 산(酸)과 고(苦), 함(鹹)은 배출시키므로 음(陰)이 된다.

辛・甘(淡) = 陽
酸(澁)
苦・鹹 = 陰

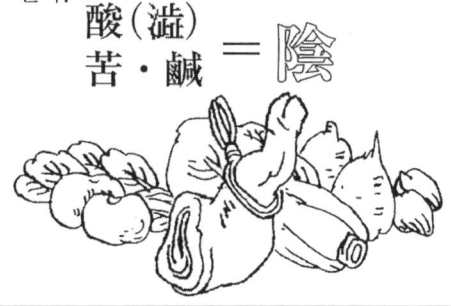

오미(五味)의 구체적인 작용은 다음과 같다. 신미(辛味)를 띤 약은 흩고 움직이게 하므로, 표(表)의 사기(邪氣)를 흩어내고 풍습(風濕)을 제거하며 기혈(氣血)을 운행하게 하고 맺힌 것을 풀어 인체의 여러 구멍을 열어주는 효능이 있다.

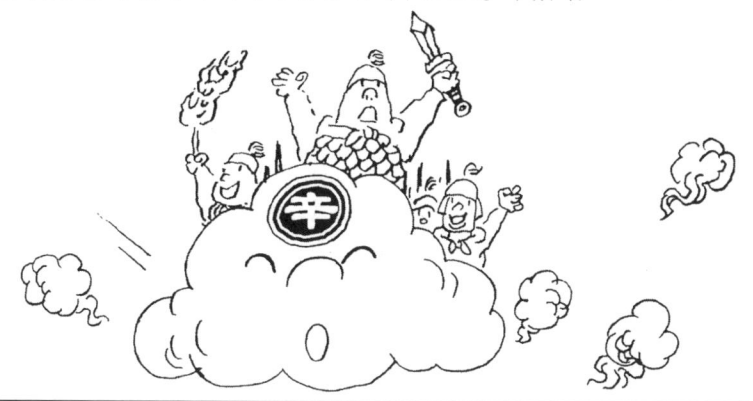

신미(辛味)를 띤 약은 인체의 표(表) 부분에서 밖으로부터 사기(邪氣)를 받아 생긴 증상을 치료하거나[박하(薄荷), 마황(麻黃)],

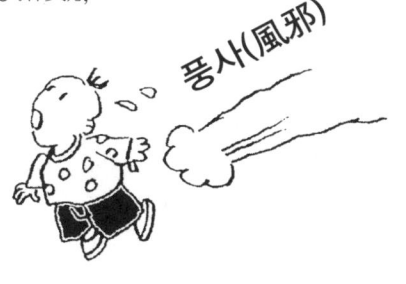

풍습(風濕)으로 인해 저리고 아픈 것[오가피(五加皮), 독활(獨活)],

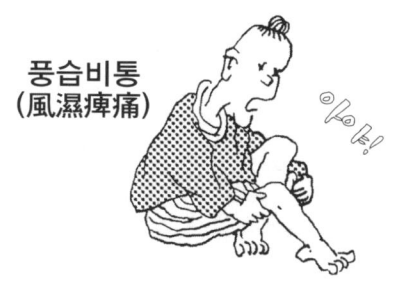

기(氣)의 흐름이 막히거나 어혈이 생긴 것[천궁(川芎), 목향(木香)],

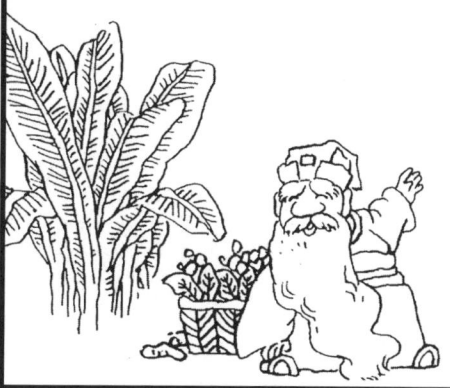

명울이 생기고 붓거나 인체의 구멍들이 잘 통하지 않는 것[유향(乳香), 사향(麝香)] 등의 증상을 치료하는 데 많이 쓴다.

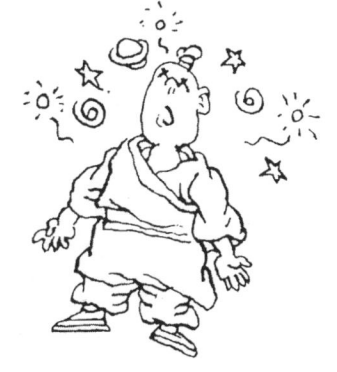

제3장 한의약식이론과 역학의 관계

감미(甘味)는 보(補)하고 완만하게 하니, 부족한 것을 보충하거나 속을 편하게 하거나 급한 것을 완만하게 해주는 효능을 가지고 있다.

감미(甘味)는 허증(虛證)에 많이 쓰이는데, 예를 들어 황기(黃芪)는 기(氣)를 보하고, 숙지황(熟地黃)은 혈(血)을 보하며, 천문동(天門冬)은 음(陰)을 자양하고, 당삼(黨參)은 양(陽)을 보한다.

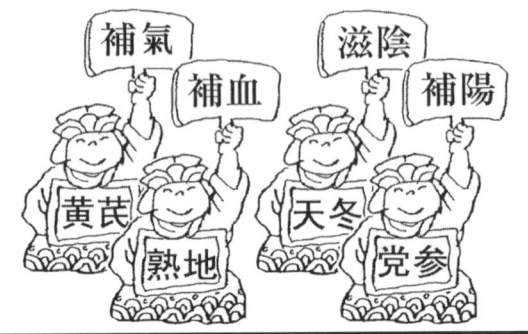

쥐가 나듯이 땅기면서 아픈 것을 치료하는 데 쓰거나[이당(飴糖)]*,

다른 약성이 치우친 것을 완화하는 데 쓰기도 한다[감초(甘草)].

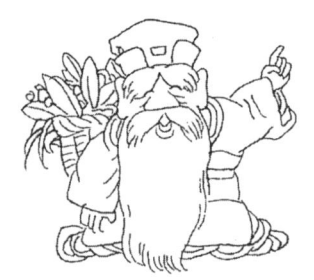

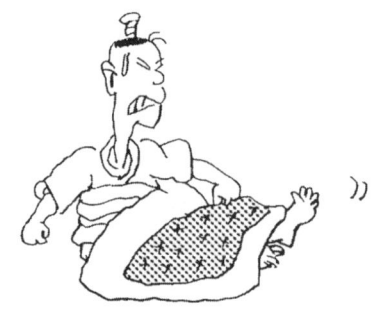

【역주】

이당(飴糖) : 쌀이나 보리, 밀, 조 또는 옥수수 등을 발효시켜 만든 엿기름을 말함. 교이(膠飴), 맥아당(麥芽糖)이라고도 한다.

담미(淡味)는 흘러나가게 하고 소통되게 하니, 습기를 배출시키는 작용이나 이뇨작용을 가지고 있어서 습사(濕邪)로 인해 생긴 질병을 치료하는 데 많이 쓴다.

예를 들면 부종(浮腫)이나 소변이 잘 나오지 않는 증상 등이다[의이인(薏苡仁), 저령(猪苓), 복령(茯苓)].

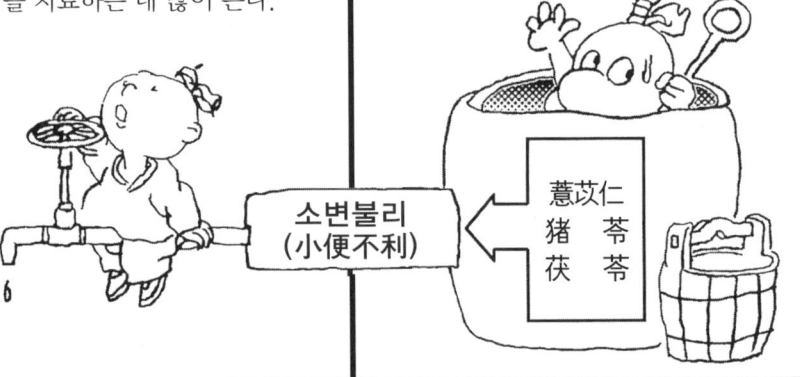

산미(酸味)와 삽미(澁味)는 거두고 나가지 않게하니, 새어나가는 것을 잡아주고 거두어들이는 작용을 하므로 몸이 허해서 땀이 많이 나는 증상을 치료하는 데 쓰며[오미자(五味子), 오배자(五倍子)],

부소맥(浮小麥)도 이런 효능이 있습니다.

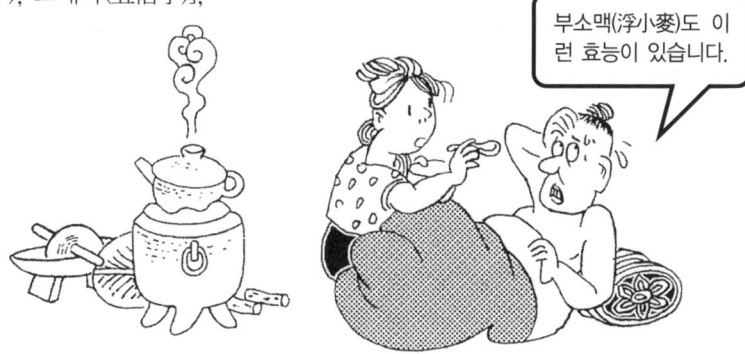

유정(遺精), 유뇨(遺尿)나[금앵자(金櫻子), 산수유(山茱萸)]

설사가 오래도록 멎지 않는 것[적석지(赤石脂), 오매(烏梅)]

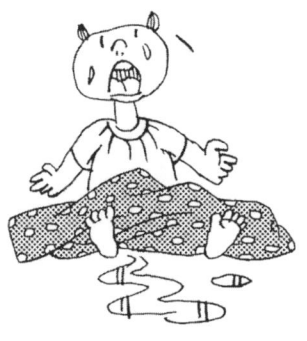

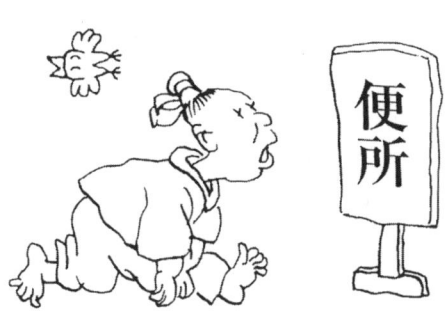

숨이 가쁘고 기침이 나서 편안치 못한 것[가자(訶子), 앵속각(罌粟殼)] 등을 치료한다.

고미(苦味)를 띤 약은 건조하게 하고 설사를 시키고 단단하게 하니까, 열을 식히고 화(火)를 내리며, 습기를 말리고, 대변이 막힌 것을 내보내며, 음기(陰氣)를 굳건하게 하는 작용이 있어요.

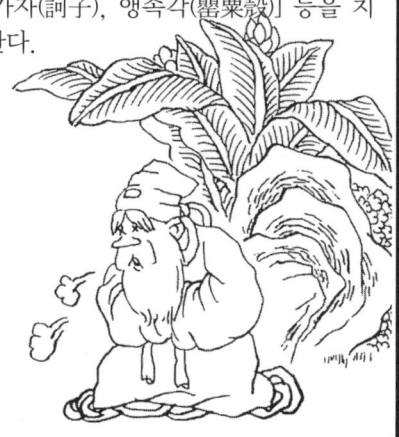

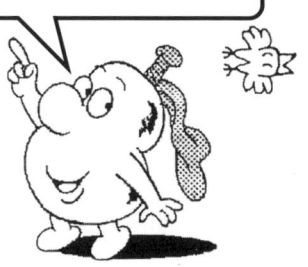

제3장 한의약식이론과 역학의 관계

따라서 고미(苦味)를 띤 약은 습증(濕證)을 치료하는 데나[황련(黃連), 창출(蒼朮)],

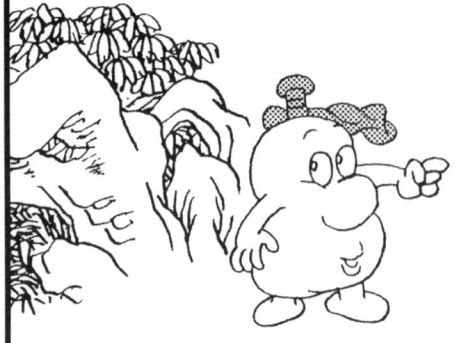

대소변이 시원치 못한 데[대황(大黃)은 설사시키고 방기(防己)는 이뇨시킨다],

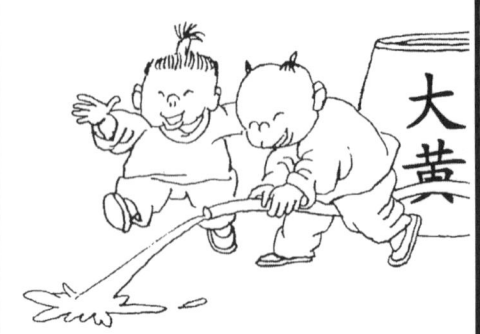

열이 심해서 음(陰)이 손상된 증상[지모(知母), 황백(黃柏)]을 치료하는 데 많이 쓰며,

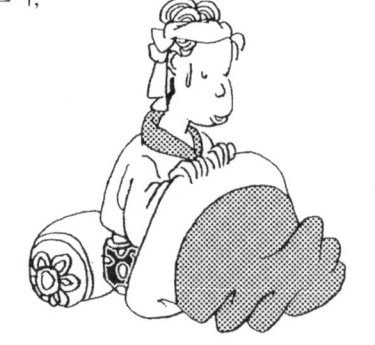

행인(杏仁)과 같이 아래로 내려 보내는 효능이 있는 약은 폐(肺)의 기(氣)가 위로 떠올라서 숨이 가쁘고 기침하는 것을 치료할 수 있다.

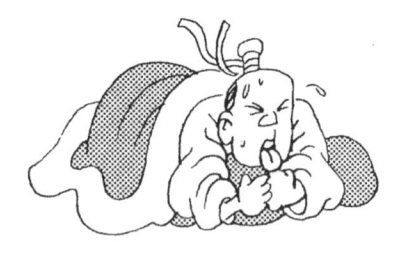

함미(鹹味)를 띤 약은 굳은 것을 부드럽게 하고 적셔서 내려 보내니, 딱딱한 것을 무르게 하고 뭉친 것을 흩으며 설사시키는 효능이 있어서, 뱃속에 덩어리가 생기는 병이나[별갑(鱉甲), 와릉자(瓦楞子)] 변비[망초(芒硝)] 등의 증상을 치료한다.

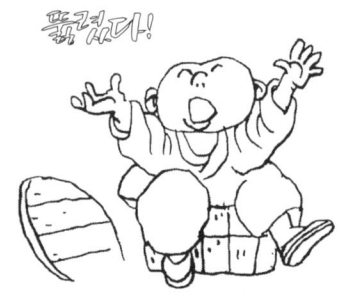

이상은 간단히 소개하기 위해 기(氣)와 미(味)를 나누어 설명한 것일 뿐, 실제로는 모든 약물이 기(氣)와 미(味)를 동시에 가지고 있으며 기미(氣味)는 서로 밀접하게 연관되어 있으므로, 약을 쓸 때는 종합적으로 고려해야 한다.

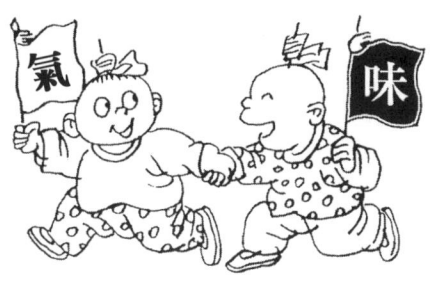

예를 들면 같은 온성(溫性)을 가진 약물이라도 생강(生薑)은 신온(辛溫)하고 황기(黃芪)는 감온(甘溫)하며 후박(厚朴)은 고온(苦溫)하고 오미자(五味子)는 산온(酸溫)하며 녹용(鹿茸)은 함온(鹹溫)하다.

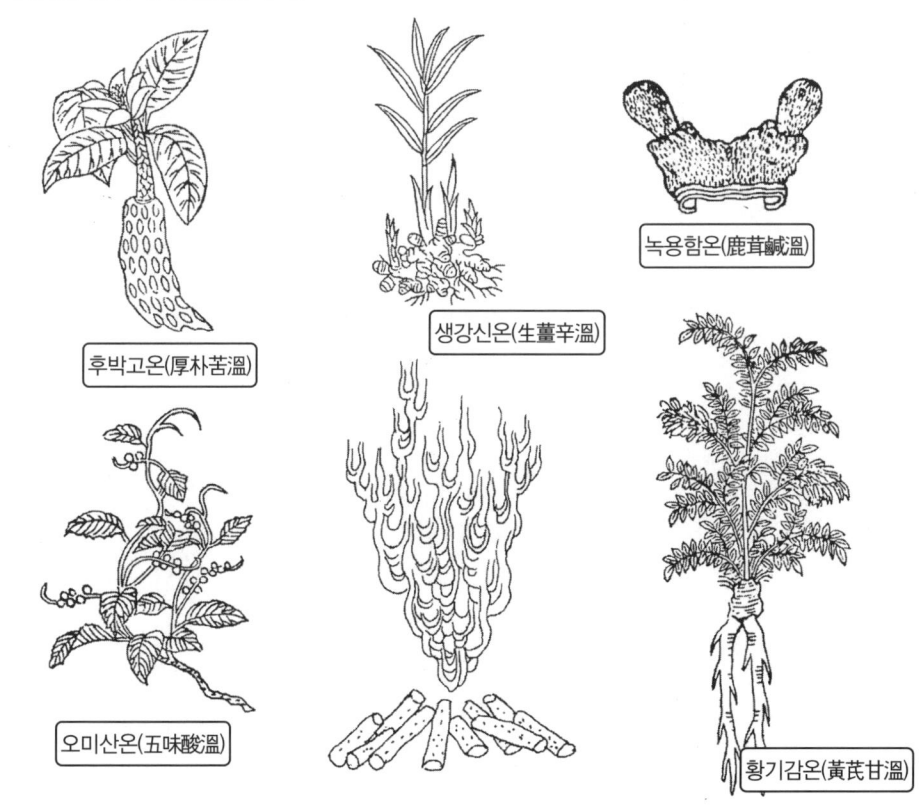

후박고온(厚朴苦溫)
생강신온(生薑辛溫)
녹용함온(鹿茸鹹溫)
오미산온(五味酸溫)
황기감온(黃芪甘溫)

사기오미의 운용

같은 신미(辛味) 중에서도 박하(薄荷)는 신량(辛涼), 석고(石膏)는 신한(辛寒), 마발(馬勃)은 신평(辛平), 반하(半夏)는 신온(辛溫), 부자(附子)는 신열(辛熱) 등으로 구별된다.

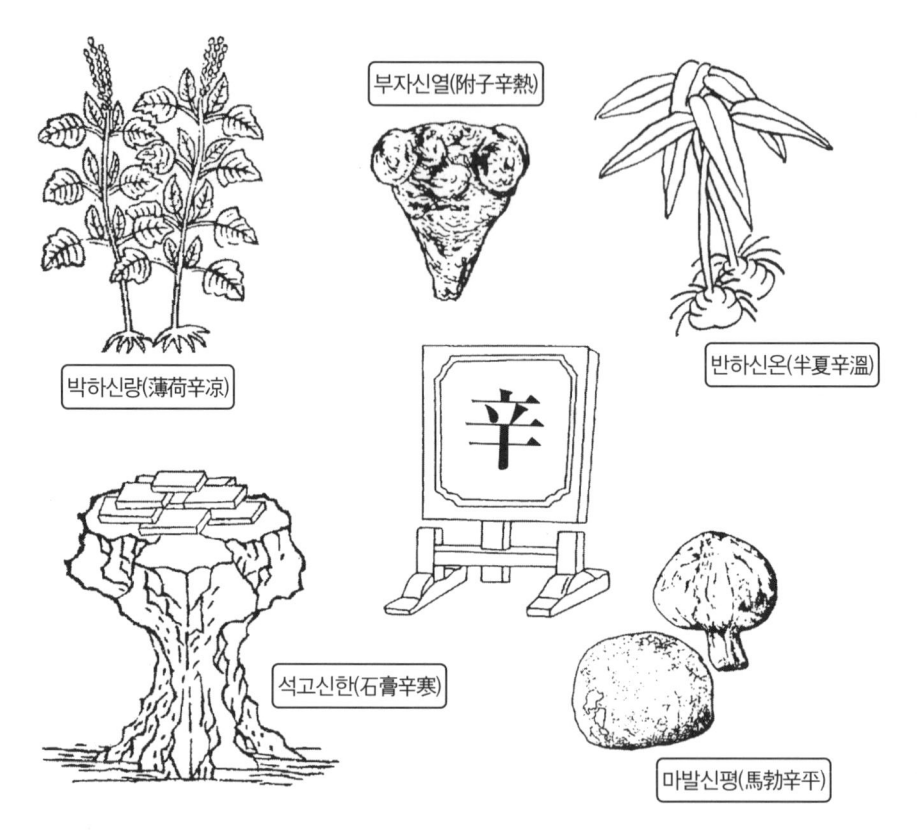

같은 감미(甘味)라도 감온(甘溫)은 기(氣)를 보(補)하고 감한(甘寒)은 음(陰)을 기르니, 그 작용이 같지 않다.

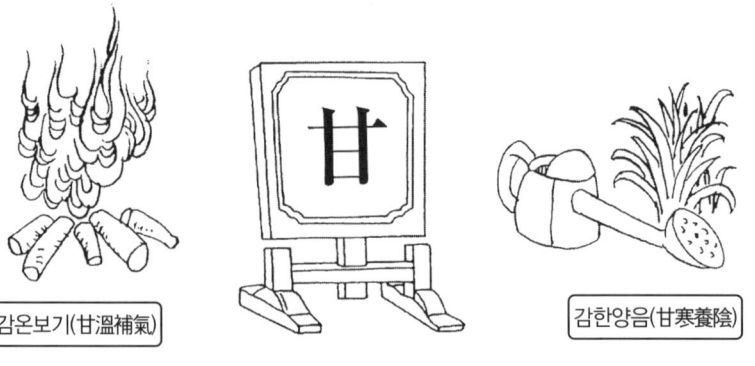

또 하나의 약물이 여러 가지 미(味)를 가지는 경우도 있고, 가공 과정을 거치면 성미(性味)가 변하는 경우도 있다. 이러한 사실은 한약의 다양한 효능과, 같음 속에 다름이 있고 다름 속에 같음이 있는 특징을 보여준다.

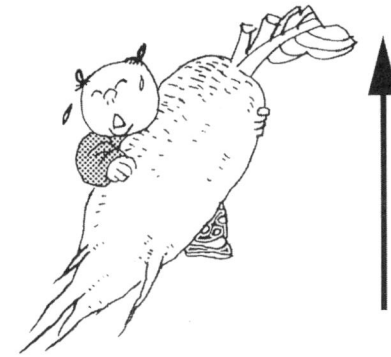

익혀서 먹으면 기(氣)를 끌어내리고

날것으로 먹으면 기(氣)를 끌어올린다

약물의 기미(氣味)를 결정하는 데는 세 가지의 주된 방법이 있다. 첫째는 맛에서 얻는 것인데, 그것은 약물과 음식물에 대한 감성을 반영한다.

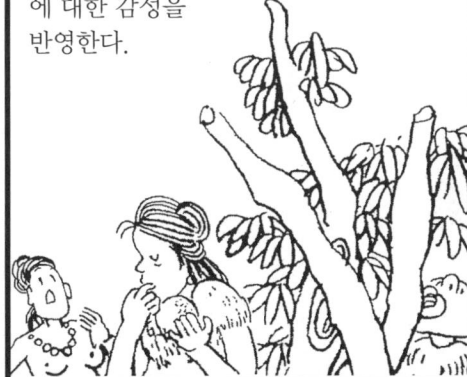

둘째는 입으로 맛을 보아서 결정하면서 동시에 치료효과에 의해 결정하는 것인데, 그것은 단지 실제의 맛만을 반영하는 것이 아니라 그 효능을 개괄하는 것이다.

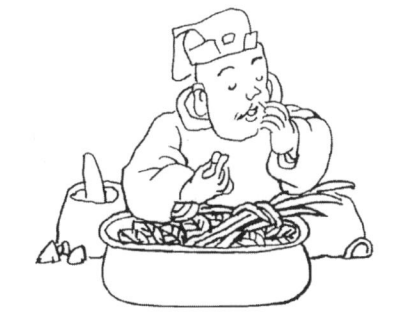

셋째는 약물과 음식물의 작용으로 미루어 판단하는 것인데, 그것은 실제 맛을 대표하는 것이 아니라 치료효과를 살펴 체계화한 것으로, 주로 그 성질과 작용의 특징에 근거하여 결정된다.

眞味　　　　　假味

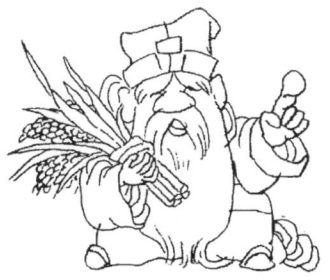

사기오미의 운용

제3장 한의약식이론과 역학의 관계

한약(韓藥) 이론 중의 '귀경(歸經)'

귀경(歸經)이란 한약이 인체의 특정 경락(經絡)이나 장부(臟腑)의 병변에 선택적으로 작용하는 것을 가리키는 것으로, 곧 그 약의 적용 범위를 말한다.

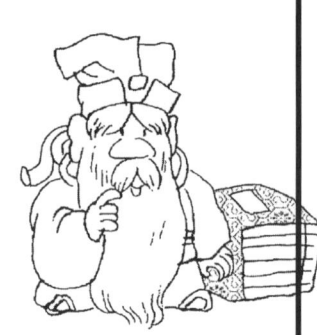
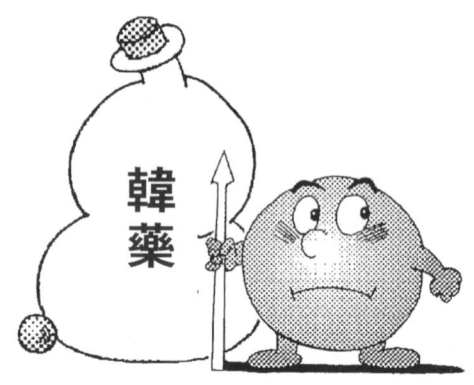

예를 들면 한성(寒性)을 가진 약물은 모두 열을 내리는 효능을 가지고 있지만, 그 작용부위를 보면 어떤 약물은 폐(肺)의 열을 식히는 데 치우쳐 있고 어떤 약물은 간(肝)의 화(火)를 내리는 데 치우쳐 있어 각자 하는 일이 따로 있다. 이렇게 각각의 약물이 인체의 각 부분에 대하여 작용하는 것을 체계화하면서, 점차 귀경(歸經) 이론이 형성되었다.

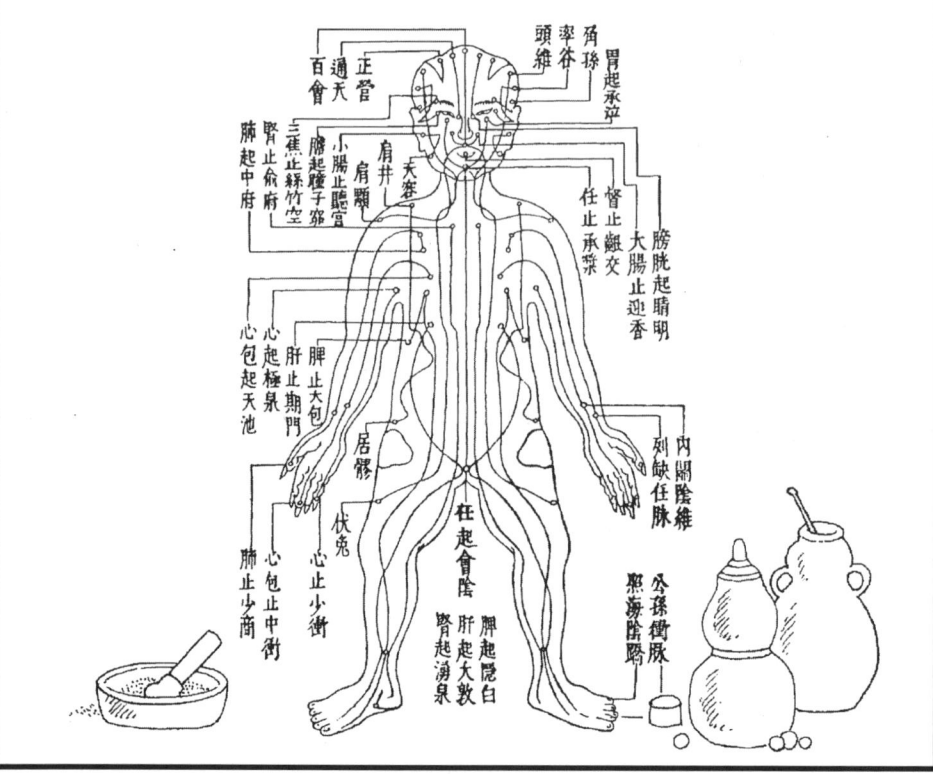

귀경(歸經) 이론은 한약의 사기오미(四氣五味), 승강부침(升降浮沈)과 보사(補瀉) 학설의 부족한 점을 보충해 준다.

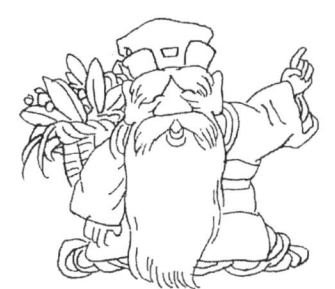

예를 들어 한(寒), 열(熱), 허(虛), 실(實)의 증상만으로 나누었을 때는 같더라도, 각 장부(臟腑)와 경락(經絡)에 쓰는 약은 같지 않다. 어떤 약물이 비(脾)를 따뜻하게 한다고 해서 신(腎)도 덥힐 수 있는 것은 아니며,

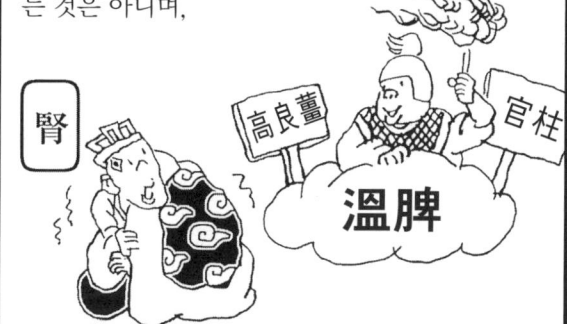

간(肝)을 식히는 약물이 심(心)도 식힐 수 있는 것은 아니다.

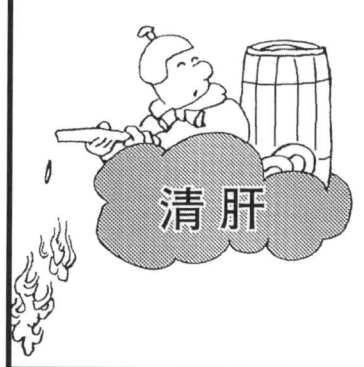

승강부침(升降浮沈)도 마찬가지이다. 위(胃)의 기를 가라앉히는 약물이 반드시 폐기(肺氣)를 끌어내릴 수 있는 것은 아니다.

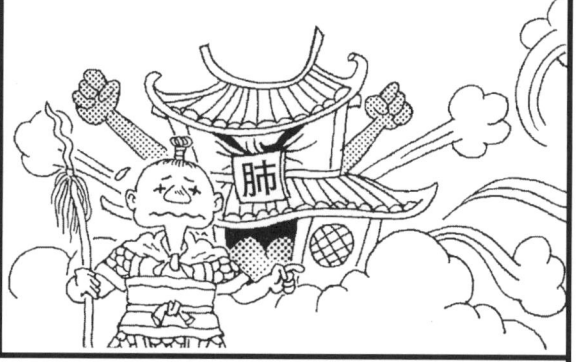

성미(性味)로 예를 들어 보면, 마황(麻黃)과 정향(丁香)은 모두 신온(辛溫)한 약물에 속하지만 마황은 표(表)에 작용하여 발산을 하고 정향은 속을 덥히니, 약성은 비록 같지만 쓰임새는 매우 다르다. 이러한 사실들은 한약의 작용이 모두 일정한 적용범위를 가지고 있음을 나타낸다.

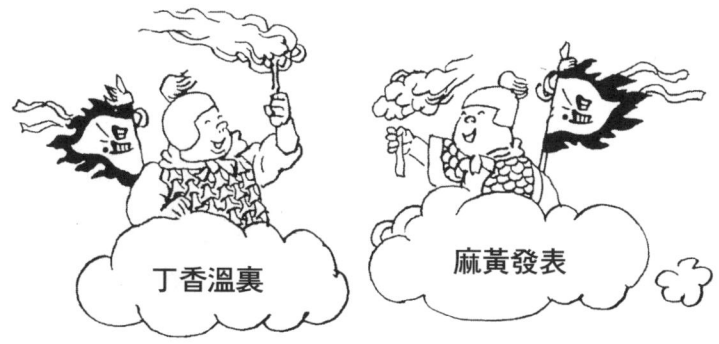

한의학의 귀경(歸經) 이론은 경락(經絡)과 장부(臟腑) 학설에 기초를 두고 있으며, 구체적으로 어떤 병증을 치료하는가에 근거하고 있다. 이것은 경락과 장부 사이에 내외, 상하로 연결되는 정체관계(整體關係)가 있기 때문이다.

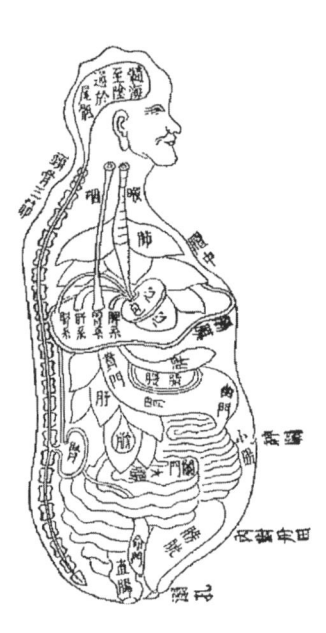
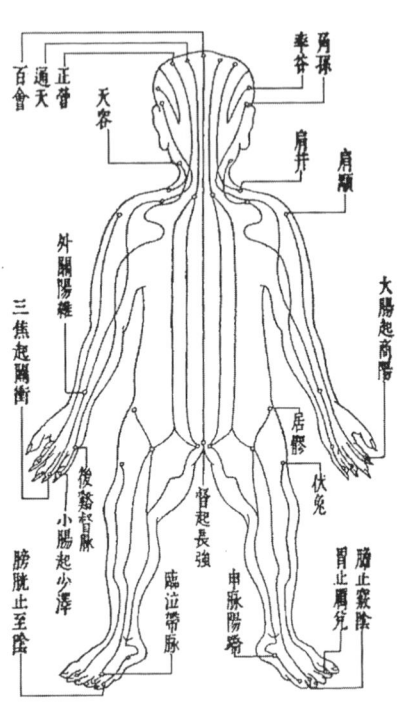

그렇기 때문에 병변이 발생했을 때 나타나는 증후를 보고, 경락과 장부를 통해 병증의 계통을 인식하여 치료의 근거로 삼을 수 있다.

예를 들어 폐경(肺經)에 병이 있으면 숨이 가쁜 증상과 기침이 나타나고, 심경(心經)에 병이 있으면 가슴이 두근거리거나 정신이 번거롭고 잠이 잘 오지 않으며,

간경(肝經)에 병이 있으면 옆구리가 아프고 근육.경련이 생기며, 비경(脾經)에 병이 있으면 소화불량이 많이 나타난다.

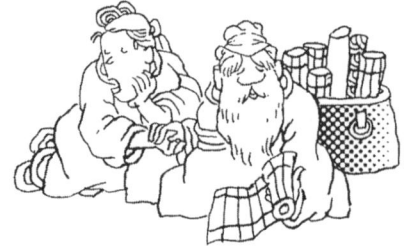
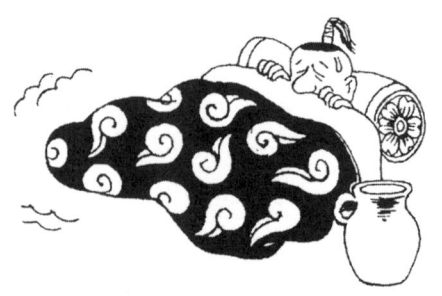

약물의 효능과 주된 치료 작용 즉 주치(主治)를 경락(經絡), 장부(臟腑)와 결합시켜 보면 어떤 약물이 어느 경락, 장부의 병변에 대하여 주로 치료 작용을 발휘하는지 알 수 있다.

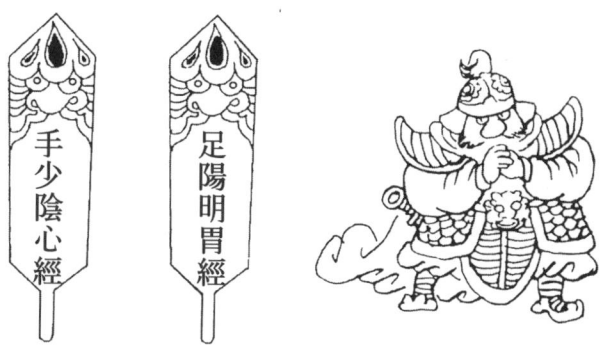

예를 들어 길경(桔梗)과 행인(杏仁)은 숨이 가쁘고 기침하는 것, 가슴이 답답한 것을 치료하므로 폐경(肺經)에 들어간다.

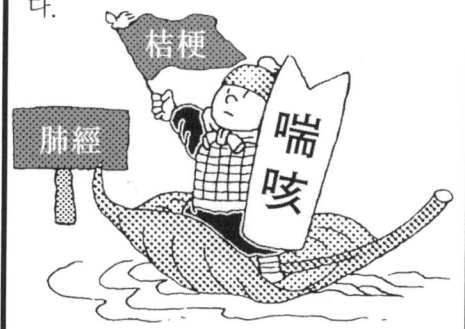

창출(蒼朮)은 습한 것을 말려서 비(脾)를 튼튼하게 하니, 비경(脾經)과 위경(胃經)으로 들어간다.

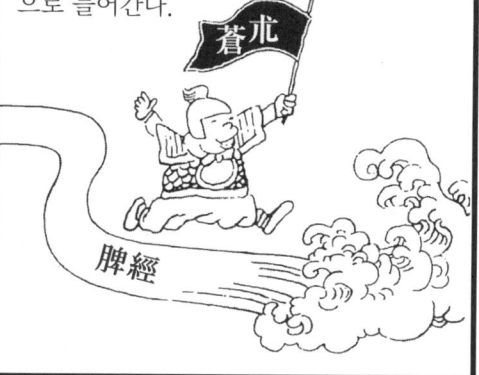

주사(朱砂)는 정신을 안정시키니 심경(心經)으로 들어가고,

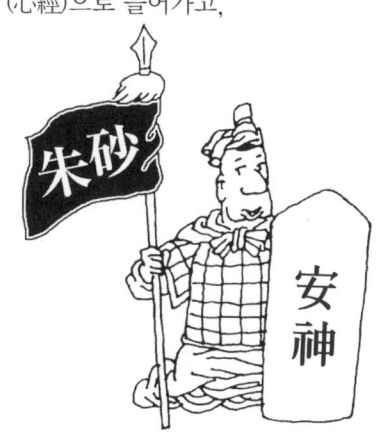

전갈(全蝎)은 근육경련을 멎게 하니 간경(肝經)으로 들어간다.

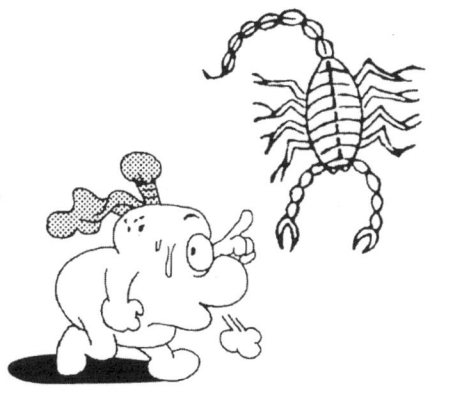

요컨대 귀경(歸經)이란 약물의 효능과 주치(主治)에 근거한 것으로, 어떤 경락(經絡)이나 장부(臟腑)의 병변을 치료할 수 있다면 그 경락에 들어가는 것으로 본다. 그러나 효능이 다방면에 걸쳐있는 약물도 적지 않아서, 한 약물이 여러 경락으로 들어가는 경우도 많다.

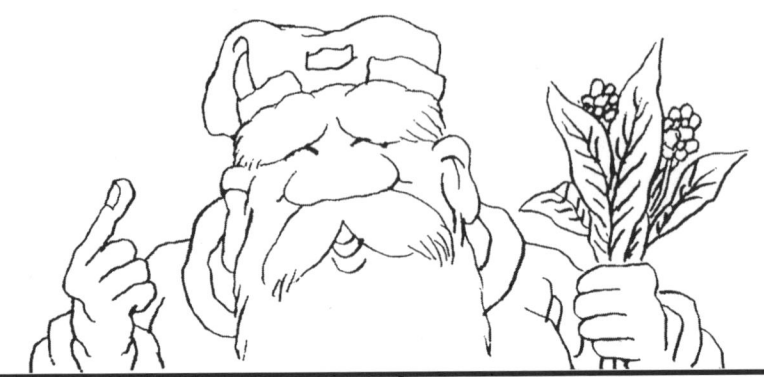

실제 약을 쓸 때에 단지 약물의 귀경(歸經)만 생각하고 사기오미(四氣五味)나 승강부침(升降浮沈) 등의 성질과 효능을 소홀히 해서는 안 된다.

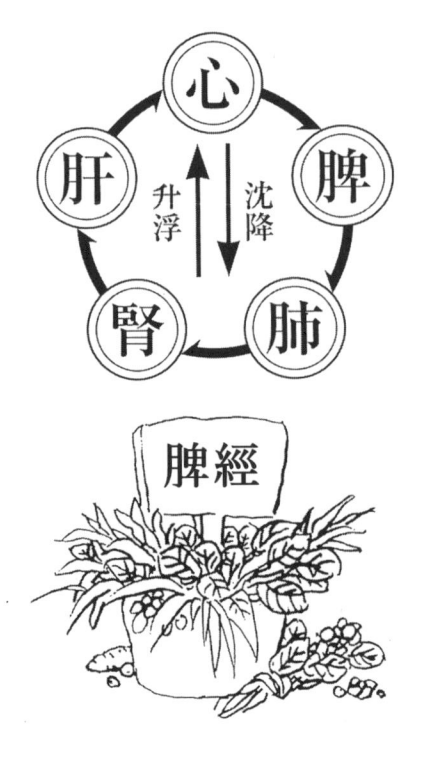

경락(經絡)과 장부(臟腑)의 병증에 한열허실(寒熱虛實)의 차이가 있을 수 있기 때문에,

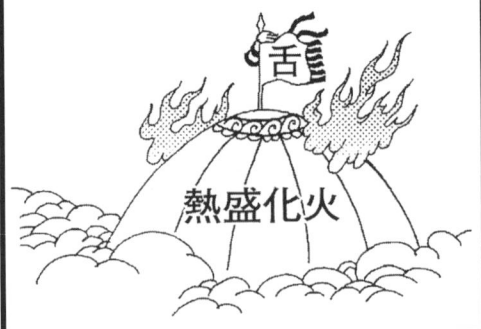

치료를 할 때 약물의 성미(性味)와 효능을 고려하지 않고 해당 경락(經絡)에 들어가는 약물을 무조건 사용해서는 안 된다.

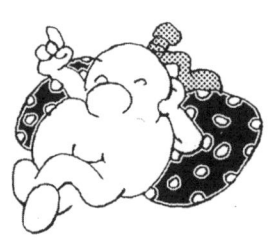

폐(肺)의 병으로 기침을 하는 경우, 비록 황금(黃芩), 백합(百合), 건강(乾薑), 정력자(葶藶子) 등의 약물이 모두 폐경(肺經)으로 들어가기는 하지만 실제로 사용하는 경우에는 선택을 해서 써야 한다.

즉 폐의 열을 내리기 위해서는 황금(黃芩)을 쓰고, 폐가 찬 것을 덥히기 위해서는 건강(乾薑)을 쓰며,

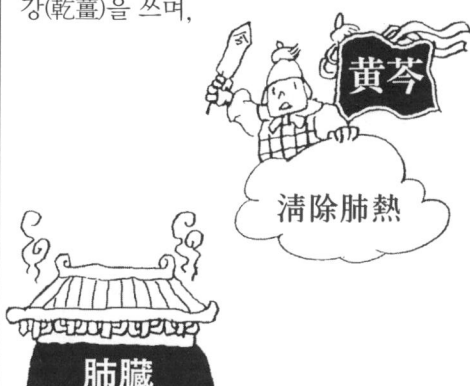

폐가 허(虛)한 것을 보(補)해주려면 백합(百合)을 쓰고, 폐가 실(實)한 것을 사(瀉)해주려면 정력자(葶藶子)를 쓴다.

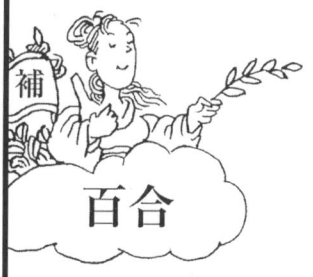

또, 경락(經絡)이나 장부(臟腑)의 병변은 서로 영향을 미칠 수 있으므로 약을 쓸 때 단순히 한 경락의 약물만을 사용할 수가 없다.

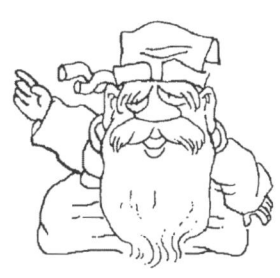

만약 폐병(肺病)에 비(脾)가 허한 양상이 보이면 비를 보하는 약물을 써서 폐가 자양을 받도록 한다. 한의학에서는 이러한 치법을 '배토생금(培土生金)[토를 북돋아서 금을 살아나게 함]'이라고 부른다. 오행(五行) 중에서 비(脾)는 토(土)가 되고 폐(肺)는 금(金)에 속하는데, 토는 금을 생(生)하기 때문이다.

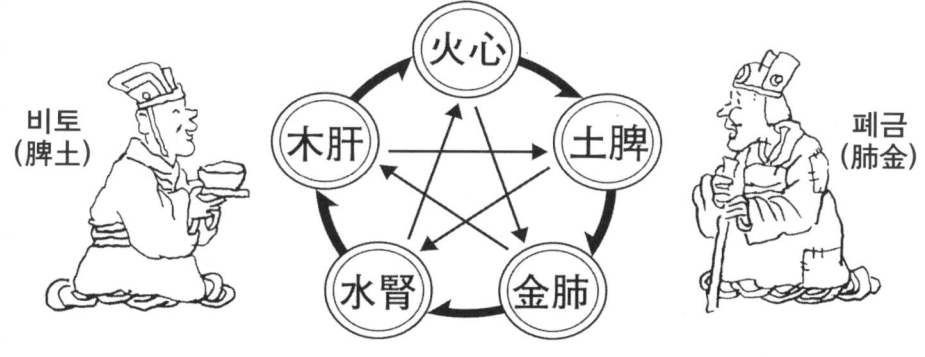

또한, 간(肝)의 양기(陽氣)가 치솟는 것이 만약 신(腎)의 음기(陰氣)가 부족하여 된 경우에는, 신의 음(陰)을 자양하고 보충하는 약을 써서 간의 양기가 조절을 잃고 위로 떠버리지 않도록 한다. 이런 방법을 '자수함목(滋水涵木)[수(水)를 보충하여 목(木)을 적셔줌]'이라고 부른다.

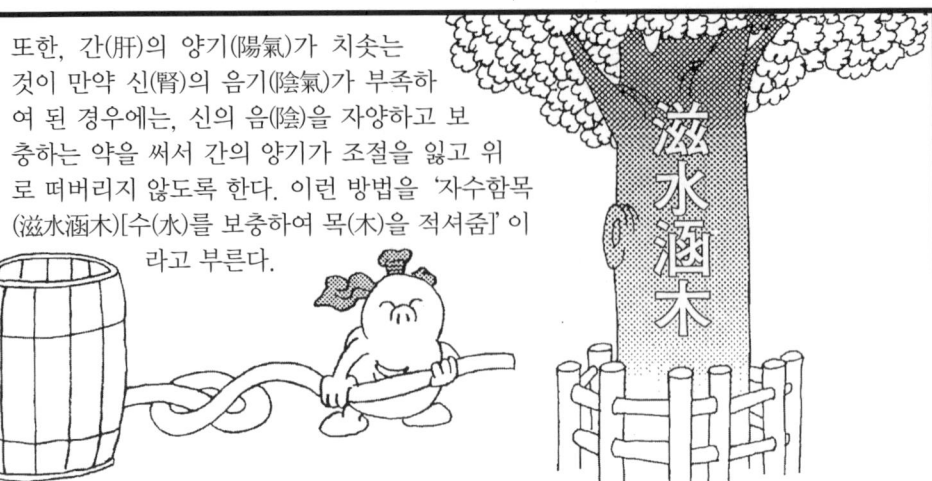

즉 신수(腎水)의 음(陰)을 자양하고 보충함으로써 간의 양기가 위로 뜨는 것을 억제하는 것이다.

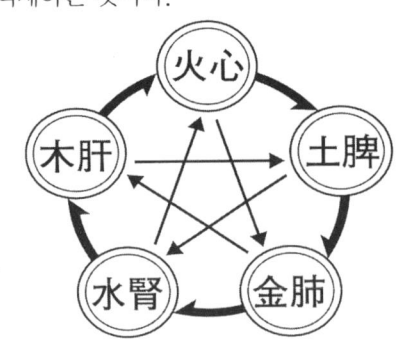

따라서 병을 치료하기 위해 약을 줄 때는, 반드시 약재 하나하나의 귀경(歸經)과 성미(性味), 효능을 이해해야 한다.
효능 : 풍(風)을 쫓고 습(濕)을 말리며 부은 것을 가라앉히고 통증을 그치게 한다.
폐경(肺經), 비경(脾經), 위경(胃經)으로 들어간다.
성(性)은 온(溫)하고 미(味)는 신(辛)하다.

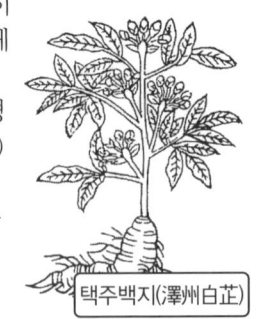

택주백지(澤州白芷)

이와 동시에, 그 경락(經絡)과 장부(臟腑) 사이의 상호관계도 소홀히 할 수 없으니, 다양한 요소를 종합적으로 고려해야만 약을 쓸 때 효과를 높일 수 있다.

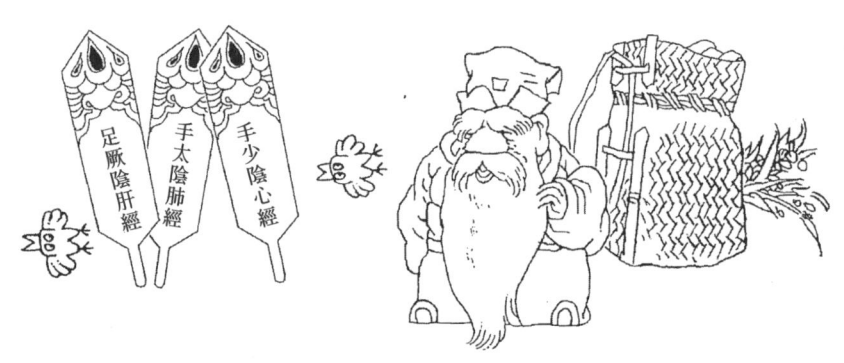

역학(易學)의 손익학설(損益學說)과 음식양생(飲食養生)

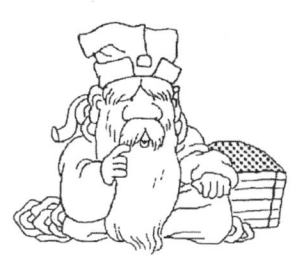

사람이 태어나서부터 생을 마칠 때까지 각각의 장기들은 모두 쉬지 않고 움직여서 점점 소모되고 손상되는데, 이것은 사람이 일생동안 부단한 공급과 보충을 필요로 한다는 것을 의미한다. 즉 '보익(補益)'이 필요하다는 것이다.

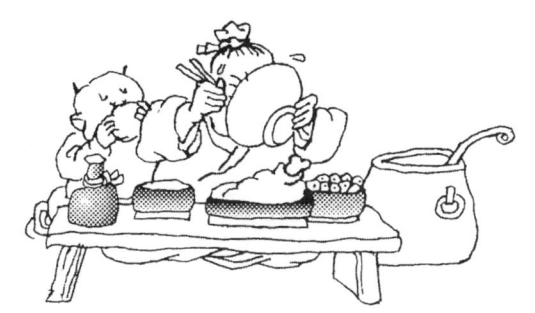

사람이 일정한 나이가 되면 대사기능이 감퇴되어 불필요한 수분과 담음(痰飲), 지방이 점점 많이 쌓이게 된다.

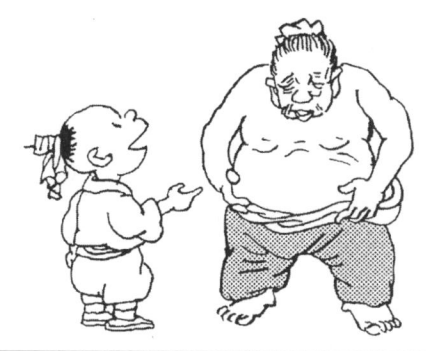

그래서 인체의 소통시키고 내보내는 기능을 도와줄 필요가 있는데, 이것을 덜어낸다는 의미에서 '손(損)'이라고 한다.

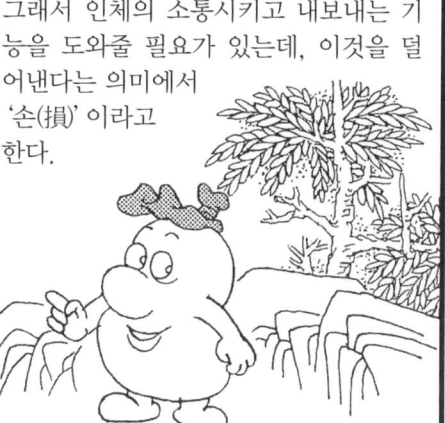

손(損)과 익(益)에 관련하여 《역경易經》의 손괘(損卦) 부분에는 "덜어내고 더해주며 채우고 비우는 것을 때에 맞추어 함께 행하라.", "강한 것을 덜어 유약한 것을 더해준다."는 말이 있고, 서괘전(序卦傳)에서는 "덜어내고서 그치지 않으면 반드시 더해지게 되고", "더하고서 그치지 않으면 반드시 터져 나가게 된다."고 하였으며, 잡괘전(雜卦傳)에서는 "손(損)과 익(益)은 융성하고 쇠퇴하는 것의 시작이다."라고 하였다.

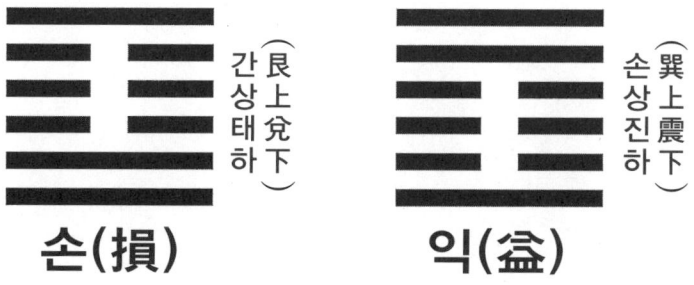

제3장 한의약식이론과 역학의 관계

≪황제내경黃帝內經≫에서는 역학(易學)의 손익(損益) 이론을 더욱 발전시켜 남는 것을 덜어내고 부족한 것을 보충하는 수많은 치료원칙들을 내놓아서 치료에 응용하고 있다.

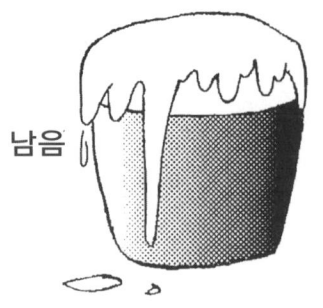
남음

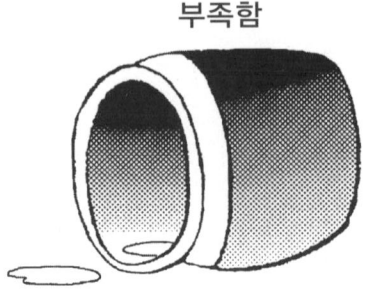
부족함

≪황제내경 소문≫ 삼부구후론(三部九候論)에서 "실(實)하면 사(瀉)하고, 허(虛)하면 보(補)하라."고 한 것이 그 예이다.

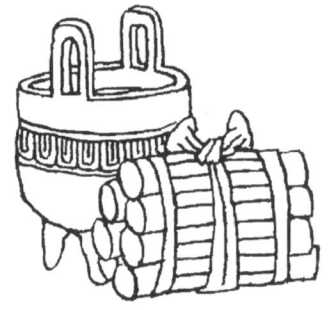

다만 '더해준다'는 것에는 일정한 척도가 있어야 하니, 잘못하여 치우치면 도리어 병을 만들게 된다. 이 또한 ≪황제내경≫에 자세히 기술되어 있다.

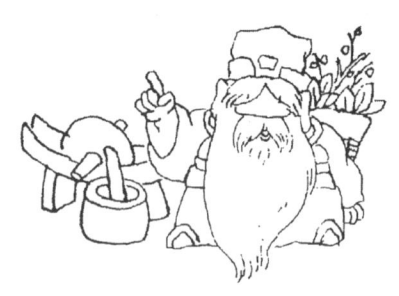

예를 들어 ≪황제내경 소문≫ 생기통천론(生氣通天論)에서는 "신맛을 많이 먹으면 간기(肝氣)가 넘쳐서 이에 비기(脾氣)가 끊어진다.

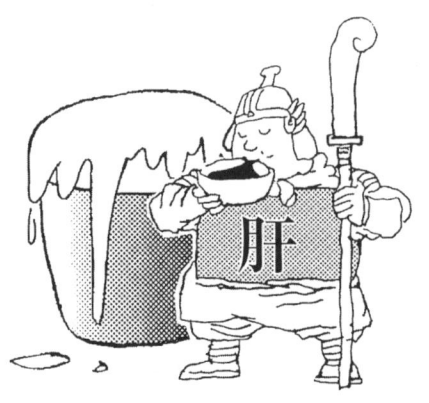
肝

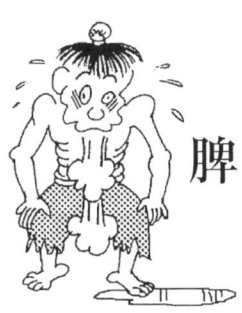
脾

짠맛을 많이 먹으면 뼈가 쇠약해지고 살이 오므라들며(피부가 건조함) 심기(心氣)가 억눌리고,

단맛을 많이 먹으면 심기(心氣)가 안정되지 못하여 숨을 헐떡거리고 가슴이 답답하며 안색이 검어져 신기(腎氣)가 균형을 잡지 못하고,

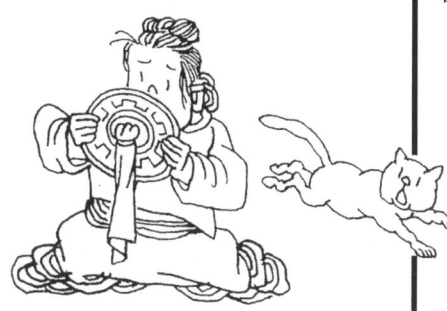
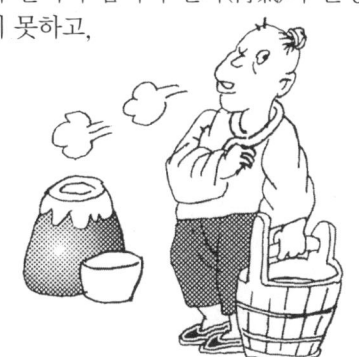

쓴맛을 많이 먹으면 비기(脾氣)가 적시지 못하고(위장에서 흡수한 영양을 전신으로 운반하지 못하고 정체되어) 위기(胃氣)가 이에 두터워지며,

매운맛을 많이 먹으면 근(筋)이 늘어지고 맥(脈)이 막히며 정신이 이에 끊어지게 된다"고 하였다.

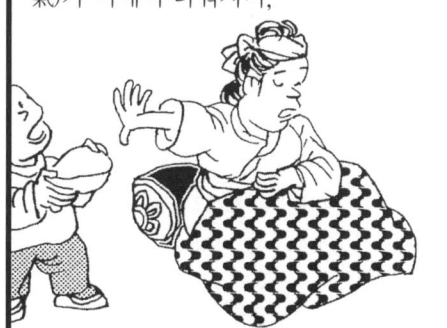
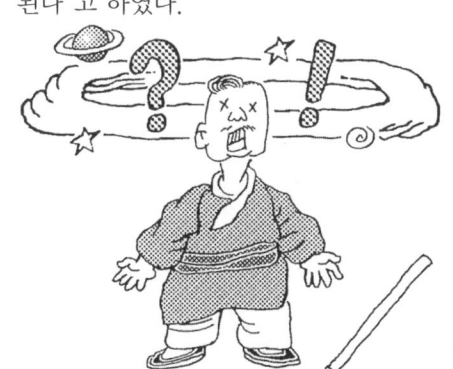

≪황제내경 소문≫ 진요대론(至眞要大論)에서도 말하기를 "오래 계속하면 기(氣)가 더해지는 것이 만물 변화의 일반적인 이치이나, 기(氣)가 더해지는 것이 오래되면 요절(夭折)의 원인이 된다."고 하였다. 음식 양생에서는 미(味)가 엷은 것이 좋다고 보아, 진한 맛 즉 두터운 미(味)를 꺼리고 편식이나 과식도 피한다.

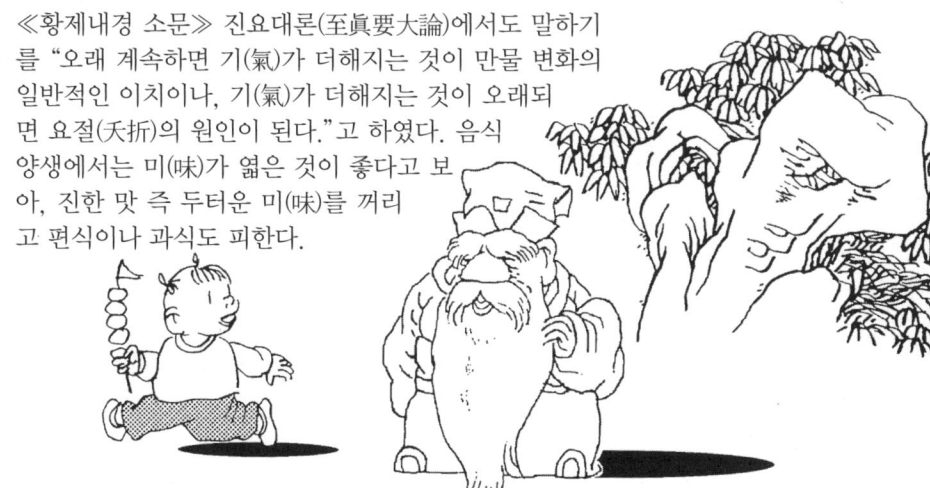

제3장 한의약식이론과 역학의 관계

미(味)의 두텁고 엷음을 살펴보자. 미(味)가 두터운 것은 순수한 음(陰)에 속하고, 미(味)가 엷은 것은 음(陰) 중의 양(陽)에 속하며,

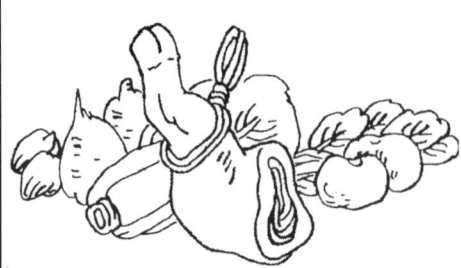

기(氣)가 두터운 것은 순수한 양(陽)에 속하고, 기(氣)가 엷은 것은 양(陽) 중의 음(陰)에 속한다.

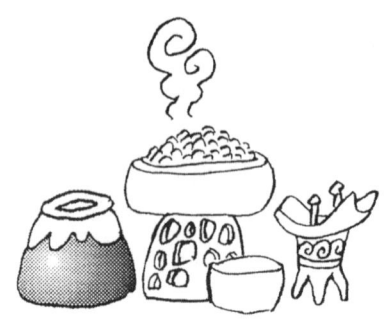

미(味)가 지나치게 두터우면 설사가 발생할 수 있다. 양화(陽火)가 지나치게 왕성하면 사람의 정기(正氣)를 소모시킬 수 있다.

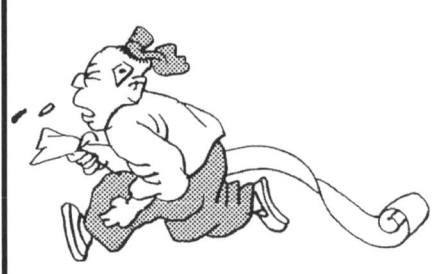

기미(氣味)가 엷으면 경락(經絡)을 잘 소통시키니, 정상적인 양기(陽氣)가 정기(正氣)를 왕성하게 해준다.

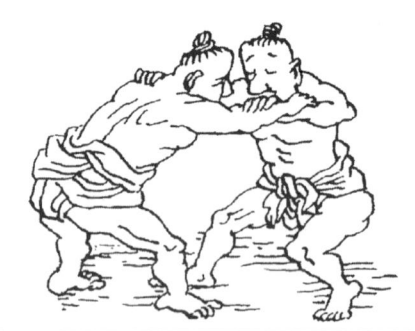

기미(氣味)가 신(辛)하거나 감(甘)하여 발산하는 효능이 있는 것은 양(陽)에 속하고, 기미(氣味)가 산(酸)하거나 고(苦)하여 통하게 하고 배설시키는 효능이 있는 것은 음(陰)에 속한다.

신감(辛甘)은 기를 발산한다.

과도하게 항진된 양기(陽氣)는 원기(元氣)를 손상할 수 있는데, 왜냐하면 원기는 정상적인 양기의 자양과 보호를 필요로 하기 때문이죠.

산고(酸苦)는 기를 통하고 내보낸다.

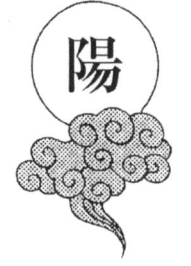
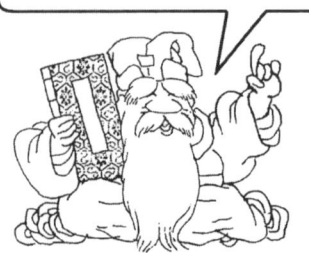
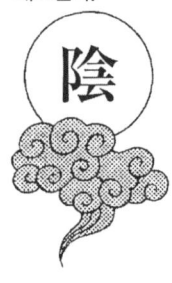

공자(孔子)는 일찍이 "먹되 배부르도록 먹으려 들지 말라." 하였으며, 주단계(朱丹溪)의 《여담론茹淡論》에도 "입맛대로 마구 먹어서 오미(五味)를 지나치게 섭취하면 질병이 걷잡을 수 없이 일어난다."고 하였으니 모두 이러한 뜻이다.

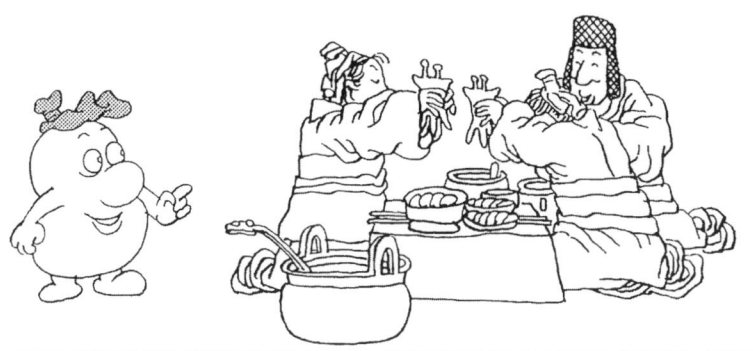

손(損)과 익(益) 사이의 경계가 '조(調)' 즉 조절하고 가다듬는 것이다. 사람의 일생에는 제어를 잃기 쉬운 두 개의 단계가 있다. 하나는 청춘기(靑春期)로, 이 시기에는 급속히 일어나는 형체(形體)의 발전을 정신적인 성장이 제대로 따라가지 못하여 제어를 못하게 된다.

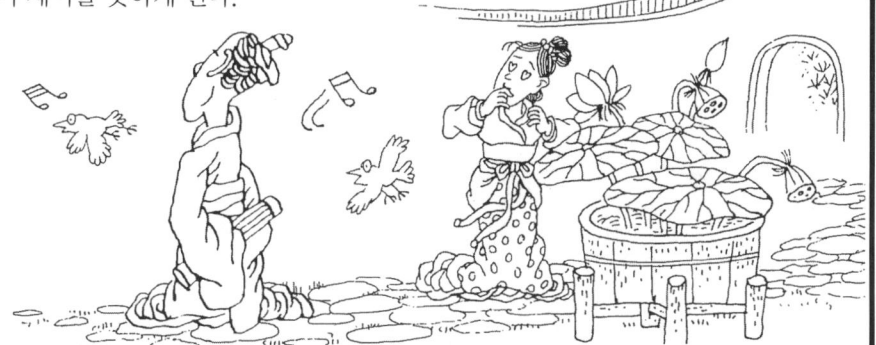

또 하나는 갱년기(更年期)인데, 이 시기에는 정반대로 나날이 쇠퇴해 가는 형체에 정신이 적응하지 못하여 제어를 잃기 쉽다. 따라서 이 두 단계에서는 보(補)해서도 안 되고 덜어내어서도 안 되며, 마땅히 '조(調)'의 방법을 써야 한다. 여기에는 간(肝)의 기운을 부드럽게 해주는 것, 정신(精神)을 조화롭게 하는 것, 억눌리거나 뭉친 것을 풀어주는 것 등의 방법이 포함된다.

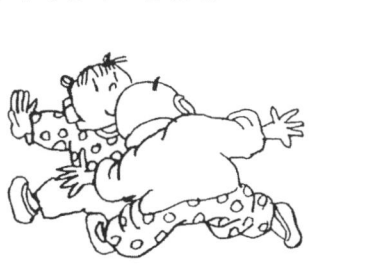

제3장 한의약식이론과 역학의 관계

소년(少年) 시기는 성장발육의 시기이니 그 필요에 맞추어 더해주고 북돋아주어야 한다.

중년(中年)과 노년(老年)의 시기에는 손(損)과 익(益)을 병용하여, 보사(補瀉)를 겸해야 한다.

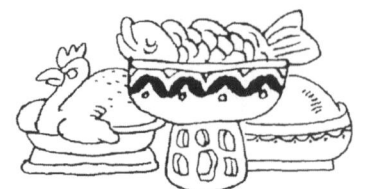
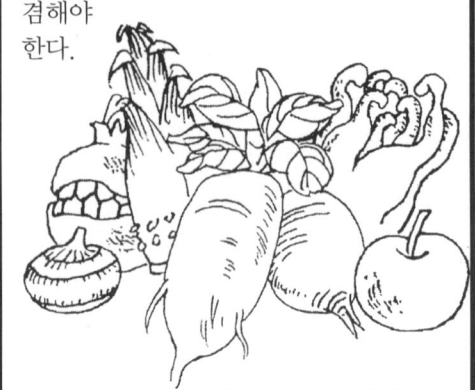

오미(五味)를 조절하여 각 장부(臟腑)의 소모되고 손상된 것을 보충할 뿐만 아니라, 담(痰)을 삭이고 음(飮)을 제거하며, 지방(脂肪)을 배출하고 어혈(瘀血)을 푸는 등 손(損)의 방법을 적당히 배합해서 기혈(氣血)이 잘 소통되도록 하고 노폐물의 배출을 촉진해야 한다는 것이다.

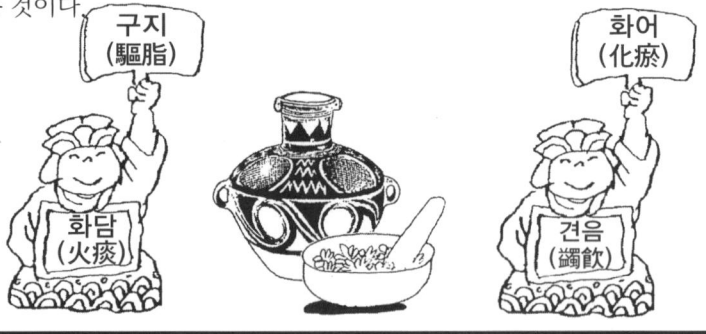

그 외에, 손익(損益)의 약과 음식을 사용할 때 인체와 사시(四時) 오행(五行)의 대응규율에 근거해서 선택하면 효과가 더욱 뛰어날 것이다[이 책의 보허(補虛)와 시간(時間) 부분을 참조하라].

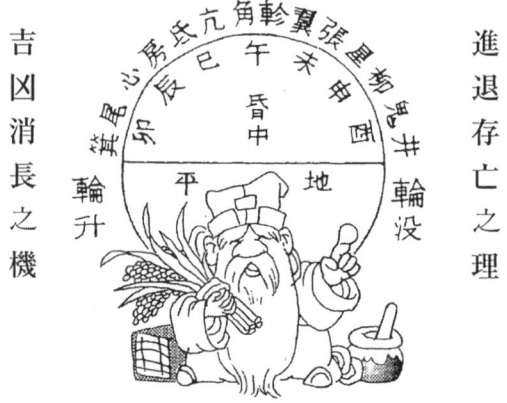

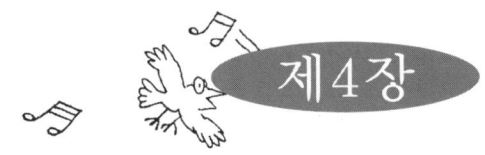

제4장

오장과 오미

五味	所屬 臟腑	作用五體	多食所病
酸	肝・胆	筋	排尿障害
苦	心・小腸	脈	嘔吐
甘	脾・胃	肉	悗心*
辛	肺・大腸	皮毛	洞心*
鹹	腎・膀胱	骨	渴

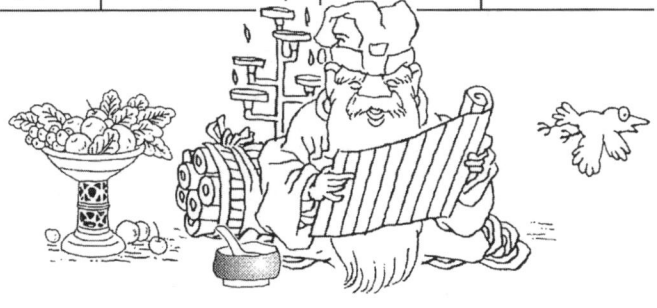

【역주】

문심(悗心) : 마음이 답답한 상태. 단 것을 먹으면 기운이 늘어져서 생각하기 싫어지고 답답해진다.

통심(洞心) : 마음이 허전한 상태. 매운 것을 먹으면 기운이 흩어져서 가슴 속이 공허해진다.

제4장 오장과 오미

오장(五臟)과 오미(五味)

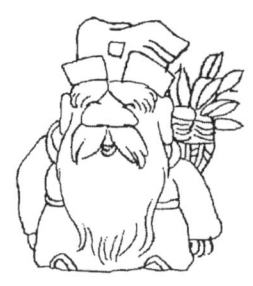

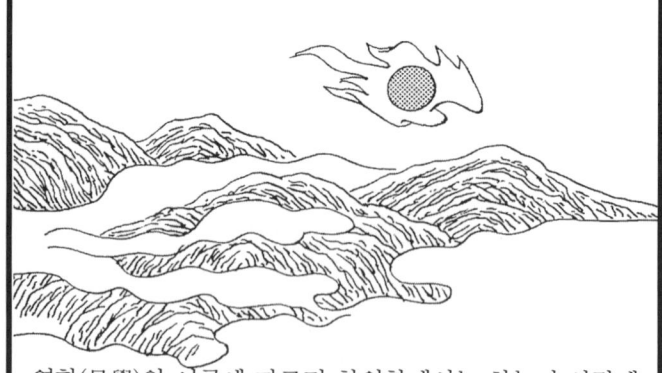

역학(易學)의 이론에 따르면 한의학에서는 하늘이 사람에게 오기(五氣)를 주고 땅은 사람에게 오미(五味)를 준다고 인식하였다.

코로 흡입된 오기(五氣)는 심폐(心肺)에 저장되어 안색이 밝고 윤택하게 하며, 목소리가 크고 또렷하게 한다.

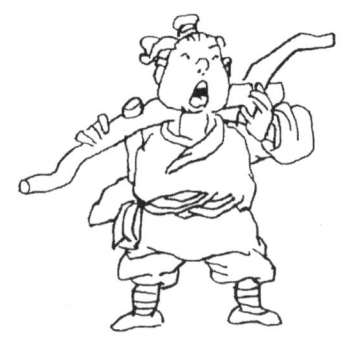

오미(五味)는 입으로 들어가서 장위(腸胃)에 갈무리되며, 그 중 정미로운 것이 오장(五臟)의 기운을 기른다.

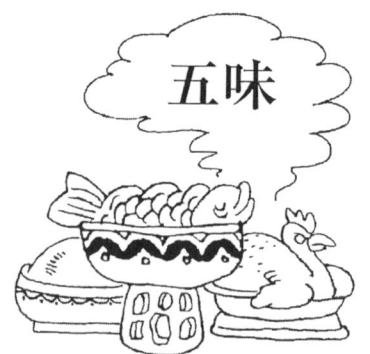

오기(五氣)가 조화되어 생명의 기틀이 마련되고, 여기에 진액(津液)의 작용이 더해지면 자연히 신기(神氣)가 왕성해진다.

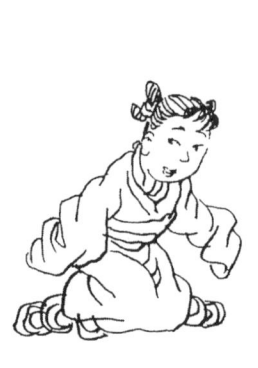
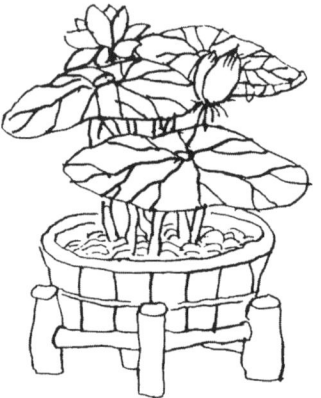

수곡(水穀)[물과 곡식, 즉 음식물]에서 화생된 정미(精微)는 위(胃)에서 나와 폐(肺)로 전달되었다가 전신에 퍼져서 오장(五臟)을 영양한다.

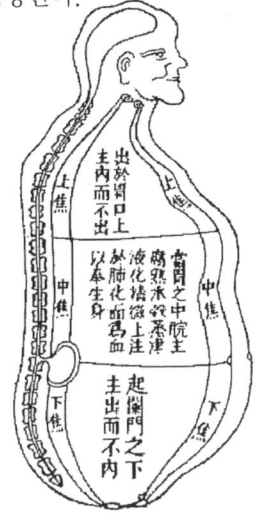

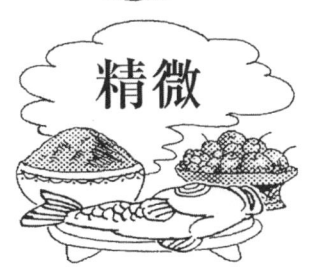

그 정미로운 물질이 전신에 운반되어 퍼질 때, 맑고 순수한 부분은 분리되어 나와서 영기(營氣)가 되어 맥(脈) 속으로 운행하고,

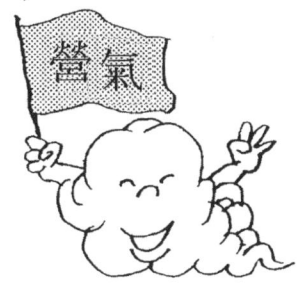

탁하고 사나운 부분은 위기(衛氣)가 되어서 맥(脈) 바깥으로 운행하니, 맥 속과 맥 밖의 두 경로가 형성되는 것이다.

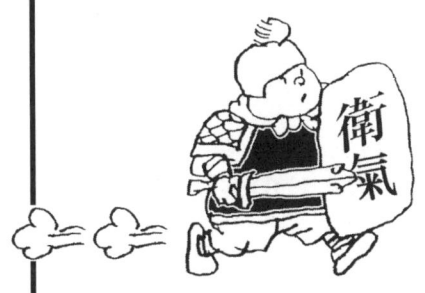

그 중 수곡(水穀)의 정미로운 기운과 호흡으로 받아들인 맑은 기운이 합해져서 종기(宗氣)라고 하는 큰 기를 형성하여 가슴 속에 모이는데, 이 부위를 '기해(氣海)'라고 한다.

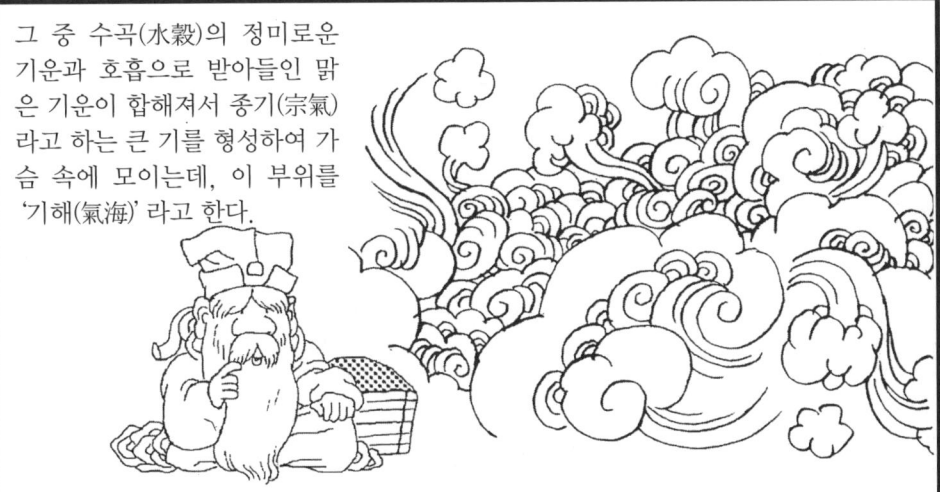

제4장 오장과 오미

이 기(氣)는 폐부(肺部)에서 나와 인후(咽喉)를 따라 행하고, 호흡에 따라 출입한다.

들이마신 청기(淸氣)와 섭취한 음식물에서 화생된 정미(精微)는 생명을 유지하는 기본 요소이다.

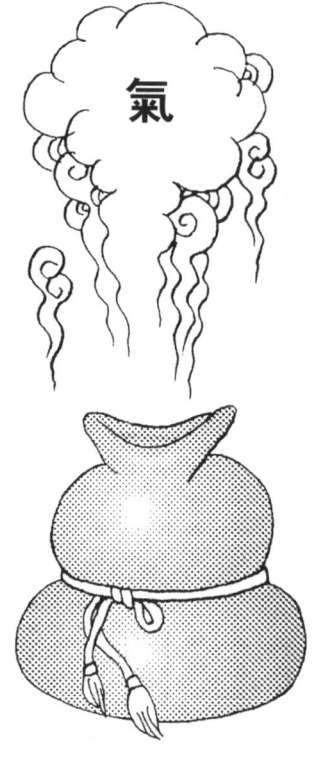

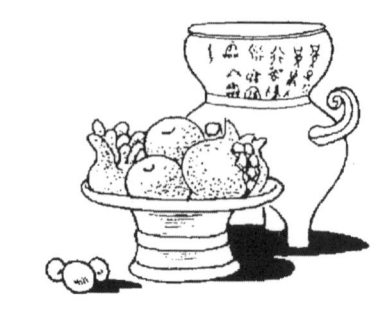

그러나 청기(淸氣)와 음식의 섭취에는 한계가 있습니다.

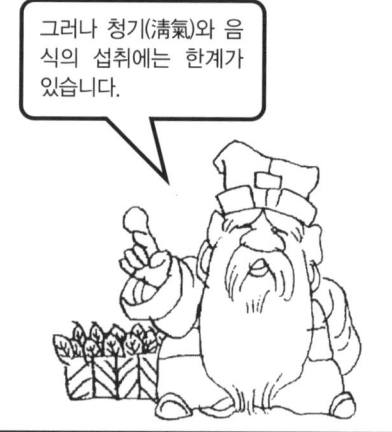

체내에서 소모되고 배출되는 것은 종기(宗氣), 영기(營氣)와 위기(衛氣), 그리고 흡수하고 남은 찌꺼기의 세 방면으로 일어나므로, 나가는 것은 많고 들어오는 것은 적다. 한나절 동안 음식을 먹지 못하면 기력이 딸리는 것을 느낄 수 있고, 하루 내내 먹지 못하면 기운이 없어 견디기 힘든 것은 이 때문이다.

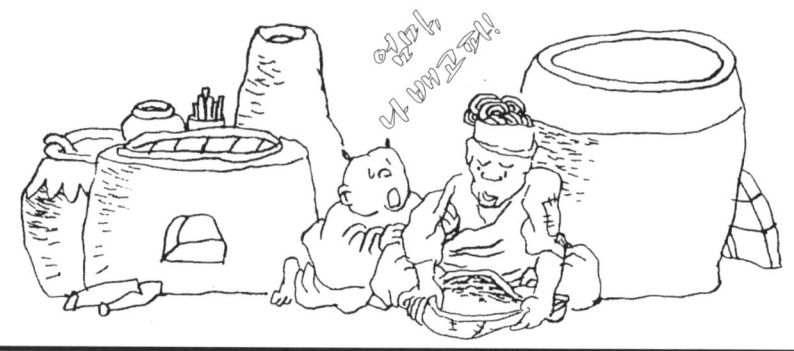

오장(五臟) 중에서 심(心)은 생명의 근본이 되고 지혜가 머무르는 곳이며, 양(陽) 중의 태양(太陽)이 되어서 여름의 기운에 상응한다. 색(色) 중에서는 적색(赤色)을 주관하며, 맛으로는 고미(苦味)가 된다.

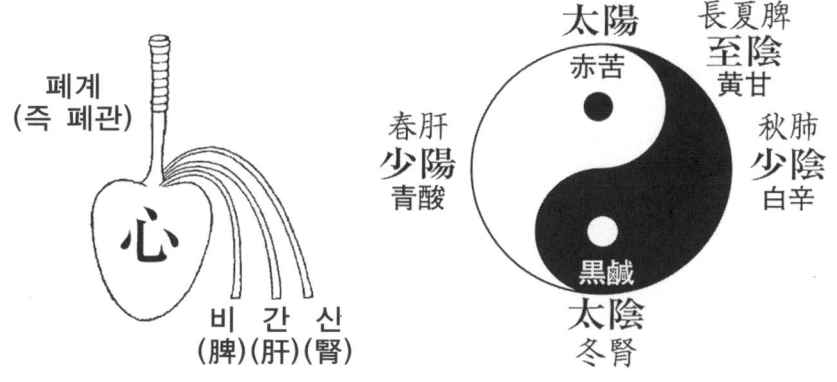

심장(心臟)과 짝이 되는 것은 맥(脈)이고, 심장의 영화(榮華)는 얼굴의 색과 윤택으로 드러나며, 심장을 제약하는 것은 신(腎)이다.

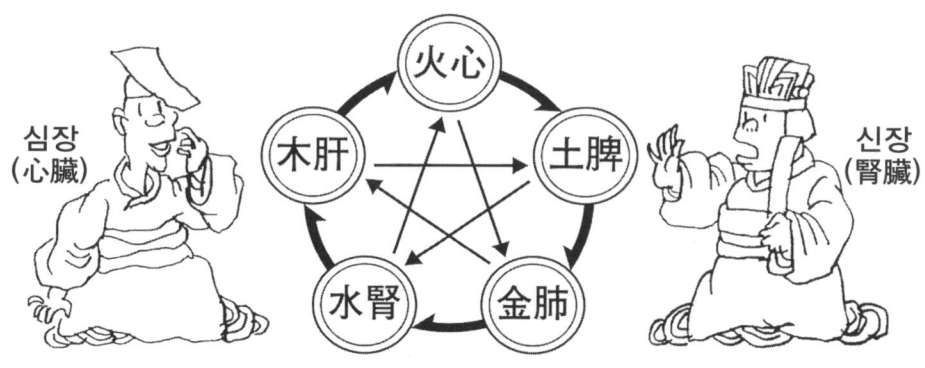

즉 함미(鹹味)를 띤 것을 지나치게 섭취하면 혈맥(血脈)이 응체되는 까닭은 함미의 수(水)가 심(心)의 화(火)를 이기기 때문이다.

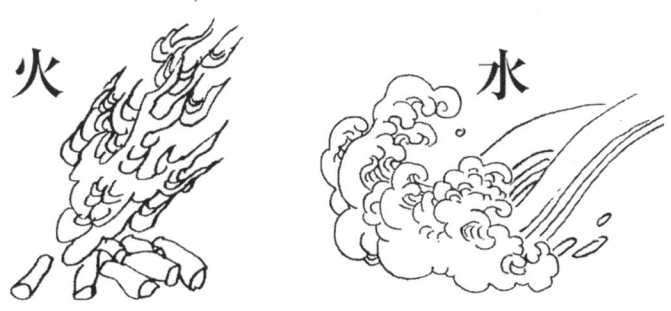

제4장 오장과 오미

폐(肺)는 기(氣)의 근본이며, 백(魄)을 갈무리하고 있는 곳이다.

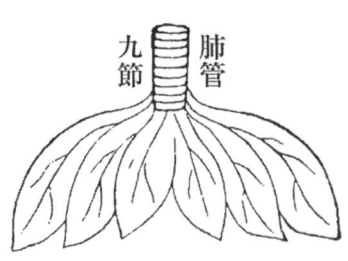

그 기능은 피부(皮膚)와 체표(體表)를 충실하게 하는 것이며, 음(陰) 중의 소음(少陰)*이 되어 가을 기운에 상응한다. 색 중에서는 백색(白色)을 주관하며 맛으로는 신미(辛味)가 된다.

폐(肺)와 짝이 되는 것은 피부(皮膚)이고, 폐의 영화(榮華)는 체표의 털에 드러나며, 폐를 제약하는 것은 심(心)이다.

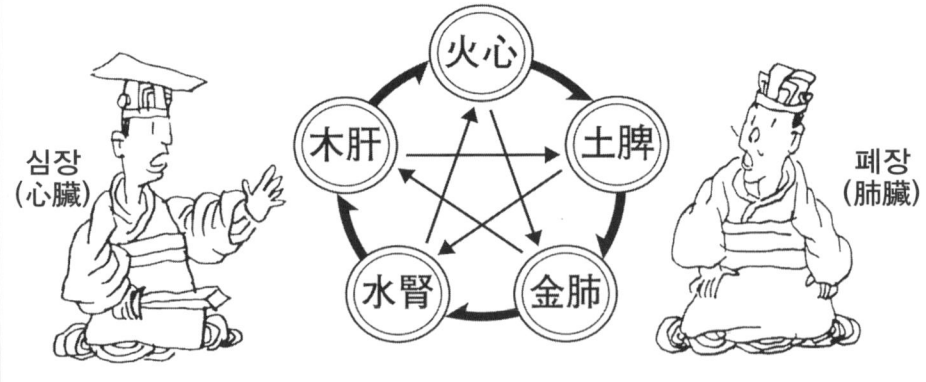

그래서 고미(苦味)를 지나치게 섭취하면 피부가 건조해지고 털이 빠지는데 이것은 고미의 화(火)가 폐(肺)의 금(金)을 이기기 때문이다.

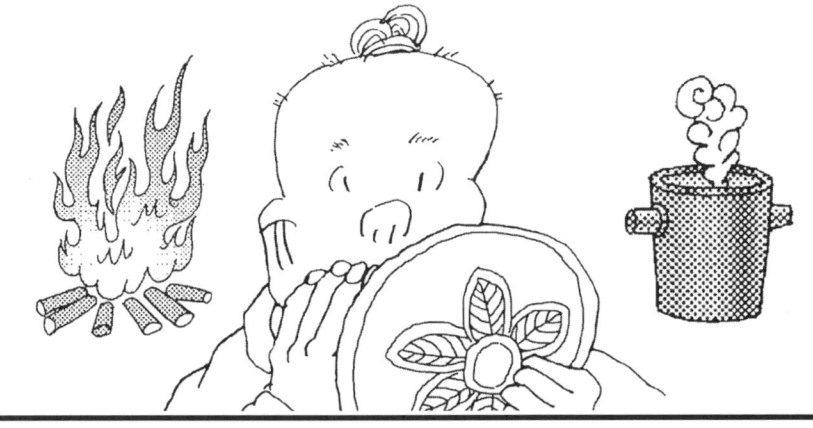

【역주】

소음(少陰) : 원래 《황제내경 소문》 사기조신대론(四氣調神大論)에는 폐(肺)가 태음(太陰)으로 되어 있다. 폐(肺)의 수금(水金) 작용이 일어나는 위치로 보면 태음(太陰)이므로 음기(陰氣)가 시생(始生)하는 것으로 보면 소음(少陰)이라 할 수 있다.

오장과 오미

신(腎)은 진양(眞陽)이 숨어있는 곳이니, 봉(封)하여 갈무리하는 근본이며 정기(精氣)가 쌓여 저장되는 곳이다.

신(腎)의 기능은 골수(骨髓)를 충실하게 하는 것이며, 음(陰) 중의 태음(太陰)이 되어서 겨울 기운과 상응한다. 색 중에서는 흑색(黑色)을 주관하고 맛으로는 함미(鹹味)가 된다.

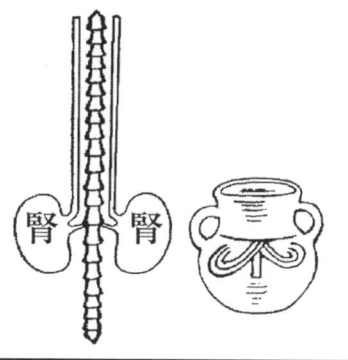

신(腎)과 짝이 되는 것은 뼈이고, 신의 영화(榮華)는 머리털에 드러나며, 신을 제약하는 것은 비(脾)이다.

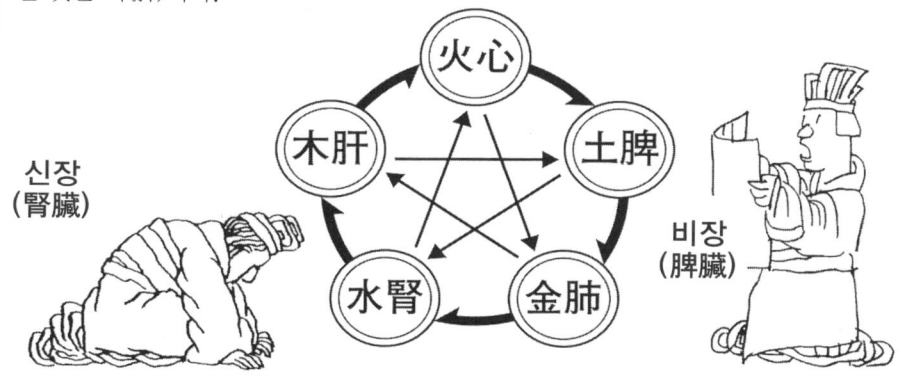

이러한 까닭으로 감미(甘味)를 띤 것을 많이 먹으면 골격에 통증이 생기고 머리털이 빠진다. 이것은 감미의 토(土)가 신(腎)의 수(水)를 이기기 때문이다.

모두 음식의 오미(五味)를 편식했기 때문에 생기는 일입니다.

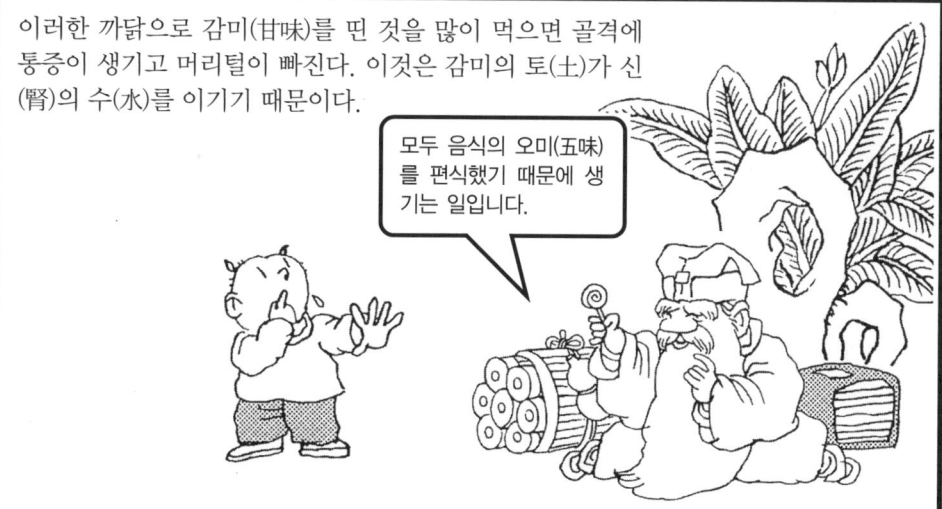

제4장 오장과 오미

간(肝)은 사지(四肢)의 근본이며 혼(魂)을 갈무리하는 곳이다. 간(肝)의 기능은 근력을 충실하게 하는 것이며 혈(血)과 기(氣)를 낳고 기른다. 그 맛은 산미(酸味)이고 그 색은 청색(靑色)이며, 양(陽) 중의 소양(少陽)이 되어 봄 기운과 상응한다.

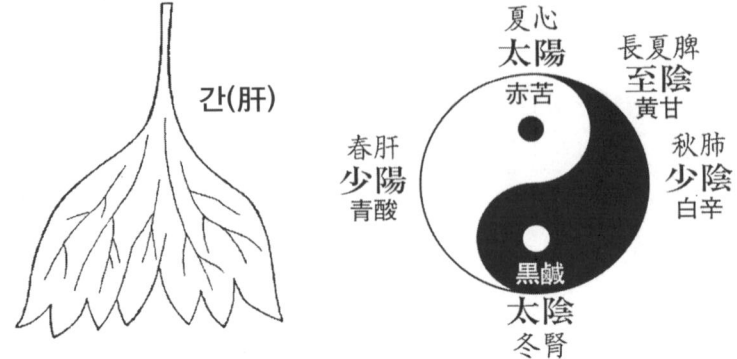

간(肝)과 짝이 되는 것은 힘줄이고, 간의 영화(榮華)는 손발톱에 표현되며, 간을 제약하는 것은 폐(肺)이다.

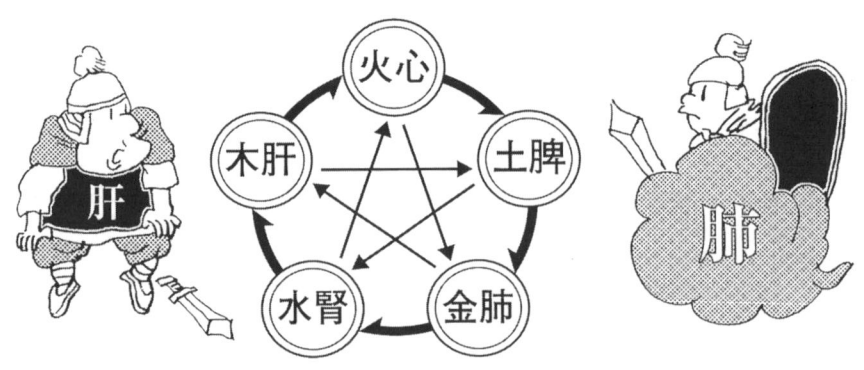

신미(辛味)를 띤 것을 많이 먹으면 힘줄이 땅기고 손발톱이 마르게 되는데, 이것은 신미의 금(金)이 간(肝)의 목(木)을 이기기 때문이다.

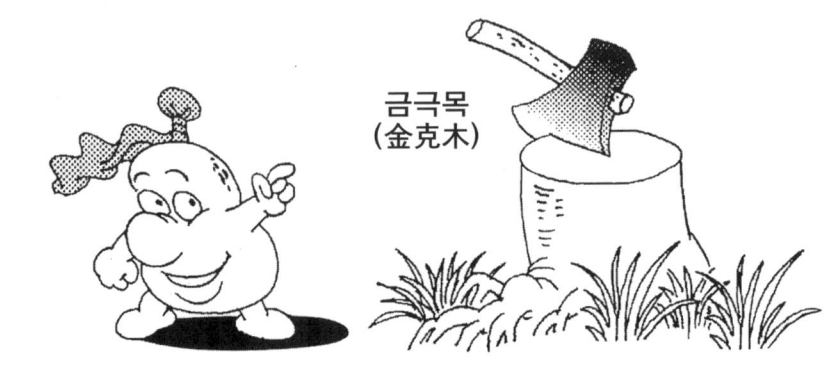

비(脾)는 수곡(水穀)이 갈무리되는 근본이고, 영기(營氣)가 생화되는 곳이다. 비(脾)의 기능은 육(肉)[살]을 충실하게 하는 것이며 지음(至陰)에 속하여 장하(長夏)의 기운과 상응한다. 색 중에서는 황색(黃色)을 주관하고, 맛으로는 감미(甘味)가 된다.

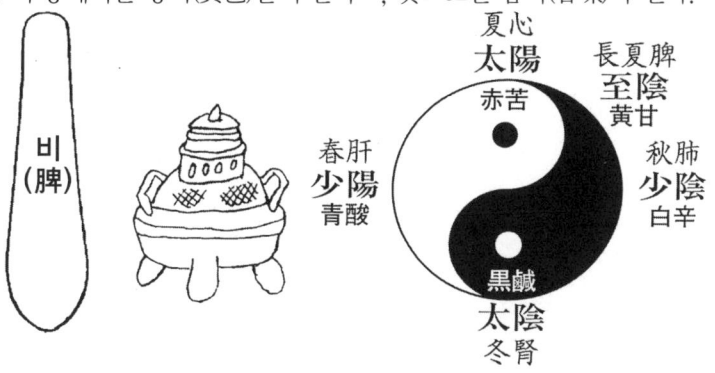

비(脾)와 짝이 되는 것은 살이며, 비의 영화는 입술 및 그 주위에 드러난다. 비를 제약하는 것은 간(肝)이다.

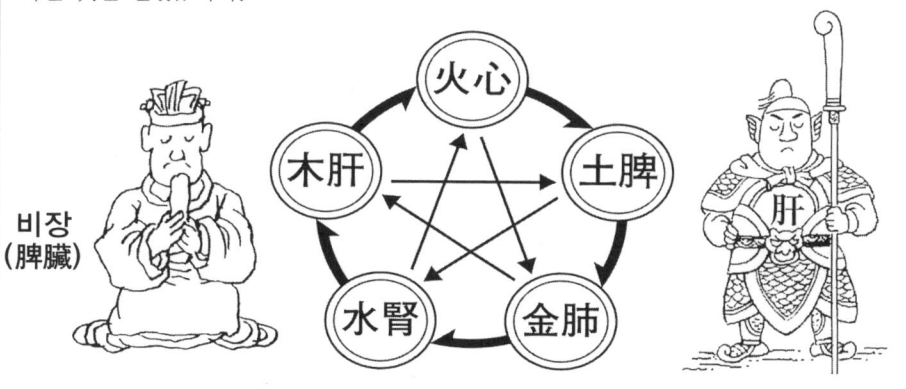

산미(酸味)를 많이 섭취하면 살이 딱딱하고 두터워지며 입술이 오므라들게 되는데, 이것은 산미의 목(木)이 비(脾)의 토(土)를 이기기 때문이다.

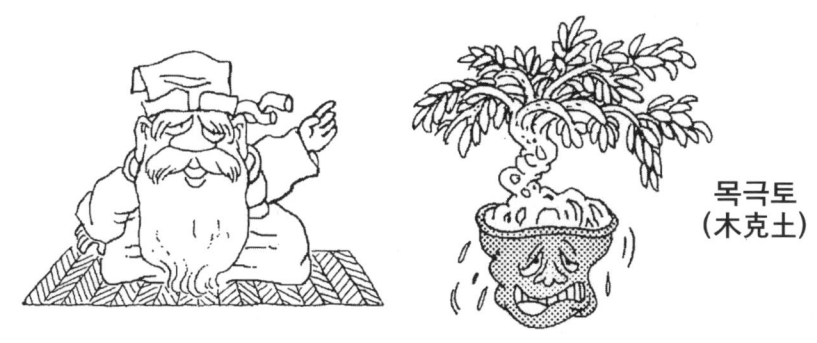

목극토
(木克土)

제4장 오장과 오미

그러므로 오색(五色)도 오미(五味)와 서로 결합되어 있다. 백색(白色)은 폐(肺)와 신미(辛味)에 들어맞고, 적색(赤色)은 심장(心臟)과 고미(苦味)에, 청색(靑色)은 간(肝)과 산미(酸味)에, 황색(黃色)은 비(脾)와 감미(甘味)에, 흑색(黑色)은 신장(腎臟)과 함미(鹹味)에 각각 들어맞는다.

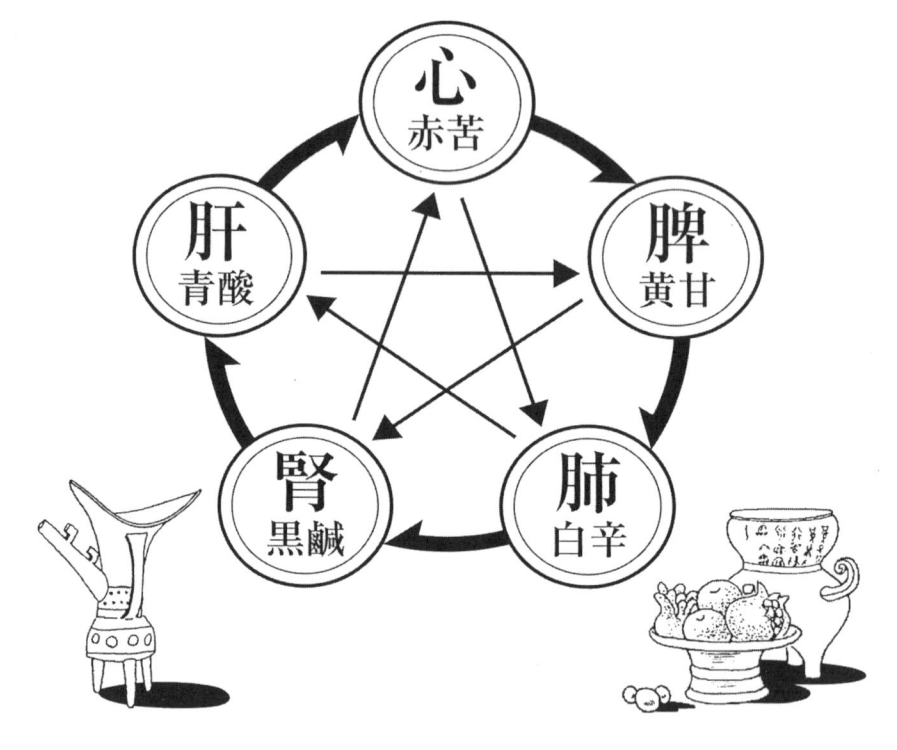

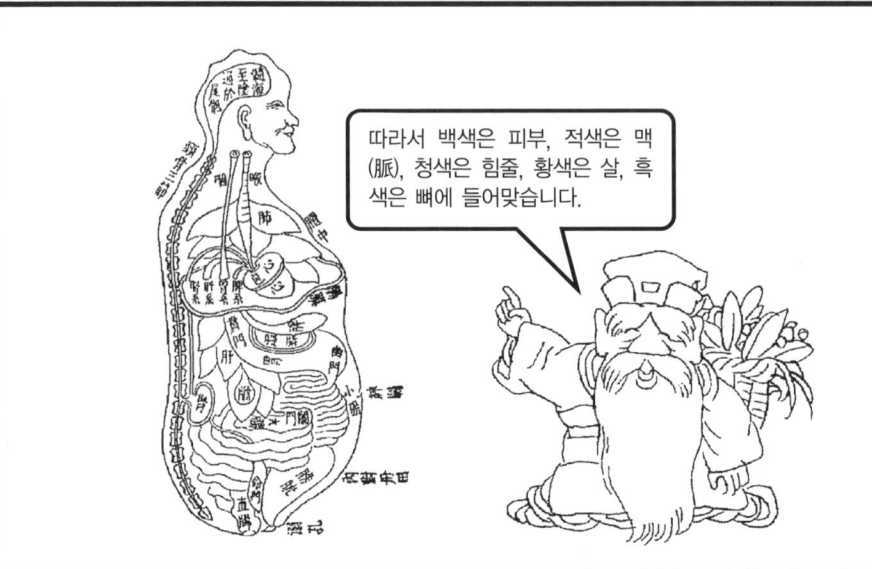

따라서 백색은 피부, 적색은 맥(脈), 청색은 힘줄, 황색은 살, 흑색은 뼈에 들어맞습니다.

음식 오미(五味)의 편식으로 인체에 해를 끼치는 것을 방지하기 위해, 우리는 오미와 오장(五臟)이 어떻게 상응하는가에 유의해야 한다.

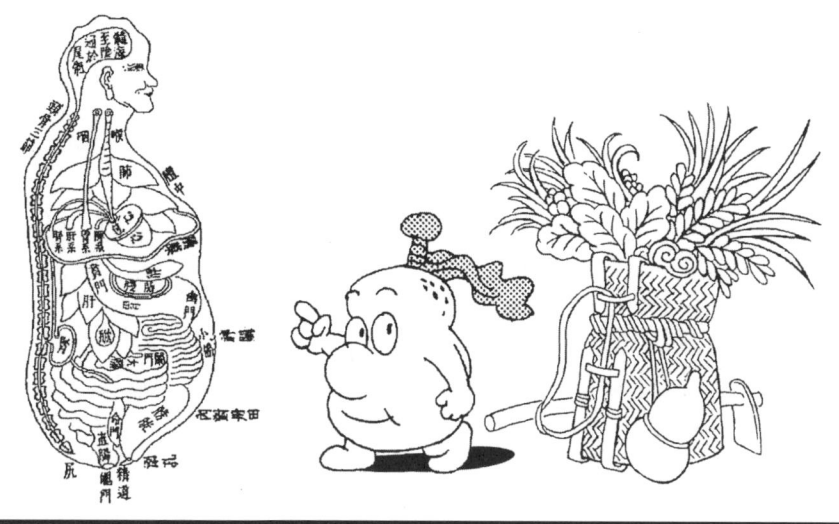

즉 심(心)은 고미(苦味)를 반기고, 폐(肺)는 신미(辛味)를, 간(肝)은 산미(酸味)를, 비(脾)는 감미(甘味)를, 신(腎)은 함미(鹹味)를 반긴다.

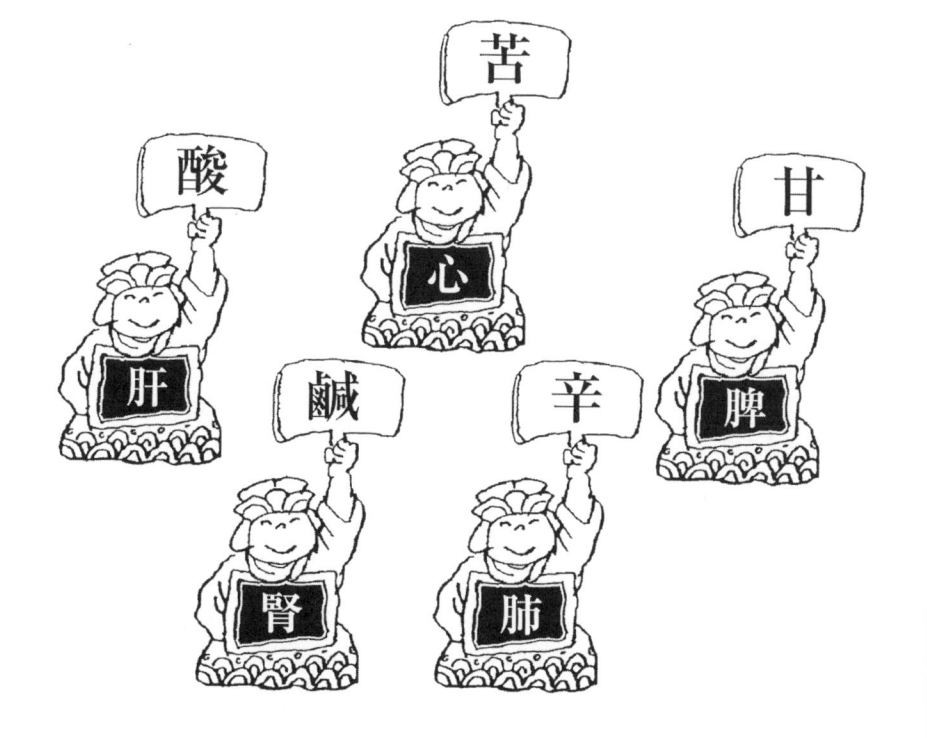

제4장 오장과 오미

여기에서 알 수 있듯이, 오장(五臟)과 오미(五味)의 관계는 아주 밀접하다.

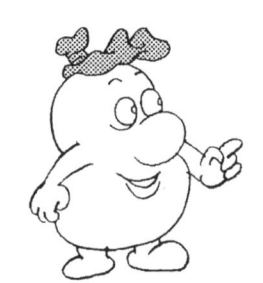

가장 먼저, 음식물이 모두 위(胃)로 먼저 들어가므로 위는 음식수곡(飮食水穀)이 모여드는 곳이 된다.

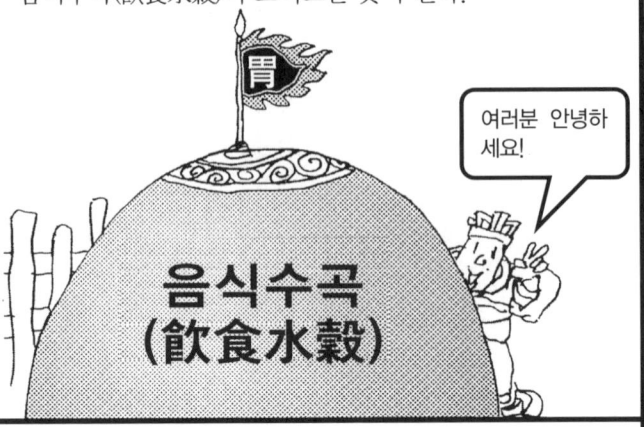

여러분 안녕하세요!

오장육부(五臟六腑)는 모두 위(胃)에서 화생된 정미로운 기운으로 영양을 공급받으며, 오미(五味)가 오장(五臟)으로 들어갈 때는 같은 성질을 가져서 반기는 장(臟)으로 들어간다.

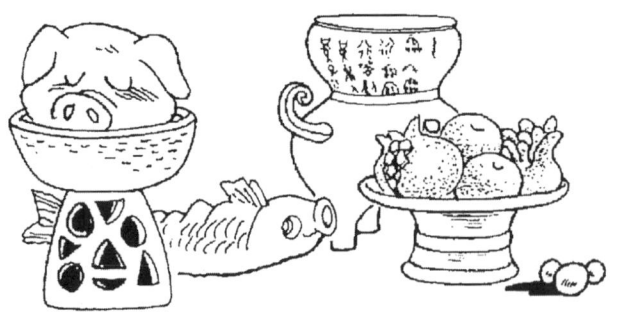

맛이 신 것은 간(肝)으로 먼저 들어가고,

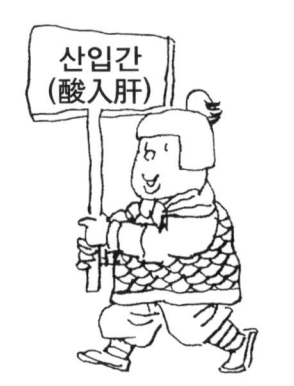

산입간
(酸入肝)

맛이 쓴 것은 심(心)으로 먼저 들어가며,

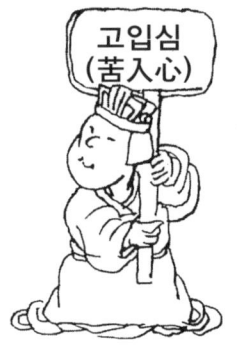

고입심
(苦入心)

맛이 단 것은 비(脾)로 먼저 들어가고,

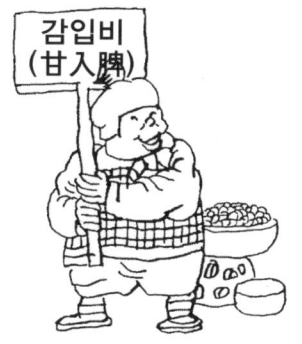

맛이 매운 것은 폐(肺)로 먼저 들어가며,

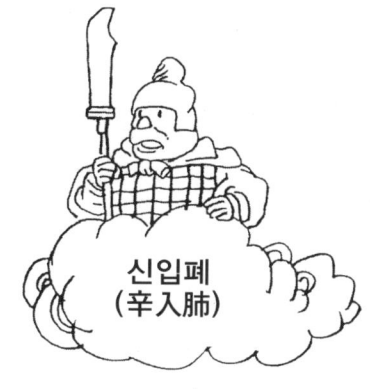

맛이 짠 것은 신(腎)으로 먼저 들어간다.

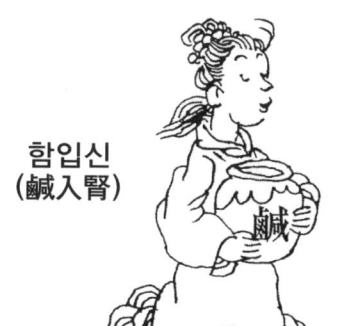

음식수곡(飮食水穀)이 진액(津液)과 영위(營衛)가 되어 전신에 운행한다.

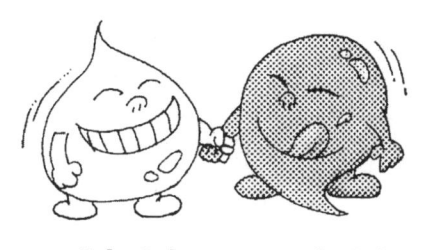

그 중에 찌꺼기는 순서대로 하행(下行)하여 대장(大腸)과 방광(膀胱)에 전해져서, 대변과 소변이 되어 체외로 배출된다.

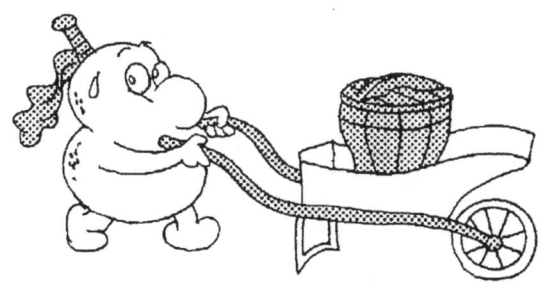

제4장 오장과 오미

앞에서 설명한 바와 같이 오미(五味)가 입으로 들어가면 선호하여 찾아가는 장부(臟腑)와 경락(經絡)이 있는데, 그로 인해 여러 가지 치우침이 발생하게 된다.

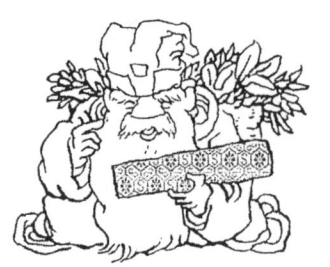
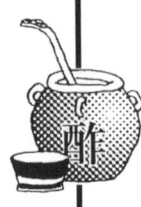

산미(酸味)는 근(筋)을 향해 달려가며, 산미를 과식하면 소변이 시원하게 나오지 않게 된다.

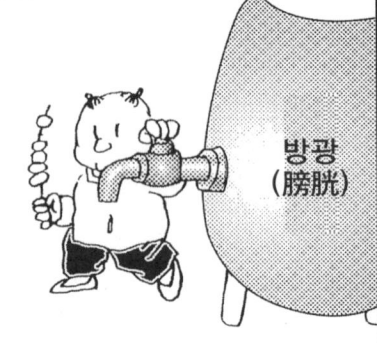

산미(酸味)를 띤 음식이 위(胃)로 들어가면, 그 신 맛의 수렴하는 성질 때문에 기(氣)의 작용과 출입이 조금 어려워진다.

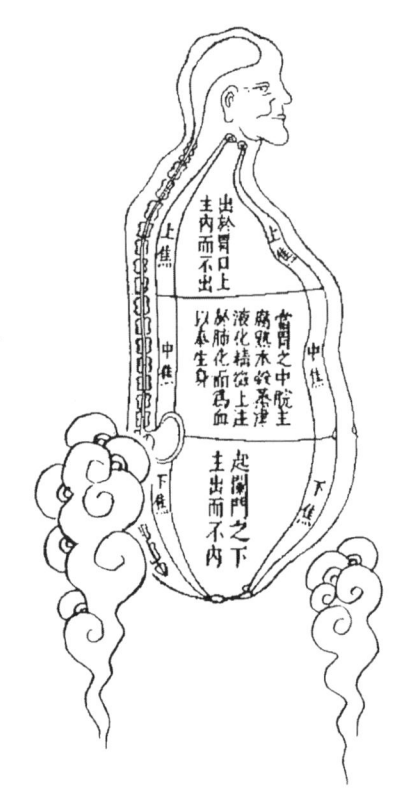

위(胃)의 기능이 정상적이고 조화를 이루고 있을 때는 산미(酸味)가 아래로 내려가 방광에 이르는 것을 촉진할 수 있다.

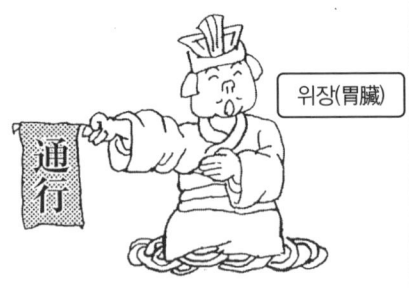

방광(膀胱)은 얇고 유연한데, 산미(酸味)를 만나면 수축되고 오므라들어, 방광 출구가 꼭 닫혀 열리지 못하므로 소변에 영향을 주게 된다.

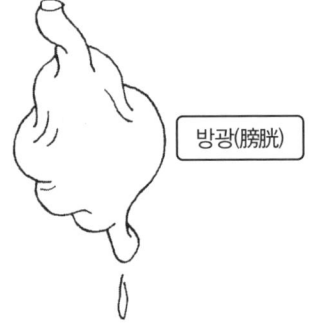

오장과 오미

전음(前陰)*은 모든 근(筋)이 모이는 자리이므로 또한 산미(酸味)가 위(胃)로 들어가면 근(筋)으로 달려간다고 하는 것이다.

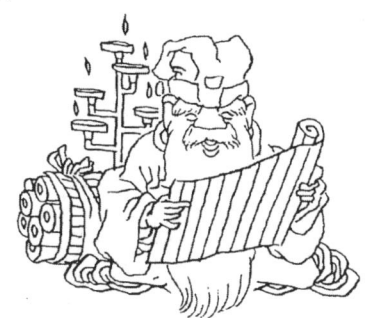

함미(鹹味)는 혈(血)을 향해 달려가며, 함미를 띤 음식을 과식하면 갈증이 나게 된다.

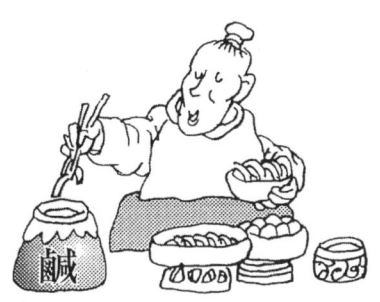

함미(鹹味)를 띤 음식이 위(胃)에 들어가면 기(氣)가 중초(中焦)로 달려가서 혈맥(血脈)까지 운반되어, 혈(血)과 서로 합해져서 운행한다.

혈(血)과 함미(鹹味)가 서로 합해지면 혈액이 농후해지고 점성이 생기며, 혈액이 진하고 걸쭉해지면 위(胃) 속의 수액(水液)이 혈맥(血脈) 속으로 흘러들어가게 된다.

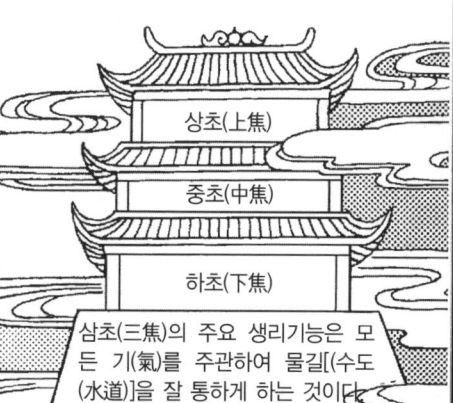

삼초(三焦)의 주요 생리기능은 모든 기(氣)를 주관하여 물길[(수도(水道)]을 잘 통하게 하는 것이다.

그러면 위(胃) 속의 수액(水液)이 부족해져서 위로 올라가 목구멍을 자양할 수가 없게 되므로, 목구멍이 마르고 혀가 건조해지며 갈증이 나는 것이다.

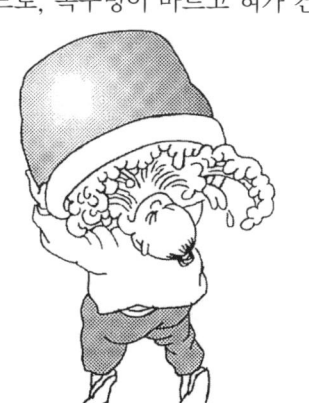

【역주】

전음(前陰) : 외부생기와 요도(尿道)를 말함.

혈맥(血脈)은 중초(中焦)의 정미(精微)가 전신으로 수송되는 도로이며, 혈(血) 또한 중초(中焦)에서 나온다.

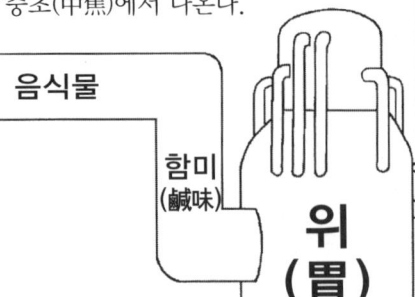

그래서 함미(鹹味)가 위(胃)로 들어가면 중초(中焦)에서 나와 혈분(血分)으로 달려간다고 하는 것이다.

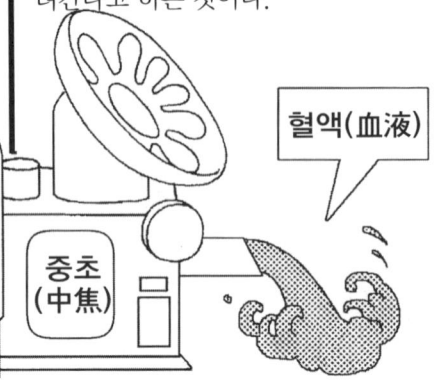

신미(辛味)는 기(氣)를 향해 달려가며, 신미(辛味)를 과식하면 심중(心中)이 공허하게 된다.

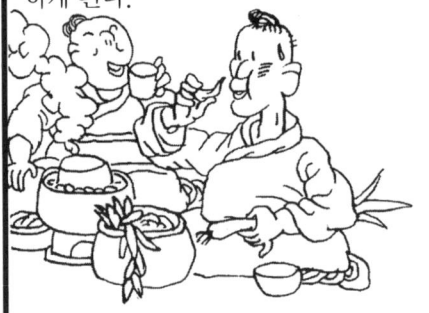

상초(上焦)는 중초(中焦)의 정미로운 기운을 받아서 살과 살갗에 퍼뜨리는데, 생강이나 부추 등의 신미(辛味)는 상초로 훈증(薰蒸)되므로 영위(營衛)의 기운이 그 영향을 받는다.

이것은 신미(辛味)가 위(胃)로 들어가면 그 기(氣)가 나와서 상초(上焦)로 달려가기 때문이다.

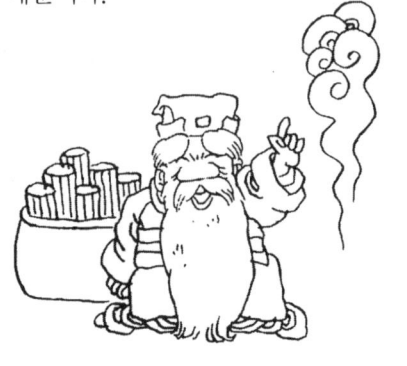

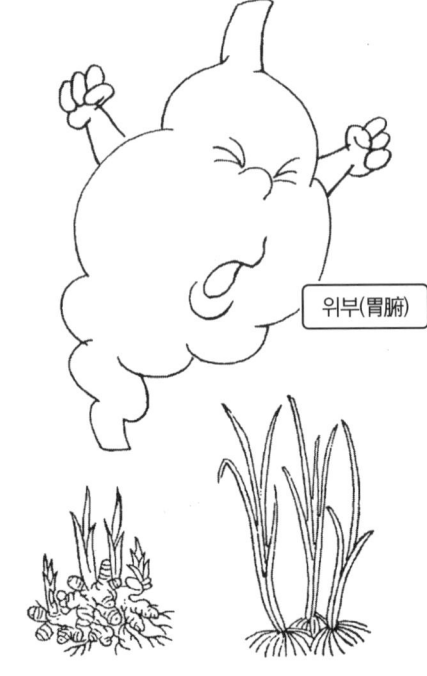

그래서 신미(辛味)가 위(胃) 속에 머물면 가슴 속이 공허한 느낌을 받게 된다.

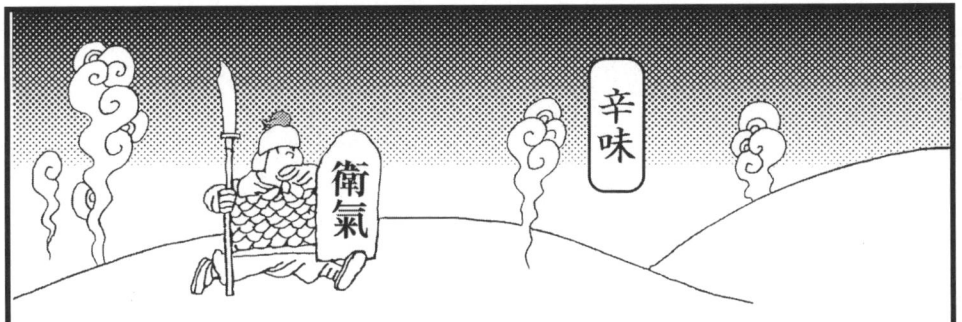

신미(辛味)와 위기(衛氣)는 동반하여 운행하는데, 위기가 체표로 달려가므로 신미가 위(胃)에 들어가면 또한 체표로 달려가서 땀구멍을 열고 땀을 함께 나오게 한다.

고미(苦味)는 뼈를 향해 달려가는데, 고미를 과식하면 구토가 일어난다.

이것은 고미(苦味)가 위(胃)로 들어가면 오곡(五穀)의 기미(氣味)가 모두 고미를 이기지 못해 고미가 곧장 위(胃) 아래쪽 즉 유문(幽門) 부근으로 달려가기 때문이다.

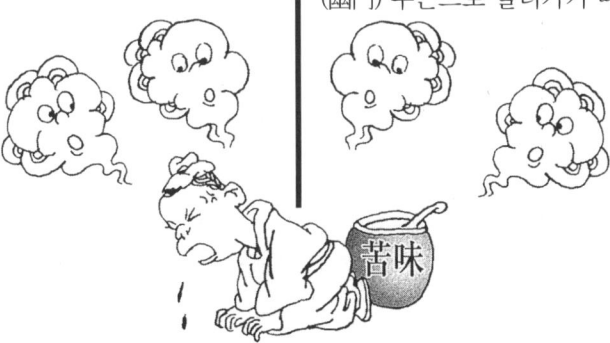

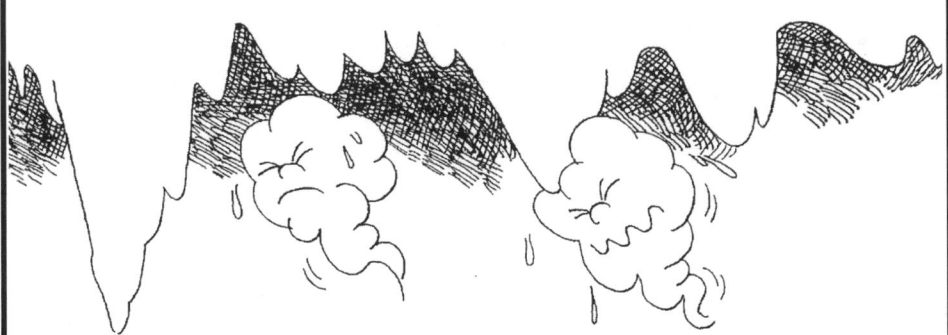

삼초(三焦)의 통로가 그 영향을 받아 닫혀서 통하지 않게 되니 수곡(水穀)은 퍼지지 못하고 위(胃)의 기능이 정상을 유지하지 못하므로 구토가 일어나는 것이다. 옛사람들은 고미(苦味)가 치아(齒牙)로 들어가고 치아로부터 나온다고 여겨 "고미(苦味)는 뼈로 달려간다."고 하였다.

제4장 오장과 오미

감미(甘味)는 살을 향해 달려가는데, 감미를 과식하면 가슴 속이 괴롭고 답답하게 된다.

이것은 감미(甘味)가 위(胃)로 들어가면 기미(氣味)가 부드러워 위로 올라가 상초(上焦)에까지 이르지 못하고 수곡(水穀)과 함께 위(胃) 속에 머물기 때문이다.

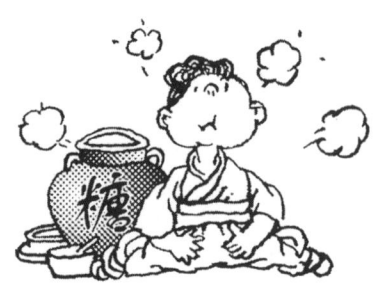

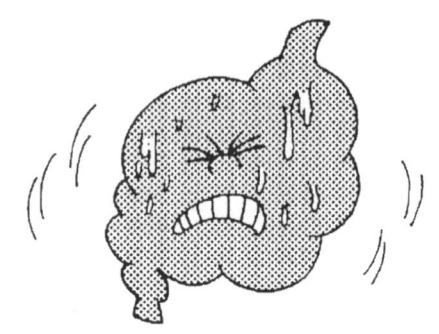

감미(甘味)는 위(胃)를 부드럽고 윤택하게 만드는데, 위(胃)가 부드럽고 윤택하면 기(氣)의 흐름이 완만해지고, 그러면 충(蟲)이 요동하여 편안치 못하므로 가슴이 번거롭게 되는 것이다.

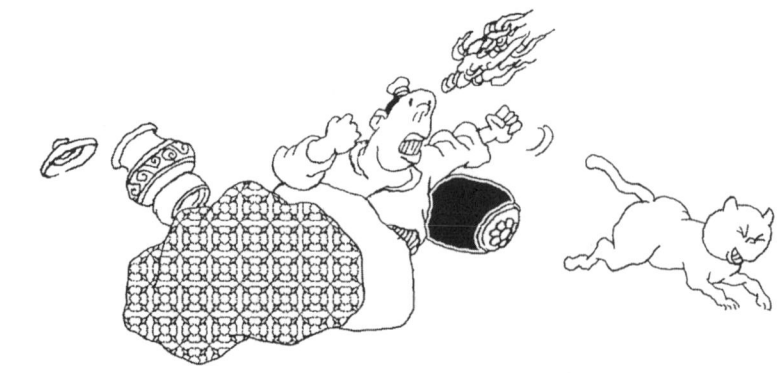

감미(甘味)는 비(脾)로 들어가고 비는 기육(肌肉) 즉 살을 주관하므로 감미의 기운은 밖으로 기육에 통하니, 그래서 '감미(甘味)가 육(肉)을 향해 달려간다'고 한다.

甘味   肉

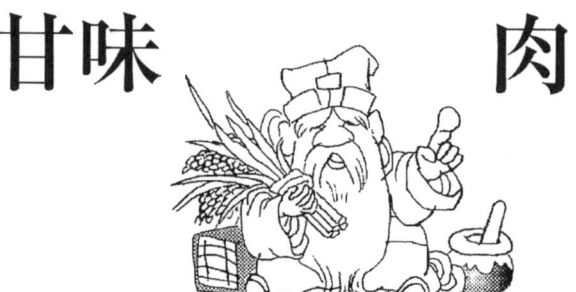

약이나 음식의 오미(五味)와 오장(五臟)의 관계는 이러하다. 약물은 해로운 기운인 사기(邪氣)를 공격하여 치우친 것을 바로잡고,

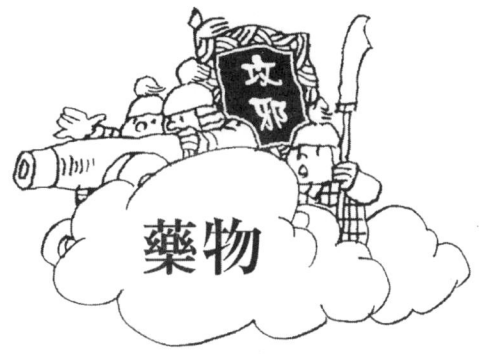

오곡(五穀) 즉 곡식은 몸을 영양하며,

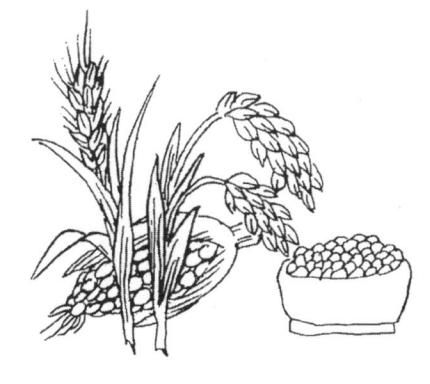

오과(五果) 즉 과일은 그것을 보조하고,

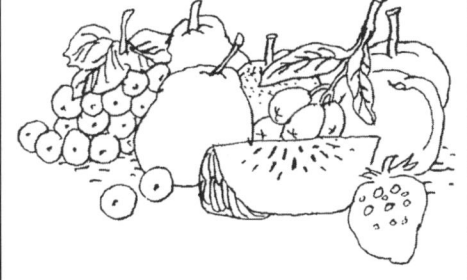

오육(五肉) 즉 고기는 몸을 보익하며,

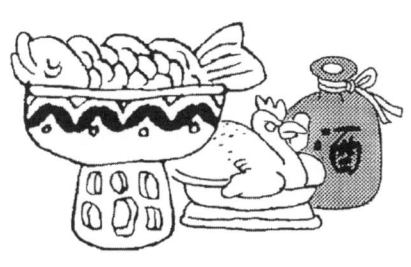

오채(五菜) 즉 채소는 몸을 충실하게 한다.

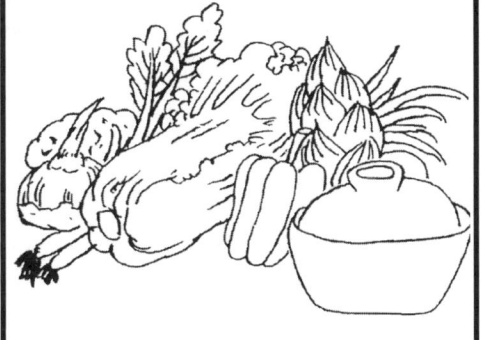

제4장 오장과 오미

곡식, 과일, 고기, 채소의 기미(氣味)를 합리적으로 배합하여 먹으면 정(精)을 보하고 기(氣)를 더할 수 있다.

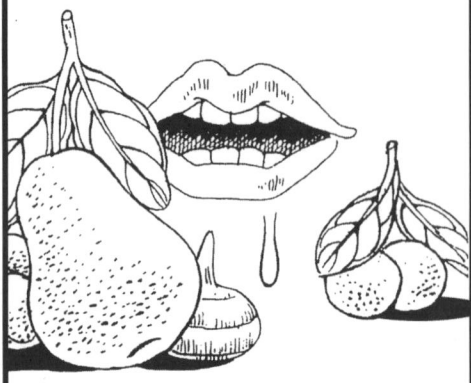

이러한 음식물들은 산(酸), 고(苦), 감(甘), 신(辛), 함(鹹)의 오미(五味)를 포함하며, 오미는 또 각각의 작용을 가지고 있다.

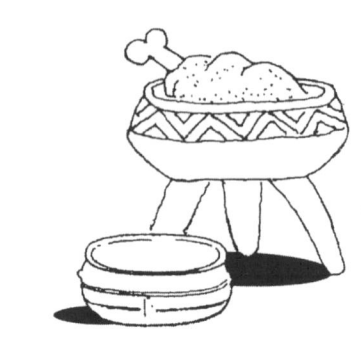

혹은 흩고, 혹은 거두며, 완만하게 하고, 굳게 하고, 무르게 한다. 병을 치료할 때에는 사계절과 오장(五臟)의 구체적 상황을 고려하여 알맞은 것을 선택해야 한다.

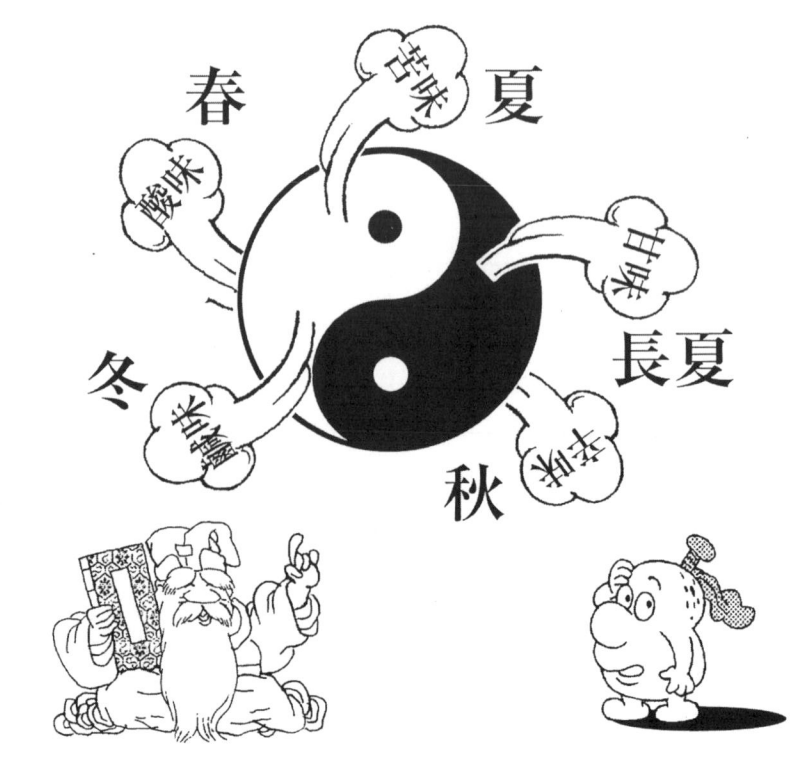

≪황제내경黃帝內經≫에서는 당시 사람들의 일상 음식물을 아래와 같이 오미(五味)에 귀속시키고 있는데, 후세의 배속과는 다른 것도 있다. 오곡(五穀)과 오미(五味)의 관계는 다음과 같다.

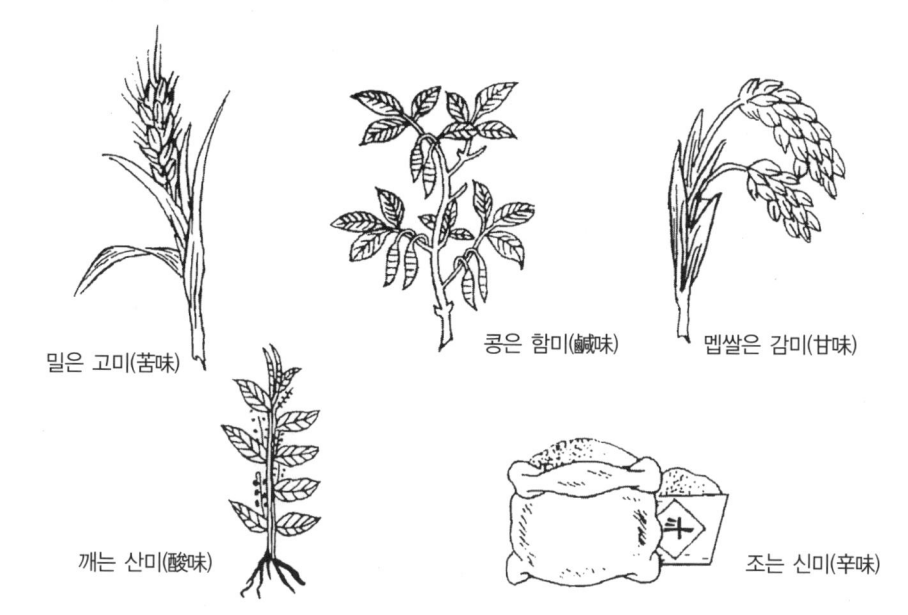

밀은 고미(苦味)
콩은 함미(鹹味)
멥쌀은 감미(甘味)
깨는 산미(酸味)
조는 신미(辛味)

오과(五果) 중에서는 이러하다.

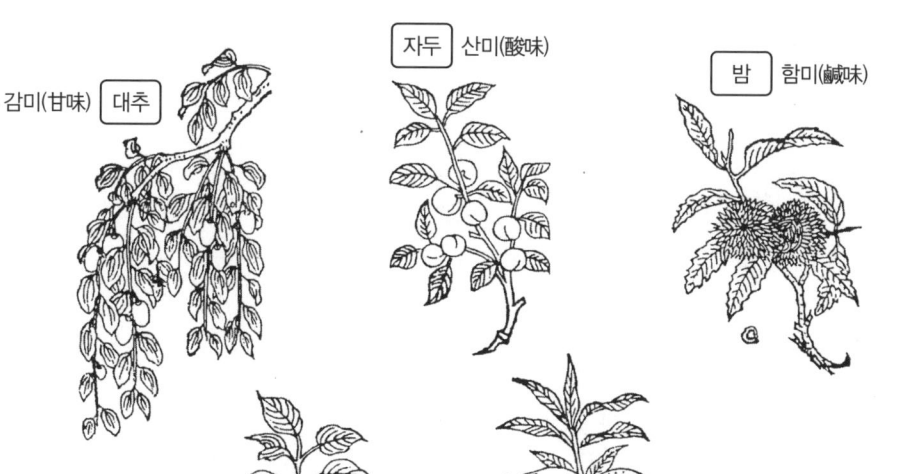

감미(甘味) 대추
자두 산미(酸味)
밤 함미(鹹味)
살구 고미(苦味)
복숭아 신미(辛味)

오장과 오미

제4장 오장과 오미

오육(五肉)에 있어서는 다음과 같다.

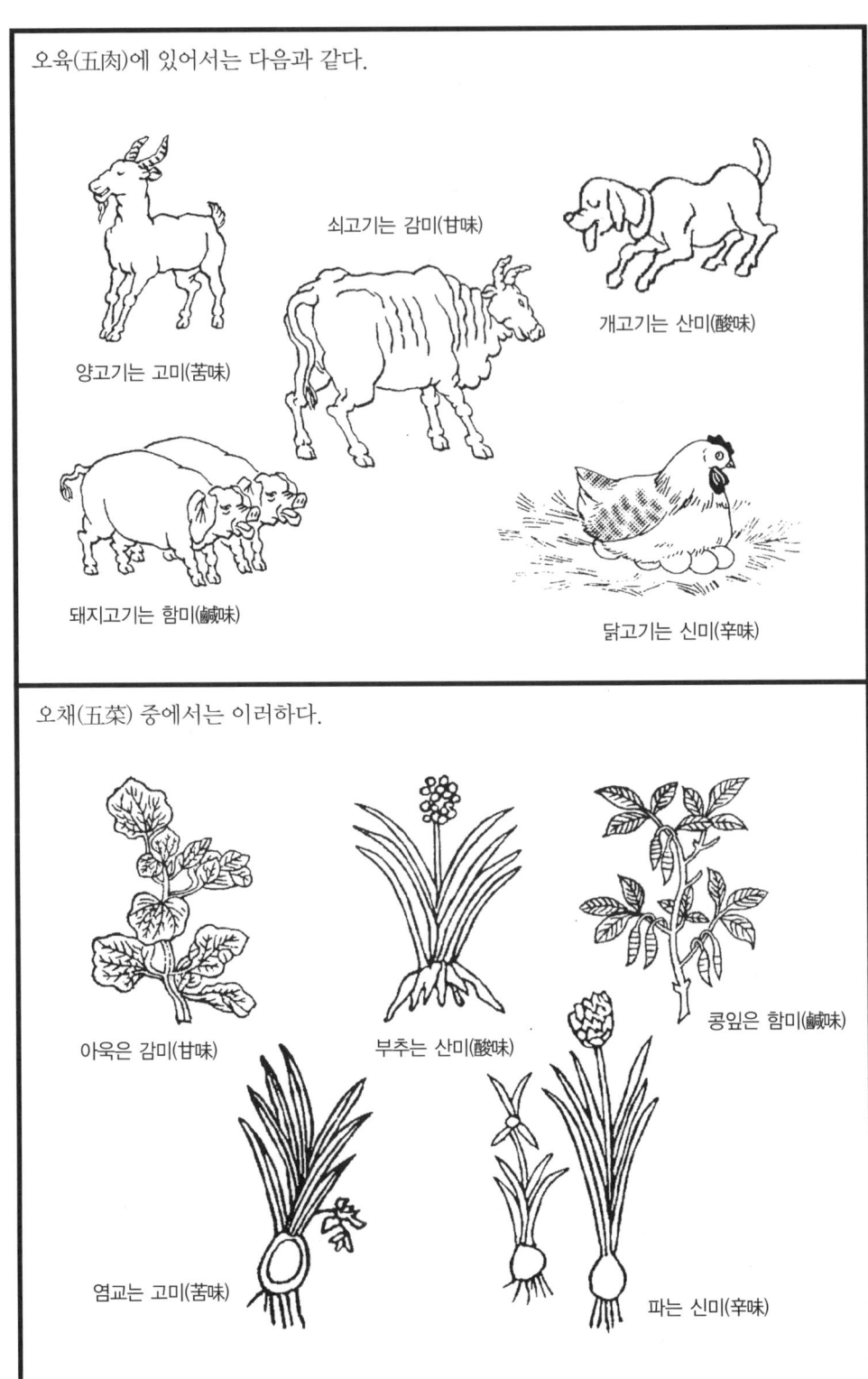

쇠고기는 감미(甘味)
양고기는 고미(苦味)
개고기는 산미(酸味)
돼지고기는 함미(鹹味)
닭고기는 신미(辛味)

오채(五菜) 중에서는 이러하다.

아욱은 감미(甘味)
부추는 산미(酸味)
콩잎은 함미(鹹味)
염교는 고미(苦味)
파는 신미(辛味)

오색(五色)과 오미(五味)
- 적합한 것과 금기

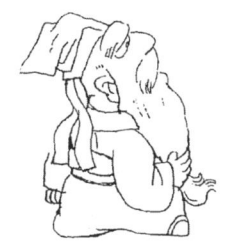

오색(五色)과 오미(五味)의 관계는 다음과 같다. 황색(黃色)은 토(土)와 비(脾)에 속하며, 음식의 감미(甘味)와 어울린다.

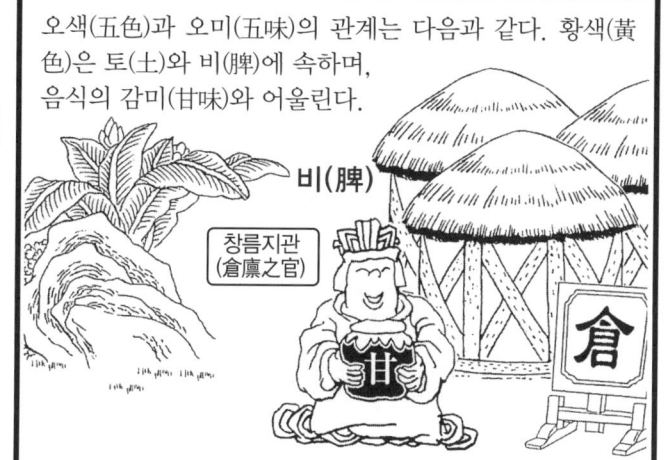

비(脾) / 창름지관(倉廩之官)

청색(靑色)은 목(木)과 간(肝)에 속하며 음식 중에서는 산미(酸味)와 어울린다.

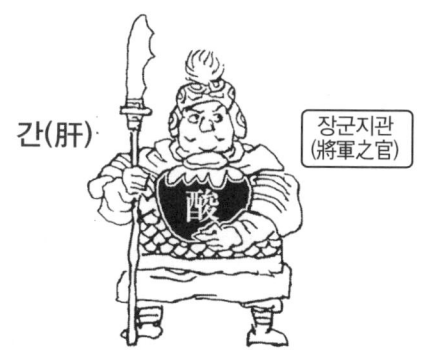

간(肝) / 장군지관(將軍之官)

흑색(黑色)은 수(水)와 신(腎)에 속하며, 음식의 함미(鹹味)와 어울린다.

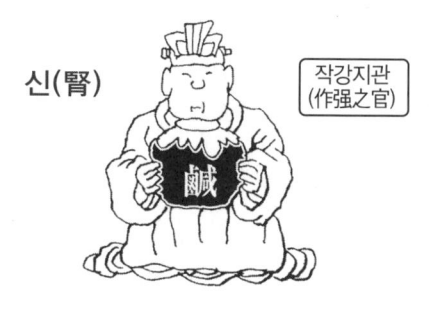

신(腎) / 작강지관(作强之官)

적색(赤色)은 화(火)와 심(心)에 속하며 음식 중 고미(苦味)와 어울린다.

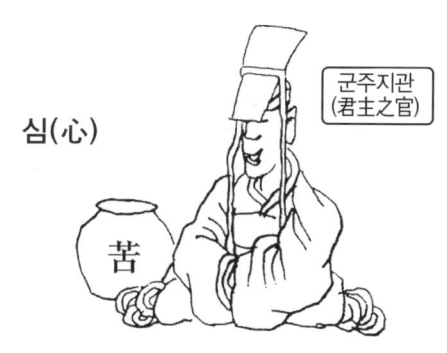

심(心) / 군주지관(君主之官)

백색(白色)은 금(金)과 폐(肺)에 속하며, 음식의 신미(辛味)와 어울린다.

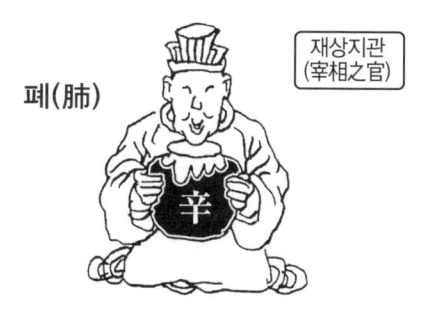

폐(肺) / 재상지관(宰相之官)

제4장 오장과 오미

이 다섯 가지는 서로 어울리는 것이 따로 있으니, '오의(五宜)' 라 하여 오장(五臟)이 병들었을 때 그에 맞게 오미(五味)를 선택하여 사용하는 것이다.

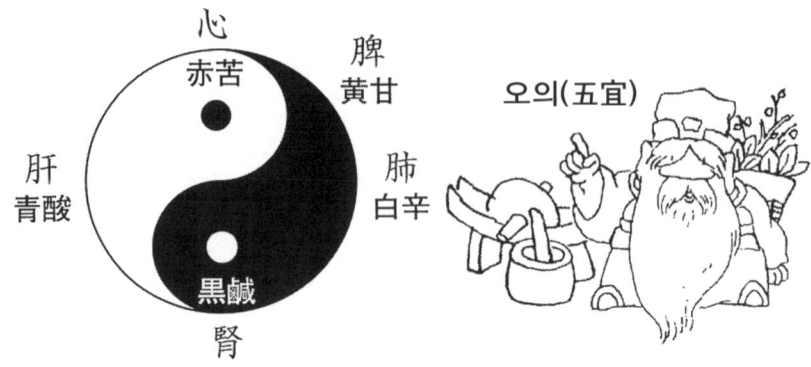

비(脾)는 토(土)에 속하는데, 토의 성질은 감(甘)이므로 비가 병들었을 때는 감미(甘味)에 속하는 멥쌀밥, 쇠고기, 대추, 아욱 등의 식품을 선택하여 먹는 것이 좋다.

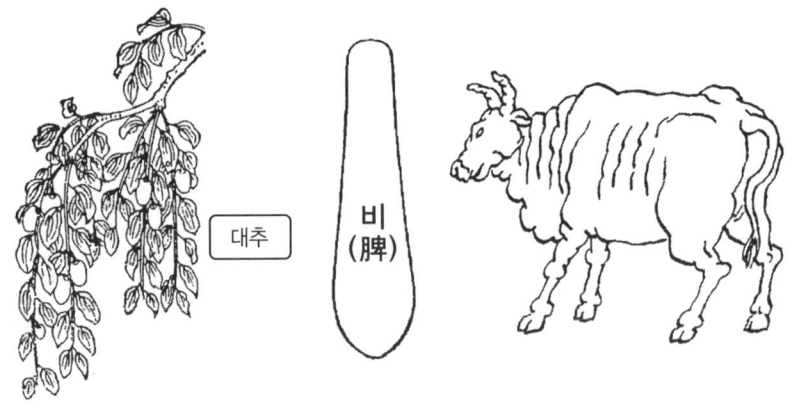

간(肝)은 목(木)에 속하는데, 목의 성질은 산(酸)이므로 간이 병든 경우에는 산미(酸味)에 속하는 개고기, 깨, 자두, 부추 등의 음식물을 선택하여 먹는다.

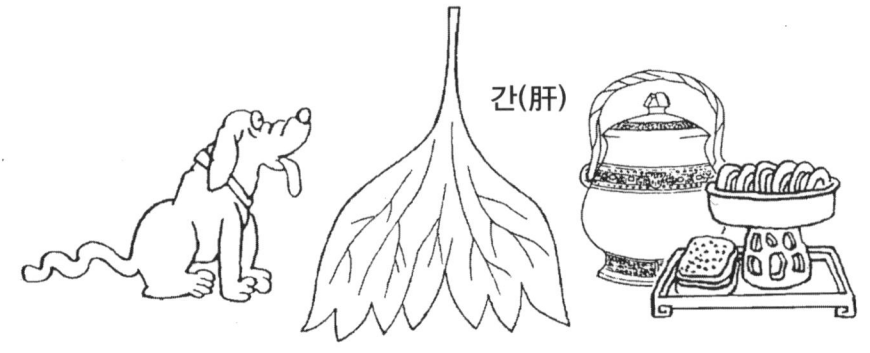

신(腎)은 수(水)에 속하고 수의 성질은 함(鹹)이므로 신이 병들면 함미(鹹味)에 속하는 콩나물, 돼지고기, 밤 등의 음식을 선택한다.

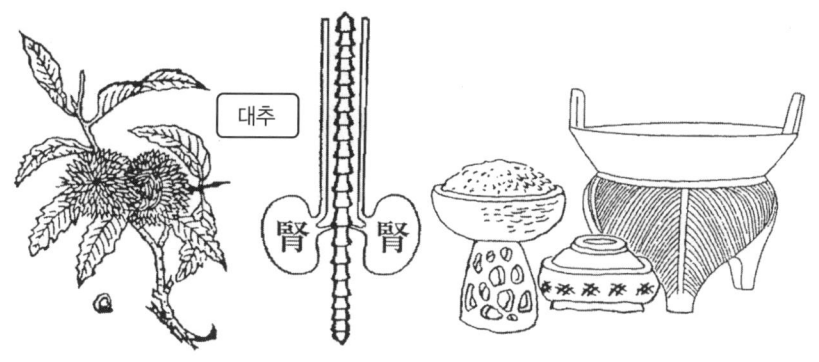

심(心)은 화(火)에 속하며 화의 성질은 고(苦)이므로 심이 병들면 고미(苦味)에 속하는 밀, 양고기, 살구, 염교 등의 음식을 선택하여 먹는다.

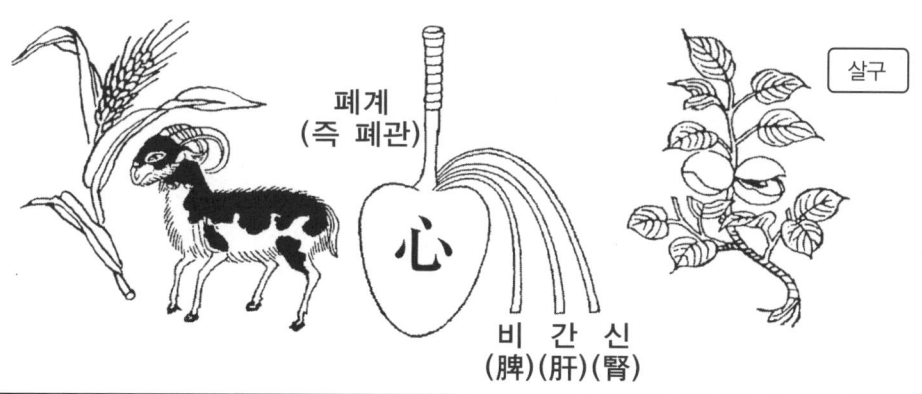

폐(肺)는 금(金)에 속하고 금은 신(辛)에 속하므로 폐에 병이 든 환자는 신미(辛味)에 속하는 좁쌀, 닭고기, 복숭아, 파 등의 음식을 선택하여 먹는 것이 좋다.

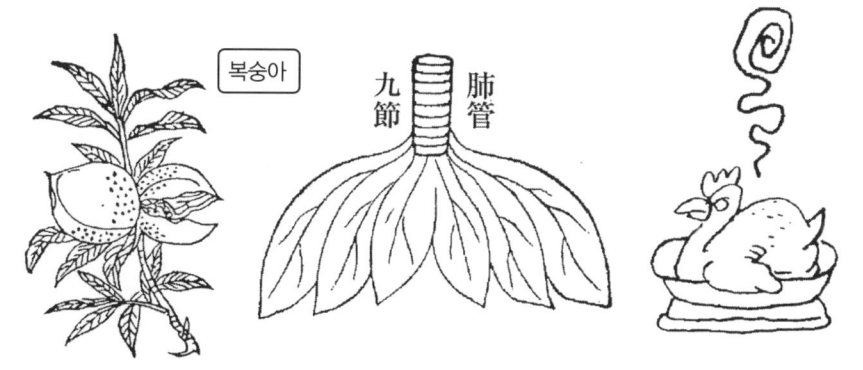

제4장 오장과 오미

오장(五臟)의 병에는 각각 금기가 있다. 금(金)이 목(木)을 이기므로 간병(肝病)에는 일반적으로 신미(辛味)를 꺼리고,

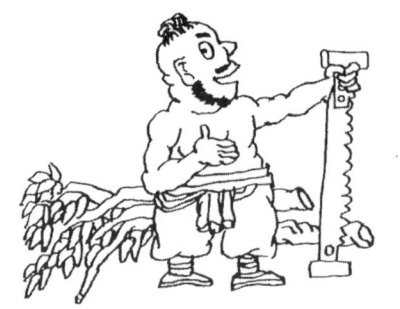

수(水)가 화(火)를 극(克)하므로 심병(心病)에는 함미(鹹味)를 꺼리며,

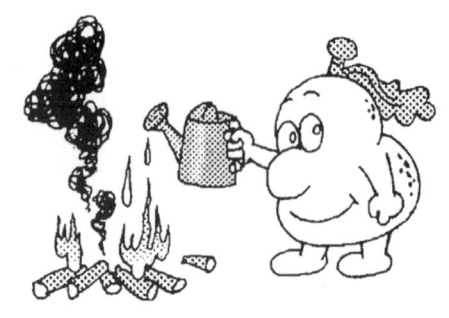

목(木)이 토(土)를 이기므로 비병(脾病)에는 산미(酸味)를 꺼리고,

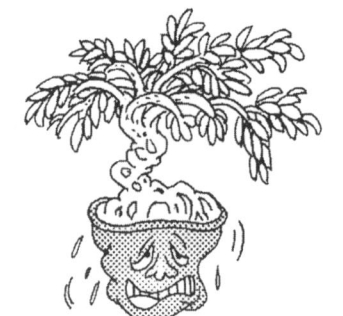

토(土)가 수(水)를 이기므로 신병(腎病)에는 일반적으로 감미(甘味)를 꺼리며,

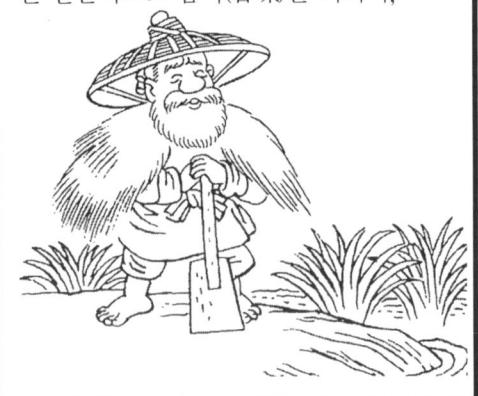

화(火)가 금(金)을 이기므로 폐병(肺病)에는 일반적으로 고미(苦味)를 꺼린다.

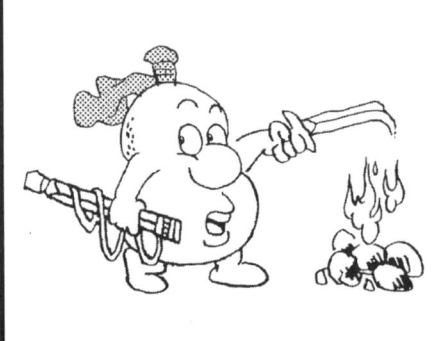

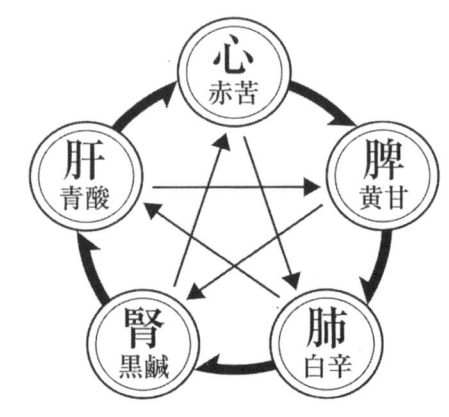

오미(五味)에 대한 우리 몸의 요구에는 시간적 규칙성이 있다. 하루 밤낮 사이에나 1년 사이에 그리고 일생 중에도 오미에 대한 수요는 음양(陰陽)의 성쇠(盛衰)에 따라 주기성을 띠고 변화한다.

오색과 오미 - 적합한 것과 금기

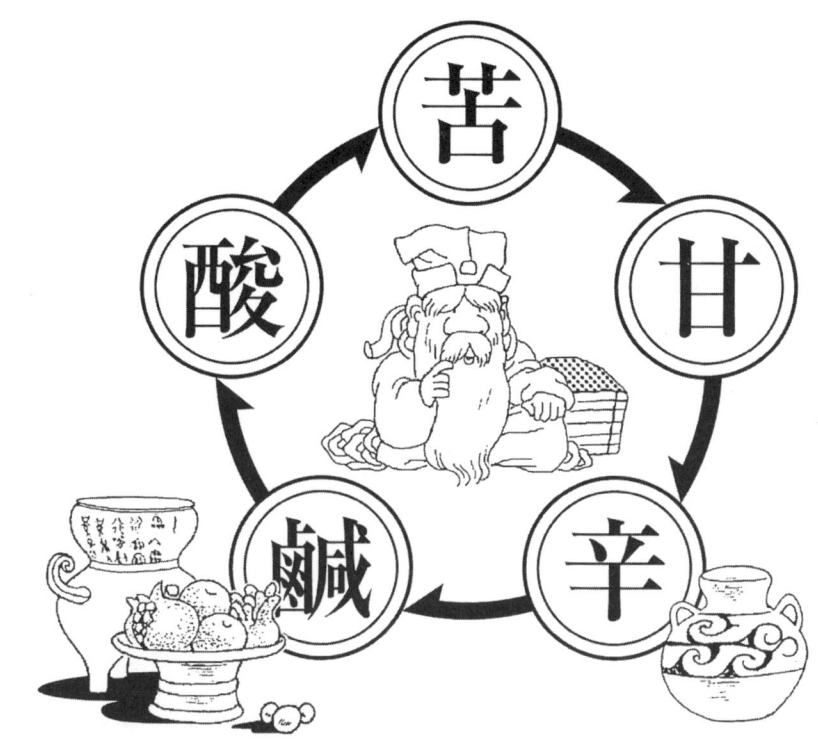

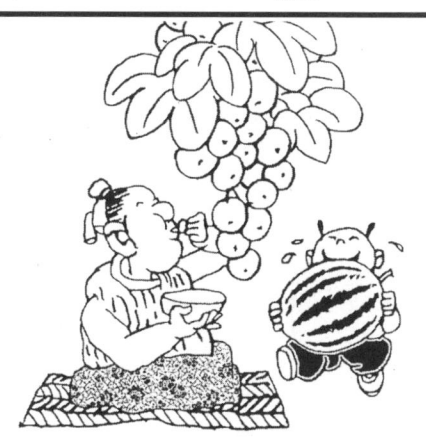

한낮이나 한여름 및 청장년(靑壯年) 시기에는 양(陽)이 왕성하여 음(陰)을 태우므로 인체는 자연히 음(陰)을 수렴하고 진액(津液)을 생성할 수 있는 산미(酸味)와 양성(凉性)을 반기게 된다.

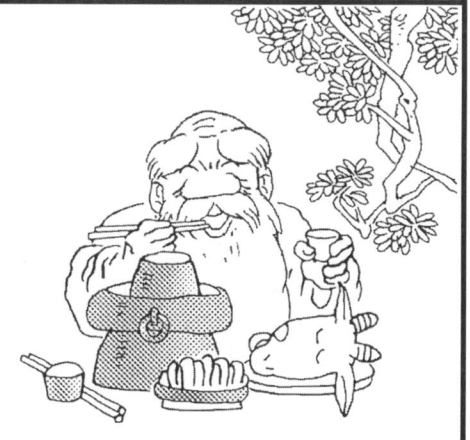

밤이나 겨울 및 노년기에는 음(陰)이 왕성하고 양(陽)은 허해져서 감미(甘味)와 온성(溫性)을 띤 달콤한 음식을 좋아하게 되니, 이러한 성미(性味)가 양(陽)을 돕고 음(陰)을 억제하기 때문이다.

제4장 오장과 오미

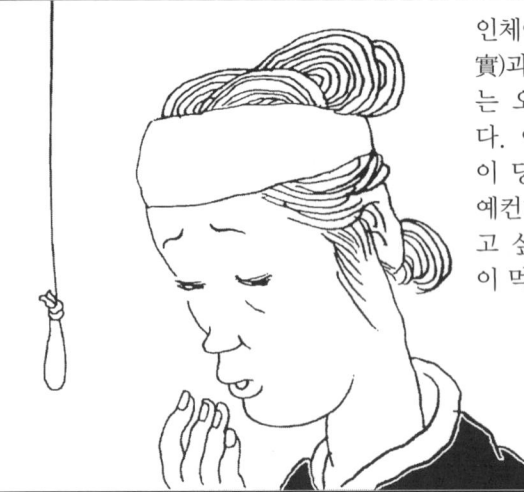

인체에서는 오장(五臟) 기운의 허실(虛實)과 성쇠(盛衰)에 따라 그에 상응하는 오미(五味)에 대한 욕구가 나타난다. 이것을 '인미자구(引味自救)[입맛이 당겨 스스로 치료함]'라고 하는데, 예컨대 비(脾)가 허(虛)하면 단 것이 먹고 싶고, 심(心)이 실(實)하면 쓴 음식이 먹고 싶은 것 등이다.

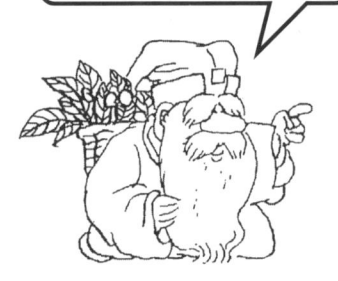

이것은 감미(甘味)가 완만한 성질로 비(脾)를 보(補)하고 고미(苦味)가 차가운 성질로 심(心)을 사(瀉)하기 때문입니다.

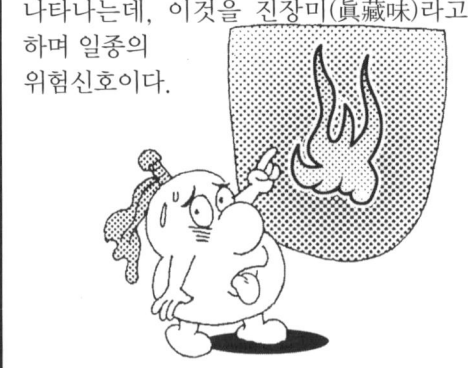

장(臟)의 기운이 쇠약해지려고 할 때는 상응하는 오미(五味)에 대한 극심한 욕구가 나타나는데, 이것을 진장미(眞藏味)라고 하며 일종의 위험신호이다.

장(臟)이 실(實)하여 기(氣)가 뭉치면 그 맛이 과도하게 나타나서 때로 질병을 판단하는 근거가 되기도 한다. 비(脾)가 실(實)한 경우 입에서 단 맛이 나며, 신(腎)이 병든 경우 입이 짠 것 등인데, 이런 증상을 눈여겨보아야 한다.

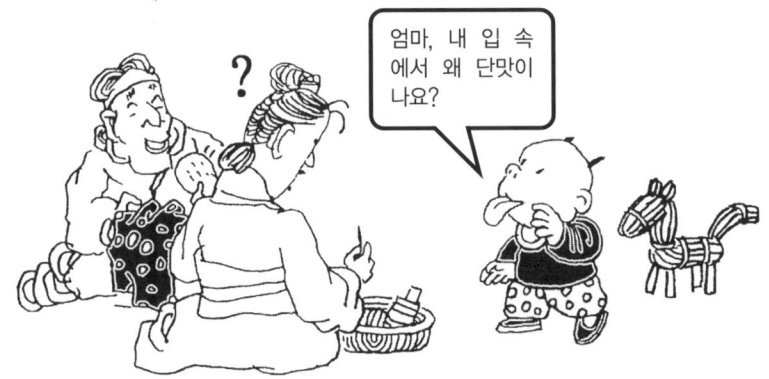

엄마, 내 입 속에서 왜 단맛이 나요?

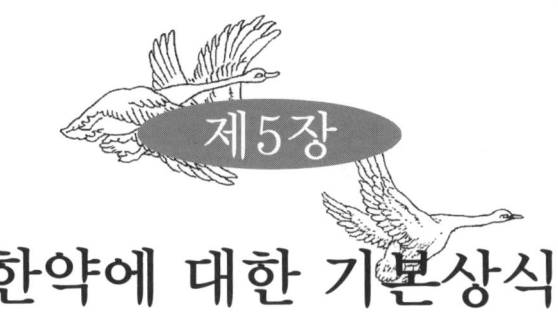

제5장
한약에 대한 기본상식

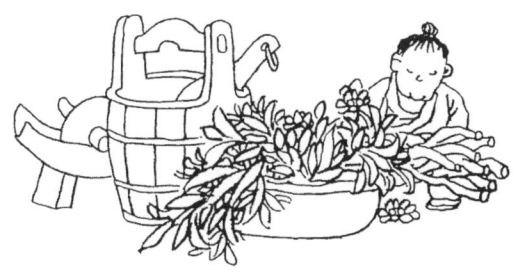

제5장 한약에 대한 기본상식

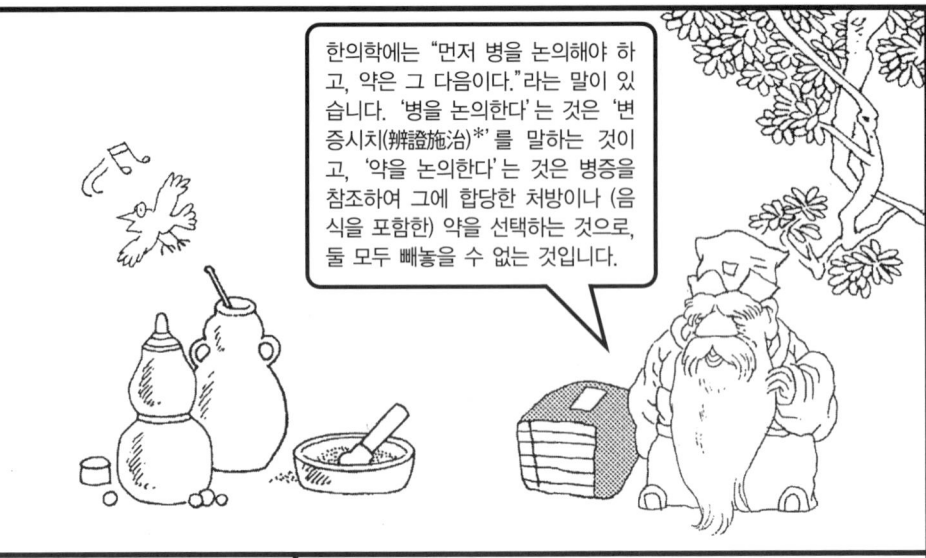

한의학에는 "먼저 병을 논의해야 하고, 약은 그 다음이다."라는 말이 있습니다. '병을 논의한다'는 것은 '변증시치(辨證施治)*'를 말하는 것이고, '약을 논의한다'는 것은 병증을 참조하여 그에 합당한 처방이나 (음식을 포함한) 약을 선택하는 것으로, 둘 모두 빼놓을 수 없는 것입니다.

한약(韓藥)의 독성(毒性)과 품성(品性)

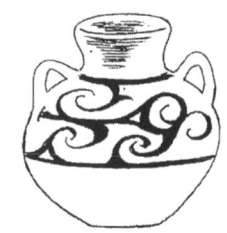

"신농(神農)이 수많은 약초를 맛보다가 하루에 칠십 가지 독(毒)을 만났다."는 이야기에서 '독(毒)'이란 약물이 인체에 작용할 때 얼마나 치우친 성질을 나타내는가, 그리고 인체가 견뎌낼 수 있는 그 약물의 양이 얼마나 되는가를 가지고 말하는 것이다.

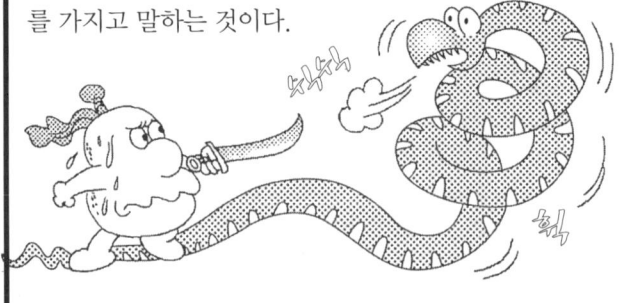

품성(品性)이란 약물의 상중하(上中下) 삼품(三品)인데, 일반적으로 상품(上品) 약은 독이 없고 주로 보익(補益)하는 약들이어서, 건강 장수를 목적으로 쓸 수 있다.

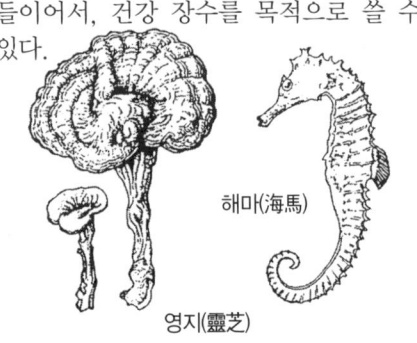

영지(靈芝)
해마(海馬)

중품(中品) 약은 독이 없거나 약간 있고, 병을 치료하는 데 쓴다. 주로 내복(內服)하여 장부(臟腑)의 질병을 치료한다.

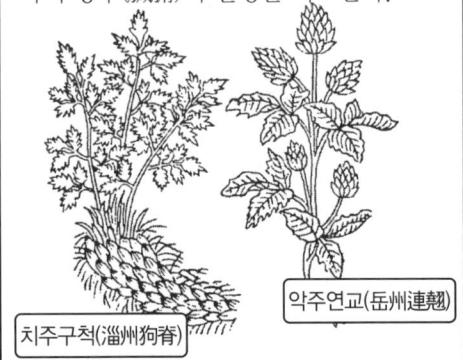

치주구척(淄州狗脊)
악주연교(岳州連翹)

【역주】

변증시치(辨證施治) : 병증(病症)을 판별함으로써 치료 방향을 수립하여 시행하는 것을 말한다. 증(證)이란 병의 병기, 증상 등이 함께 결합되어 있는 개념으로서 병의 특성을 파악하는데 기준이 되는 상(象)을 말한다.

하품(下品) 약은 독이 있거나 또는 아주 독성이 강하여, 대개 외용약(外用藥)을 만들어 쓰며 내복(內服)하는 경우는 별로 없다.

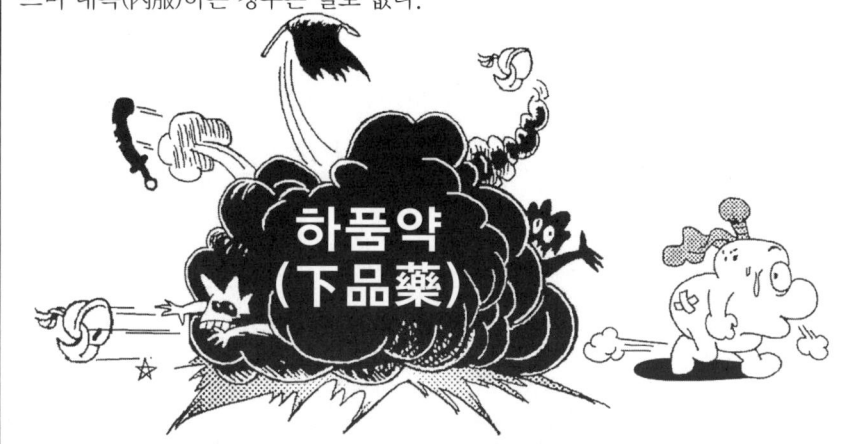

한약(韓藥)의 명명(命名)

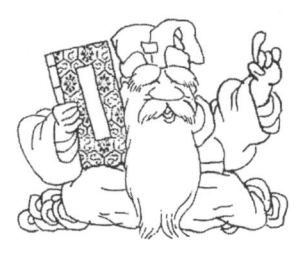

한약의 명명법은 열 가지로 나눌 수 있다. 하나는 도지약재(道地藥材)*의 원산지로 명명하는 것인데, 예를 들면 당삼(黨參)은 상당(上黨) 지역에서 난 것이 좋기 때문에 붙은 이름이고,

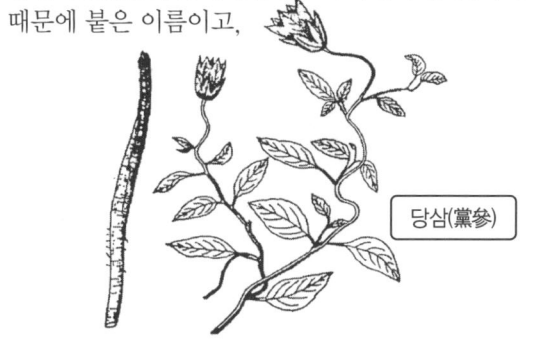

천초(川椒), 천궁(川芎), 천패모(川貝母), 천련(川連), 파두(巴豆) 등은 모두 사천(四川) 지방이 원산지이기 때문에 붙은 이름이다.

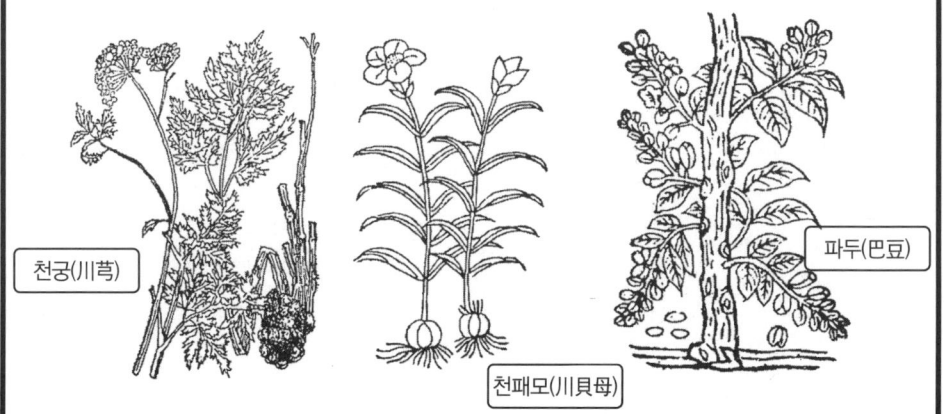

【역주】

도지약재(道地藥材) : 특정한 지방(地方)에 국한하여 생산되는 약재를 말하며, 다른 지방에서 나는 것에 비하여 치료 효과가 뛰어난 약재를 지칭하기도 한다.

제5장 한약에 대한 기본상식

광금전화(廣金錢花), 광방기(廣防己), 광울금(廣鬱金) 등은 광동(廣東)에서 난다는 것이 전해져서 이름이 된 경우이며,

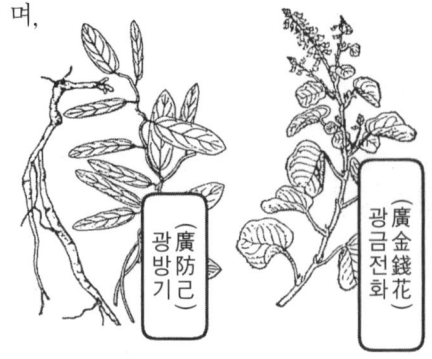

아교(阿膠)는 산동(山東) 지방 동아(東阿)의 아정(阿井)에서 나온 우물물로 당나귀의 껍질을 고아서 풀과 같이 끈끈하게 만들었기 때문에 붙은 이름이다.

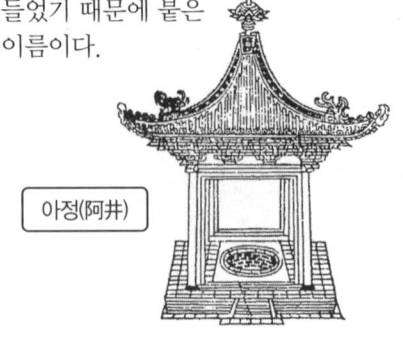

형태를 보고 명명하는 방법이 있다. 즉 식물이나 생약(生藥)의 형태의 특징에 따라 이름을 붙이는 것이다. 예를 들면 우슬(牛膝)은 그 줄기의 마디가 튀어나온 것이 소의 무릎과 비슷하기 때문에 붙은 이름이고,

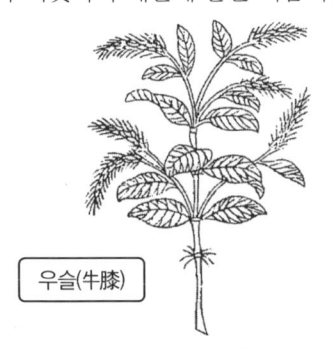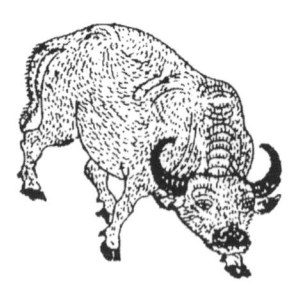

백두옹(白頭翁)은 그 줄기와 잎에 흰 털이 있는 것이 노인의 백발처럼 보이기 때문에 붙은 이름이며, 오두(烏頭)는 그 덩이줄기가 까마귀 머리와 비슷하기 때문에 붙은 이름이다.

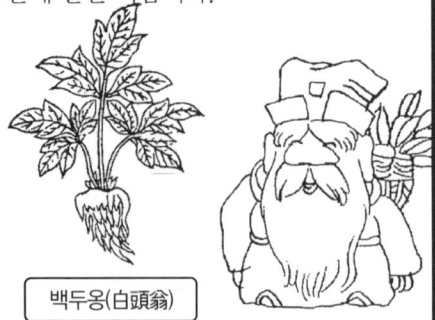

인삼(人蔘)은 그 뿌리가 사람 모양이기 때문이며, 구등(鉤藤)은 구부러진 갈고리 모양이라서 붙은 이름이다. 그 외에 목호접(木胡蝶)[호접은 나비라는 뜻], 용안(龍眼)[용의 눈], 서미초(鼠尾草)[쥐꼬리 모양] 등도 그러하다.

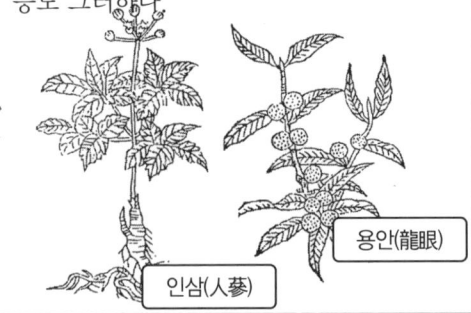

한약에는 각종의 천연 색소가 포함되어 있어 독특한 색을 나타내는 경우가 많으므로, 색을 보고 명명하기도 한다. 백지(白芷), 백미(白薇), 청호(菁蒿), 청대(靑黛), 청피(靑皮), 단삼(丹參), 적작약(赤芍藥), 홍화(紅花), 자초(紫草), 현삼(玄參), 대황(大黃), 대자석(代赭石), 백급(白芨), 황련(黃連) 등이 그 예이다.

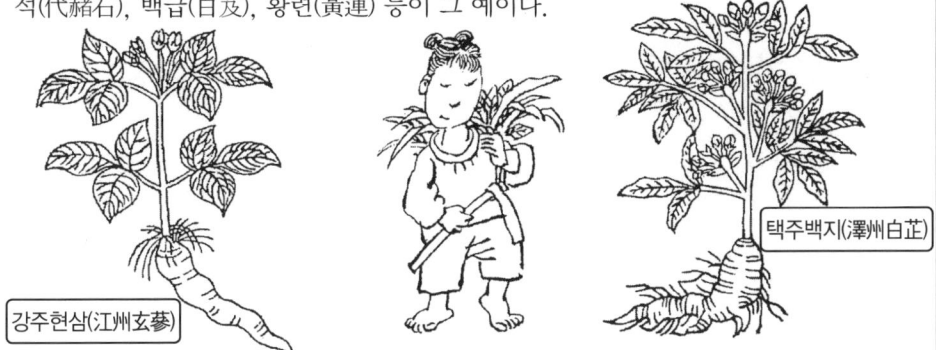

기미(氣味)에 따라 명명하기도 한다. 적지 않은 약물들이 특수한 향기와 맛을 가지고 있어서 그에 따라 명명되었다. 목향(木香), 회향(茴香), 정향(丁香), 침향(沈香), 단향(檀香), 곽향(藿香), 사향(麝香) 등은 모두 그 기미(氣味)에 연유하여 이름 지어진 것들이다.

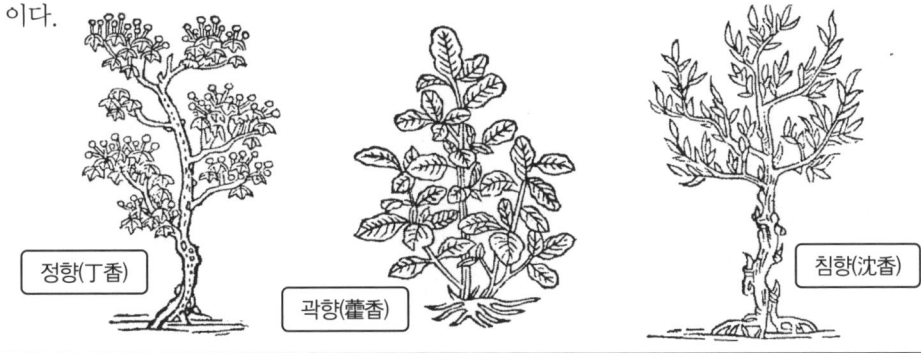

고삼(苦參)은 맛이 쓰고 세신(細辛)은 매운맛을 가져서 그렇게 불리는 것이며, 산조인(酸棗仁), 고채(苦菜), 감초(甘草), 오미자(五味子) 등도 모두 그러하다.

그 생장의 특성에서 따온 이름도 있다. 하고초(夏枯草)는 하지(夏至) 이후에 꽃과 잎이 시들기 때문에 붙은 이름이다.

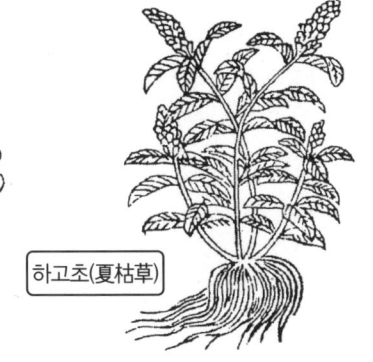

제5장 한약에 대한 기본상식

인동(忍冬)의 잎은 겨울에 시들지 않아서 겨울을 지내고도 잎이 푸르며,

인동(忍冬)

반하(半夏)의 덩이줄기는 한여름에 성숙한다.

반하(半夏)

상기생(桑寄生)은 뽕나무 위에 기생하고,

상기생(桑寄生)

영춘화(迎春花)는 이른 봄에 꽃이 피며,

영춘화(迎春花)

관동(款冬)의 꽃은 겨울에 피고,

관동(款冬)

만년청(萬年靑)의 잎은 사계절 내내 푸르다.

사계청(四季靑)

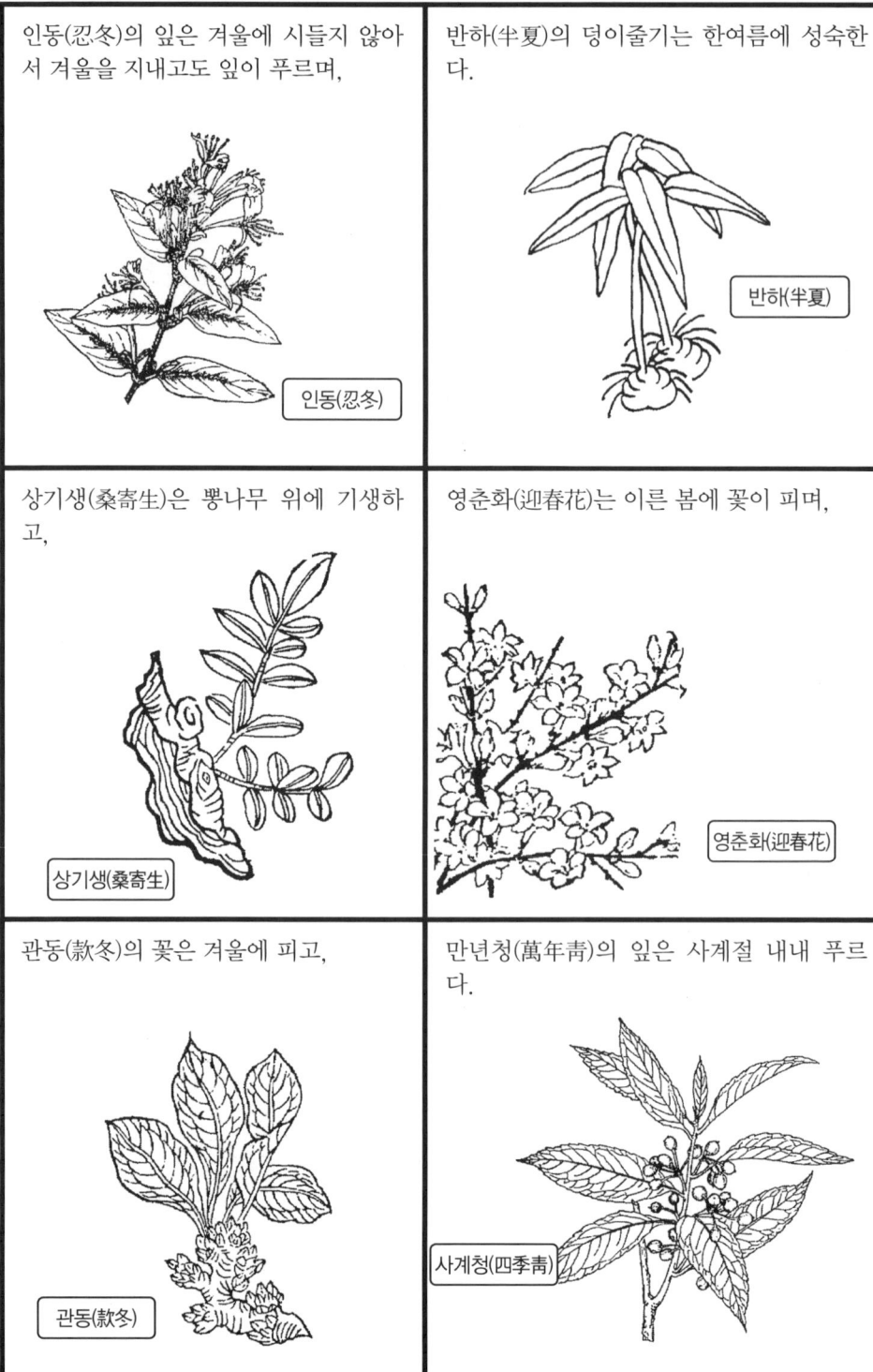

성능(性能)과 약효를 따라 이름붙이기도 한다. 방풍(防風)은 여러 가지 풍병(風病)을 다스리고,

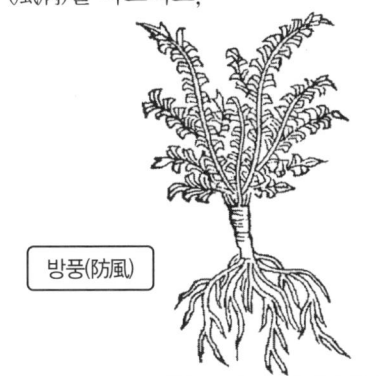
방풍(防風)

익모초(益母草)는 부인과(婦人科)의 여러 질병을 치료하며,

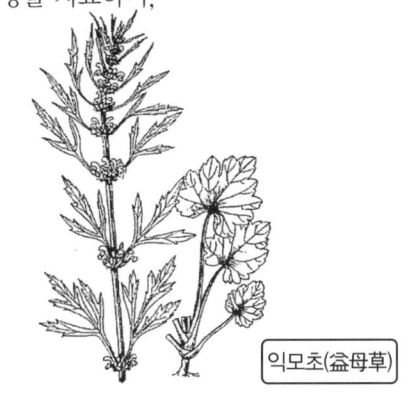
익모초(益母草)

결명자(決明子)는 눈을 밝게 하는 효능이 있고, 골쇄보(骨碎補)는 근골(筋骨)을 튼튼하게 한다.

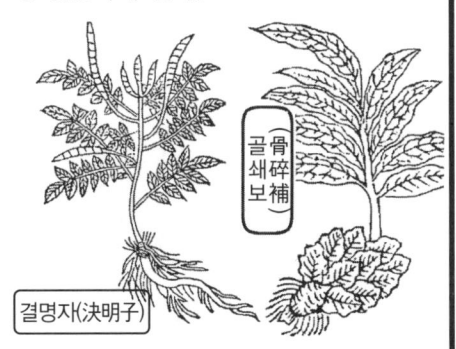
결명자(決明子) / 골쇄보(骨碎補)

천년건(千年健), 통초(通草), 왕불류행(王不留行), 음양곽(淫羊藿) 등도 모두 효능이나 용도에 관련하여 붙은 이름이다.

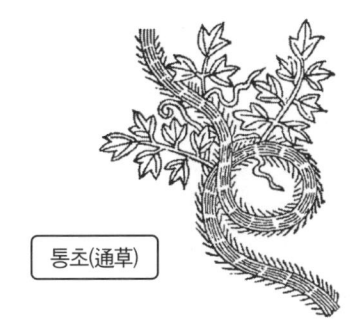
통초(通草)

사람의 이름을 따서 명명하기도 하는데, 최초로 발견했거나 사용한 사람의 이름을 붙이는 것이다.

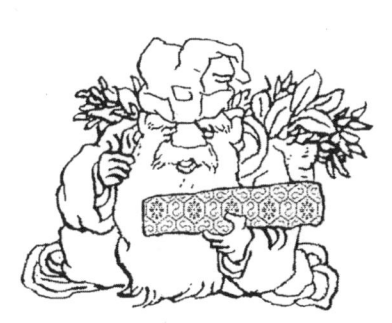

유기노(劉寄奴), 두충(杜冲), 서장경(徐長卿), 사군자(使君子), 하수오(何首烏) 등이 그 예이다.

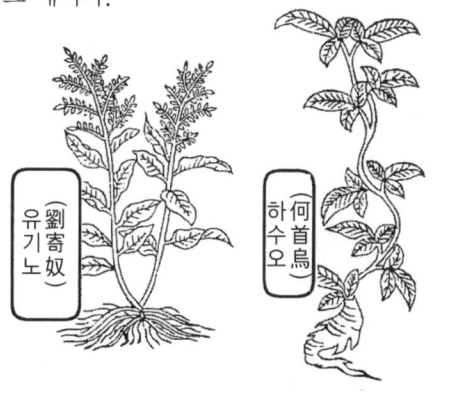
유기노(劉寄奴) / 하수오(何首烏)

외래어 이름을 그대로 쓰는 경우도 있다. 그러한 예로는 만다라(曼陀羅), 바라득(婆羅得), 가리늑(訶梨勒) 등이 있다.

또 번목별(番木鼈), 호마(胡麻)와 같이 앞에 번(番)자나 호(胡)자가 붙은 이름은 원래 중국내에서 나던 것이 아닌 외래 약물이라는 뜻이다.

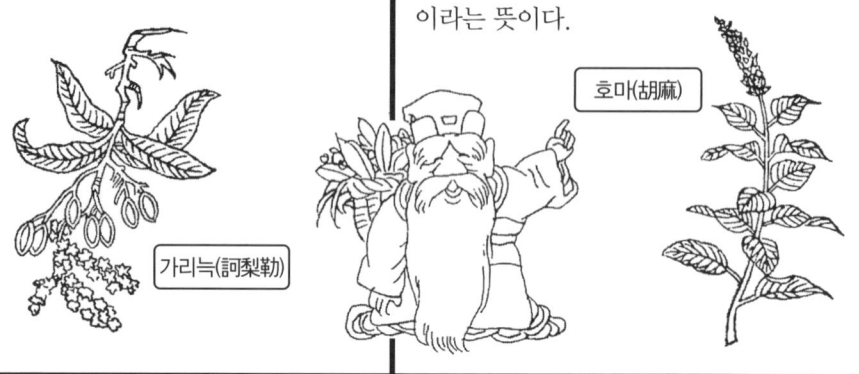

약용하는 부위를 따서 명명하는 방법이 있다. 한약 중에 전체를 다 쓰는 경우가 없지는 않지만, 대부분 꽃, 잎, 뿌리, 줄기, 열매, 종자 등 특정 부분만을 취하여 쓴다. 식물성 약 중에서는 금은화(金銀花), 국화(菊花), 자소엽(紫蘇葉), 담죽엽(淡竹葉), 갈근(葛根), 원화근(芫花根), 차전자(車前子), 내복자(萊服子), 진피(陳皮), 지골피(地骨皮), 소목(蘇木), 목통(木通) 등이 그 예이다.

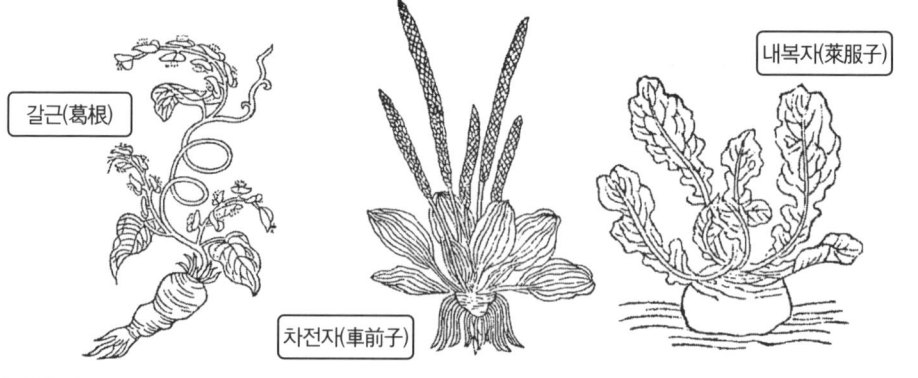

동물성 약재 중에서는 호골(虎骨), 선태(蟬蛻), 사태(蛇蛻), 별갑(鱉甲), 녹용(鹿茸), 웅담(熊膽), 후조(猴棗) 등이 있다.

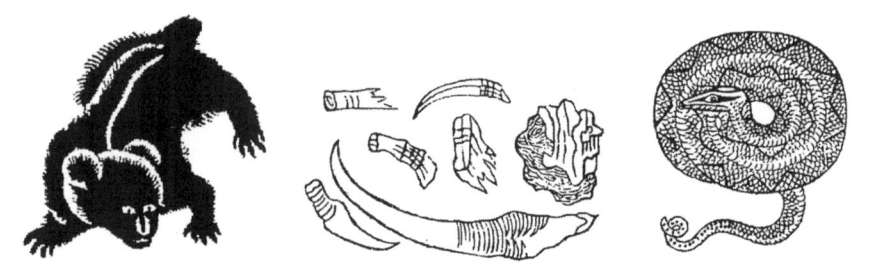

사용 가치나 관련 작용에 따라 명명하기도 한다. 금불환(金不換), 백량금(百兩金), 견우(牽牛) 등이 그러하다. 또 어떤 동물과의 관계에서 따온 이름도 있으니, 사함(蛇含), 사상자(蛇床子), 어성초(魚腥草), 낭독(狼毒) 등이 그 예이다.

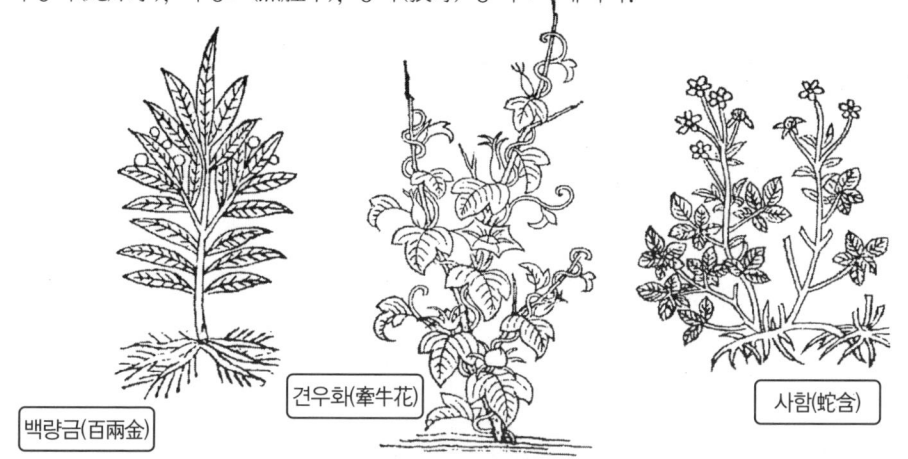

이 외에, 한약 중에는 서로 다른 약물이 같은 이름을 가지는 경우도 있고 한 약물이 여러 이름으로 불리는 경우도 있다.

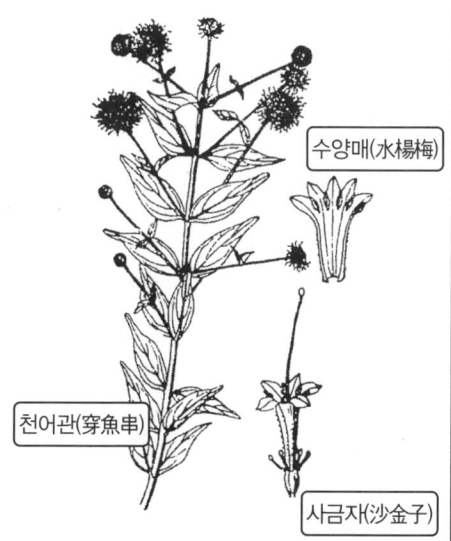

꼭두서니과에 속하는 수양매(水楊梅)를 장사(長沙) 지방에서는 사금자(沙金子)라고 부르며 상서(湘西) 지방에서는 천어관(穿魚串)이라고 부르니, 같은 약이 다른 이름을 가지는 예이다.

또 어떤 약물은 이름이 수양매(水楊梅)로 앞의 약과 같이 불리는데, 꼭두서니과에 속하는 것이 아니라 장미과에 속하여 전혀 다른 약물이다. 즉 이름이 같으나 다른 약물인 예이다.

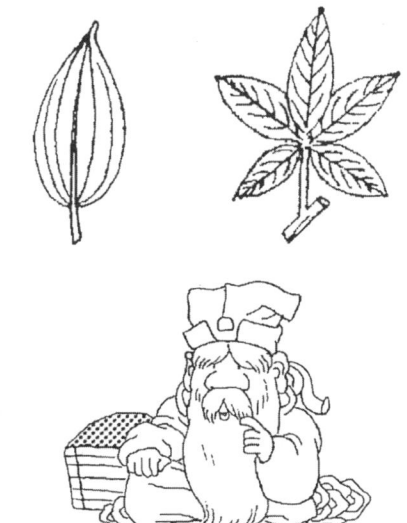

그러므로 한약의 과(科), 속(屬), 종(種) 등 분류를 명확히 해야만 착오를 범하지 않는다.

제5장 한약에 대한 기본상식

한약(韓藥)의 채집과 보존

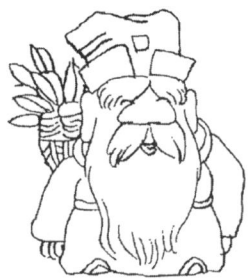
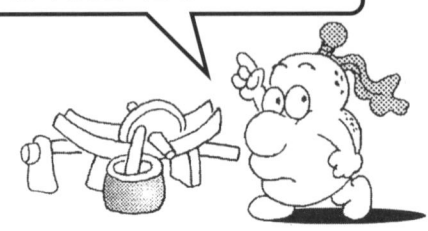

앞에서 설명한 바와 같이, 약물의 생장은 특정한 지리적 환경이나 생장과정을 벗어날 수 없으니, 계절에 따른 기후나 일조(日照)시간, 지역에 따른 방위(方位) 상의 환경 특성 등이 반드시 직접적으로나 간접적으로 약물에 영향을 미친다.

≪황제내경 소문≫ 지진요대론(至眞要大論)에 의하면 기후의 특징에 따라 약물을 채집해야 천지(天地)의 기운을 충분히 받아서 기미(氣味)가 순후(淳厚)하게 되고 정확한 효능을 낼 수 있다.

그렇지 않으면 약물의 기(氣)가 흩어져 정밀하지 못하니, 겉보기에는 비슷하더라도 실질에 있어서는 차이가 클 것이다.

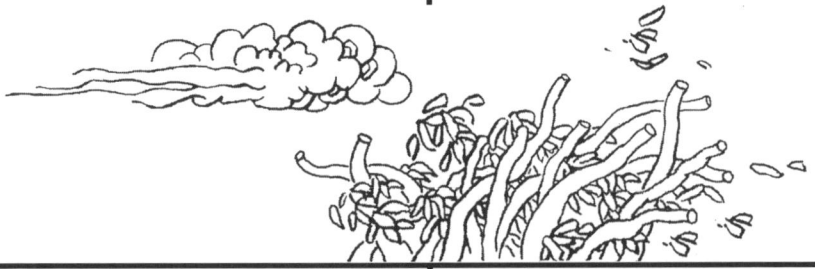

이것은 약물의 기미(氣味)가 엷고 두터운 것이 같지 않고, 성능(性能)이 고요하고 조급함이 같지 않아서,

병을 치료하는 효과에도 차이가 있고 약효의 깊고 얕음도 달라지기 때문이다.

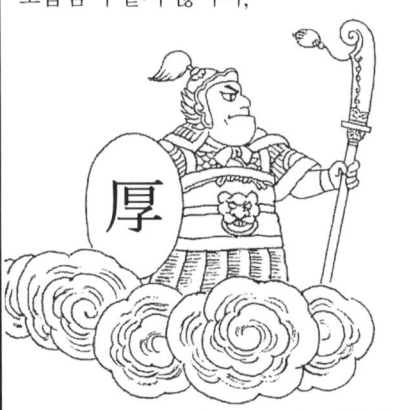
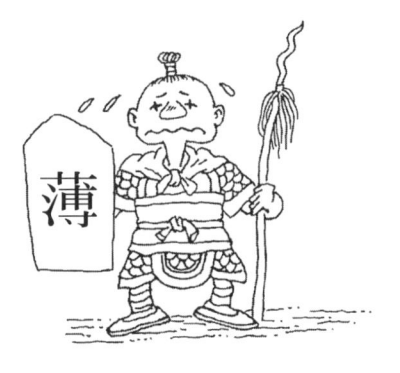

한약의 채집과 보존

중국 금(金)나라 때의 의가(醫家)인 이동원(李東垣)은 "모든 초목(草木)과 곤충(昆蟲)은 나는 곳이 따로 있고, 뿌리나 잎, 꽃, 열매는 채집하는 시기가 따로 있다."고 하였다.

지역이 다르면 성미(性味)에 차이가 생기고, 때가 어긋나면 기미(氣味)가 온전하지 못합니다.

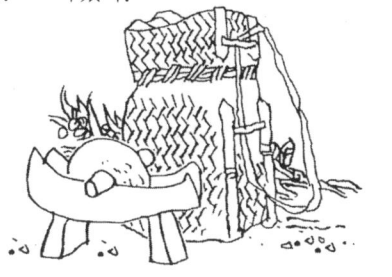

이 말은 약물의 효능이 각 지역의 기후(氣候), 지질(地質), 환경(環境), 일조량(日照量) 등에 따라 달라지며, 식물의 각각 다른 약용 부위 즉 식물의 뿌리, 줄기, 꽃, 종자, 열매 및 동물성 약재 등이 모두 이러한 요인과 무관할 수 없다는 것을 설명하고 있다.

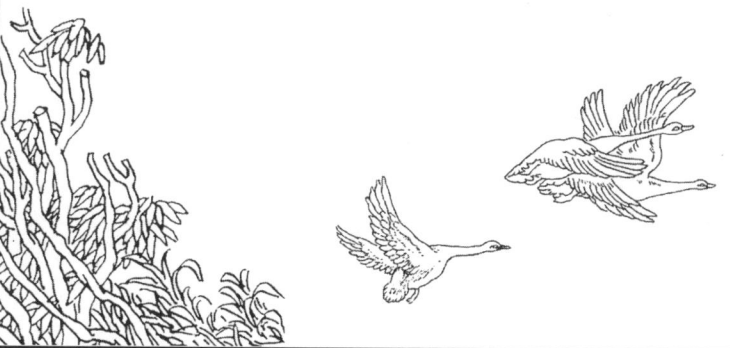

일반적으로 말하면 식물성 약의 줄기, 비늘줄기, 덩이뿌리 등은 초봄이나 늦가을에 채집하는데,

이 시기는 아직 싹트지 않았거나 이미 시든 후여서 그 식물의 정화(精華)가 뿌리에 축적되어 있으므로 약효가 비교적 충만하기 때문이다. 이러한 약재로는 과루근(瓜蔞根), 지유(地榆), 목단피(牧丹皮) 등이 있다.

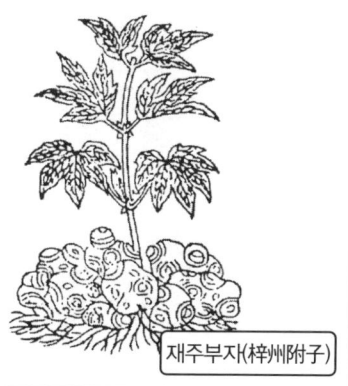

재주부자(梓州附子)

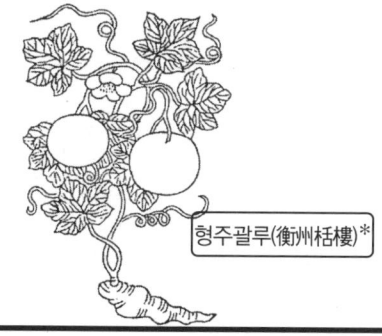

형주괄루(衡州栝樓)*

【역주】

괄루(栝樓) : 박과에 속하는 다년생 덩굴식물 하눌타리의 열매. 괄루실(栝樓實), 약과(藥瓜)라고도 한다.

제5장 한약에 대한 기본상식

꽃 종류는 대개 봉오리일 때나 막 필 무렵에 채취하는데, 금은화(金銀花)나 국화(菊花) 등이 그러하다.

줄기와 잎 부분은 가장 무성한 시기에 채집하니, 인진(茵蔯)과 대청엽(大靑葉) 등이 그러하고,

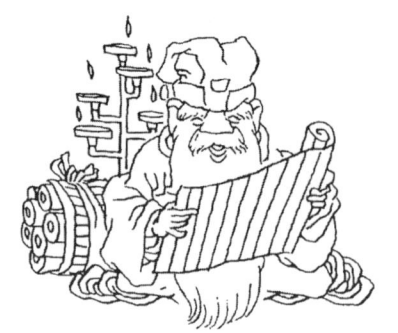

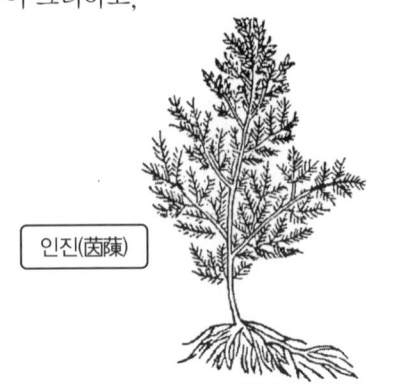

인진(茵蔯)

열매는 일반적으로 성숙하자마자 따는데, 두구(豆蔻), 청피(靑皮) 등이 그 예이다.

그러나 과루(瓜蔞), 향목연(香木櫞) 등과 같이 충분히 성숙하기를 기다려서 따야 하는 경우도 있다.

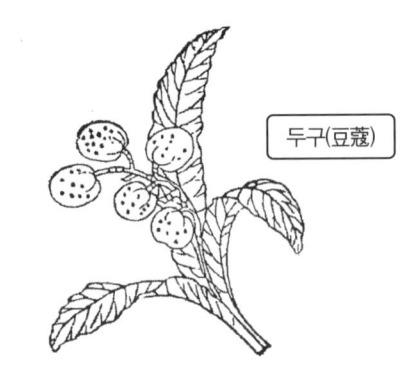

두구(豆蔻)

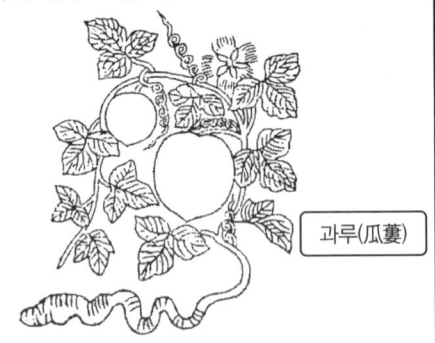

과루(瓜蔞)

작은 씨앗이나 과일의 큰 씨 등을 약에 쓸 때는 반드시 완전히 성숙한 후에 채집해야 하는데, 행인(杏仁)이나 충울자(茺蔚子) 등이 그러하다.

송향(松香)이나 유향(乳香) 등 수지(樹脂) 종류의 약물은 건조한 계절에 채집한다.

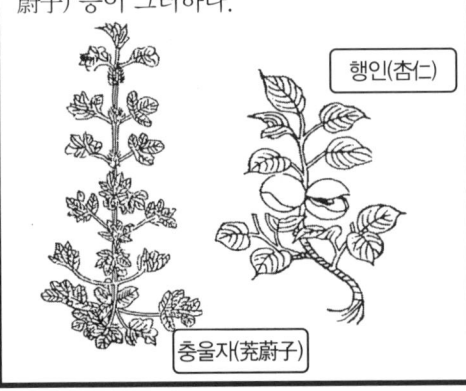

행인(杏仁)

충울자(茺蔚子)

송지(松脂)

164

이상은 일반적인 경우를 말한 것이고, 이 외에도 절기(節氣)의 늦고 이름, 기후의 변화, 지역의 차이 등 여러 요소를 고려해야 한다.

따라서 약물의 채집 시기는 구체적인 상황에 따라서 결정하는 것이지, 한 가지로 정해진 것이 아닙니다.

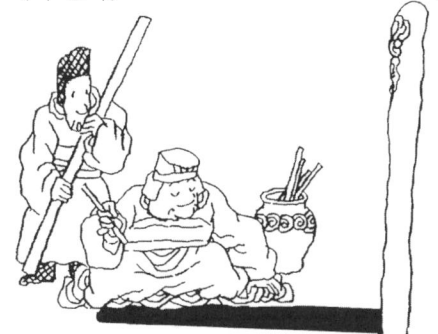
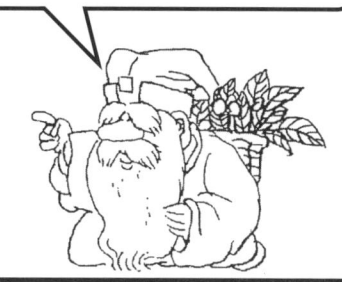

동물성 약재를 채집할 때에도 적당한 시기를 선택하도록 주의해야 한다. 예를 들어 여피(驢皮) 즉 당나귀 가죽은 겨울에 취하는 것이 좋은데, 겨울에는 가죽이 두껍고 지방이 많아서 약효가 강하기 때문이다.

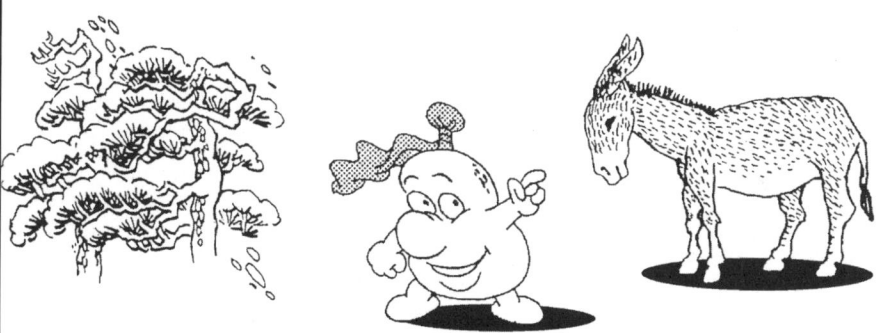

녹용(鹿茸)은 청명(淸明) 후 40~60일이 지나서 취하는 것이 좋으며, 이 시기를 넘기면 뿔이 단단해져서 질이 떨어진다.

사마귀의 알인 상표초(桑螵蛸) 등 곤충류 약물은 3월 중에 채집해야 한다. 이 때를 넘기면 알이 이미 부화하여 약으로 쓸 수 없다.

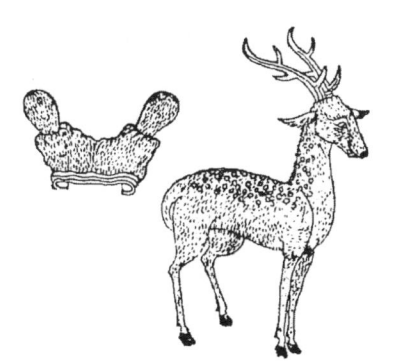
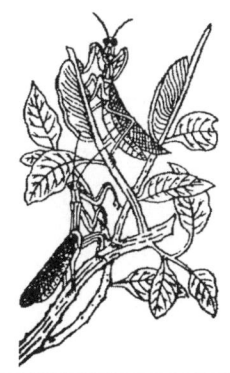

제5장 한약에 대한 기본상식

식물성 약재를 채집할 때는 기후, 시간과 방법에 더욱 주의를 기울여야 한다. 뿌리나 뿌리줄기 등은 맑은 날에 채집해야 하는데, 흙이 뭉치지 않고 성겨서 쉽게 캐낼 수 있기 때문이다.

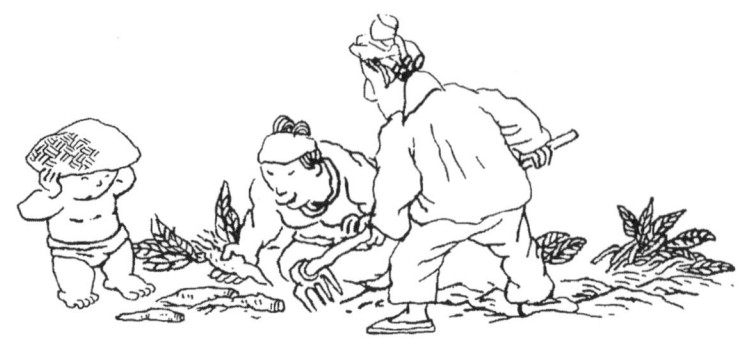

꽃이나 잎, 열매 등은 일반적으로 비가 올 때나 이슬이 마르기 전에 채집해서는 안 된다. 곰팡이가 피거나 상하기 쉽기 때문이다. 어떤 열매들은 한낮의 강한 햇빛을 받으면 잘 상하기 때문에 이른 새벽이나 저녁에 채집해야 한다.

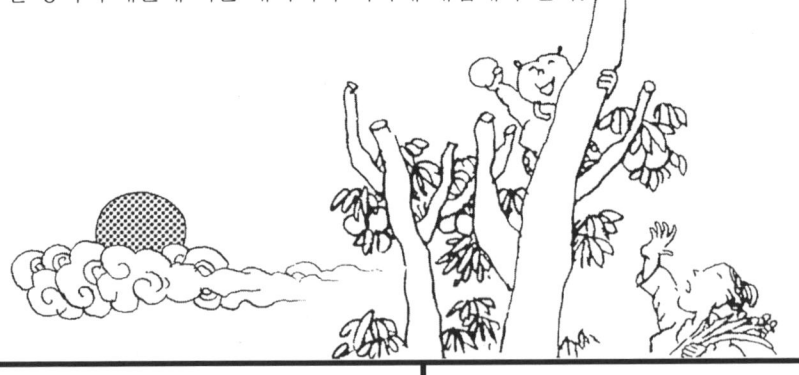

뿌리, 줄기, 종자, 열매 등은 대개 햇볕에 바싹 말린다.

약재를 채집한 다음에는 정리를 해두어야 하며, 가장 일반적인 처리법은 건조하는 것입니다.

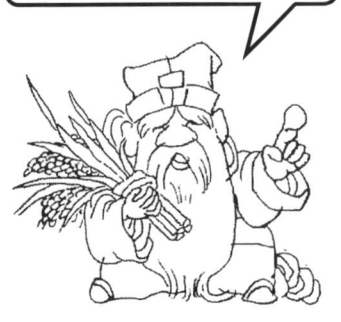
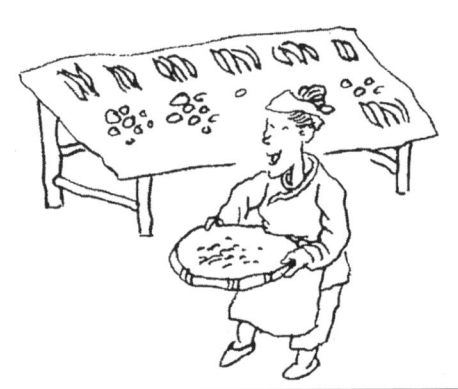

색이나 맛이 변하는 것을 방지하기 위해서 볕에 직접 말리는 것을 피해야 하는 약물들은 그늘에서 말리거나 불에 쬐어 말리는 방법을 사용한다. 마황(麻黃)은 그늘에서 말려야 하고,

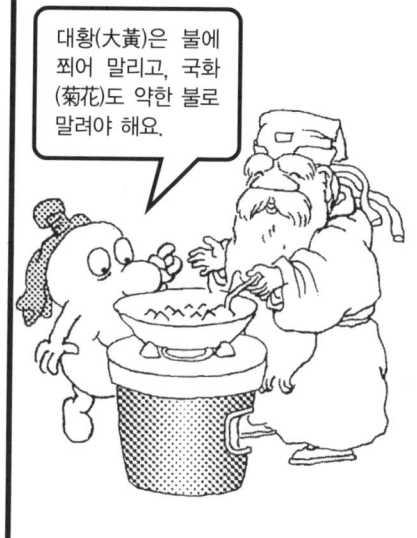

대황(大黃)은 불에 쬐어 말리고, 국화(菊花)도 약한 불로 말려야 해요.

식물성 생약(生藥)을 채집한 후에, 뿌리는 먼저 흙을 제거하고 햇볕에 말리며, 박하(薄荷)나 육계(肉桂)와 같이 휘발성(揮發性) 정유(精油)를 함유한 약물은 공기가 잘 통하는 서늘한 그늘에서 천천히 말려야 휘발성 성분이 손실되지 않는다.

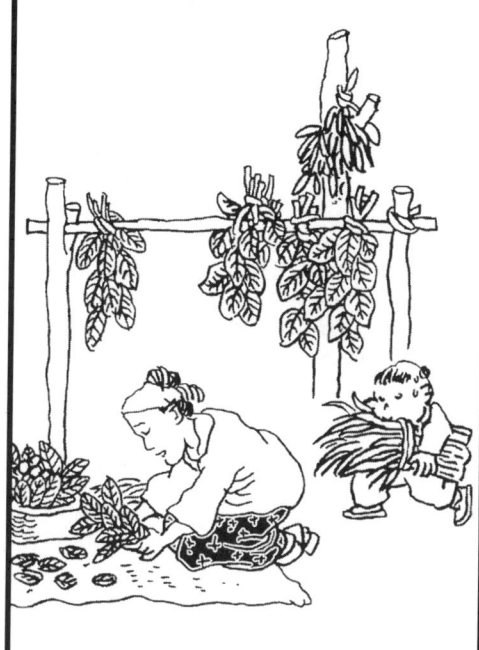

곤충 및 동물의 장기(臟器)나 조직(組織)과 같은 동물성 생약(生藥)은 생석회 등의 건조제 속에 넣어두어 수분을 제거하고, 마른 후에는 밀봉해서 건조하고 서늘하며 어두운 곳에 보관해야 한다. 특히 잘 휘발되거나 흡착력이 강하여 눅눅해지기 쉬운 약재는 더욱 그러하다.

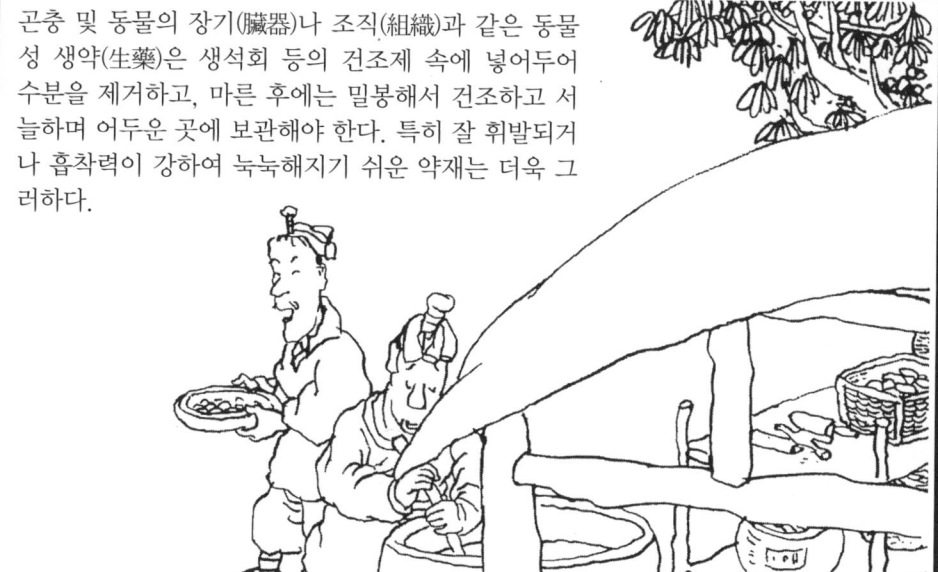

제5장 한약에 대한 기본상식

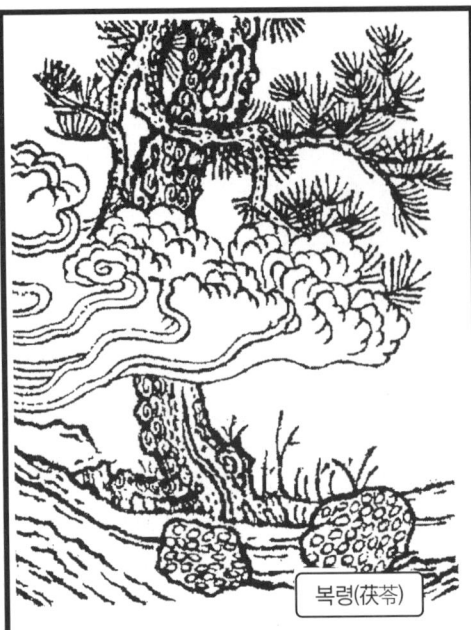

복령(茯苓)

골쇄보(骨碎補)는 음습한 것을 좋아하고 건조한 것을 싫어하므로 바짝 말려서도 안 되고 석회단지에 봉하여 보관해서도 안 된다.

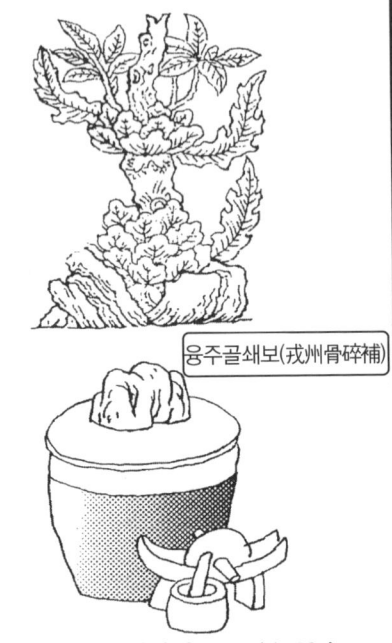

융주골쇄보(戎州骨碎補)

볕을 쬐지 말아야 할 뿐만 아니라 건조시켜서도 안 되고 상태를 잘 유지하여 보관해야 하는 약물이 있다. 복령(茯苓)의 경우 볕에 바짝 말려서도 안 되지만 눅눅해져서도 안 되기 때문에 그대로 어둡고 건조한 곳에 보존한다.

생지황(生地黃), 생사삼(生沙參) 등은 모래 속에 묻어두어야 하며, 생석곡(生石斛)과 생석창포(生石菖蒲)는 모래자갈에 심어둔다.

합당한 보존방법을 지킨다는 것은 약재의 손실을 막는다는 의미도 있지만, 더 중요한 것은 약물의 성능(性能)과 치료효과에 영향을 미친다는 점이다. 따라서 세심한 주의가 요구된다.

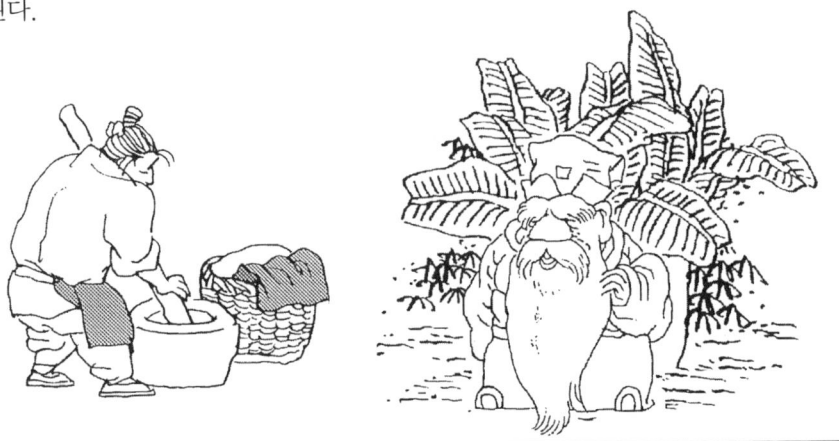

한약(韓藥)의 포제(炮製)

대개 생약(生藥)은 일정한 가공처리를 거치게 되는데 그 과정을 '포제(炮製)'라고 부른다. 포제의 방법은 매우 다양하다. 외(煨), 단(煅), 포(炮), 초(炒), 자(炙), 배홍(焙烘) 등 불을 이용하여 가공하는 방법이 있고,

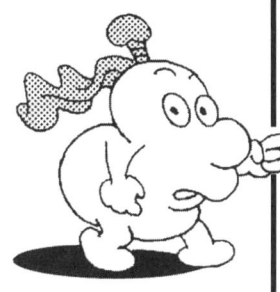
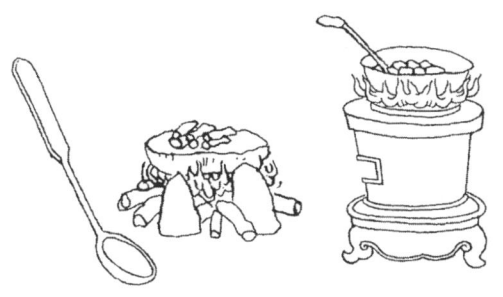

세(洗), 표(漂), 포(泡), 지(漬), 수비(水飛) 등 물을 이용한 처리방법이 있다.

또 증(蒸), 자(煮), 쉬(焠) 등 물과 불을 동시에 이용하여 처리하는 방법도 있다.

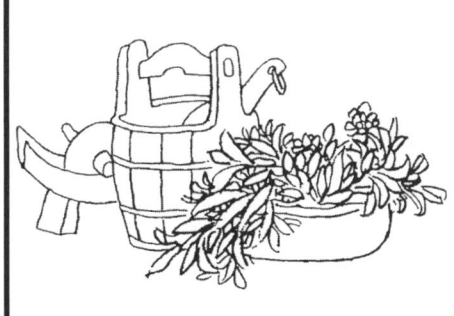
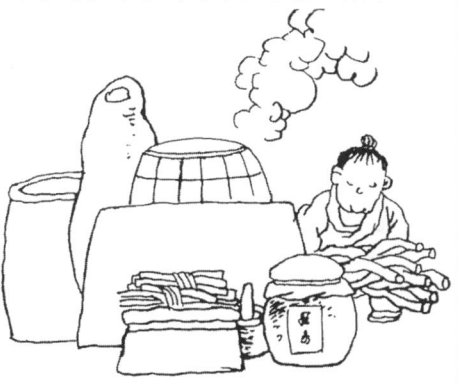

약리와 임상응용상의 일반적 의의로만 말하면, 이렇게 처리를 하는 목적은 첫째로 약물이 청결도와 순도에 있어서 일정한 표준에 도달하도록 하는 것이다.

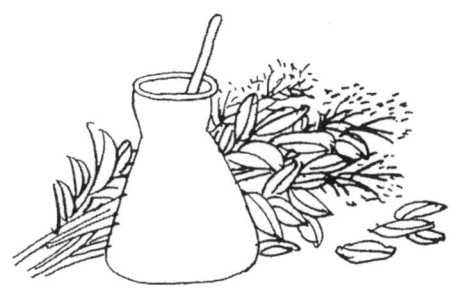

제5장 한약에 대한 기본상식

한약을 포제(炮製)하기 전에 가장 먼저 잘 가려내고 씻어서 일정한 순도에 이르게 함으로써 임상에서 약을 쓸 때 용량이 정확해지도록 한다. 동물이나 곤충류의 약재에는 근육이나 지방과 곤충의 발, 날개 따위가 남아있기 쉬우므로 오염물과 함께 모두 제거한다.

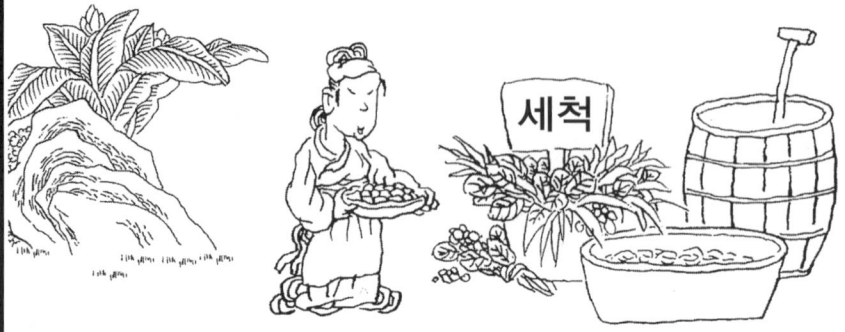

한약의 종류는 아주 많으며 각각 고유의 성질이 있다. 그 중에는 인체생리에 대한 작용이 강렬하거나 해로운 약물도 있어서, 한의학에서는 강한 독[大毒], 약한 독[小毒]과 준열(峻烈)한 성질, 건조한 성질 등으로 나누어 두었다.

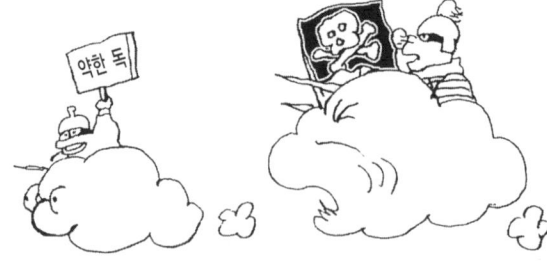

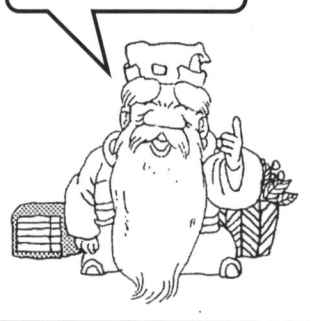

약물의 독성과 부작용을 제거하거나 감소시킵니다.

약을 쓸 때 안전을 기하기 위해 한약은 엄격한 포제(炮制)를 거쳐야 한다.

천오(川烏)에 함유된 아코니틴(aconitine) 성분은 독성이 비교적 강하지만 물로 씻고 헹구어 찌거나 삶는 등의 처리를 한 후에는 그 독소가 대부분 사라지고, 안전하게 약용할 수 있는 표준에 도달하여 회양구역(回陽救逆)*[강심(强心)]작용을 한다.

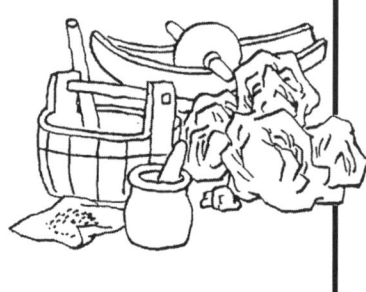
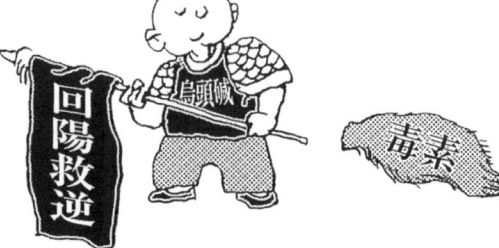

【역주】

회양구역(回陽救逆) : 치료법의 하나로 우리 몸의 양기(陽氣)를 뿌리 회복시켜 궐역(厥逆)[차가운 기운이 위로 급히 올라오는 병증]을 치료하는 것을 말함.

또한, 천금자(千金子), 파두(巴豆) 등은 인체에서 심한 설사를 일으킬 수 있는 유지(油脂) 성분을 대량으로 함유하고 있는데, 포제(炮製)를 하여 지방유(脂肪油)를 부분적으로 제거하고 천금상(千金霜), 파두상(巴豆霜)으로 만들어 쓰면 안전하면서도 약효가 있다.

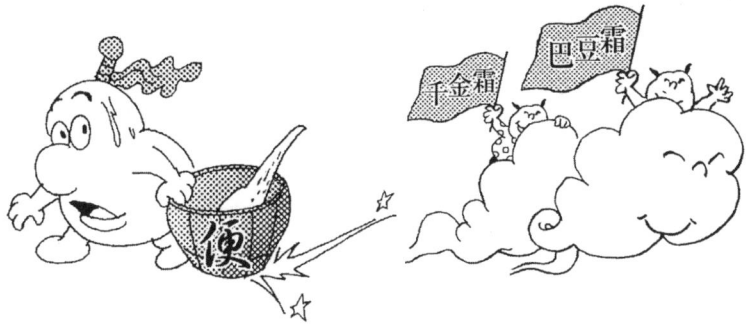

약재 고유의 성질과 효능을 변화시키고 증강하여 치료 효과를 높인다.

약물은 생것을 쓸 때와 포제하여 쓸 때 성능과 치료효과가 다르므로 병증에 따라 선택하여 사용한다.

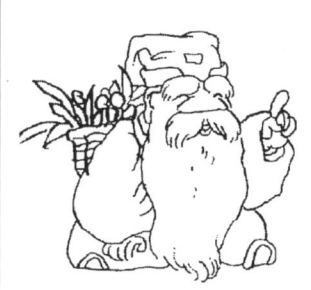

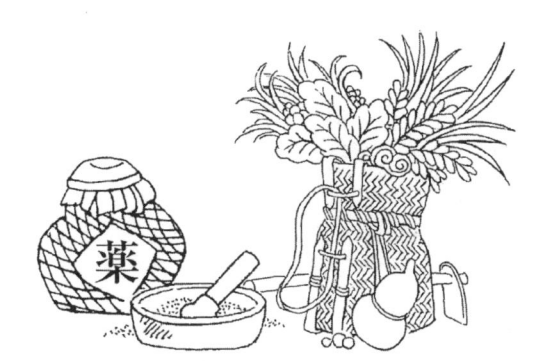

생지황(生地黃)을 그냥 쓰면 달고 차가워서 음(陰)을 자양하고 피를 식히는 작용이 있어요.

그러나 포제를 거쳐 숙지황(熟地黃)이 되면 달고 약간 따뜻하게 변하여 신(腎)을 자양하고 혈(血)을 보하며 골수(骨髓)를 채워주고 정혈(精血)을 보충하는 작용을 한다.

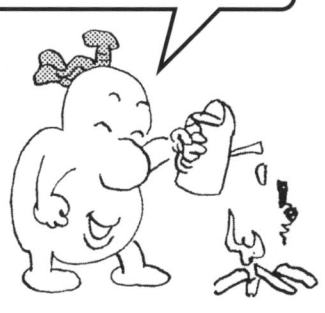

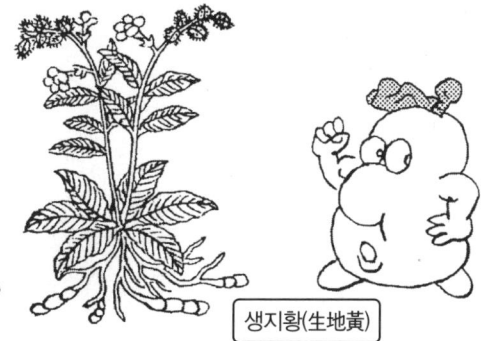

생지황(生地黃)

제5장 한약에 대한 기본상식

감초(甘草)는 생것을 쓰면 화(火)를 내리고 해독작용을 하지만, 꿀을 넣어 포제하면 성미(性味)가 감평(甘平)에서 감온(甘溫)으로 바뀌어 속을 보하고 기(氣)를 더해주는 효능이 생긴다.

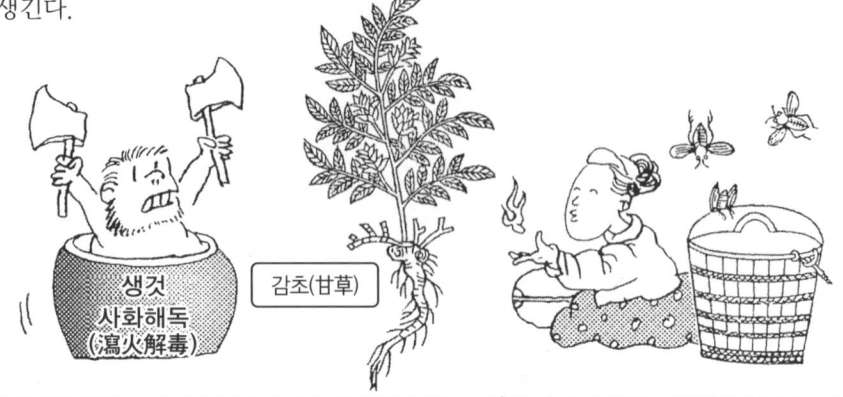

식초를 넣어 포제한 현호색(玄胡索)은 유효성분의 용해도가 높아져서 탕제(湯劑)에 더 잘 우러나므로 진통효과가 강해진다.

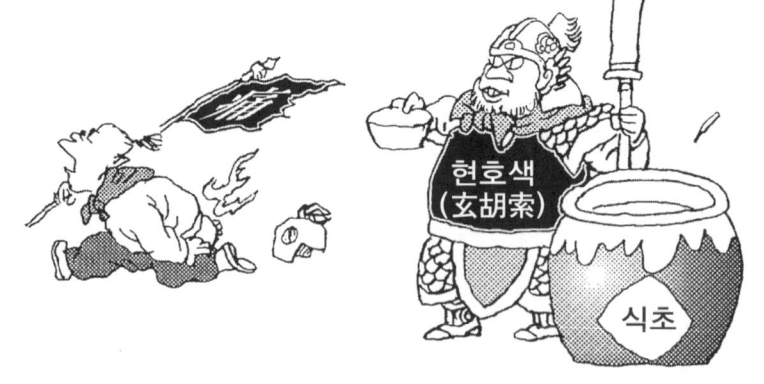

한약(韓藥)의 조제(調劑)와 저장(貯藏)

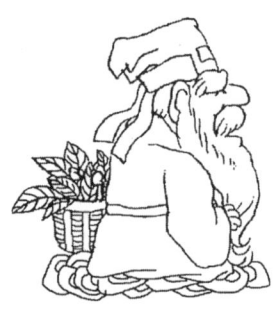

한약은 대부분이 탕제(湯劑) 형태를 취하고 있다. 탕제는 대개 그때그때 처방을 구성해서 조제하는데, 이 때문에 원약재를 그때마다 각기 다른 규격(예 : 분쇄도)으로 변화시켜야 한다.

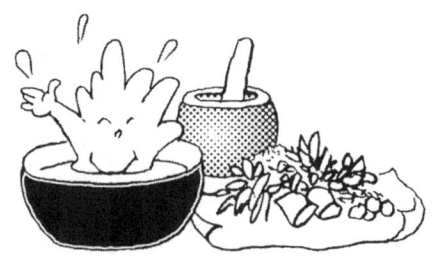

예컨대 광석(鑛石)이나 조개껍질, 뼈와 같이 단단한 약물은 고온(高溫)에서 달구는 방법으로 처리하여 조직을 성기게 만들어야 유효성분이 쉽게 우러나온다.

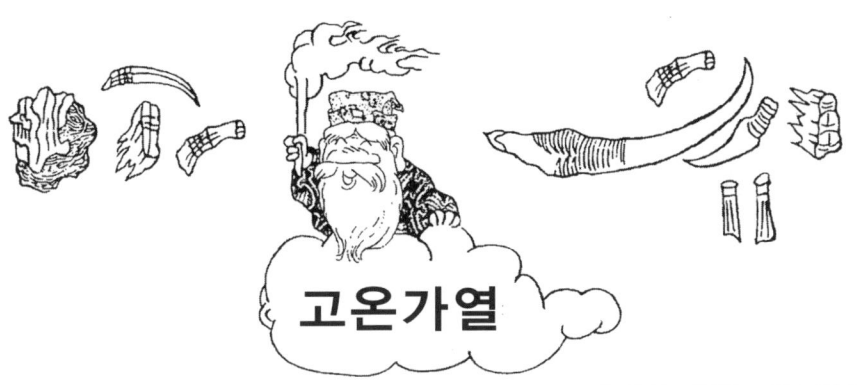

약물을 세척하고 불에 쬐거나 볶는 것, 굽거나 달구는 것 등 가열처리를 하면 해충이 없어지고 미생물의 작용이 억제되어 저장하기에도 유리하다.

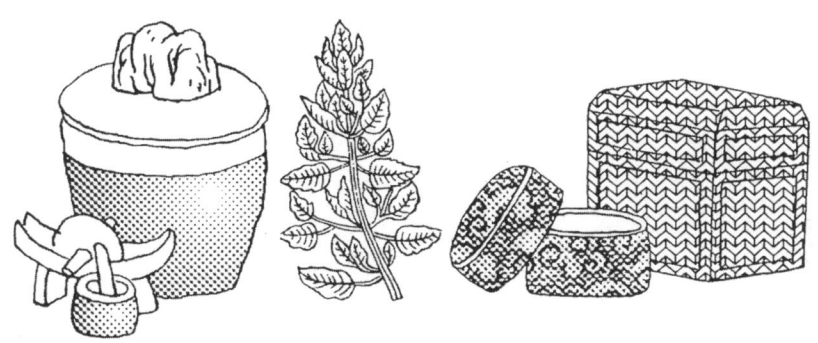

또 글루코시드(glucoside)류의 유효성분을 함유한 인삼(人蔘), 반하(半夏), 음양곽(淫羊藿) 등은 포제(炮製)를 거치면서 공존하는 효소(酵素)의 활성이 열에 의해 억제되므로 유효성분의 분해에 따른 치료효과 상실을 방지할 수 있다.

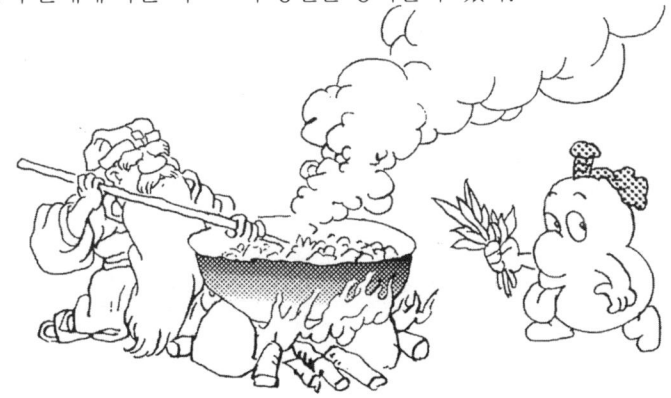

제5장 한약에 대한 기본상식

방제(方劑) 구성의 법칙―군(君), 신(臣), 좌(佐), 사(使)

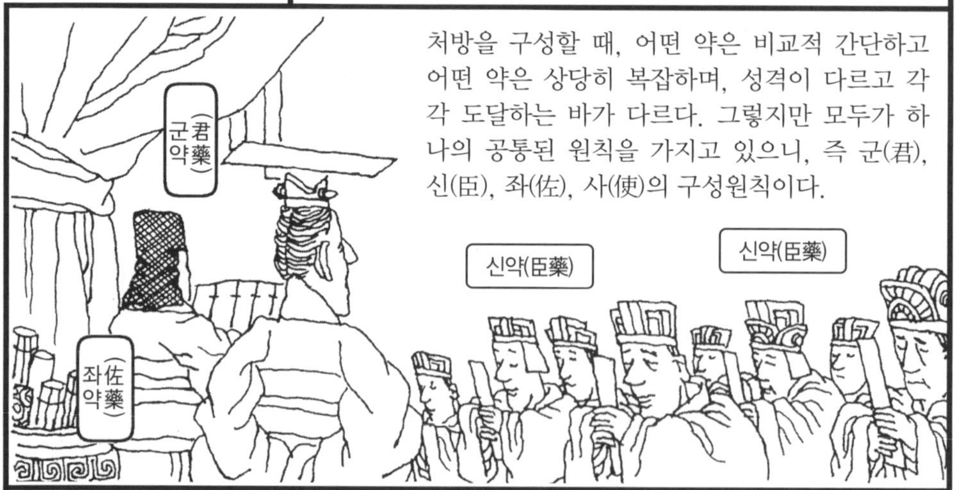

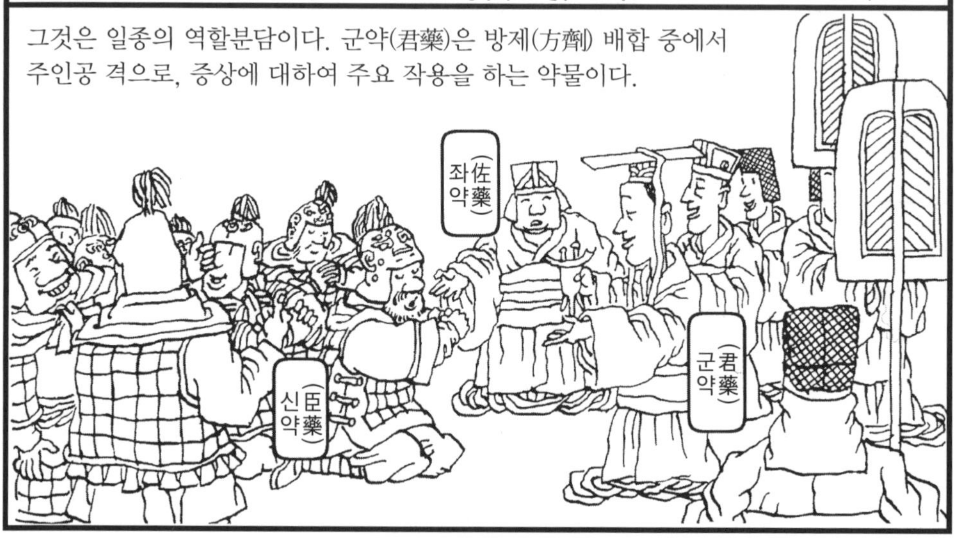

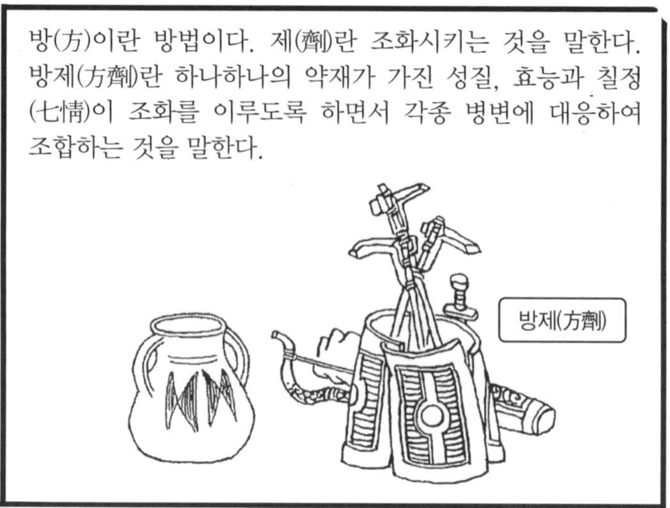

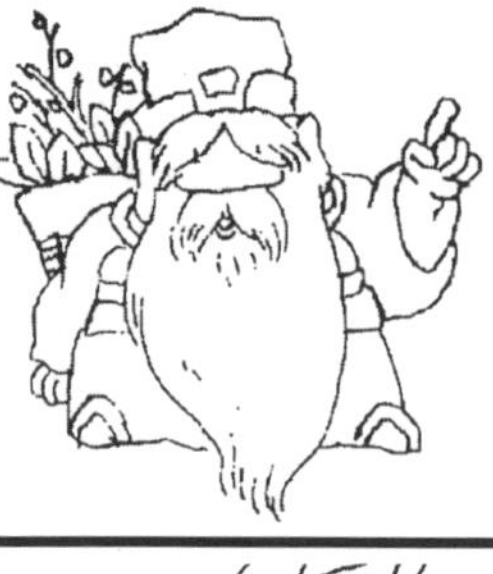

방(方)이란 방법이다. 제(劑)란 조화시키는 것을 말한다. 방제(方劑)란 하나하나의 약재가 가진 성질, 효능과 칠정(七情)이 조화를 이루도록 하면서 각종 병변에 대응하여 조합하는 것을 말한다.

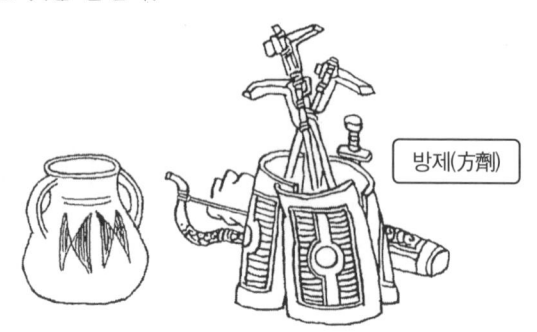

방제(方劑)

처방을 구성할 때, 어떤 약은 비교적 간단하고 어떤 약은 상당히 복잡하며, 성격이 다르고 각각 도달하는 바가 다르다. 그렇지만 모두가 하나의 공통된 원칙을 가지고 있으니, 즉 군(君), 신(臣), 좌(佐), 사(使)의 구성원칙이다.

군약(君藥)
신약(臣藥)
신약(臣藥)
좌약(佐藥)

그것은 일종의 역할분담이다. 군약(君藥)은 방제(方劑) 배합 중에서 주인공 격으로, 증상에 대하여 주요 작용을 하는 약물이다.

좌약(佐藥)
신약(臣藥)
군약(君藥)

174

신약(臣藥)은 군약(君藥)의 작용을 보조하는 약물이고, 좌약(佐藥)은 군약에 협조하면서 부수적인 증상들을 다스리거나 군약을 제어하여 부작용을 방지하는 역할을 한다.

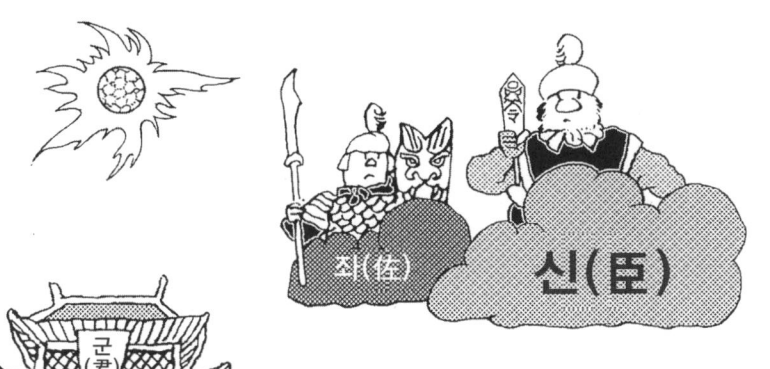

사약(使藥)은 처방 속에서 부차적인 역할을 하거나 혹은 원하는 경락으로 끌고 가는 역할을 하는 약물이다.

≪상한론(傷寒論)≫에 나오는 마황탕(麻黃湯)을 예로 들어 보자. 마황탕은 상한(傷寒)의 태양표실증(太陽表實證)으로 열이 나고 오한이 있으면서 머리와 뼈마디가 아프고 땀이 나지 않으면서 숨이 가쁜 증상을 주로 치료하는 처방이다.

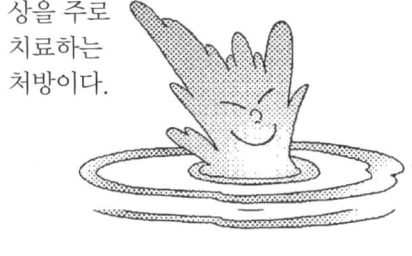

마황탕(麻黃湯)

마황탕의 처방 구성은 다음과 같다.

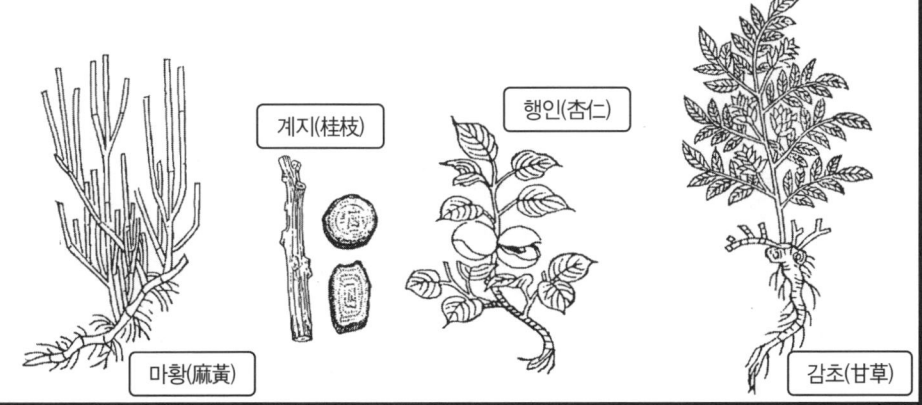

제5장 한약에 대한 기본상식

그 중에서 마황(麻黃)은 땀을 내어 표증(表證)을 푸는 작용을 하므로 군약(君藥)이 된다.

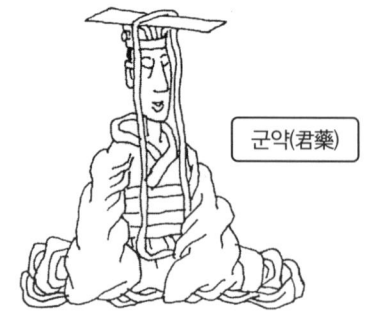
군약(君藥)

계지(桂枝)는 마황의 작용을 도와 한사(寒邪)를 흩어내므로 신약(臣藥)이 된다.

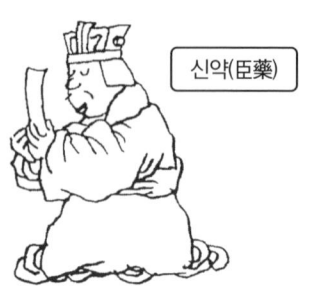
신약(臣藥)

행인(杏仁)은 마황을 도와 숨이 가쁜 것을 가라앉히니, 좌약(佐藥)이다.

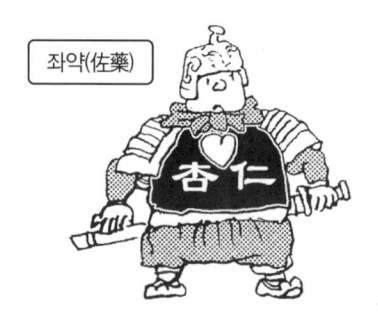
좌약(佐藥)

감초(甘草)는 모든 약을 조화시키는 역할을 하므로 사약(使藥)이 된다. 이것은 주된 약과 부차적인 약이 힘을 합쳐서 더욱 강한 치료효과를 내는 예이다.

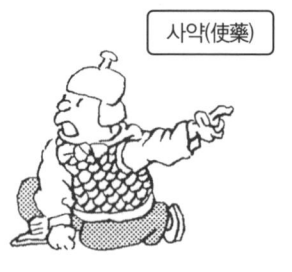
사약(使藥)

≪금궤요략金匱要略≫에 나오는 대오두전(大烏頭煎)은 찬 기운으로 인해 산증(疝證)이 생겨 배가 아프고 손발이 싸늘한 것을 치료하는 주요 처방인데, 오두(烏頭)와 백밀(白蜜) 두 가지 약재로 구성된다.

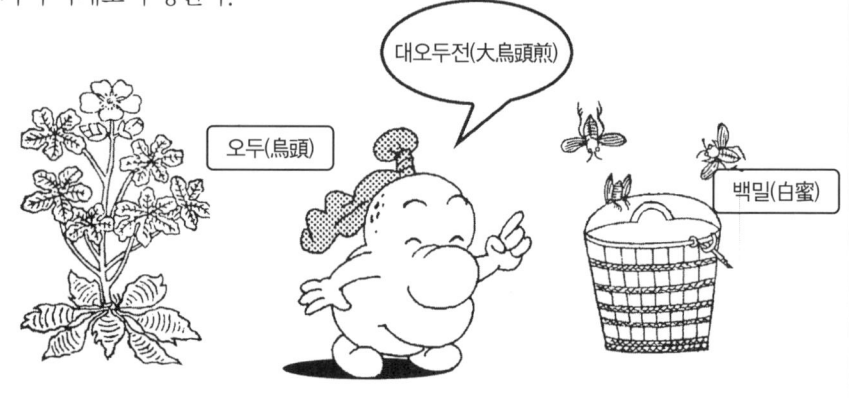
대오두전(大烏頭煎)
오두(烏頭)
백밀(白蜜)

그 중 오두(烏頭)는 한산(寒疝)의 복통을 치료하는 주요 약재인데, 다만 성(性)이 열(熱)하고 독이 있다. 백밀(白蜜)을 같이 쓰면 치료를 방해하지 않으면서도 오두의 대열(大熱), 대독(大毒)으로 인한 부작용을 억제할 수 있다.

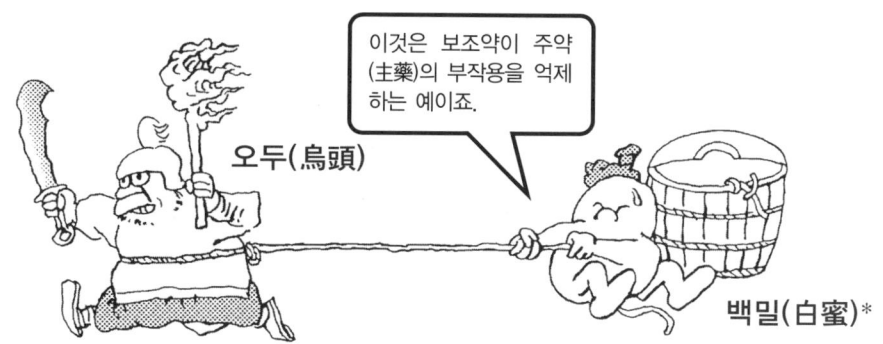

따라서 방제(方劑)를 배합하여 응용할 때의 주요 목적은 두 가지가 있다. 하나는 약물의 치료효과를 돕거나 촉진하는 것이고, 또 하나는 질병의 치료에 있어서 불리한 부작용을 없애거나 제어하는 것이다.

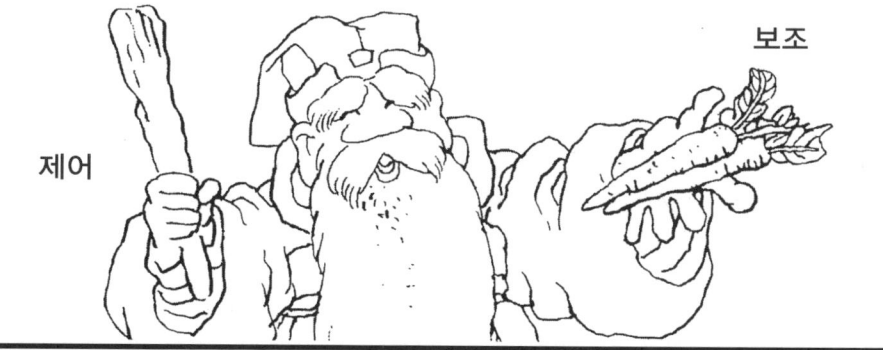

만약 방제(方劑)를 조성할 때 이러한 법칙이 없다면 '약재만 있고 처방은 없는' 꼴이 되어 방제의 본래 의미를 잃고 말 것이다.

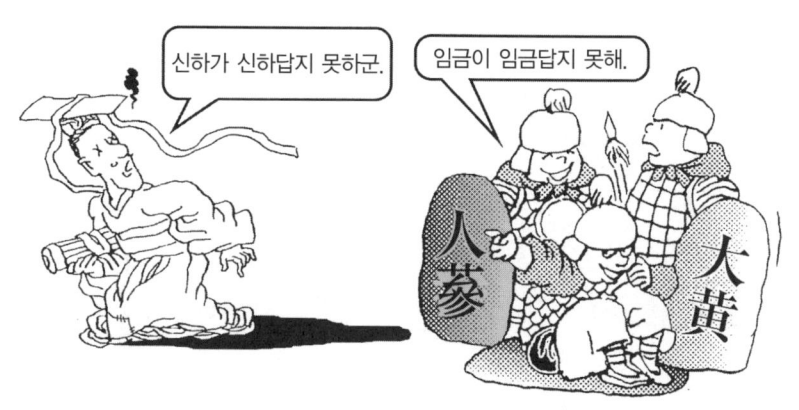

제5장 한약에 대한 기본상식

방제(方劑)의 분류 – 칠방(七方)과 십이제(十二劑)

방제(方劑)를 구성할 때는 군신좌사(君臣佐使)의 법칙을 따르지만 운용할 때는 병의 원인과 치료대상, 증상의 경중(輕重)을 따져서 구별하여 쓴다.

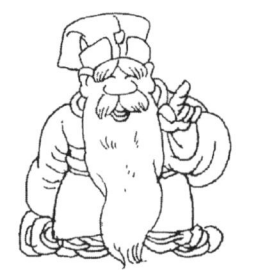
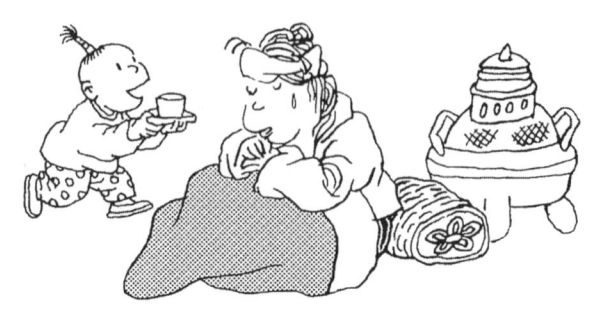

칠방(七方), 십이제(十二劑)는 한의학에서 방제를 분류하는 전형적인 방법이다. 먼저 칠방(七方)을 살펴보자. 칠방은 증후의 각종 유형에 따라 제정한 대(大), 소(小), 완(緩), 급(急), 기(奇), 우(偶), 복(複)의 일곱 가지 처방원칙이다.

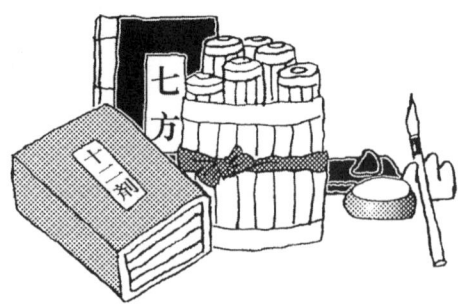

① 대방(大方) : 병세가 강성할 때 써서 병사(病邪)를 공격하는 강력한 처방이다. 이실증(裏實證)을 치료하는 대승기탕(大承氣湯)이나 표리(表裏)가 모두 실(實)한 증상을 치료하는 대청룡탕(大靑龍湯) 등이 대방에 속한다.

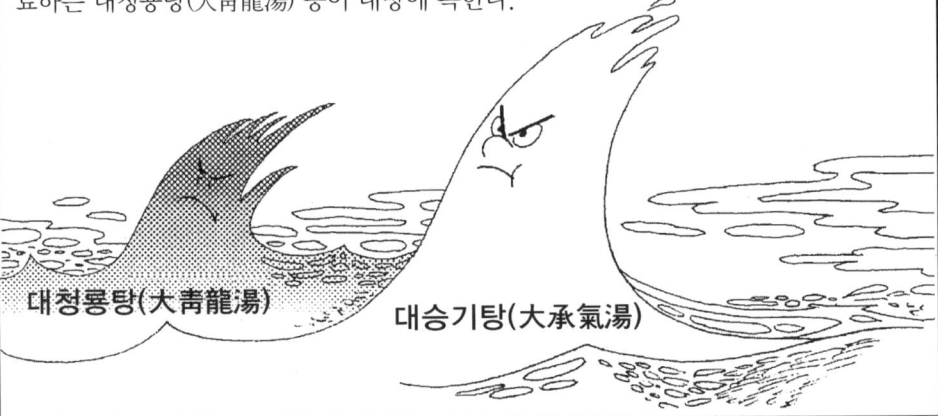

대청룡탕(大靑龍湯)   대승기탕(大承氣湯)

② 소방(小方) : 병세가 비교적 가벼울 때는 대방(大方)을 써서 맹렬히 공격할 필요가 없으므로 약량이 비교적 적은 가벼운 처방을 쓰고 약효가 나타나면 곧 중지하여 정기(正氣)를 손상하지 않도록 하니, 이런 처방을 소방(小方)이라고 한다. 가볍게 설사를 시키는 소승기탕(小承氣湯)이나 속을 약간 덥히는 소건중탕(小建中湯)이 소방에 속한다.

소건중탕(小建中湯) 소승기탕(小承氣湯)

③ 완방(緩方) : 허약이나 만성병에는 약효가 부드럽고 화평하여 늘 복용하기 좋은 처방을 써서 완만하게 조리하고 보해주어야 한다. 이런 처방을 완방(緩方)이라고 하며, 허로(虛勞)를 치료하는 자감초탕(炙甘草湯), 비위(脾胃)를 보하는 사군자탕(四君子湯)이 여기에 속한다.

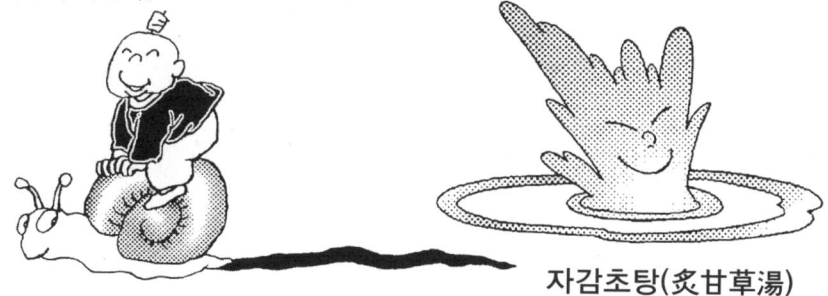

자감초탕(炙甘草湯)

④ 급방(急方) : 병세가 위중할 때는 약효가 강렬하고 준엄한 처방을 써서 신속하게 작용하도록 해야 한다. 이런 처방을 급방(急方)이라고 하며, 병이 오래되어 음(陰)을 손상하는 것을 막기 위해 급히 설사를 시키는 대승기탕(大承氣湯), 양기(陽氣)가 끊어지려 하는 위급한 증상에 쓰는 사역탕(四逆湯) 등이 급방에 속한다.

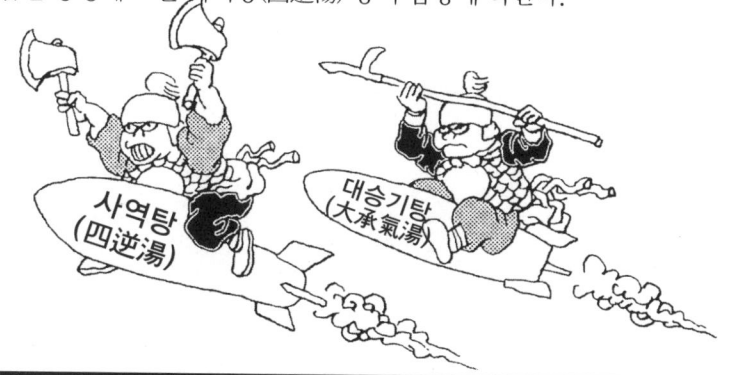

사역탕(四逆湯) 대승기탕(大承氣湯)

5 기방(奇方) : '기(奇)'란 홀수를 뜻하는 말이다. 기방(奇方)은 일반적으로 병의 원인이 단순할 때 하나의 주된 약만을 쓰는 것을 의미한다. 예를 들면 독삼탕(獨蔘湯)은 허탈(虛脫) 증상을 치료하고 저부탕(猪膚湯)은 목구멍이 아픈 것을 치료하는데, 모두 기방에 속한다.

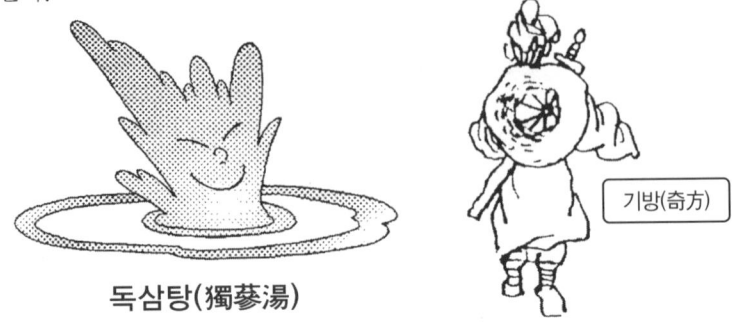

독삼탕(獨蔘湯)

6 우방(偶方) : '우(偶)'란 짝수를 말한다. 병인(病因)이 복잡할 때 주된 약을 두 가지 이상 같이 써서 치료한다는 의미이다. 예를 들면 신기환(腎氣丸)은 계지(桂枝)와 부자(附子)를 같이 쓰고, 대건중탕(大建中湯)은 천초(川椒)와 건강(乾薑)을 같이 쓰는 처방으로, 우방(偶方)에 속한다.

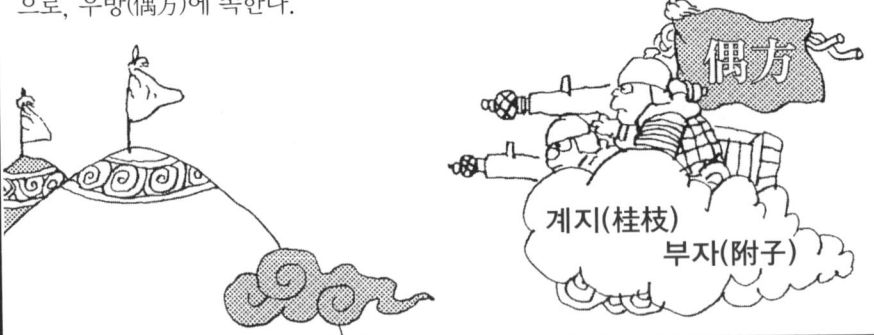

7 복방(複方) : '복(複)'이란 중복이다. 두 개 혹은 그 이상의 처방을 합하여 만든 방제를 복방(複方)이라고 부른다. 두 개의 처방을 합친 계지마황각반탕(桂枝麻黃各半湯), 여러 개의 처방을 조합한 지실소비환(枳實消痞丸) 등이 복방에 속한다.

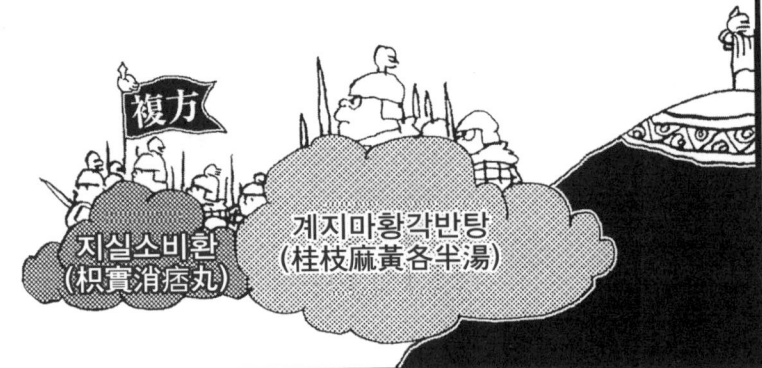

십이제(十二劑)는 약물의 효용에 따라 분류하는 것이다. 그 내용은 다음과 같다.

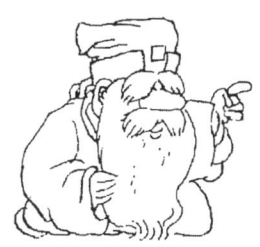

① 선제(宣劑)는 옹(壅)을 터준다 : '옹(壅)'이란 엉기고 맺혀서 흩어지지 못하며 막혀있는 것을 말한다. 엉긴 것을 흩고 막힌 것을 제거하는 처방들이 여기에 속한다.

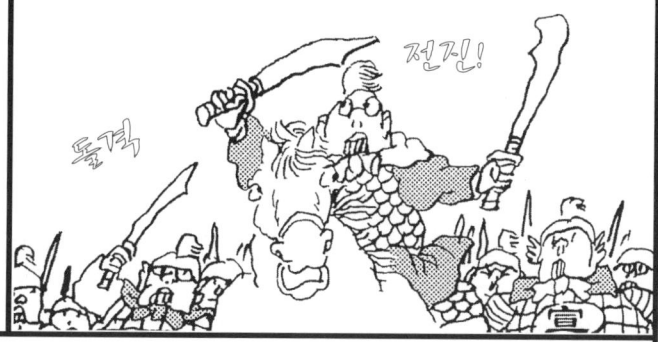

예를 들면 사기(邪氣)를 위로 끌고 올라가서 막힌 것을 토해내게 하는 과체산(瓜蒂散), 엉기고 맺힌 것을 소통시키고 흩어주는 월국환(越鞠丸) 등이 선제(宣劑)이다.

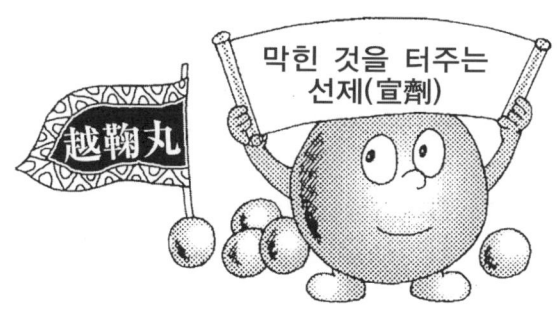

② 통제(通劑)는 체(滯)한 것을 통하게 한다 : 쌓이고 막혀서 머물러 있으며 움직이지 못하는 것을 '체(滯)'라고 하는데, 막힌 것을 통하게 하고 움직이게 하며 쌓인 것을 제거해주는 방제들이 통제(通劑)이다. 소변을 잘 나가게 하는 오령산(五苓散)이나 수기(水氣)를 배출시키는 십조탕(十棗湯) 등이 여기에 속한다.

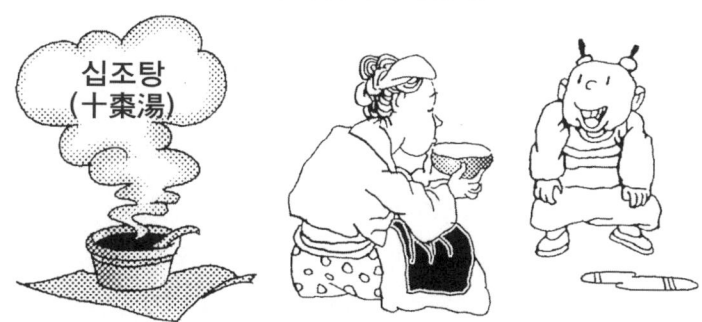

3 보제(補劑)는 약한 것을 도와준다 : 인체의 음(陰), 양(陽), 기(氣), 혈(血)이 부족한 것을 자양하고 보충함으로써 쇠약의 증상을 치료하는 방제들을 말한다. 음(陰)을 보하는 육미환(六味丸), 양(陽)을 보하는 팔미환(八味丸), 기(氣)를 보하는 사군자탕(四君子湯) 등이 있다.

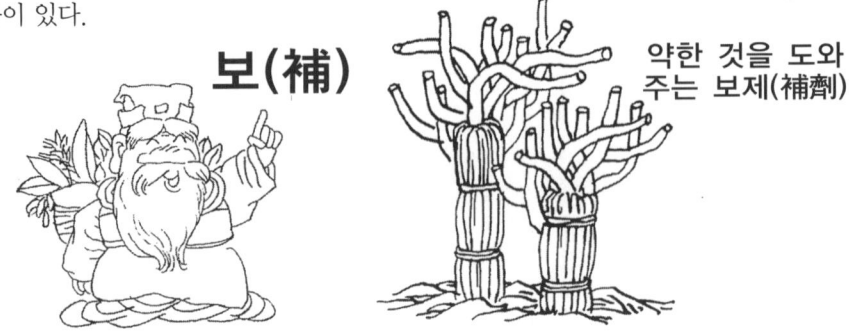

보(補)

약한 것을 도와주는 보제(補劑)

4 설제(泄劑)는 폐(閉)를 뚫어준다 : '폐(閉)'란 유형(有形)의 실사(實邪)가 있어서 안에서 맺혀 통하지 못하는 것이다. 이것을 뚫어주고 배설시켜 대변으로 내보내는 처방들이 설제(泄劑)에 속하며, 한실(寒實)을 사(瀉)하는 비급환(備急丸), 열실(熱實)을 사(瀉)하는 승기탕(承氣湯) 등이 있다.

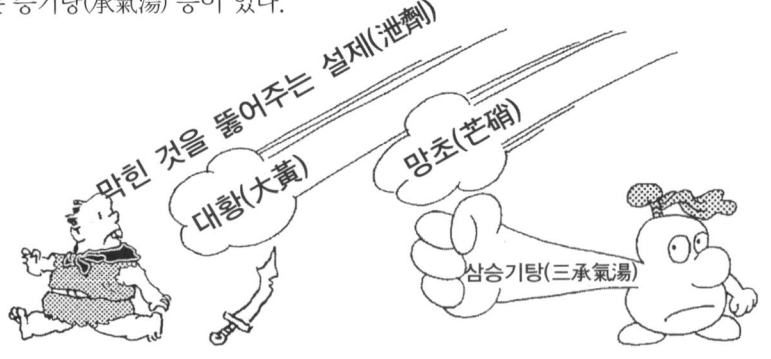

막힌 것을 뚫어주는 설제(泄劑)
대황(大黃)
망초(芒硝)
삼승기탕(三承氣湯)

5 경제(輕劑)는 실(實)을 내쫓는다 : '실(實)'이란 외감(外感)의 표실(表實)을 말한다. 가볍게 날려 보내고 땀을 내며 밖에서 들어온 사기(邪氣)를 흩어내어 표증(表證)을 풀어주는 방제들을 경제(輕劑)라고 한다. 풍한(風寒)을 발산시키는 마황탕(麻黃湯), 풍열(風熱)을 흩어주는 상국음(桑菊飮) 등이 여기에 속한다.

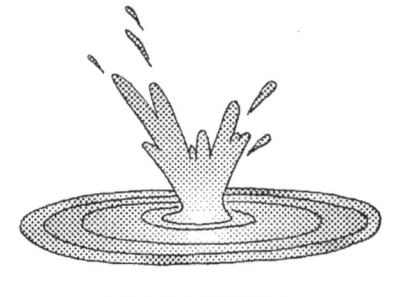

상국음(桑菊飮)

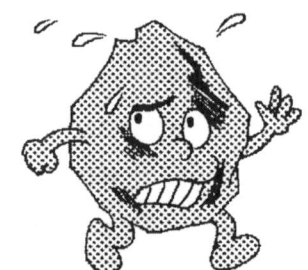

실(實)을 쫓아내는 경제(輕劑)

제5장 한약에 대한 기본상식

⑥ 중제(重劑)는 겁(怯)을 누른다 : '겁(怯)'이란 두려워하고 정신이 혼란스러운 것이다. 겁약(怯弱)하여 정신이 흐릿하고 어지러우며 가슴이 두근거리고 잠을 잘 자지 못하는 등의 증상에 무겁게 내리누름으로써 안정시키는 작용을 하는 처방이 중제(重劑)이다. 자주환(磁朱丸), 주사안신환(朱砂安神丸) 등이 여기에 속한다.

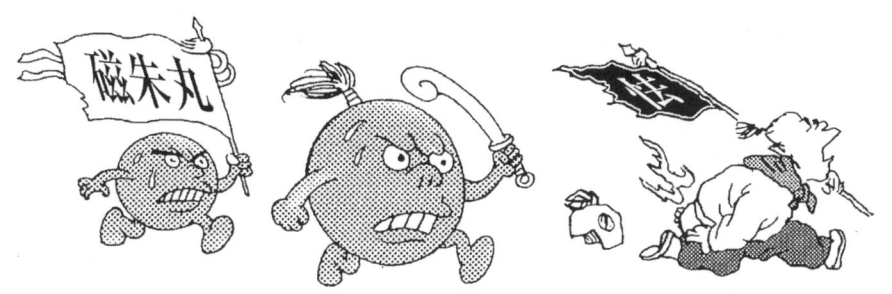

⑦ 활제(滑劑)는 착(著)을 제거한다 : '착(著)'이란 머물러서 떠나지 않는다는 뜻이다. 유형(有形)의 것이기는 하나 닫히고 막힌 것이 비교적 가벼운 것으로, 이런 경우에는 공격하여 설사를 시킬 필요가 없으므로 활제(滑劑)를 써서 매끄럽게 하여 소통시킨다. 마인환(麻仁丸), 밀전(蜜煎) 등이 활제에 속한다.

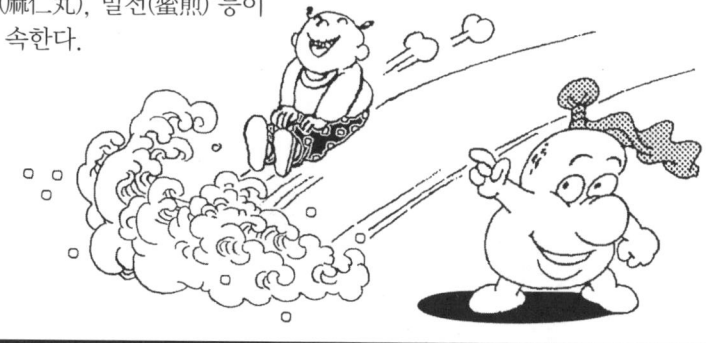

⑧ 삽제(澁劑)는 탈(脫)을 막는다 : '탈(脫)'이란 심한 설사나 소변이 새는 것, 양(陽)이 허하여 땀이 많이 나는 것 등을 가리키는 말이다. 거두어들이고 묶어두는 작용으로 이러한 질환들을 치료하는 처방들을 삽제(澁劑)라고 한다.

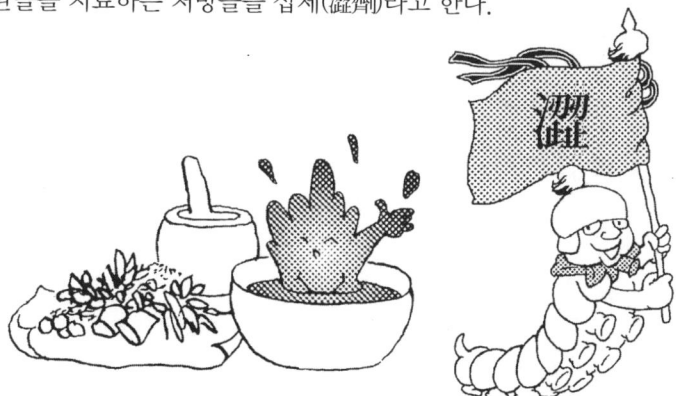

제5장 한약에 대한 기본상식

유정(遺精)을 치료하는 금쇄고정환(金鎖固精丸), 소변실금을 치료하는 상표초산(桑螵蛸散) 등이 삽제(澁劑)의 예이다.

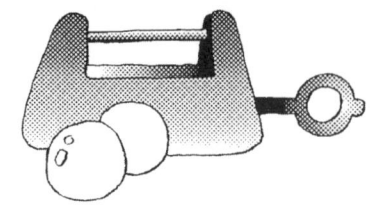

금쇄고정환(金鎖固精丸)

⑨ 조제(燥劑)는 습(濕)을 제거한다 : '습(濕)'이란 자욱한 안개나 이슬과 같은 기운이다. 방향성(芳香性)이 있고 건조한 성질을 가진 약으로 습기를 제거하는 처방이 조제(燥劑)이다.

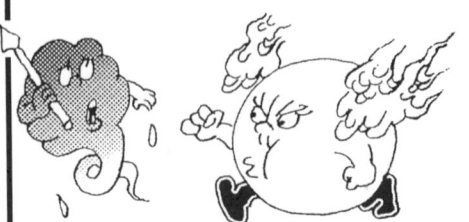

습(濕)을 제거하는 조제(燥劑)

중기(中氣)를 펴서 습(濕)을 제거하는 평위산(平胃散), 습열(濕熱)을 식히고 빼내는 이묘환(二妙丸) 등이 조제(燥劑)의 예이다.

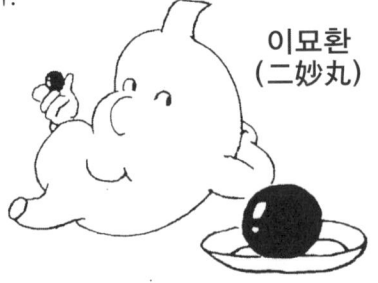

이묘환(二妙丸)

⑩ 습제(濕劑)는 조(燥)를 적신다 : '조(燥)'란 마르는 것을 말한다. 혈액(血液)이 고갈되거나 진액(津液)이 소모되고 손상된 것이 조증(燥證)이다.

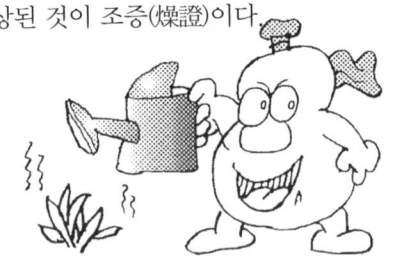

조(燥)를 적시는 습제(濕劑)

따라서 습제(濕劑)란 진액(津液)이나 혈(血)이 마른 것을 자양하고 촉촉하게 해주는 처방을 말하는 것이다. 폐(肺)가 건조한 것을 치료하는 청조구폐탕(淸燥救肺湯), 허로(虛勞)로 마른기침을 할 때 쓰는 경옥고(瓊玉膏), 음식을 먹지 못하고 자꾸 토하는 증상을 치료하는 구즙우유음(韭汁牛乳飮) 등이 이 범주에 들어간다.

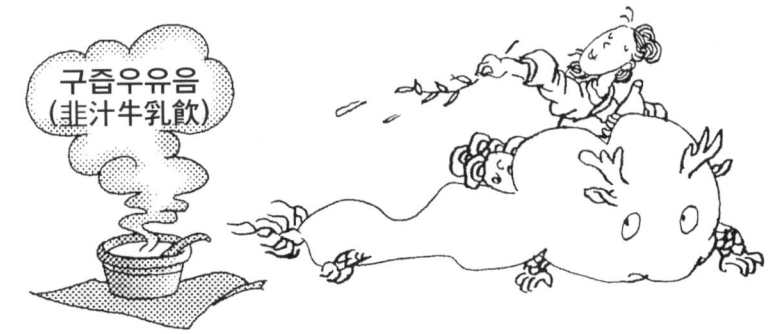

구즙우유음(韭汁牛乳飮)

[11] 한제(寒劑)는 열(熱)을 이긴다 : 열을 식히고 진액(津液)을 보호하며 화(火)를 내리는 처방들은 모두 한제(寒劑)의 범주에 속하는데, 열을 식히는 백호탕(白虎湯), 화를 내리는 황련해독탕(黃連解毒湯), 진액을 돕는 인삼백호탕(人蔘白虎湯) 등이 있다.

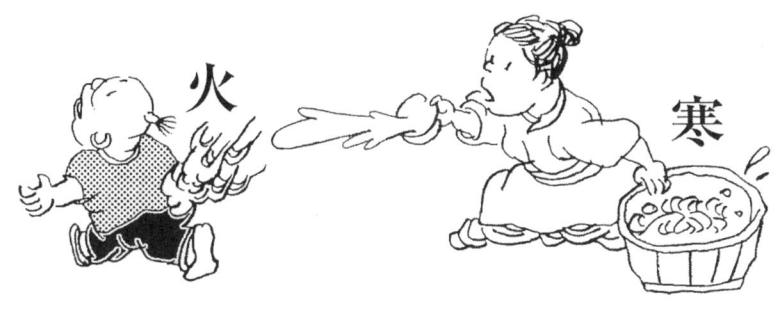

[12] 열제(熱劑)는 한(寒)을 억제한다 : 신열(辛熱)한 약물로 구성되어 양기(陽氣)를 보충하고 찬 기운을 제거하는 처방들이 열제(熱劑)이다.

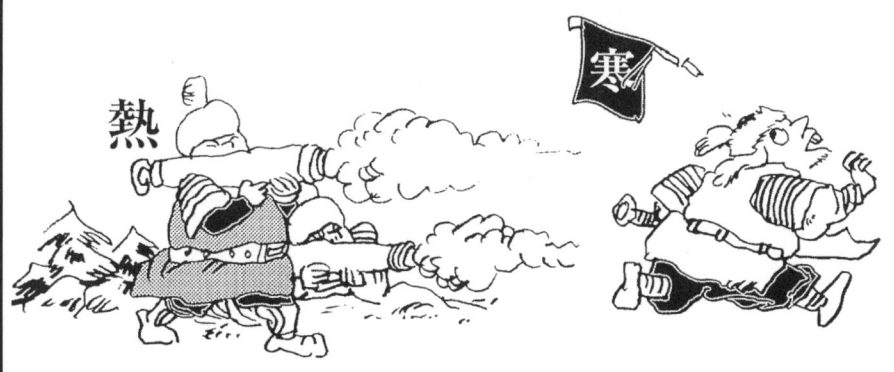

예를 들어 이중탕(理中湯)은 비(脾)가 찬 것을, 오수유탕(吳茱萸湯)은 간(肝)이 찬 것을 다스리며, 사미회양음(四味回陽飲)은 속에 찬 기운이 있는 것을 전반적으로 치료하고, 계지탕(桂枝湯)은 겉에 찬 기운이 맺힌 것을 전반적으로 치료하니, 이들은 모두 열제(熱劑)에 속한다.

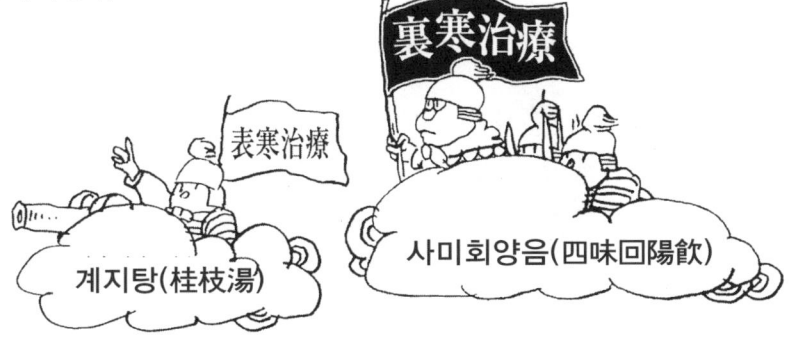

제5장 한약에 대한 기본상식

처방의 제형(劑型)과 종류

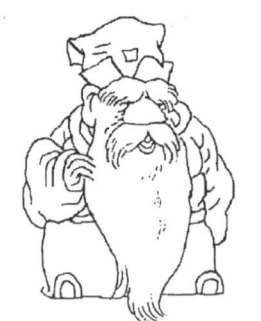

한약 처방의 제형(劑型)은 아주 다양하다. 이것은 약물의 성질과 치료에 있어서의 필요에 따라 제형을 달리 하여 치료 효과를 더욱 잘 발휘하도록 하기 위해서이다.

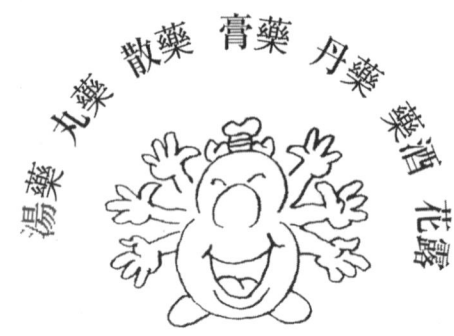

湯藥 丸藥 散藥 膏藥 丹藥 藥酒 花露

① 탕제(湯劑) : 약재들을 달여서 찌꺼기는 걸러 버리고 약액을 복용하는 것을 탕제(湯劑)라고 한다. 내복약(內服藥)에 가장 많이 사용되는 제형이다.

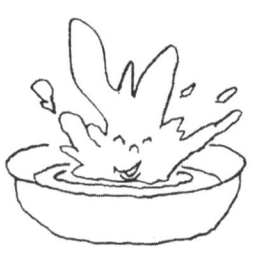

흡수가 쉽고 효과가 빨리 나타나서 일반적으로 급성 질병에는 탕제를 사용하는 것이 가장 적당하다.

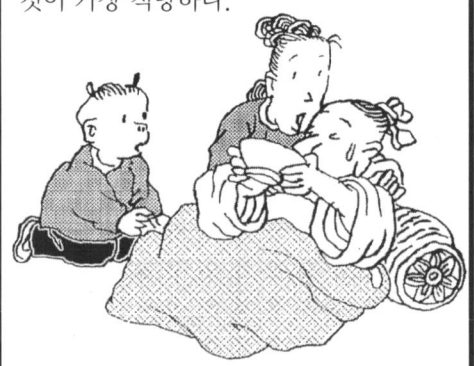

그 밖에 약액(藥液)의 양이 많고 식혀서 복용하는 것이 적당한 것은 '음(飮)'이라 한다. 향유음(香薷飮), 감로음(甘露飮) 등이 그 예이다. 찌꺼기를 걸러낸 탕약을 다시 달이는 것을 '전(煎)'이라 하는데, 이 방법은 일반적으로 만성병에 적용된다.

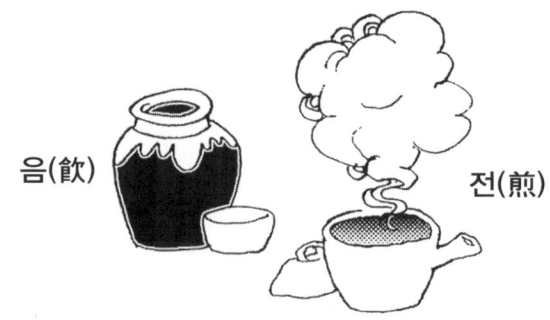

음(飮)   전(煎)

2 환제(丸劑) : 환제는 약물을 갈아서 꿀이나 물로 반죽하여 둥글게 빚은 것이다. 작게는 겨자나 녹두, 벽오동 씨 정도의 크기로부터 크게는 계란 노른자만한 것까지 있다.

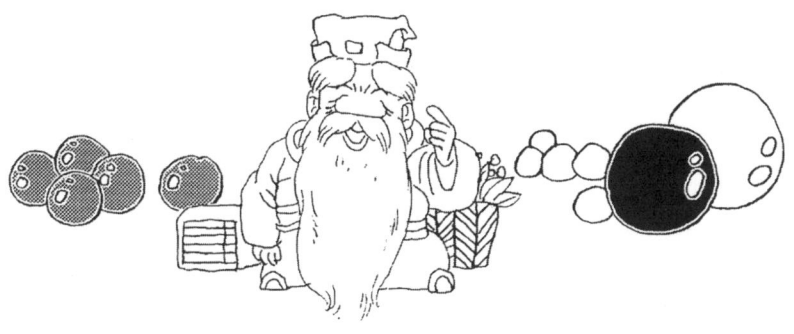

환제는 복용한 후에 용해되고 흡수되는 것이 비교적 느리고 약효가 오래 지속되어 만성병에 적합하다.

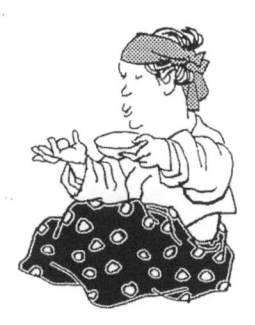

그러나 안궁우황환(安宮牛黃丸), 호박포룡환(琥珀抱龍丸) 등과 같이 열성 질병의 중증(重症)에 사용되는 것도 있다.

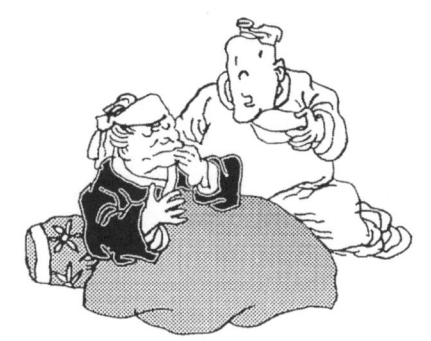

이러한 환제들은 위급할 때 사용하기 위해 저장하기 편리하도록 환제로 만든 것뿐이지, 천천히 작용하게 하기 위한 것이 아니므로 사용 전에 녹여서 복용하게 되어 있다.

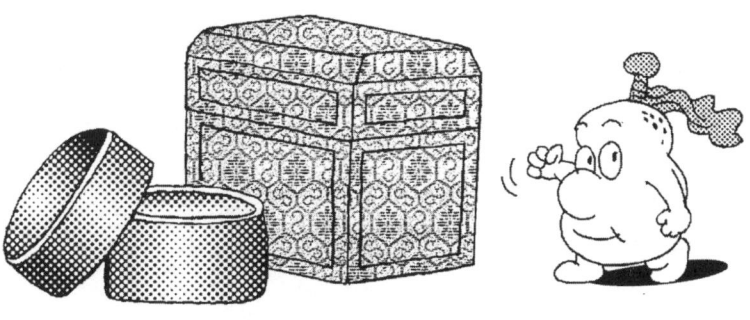

③ **산제(散劑)** : 약물을 갈아서 분말로 만든 것이다. 가열하지 말아야 할 약물이나 맛이 너무 쓴 처방의 경우 산제로 만든다. 산제는 내복약과 외용약 두 종류가 있다.

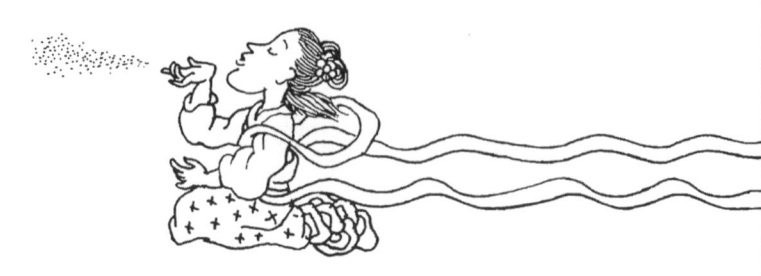

내복하는 산제는 끓인 물과 함께 복용하는데, 양격산(凉膈散), 은교산(銀翹散) 등이 있다. 사용이 간편하고 흡수도 빠르기 때문에 급성 질병에 사용된다.

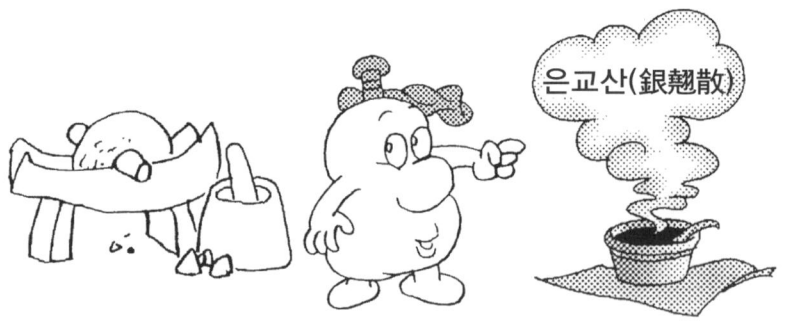

외용하는 산제는 대개 종기, 습진에 개어서 붙이거나 목구멍에 불어넣는 약, 눈에 떨어뜨리는 약 등으로 사용한다. 피부에 사용하는 여의금황산(如意金黃散), 목구멍에 사용하는 석류산(錫類散), 눈에 사용하는 마운산(磨雲散) 등이 외용 산제의 예이다.

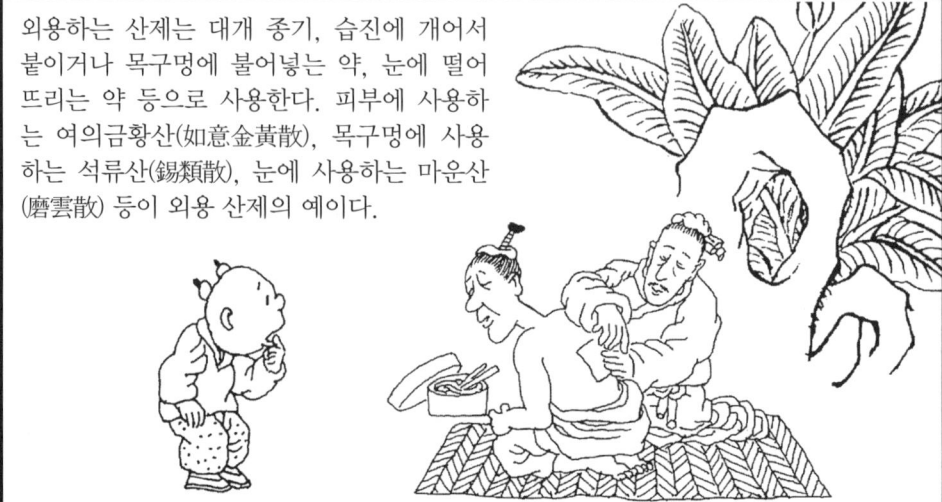

4 고제(膏劑) : 약물을 졸여서 끈끈한 풀과 같이 만드는 것이다. 내복약과 외용약으로 나눌 수 있다.

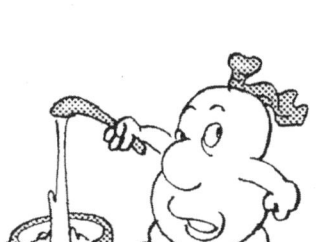

내복하는 고제는 약물을 달여서 농후한 액체로 만든 다음 설탕이나 꿀을 넣어 끈끈하게 한 것으로 장기간 복용할 수 있어 만성병에 쓰거나 허한 것을 보하는 약으로 사용한다.

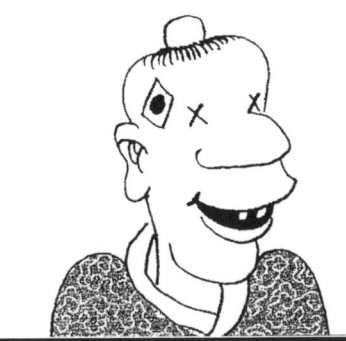

이러한 고제는 대개 늦가을이나 겨울에 사용한다. 봄여름에는 기온이 높아 쉽게 변질되기 때문이다.

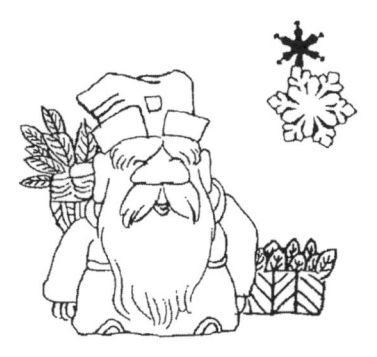

외용하는 고제는 기름을 넣고 약물을 달여 찌꺼기를 걷어낸 다음 황단(黃丹)이나 밀랍(蜜蠟)을 넣어 고약으로 만든다.

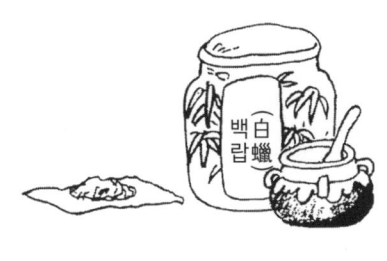

그 다음 가열하여 종이나 천에 펴 발라서 농양 등의 피부질환에 쓰거나 풍한습(風寒濕)으로 인해 몸이 저린 증상에 사용한다.

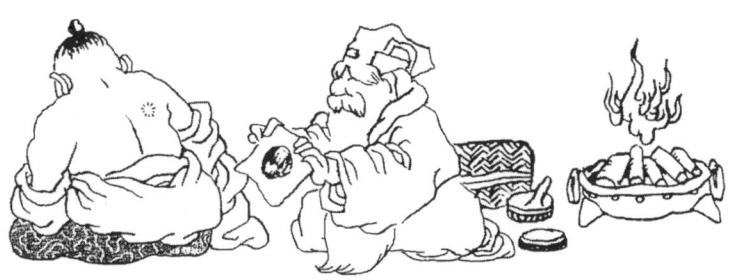

5 단제(丹劑) : 역시 내복약과 외용약으로 나뉜다. 내복하는 것 중 지보단(至寶丹)은 환제(丸劑), 옥추단(玉樞丹)은 정제(錠劑), 자혈단(紫血丹)은 호제(糊劑)이다.

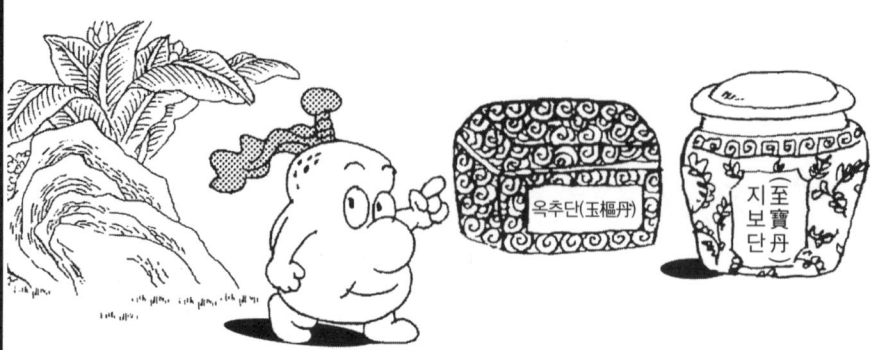

외용하는 단제로는 이상의 제형 외에 수은(水銀)을 제련하여 나오는 홍승단(紅升丹), 백강단(白降丹) 등이 있다.

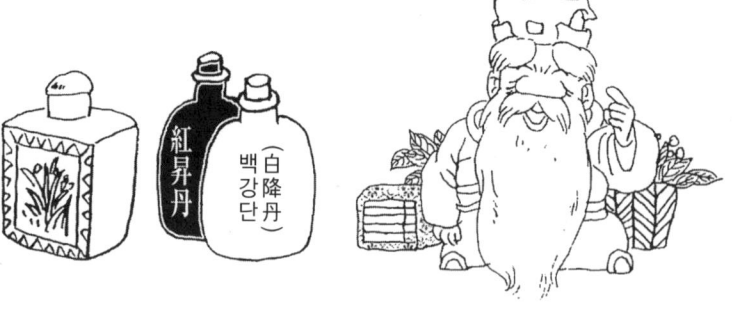

6 약주(藥酒) : 약물을 술에 담가서 우러나오게 하거나 중탕한 다음 찌꺼기를 버리고 술을 마시는 것이다.

고대에는 '요약(醪藥)', '주례(酒醴)'라고 불렀는데 풍(風)을 몰아내고 피를 잘 돌게 하는 효과가 있어 일반적으로 저리고 아픈 질환에 사용한다.

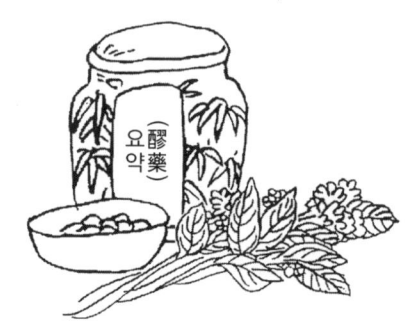
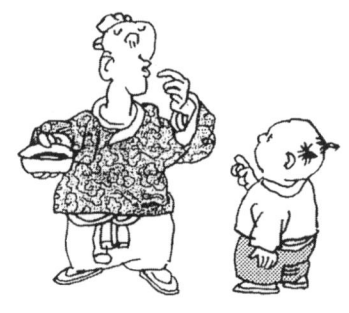

7 화로(花露) : 약물을 증류하여 얻은 액체로 기미(氣味)가 향기롭고 담담하여 복용하기 편하지만 약효는 미약하므로, 대개는 치료를 보조하는 음료로 사용된다.

금은화로(金銀花露), 상엽로(桑葉露), 청호로(菁蒿露) 등이 화로의 예이다.

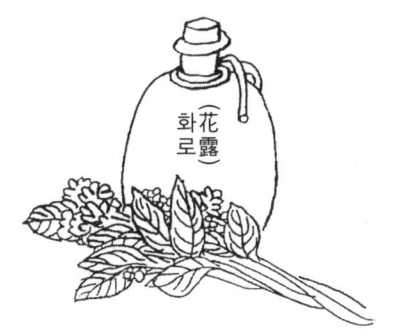
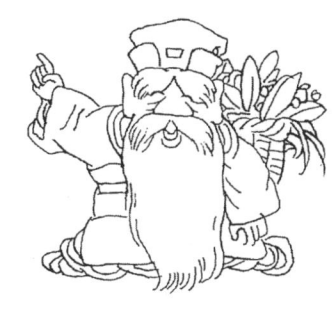

이 외에 좌약(坐藥), 약선(藥線) 등이 있지만 대개 이상의 제형들을 변형한 외용약이다. 흔하게 쓰이지 않는 제형이므로 여기서는 생략한다.

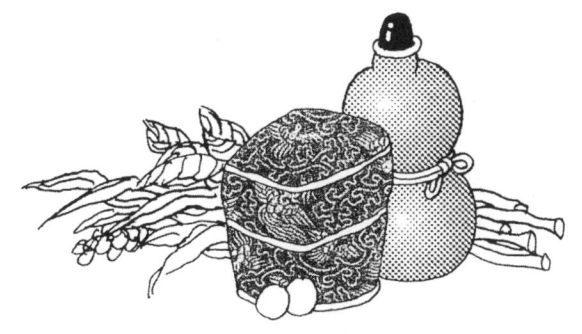

한약(韓藥)의 제량(劑量)

약의 용량은 치료효과에 직접적으로 영향을 미친다. 용량이 큰 약으로 치료해야 할 때에 반대로 작은 제량을 사용하면 약효가 모자라 치료를 그르치게 된다.

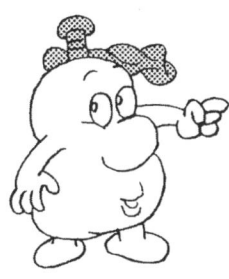
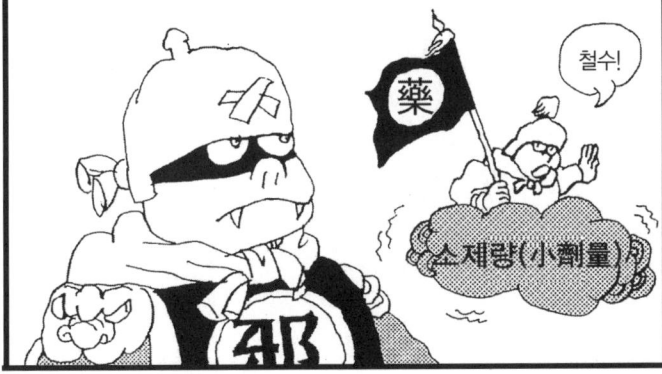

제5장 한약에 대한 기본상식

그 반대의 경우에는 인체의 정기(正氣)를 손상하게 된다. 따라서 약의 용량을 정확하게 사용하는 것에는 중요한 의미가 있다.

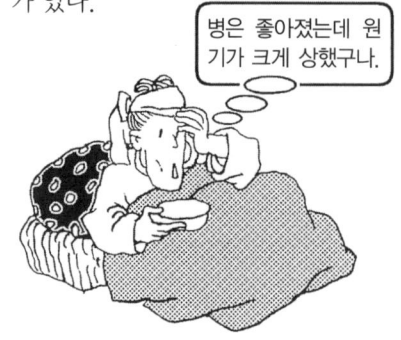

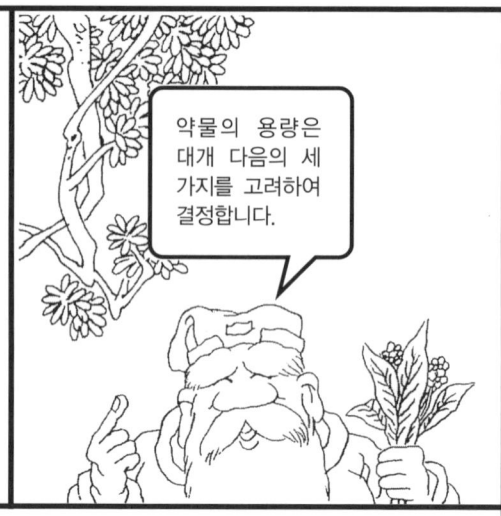

첫째, 약물의 성질과 제량의 관계. 독성이 강한 약물을 사용할 때는 용량을 작게 한다. 처음에는 적은 양으로 시작하여 병의 정황이 변화하는 것을 보아 가며 용량을 조금씩 늘릴 수 있으며, 증상이 감소하면 곧 용량을 줄이거나 복용을 중단하여 중독과 부작용을 막는다.

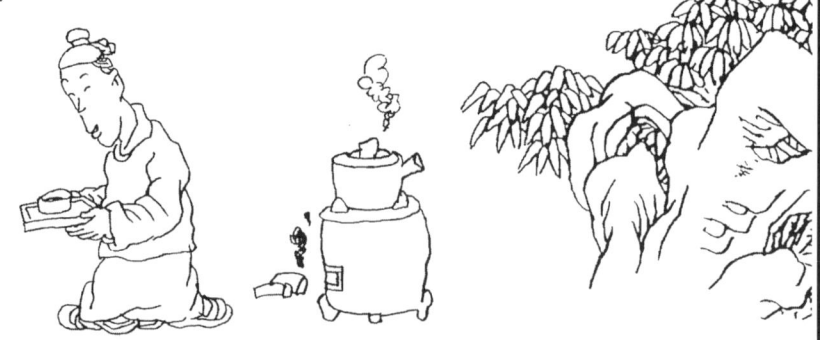

둘째, 제형이나 약재의 배합과 제량의 관계. 일반적인 상황에서, 같은 종류의 약물이라면 탕제(湯劑)에 들어가는 경우가 환제(丸劑)에 들어가는 경우보다 용량이 커야 한다.

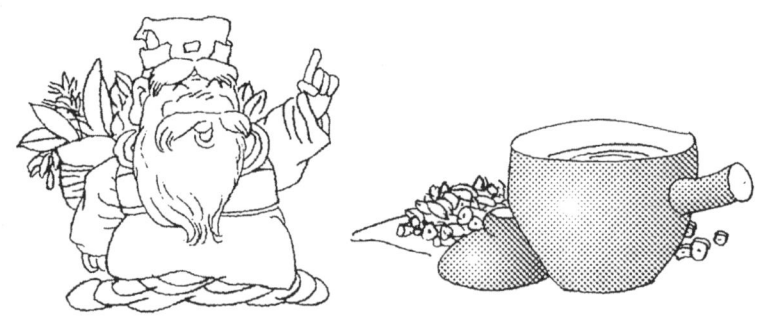

한약의 제량

복방(複方)을 사용할 때는 단미(單味)를 쓸 때보다 용량이 작아야 한다.

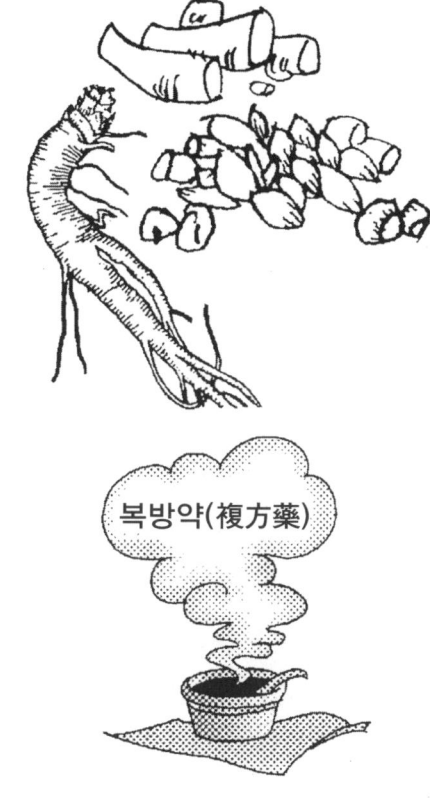

셋째, 연령, 체질, 병세와 제량의 관계. 성인이나 본래 체질이 튼튼한 환자는 적당히 큰 용량도 쓸 수 있지만,

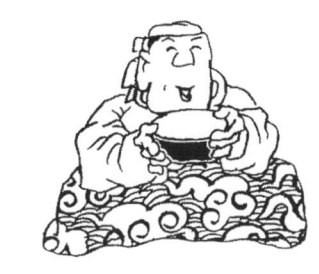

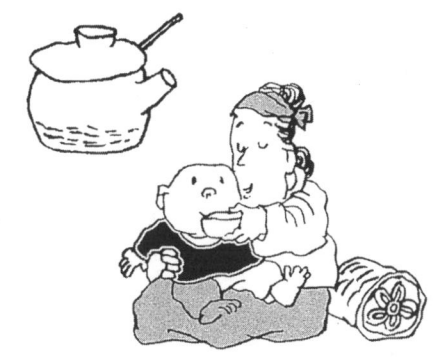

어린이나 체질이 허약한 사람은 용량을 줄여야 한다.

보통 약물을 사용할 때 꽃이나 잎처럼 무게가 가볍거나 잘 우러나는 약재는 용량이 너무 커서는 안 되고,

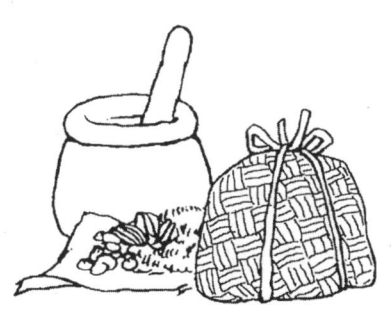

광석이나 조개류의 껍질과 같이 무게가 많이 나가거나 잘 우러나지 않는 약재는 용량이 상대적으로 커야 한다.

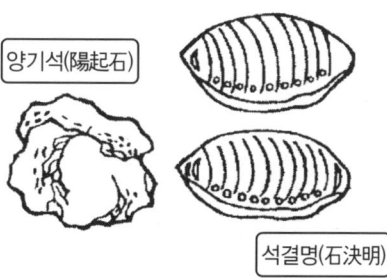

제5장 한약에 대한 기본상식

신선한 약물은 수분을 함유하고 있으므로 용량을 비교적 크게 할 수 있고, 건조된 약물은 그보다 적게 쓴다.

맛이 매우 쓰고 차가운 성질이 강한 약물은 많이 쓰면 장위(腸胃)를 손상하므로 제량이 너무 많지 않도록 해야 하고 오래 복용해서도 안 된다.

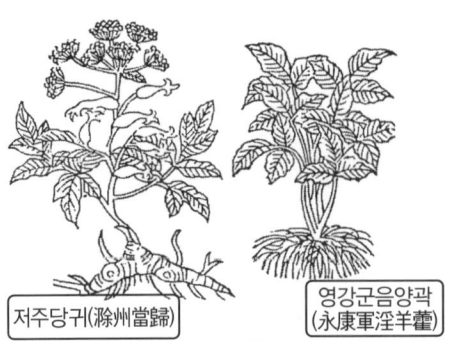
저주당귀(滁州當歸) 영강군음양곽(永康軍淫羊藿)

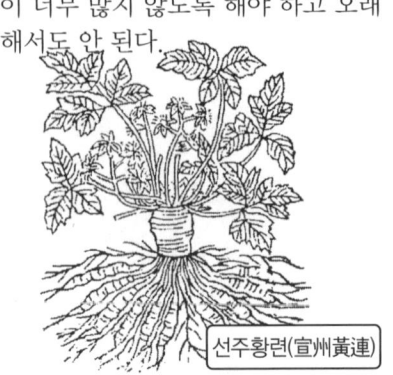
선주황련(宣州黃連)

임상처방의 일반적인 용량

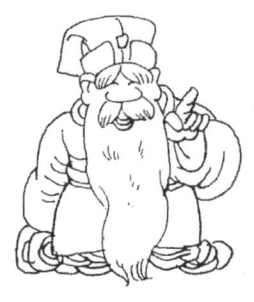

1 일반약물 : 건조된 약물은 3~10g[마황(麻黃), 형개(荊芥), 지모(知母) 등], 신선한 약물은 30~60g[선모근(鮮茅根), 선지황(鮮地黃) 등].

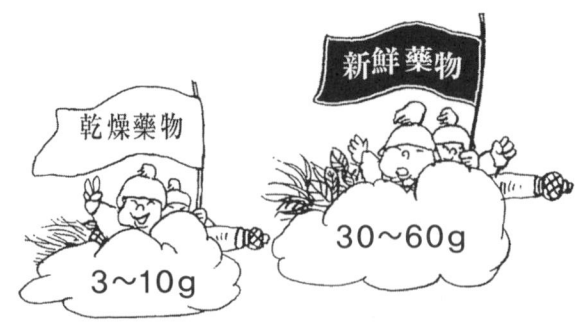
乾燥藥物 3~10g   新鮮藥物 30~60g

2 무게가 가벼운 약물 : 1~2g[등심초(燈心草) 등] 혹은 3~5g[박하(薄荷) 등].

3 무게가 많이 나가는 약물 : 10~15g[숙지황(熟地黃), 하수오(何首烏) 등] 혹은 30~60g[석고(石膏) 등].

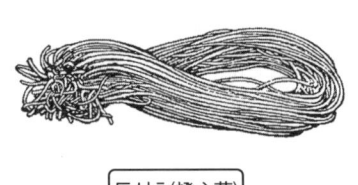
등심초(燈心草)

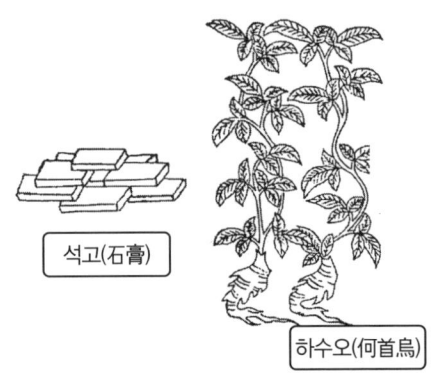
석고(石膏) 하수오(何首烏)

④ **독이 있는 약물** : 독성이 비교적 약한 경우 0.5~0.3g[웅황(雄黃)], 독성이 비교적 강한 경우 0.003~0.006g[비상(砒霜)].

⑤ **기타용량** : 1지(支)[노근(蘆根)], 1조(條)[오공(蜈蚣), 벽호(壁虎)],

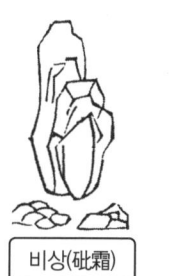
비상(砒霜)

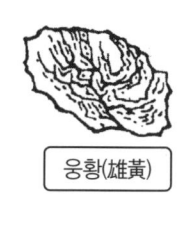
웅황(雄黃)

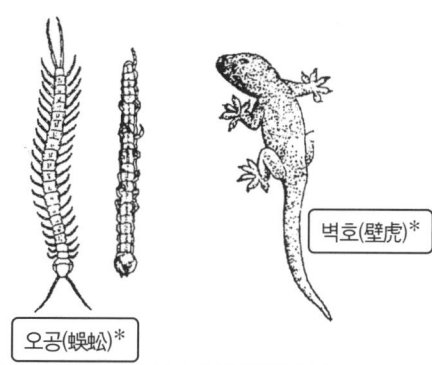
오공(蜈蚣)*   벽호(壁虎)*

3척(隻)[또는 근(根)]에서 5척[총백(蔥白), 남과체(南瓜蒂) 등],

3편(片)에서 5편[생강(生薑)], 1각(角)[즉 4분의 1, 하엽(荷葉)], 몇 방울[생강즙(生薑汁)] 등등.

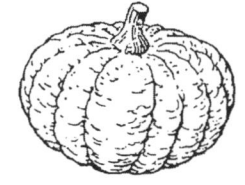
남과체(南瓜蒂)

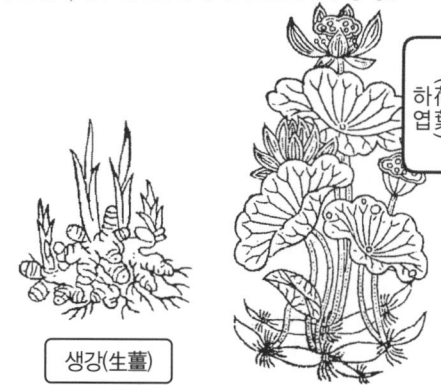
생강(生薑)   하엽(荷葉)

옛날 처방의 제량(劑量)에 대한 이해

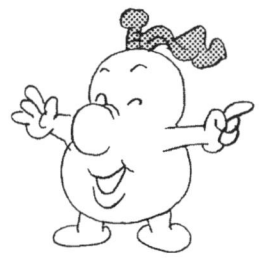

옛날 처방을 임상에서 사용하려면 옛날과 지금의 방제(方劑) 용량이 어떻게 다른지를 잘 알고 있어야 한다. 도량형(度量衡) 제도의 차이를 고려해야 하는 것이다.

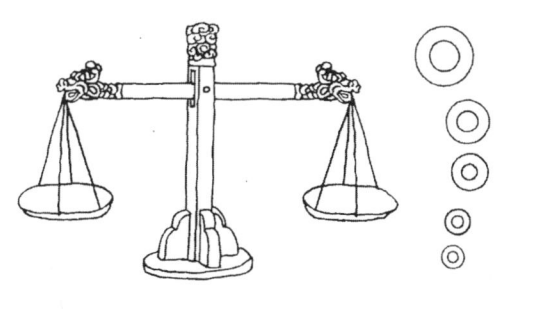

[역주]

오공(蜈蚣), 벽호(壁虎) : 각각 지네와 도마뱀을 가리킨다.

제5장 한약에 대한 기본상식

원래의 처방에서 사용된 각 약물의 비중을 알고, 현대의 여러 의안(醫案)이나 역대 본초(本草) 서적에 기술된 용량을 참조하면 너무 적게 쓰거나 너무 많게 쓰는 잘못을 피할 수 있다.

만약 용량을 환산하지 않고 옛 처방에 적힌 그대로 쓴다면 만족할 만한 효과를 얻지 못할 뿐만 아니라 큰 문제가 생길 수도 있다.

예를 들어 장중경(張仲景)의 마황탕(麻黃湯)에는 마황(麻黃)이 3냥, 계지(桂枝)가 2냥으로 되어있는데, 이 용량을 그대로 사용한다면…

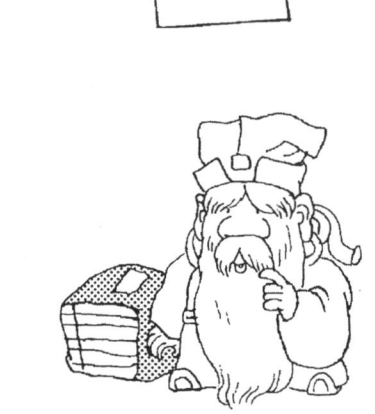
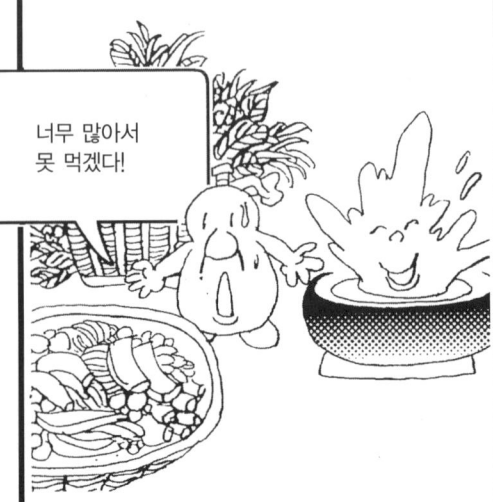

너무 많아서 못 먹겠다!

이것은 옛 처방을 운용하기 위해 반드시 알아야 하는 기본 상식이다.

【역주】

보제방(普濟方) : 중국 명나라 초기 편찬된 대형 의방서(醫方書). 주숙(朱橚ː周定王) 등석(滕碩), 유순(劉醇) 등이 편집하였으므로 전 168권으로 되어 있다.

약을 쓸 때의 금기(禁忌)

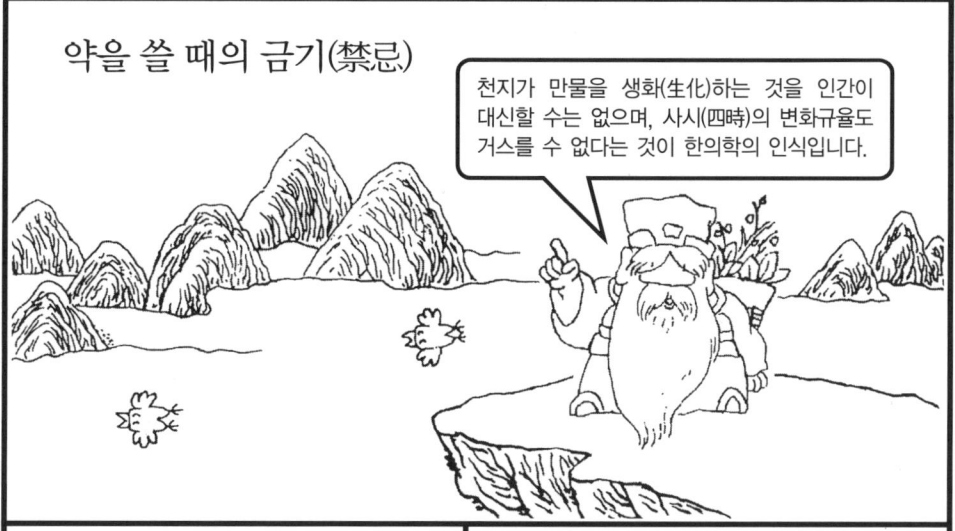

천지가 만물을 생화(生化)하는 것을 인간이 대신할 수는 없으며, 사시(四時)의 변화규율도 거스를 수 없다는 것이 한의학의 인식입니다.

따라서 일반적으로 열성(熱性) 약물을 쓸 때는 더운 기후를 피해야 하고,

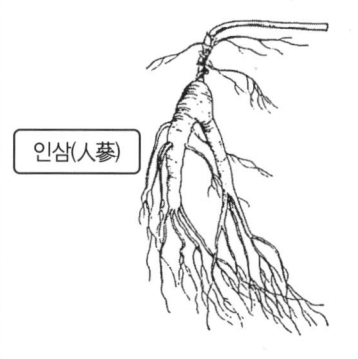

인삼(人蔘)

한성(寒性) 약물을 쓸 때는 한랭한 기후를 피해야 한다.

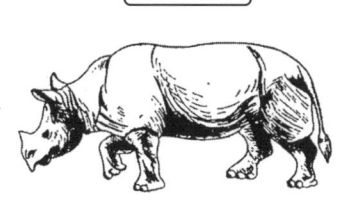

서각(犀角)

그렇지 않으면 한열(寒熱)의 기운이 안으로 장부(臟腑)를 상하여 병이 더욱 심해질 수 있다.

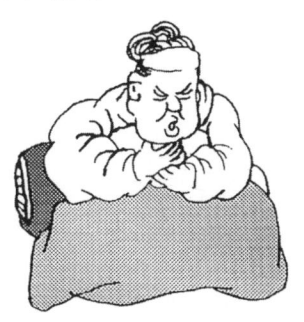

성질이 뜨거운 약을 쓸 때 더운 날씨를 피하지 않으면 열병(熱病)이 발생할 수 있으며, 차가운 약을 쓸 때 추운 날씨를 피하지 않으면 한병(寒病)이 발생할 수 있다.

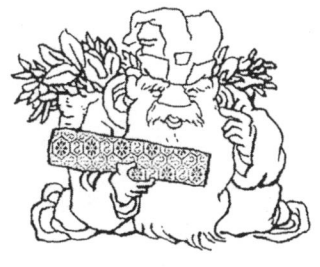

한병(寒病)이 생기면 뱃속에 덩어리가 생겨 답답하고 배가 부풀어 오르면서 통증이 있거나 설사를 하는 등의 증상이 나타난다.

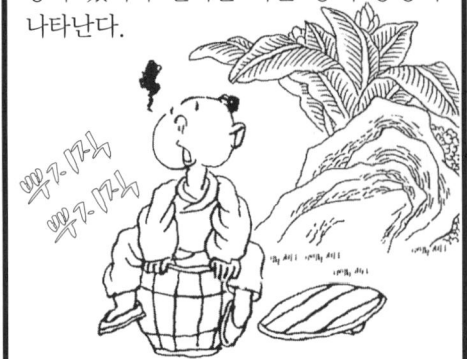

열병(熱病)이 생기면 발열과 토사곽란, 종기나 부스럼, 정신이 혼미한 것, 가슴이 답답한 것, 설사 등의 증상이 나타난다.

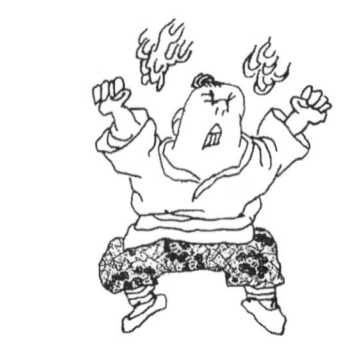

근육이 땅기거나 경련이 일어나는 것, 붓고 아픈 것, 구토, 코막힘, 콧물, 코피, 두통, 관절 변형, 근육통, 피를 토하거나 혈변을 보는 것, 대소변이 막히는 것 등도 나타날 수 있다.

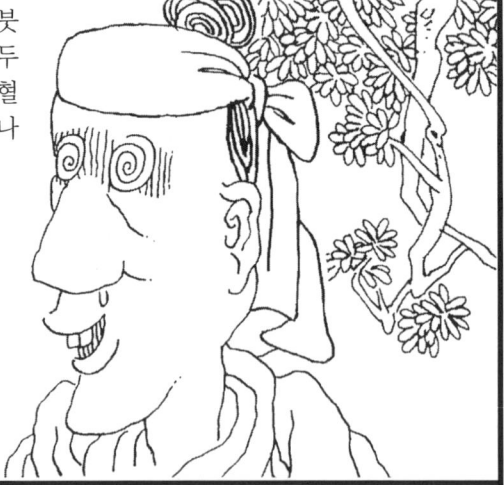

사계절의 법칙을 거슬러서 생기는 이러한 질병들을 치료하기 위해서는 사계절 기후의 한열온량(寒熱溫凉)에 따라 그것을 이기는 약물을 써서 바로잡아야 한다.

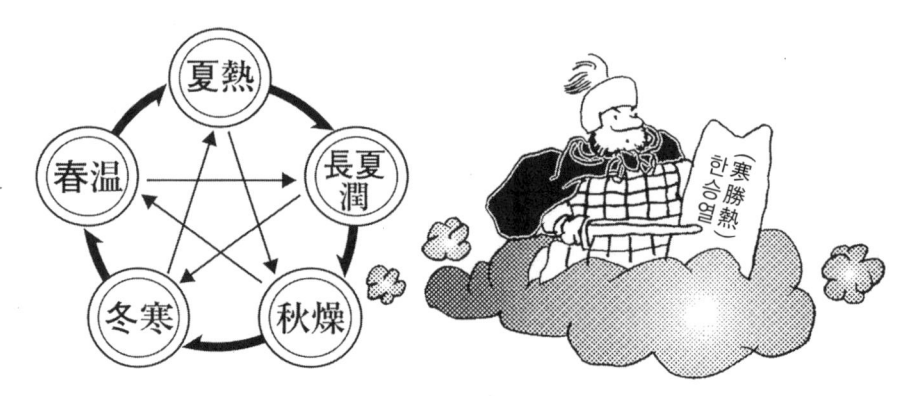

또 사계절의 기후가 비정상적으로 나타나는 것에도 주의를 기울여야 하니, 이럴 때에 절기만을 맹목적으로 따르느라 약을 쓰는 데 있어서 한열(寒熱)을 조절하는 원칙을 피하거나 꺼려서는 안 된다. 이것은 그 계절에 마땅히 주관해야 할 기운이 부족해서 다른 기운이 섞여 들어와 원래의 기운을 억제하는 상황을 말한다.

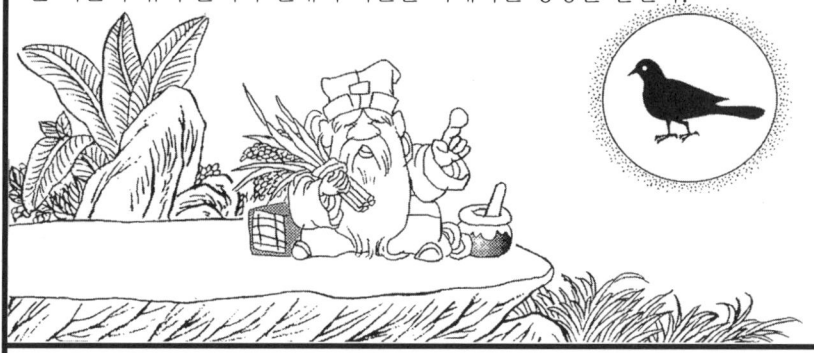

이상은 약을 쓰는 원칙을 가지고 이야기한 것이고, 구체적으로 하나하나의 약물에 대하여 우리는 그것이 질병을 예방하고 치료하지만 독성과 부작용도 있을 수 있다는 것을 인식하여야 한다. 예컨대 한량(寒涼)한 약물은 열(熱)을 식히지만 양(陽)을 상할 수 있고,

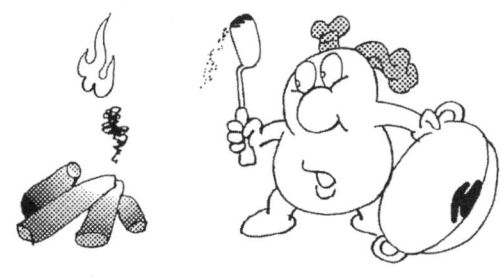

온열(溫熱)한 약은 한(寒)을 몰아내지만 음(陰)을 소모시키기 쉬우며,

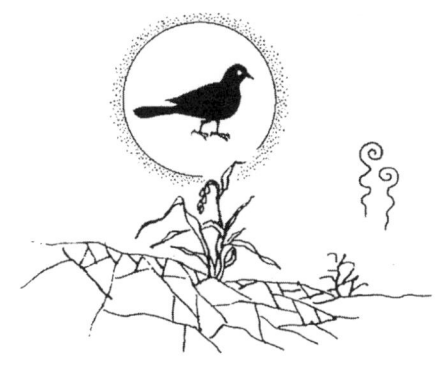

공격하는 약은 사기(邪氣)를 잘 몰아내지만 하초(下焦)를 상하게 하고,

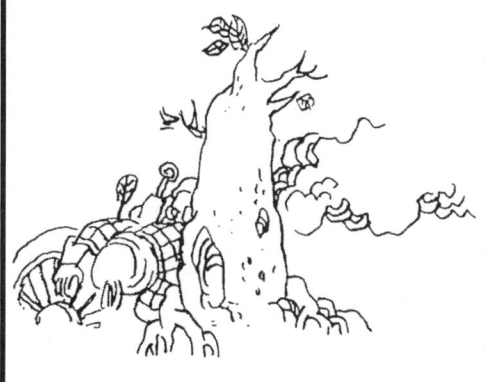

제5장 한약에 대한 기본상식

자양(滋養)하고 보익(補益)하는 약은 정기(正氣)를 북돋아 주지만 사기(邪氣)가 미처 가시지 않고 남아있도록 할 수 있으며,

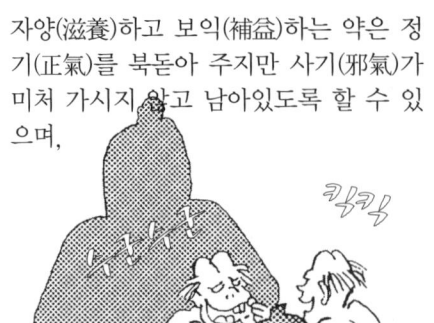

양(陽)이 왕성하고 화(火)가 많은 사람에게 양기(陽氣)를 끌어올리는 약을 쓰면 양화(陽火)가 더욱 심해진다.

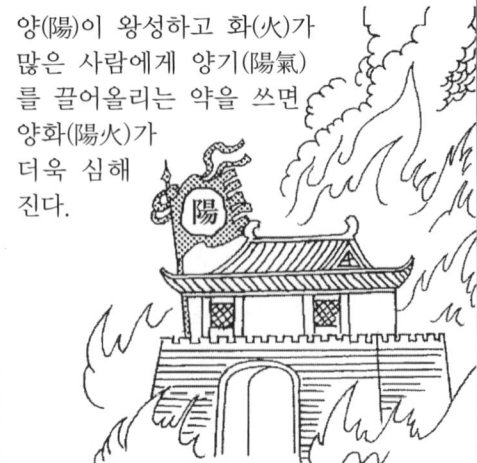

거슬러 오르는 것을 내려 보내는 약을 기(氣)가 허해서 아래로 처지는 사람이 복용하면 병세가 더욱 악화될 수 있다.

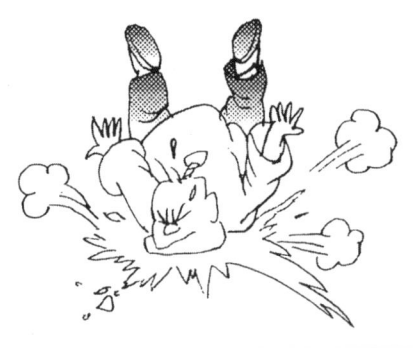

쓰고 차가운 약인 황련(黃連)은 습열(濕熱)로 인한 설사, 이질을 치료하지만 양(陽)이 허해서 설사하는 데는 쓸 수 없다.

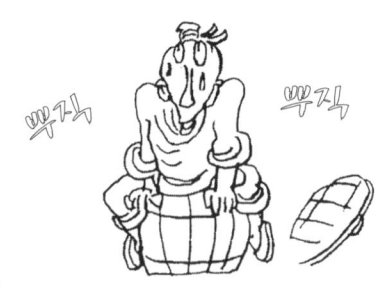

맵고 뜨거운 약인 건강(乾薑)은 폐(肺)가 차가워서 기침하는 것을 치료하지만 폐가 뜨겁고 화(火)가 있는 경우, 건조해서 기침하는 경우에는 사용해서는 안 된다.

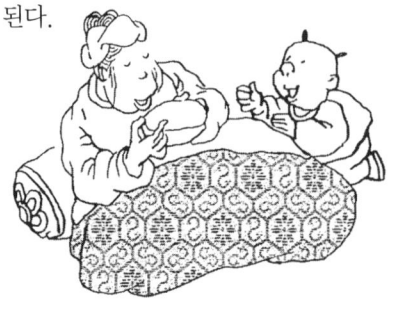

약을 쓸 때는 그 단점을 피한다는 것이 약의 금기를 파악하는 관건이다.

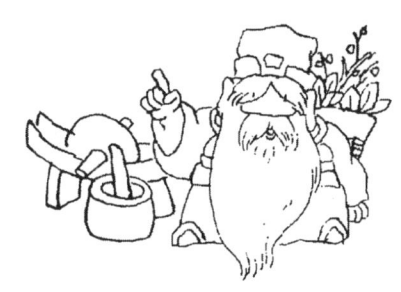

또 병이 얼마나 오래되었는지, 처방의 강도는 어떠한지, 약물에 독성이 있는지 등에도 주의를 기울여 상황에 따라 응용해야 한다.

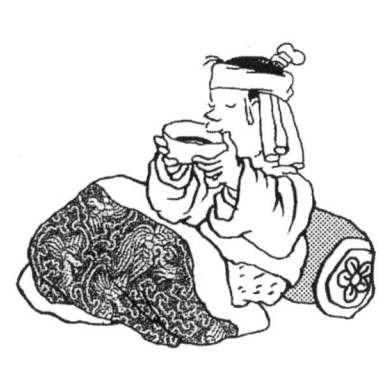
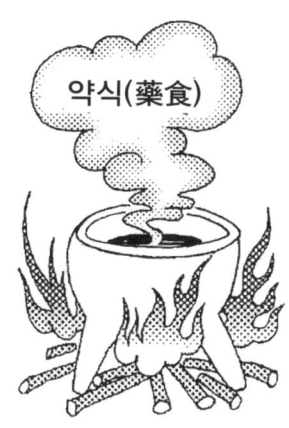

독성이 큰 약물로 병을 치료할 때는 병이 십분의 일만 나으면 곧 복용을 중지하고,

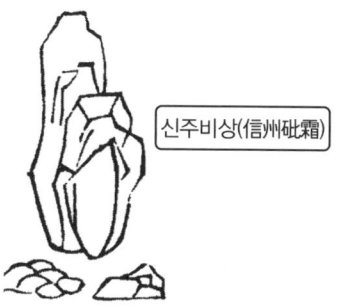

보통 정도의 독성이 있는 약물은 병이 십분의 칠 정도 나으면 중지하며,

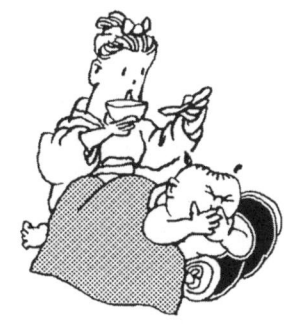

독성이 작은 약물은 병이 십분의 팔 정도 나으면 중지하고,

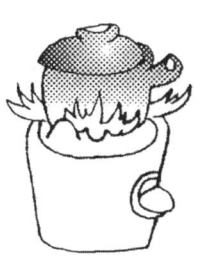

독이 없는 약물로 치료할 때는 병이 십분의 구 정도 나으면 복용을 중지한 후 음식으로 보조하여 병이 완전히 물러가도록 한다.

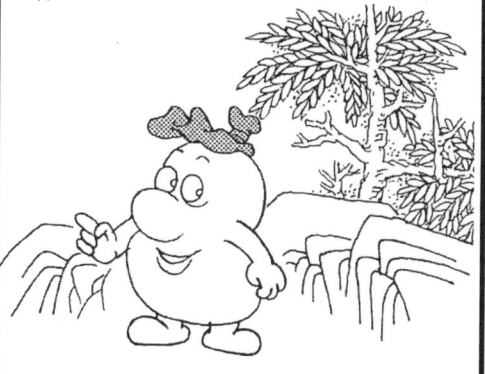

제5장 한약에 대한 기본상식

요컨대 약물은 과용하지 말아야 하며, 그렇지 않으면 도리어 인체 내의 정기(正氣)를 손상할 수 있다.

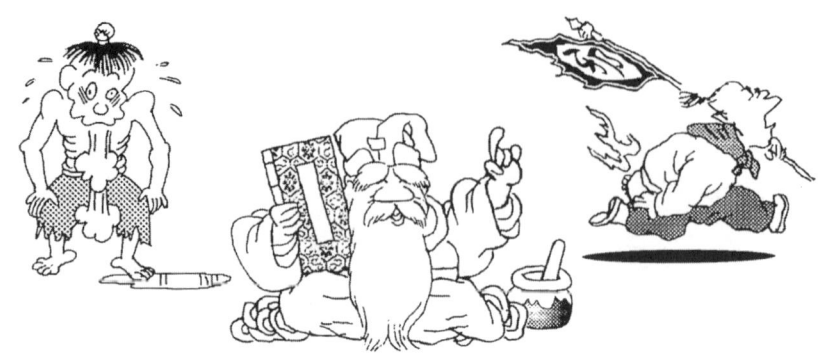

동시에 음식으로 조리하거나 목욕요법 등을 응용함으로써 안팎을 조화시켜 질병을 치유하도록 한다.

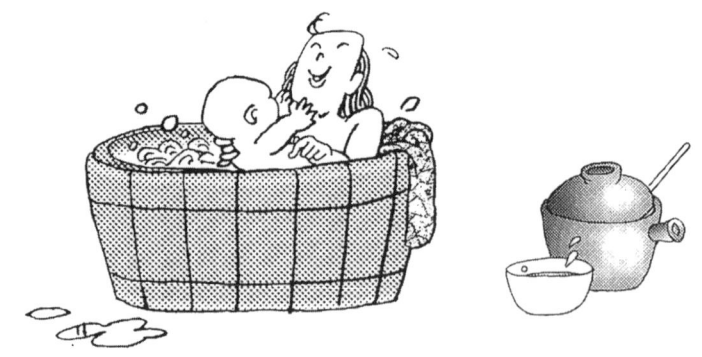

약을 복용하는 동안에 지켜야 할 음식 금기(禁忌)

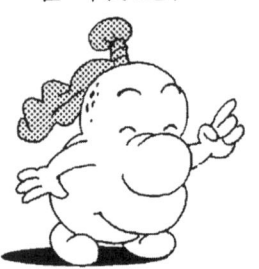

약을 쓰는 기간의 음식물 금기를 '복약금기(服藥禁忌)'라고 하는데, 이것은 치료와 밀접하게 연관되어 있어 약을 쓸 때 주의를 기울여야 할 부분이다.

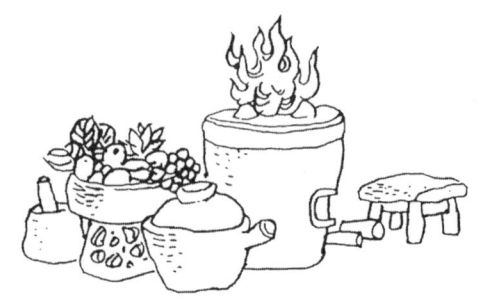

약을 복용하는 동안에 지켜야 할 음식 금기

옛 문헌의 내용 중 마황(麻黃), 세신(細辛)을 복용할 때는 기름진 음식을 피해야 하고, 꿀이나 지황(地黃)을 복용할 때는 총백(蔥白)을 피해야 하며, 황랍(黃蠟)을 복용할 때는 닭고기를 피해야 한다는 것 등이 모두 복약금기이다.

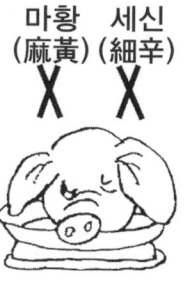
마황(麻黃) 세신(細辛)
X X

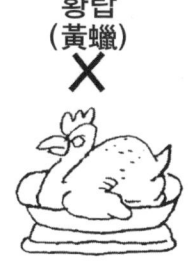
황랍(黃蠟)
X

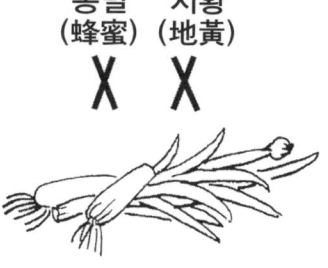
봉밀(蜂蜜) 지황(地黃)
X X

이것은 실제로 약을 복용하는 동안에 음식을 가려먹어야 한다는 의미를 내포하고 있다.

즉 복약 기간에는 날것이나 찬 음식, 기름진 것, 맵고 자극이 강한 것, 끈끈하여 잘 소화되지 않는 음식 등을 모두 주의해야 한다.

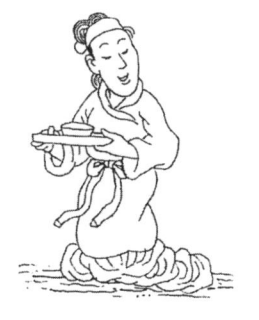

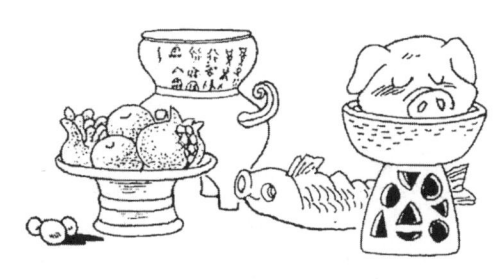

임신(姙娠) 중에 약을 쓸 때의 금기

여성의 임신 기간에는 약을 쓸 때 아주 조심해야 한다. 그렇지 않으면 태아에게 해를 끼치거나 유산(流産)이 될 수도 있다.

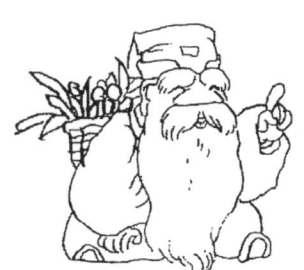

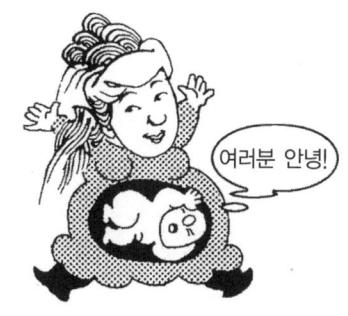

여러분 안녕!

그래서 임신 중의 금기약으로 알려진 것이 적지 않은데, 정리해 보면 다음과 같은 몇 가지로 나눌 수 있다.

독성이 강한 약 : 태아에게 유해한 작용을 하거나 유산을 일으킬 수 있다. 반모(班蝥), 무청(蕪菁), 오두(烏頭), 마전자(馬錢子), 섬수(蟾酥) 등이다.

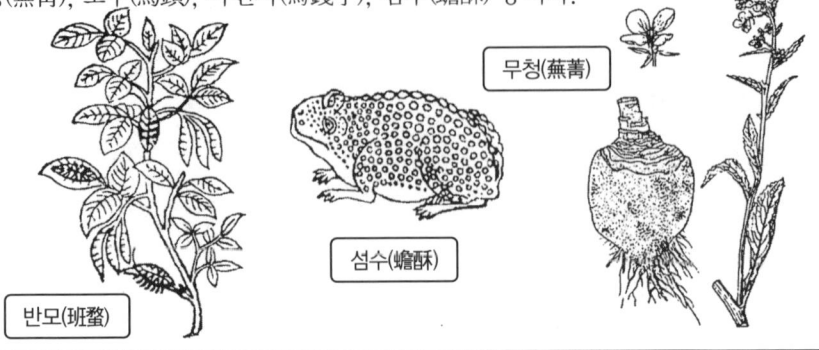

배설시키는 힘이 강한 약 : 설사를 시키거나 이뇨시키는 힘이 강하여 골반강(骨盤腔) 내의 충혈(充血)을 일으켜 유산이 될 수 있다. 파두(巴豆), 대극(大戟), 대황(大黃), 감수(甘遂), 원화(芫花) 등이다.

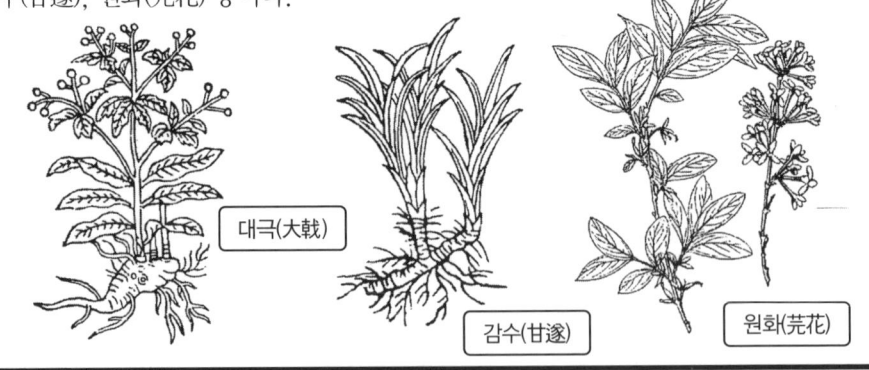

어혈(瘀血)을 푸는 약 : 혈액순환을 촉진함으로써 자궁수축을 강화하여 유산을 유발할 수 있다. 우슬(牛膝), 수질(水蛭), 맹충(虻蟲), 삼릉(三稜), 아출(莪朮) 등이다.

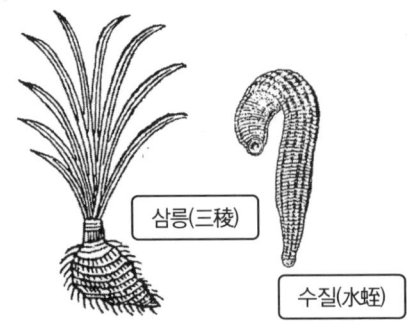

맵거나 향이 강하여 약성이 활달한 약 : 한 예로 사향(麝香)은 자궁을 흥분시켜 유산을 일으킬 수 있다. 그 외에 맵고 뜨거운 성질을 가진 부자(附子), 육계(肉桂) 등도 사용을 피하는 것이 좋다.

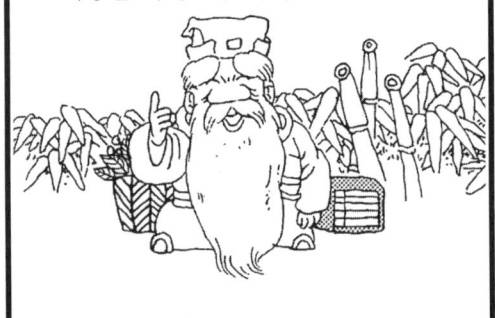

'칠정화합(七情和合)'과 '외(畏), 반(反)'

여기서 칠정(七情)이란 병인(病因) 학설에서 말하는 희노우사비공경(喜怒憂思悲恐驚)의 감정이 아니라 약물 사이의 상호작용을 가리키는 것으로, '칠정화합(七情和合)'이라 하면 약물들 간의 배합 관계를 말한다.

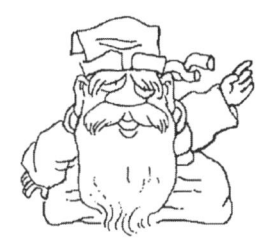

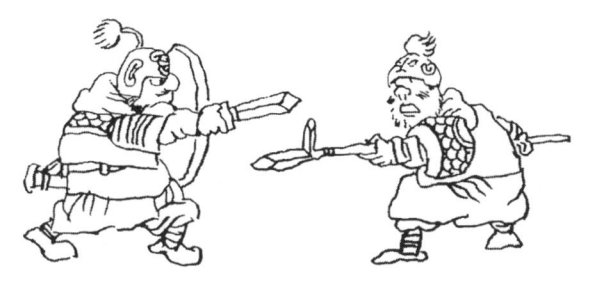

옛사람들의 임상경험 속에서, 여러 약물들의 성질과 효능이 서로 배합됨으로써 종종 복잡한 변화가 생긴다는 것이 알려졌다.

그 중에는 약효를 더욱 강하게 하는 것도 있고 약하게 하는 것도 있으며, 심지어 유해한 작용을 하는 경우도 있다.

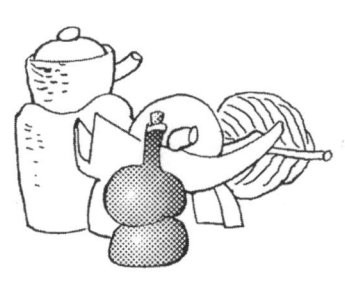

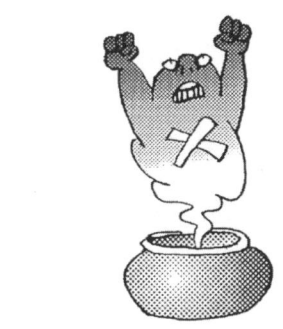

오랫동안 수많은 경험에 의해 이러한 칠정(七情) 배합의 과학적 법칙이 정립되어, 오늘날 약물의 인식과 운용에 있어서 이론적 근거가 되고 있다.

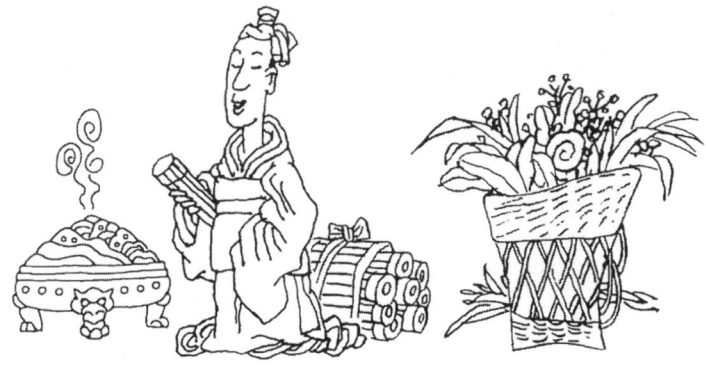

제5장 한약에 대한 기본상식

칠정(七情)이란 단행(單行), 상수(相須), 상사(相使), 상외(相畏), 상오(相惡), 상반(相反) 및 상살(相殺)의 일곱 가지 배합 관계를 말한다.

다른 약물의 보조를 필요로 하지 않고 단독으로 치료작용을 발휘하는 것을 '단행(單行)'이라 하는데 '독삼탕(獨蔘湯)'이 그 예이다.

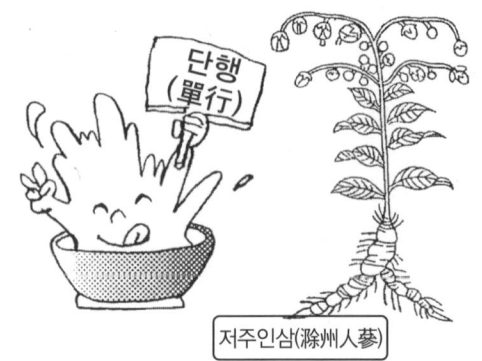

저주인삼(滁州人蔘)

두 가지의 효능이 비슷한 약물을 같이 써서 효력을 더욱 강하게 하는 것을 '상수(相須)'라고 한다. 예를 들어 현삼(玄參)과 맥문동(麥門冬)을 같이 쓰면 음(陰)을 기르고 폐(肺)의 기운을 맑게 하는 작용이 더욱 강해진다.

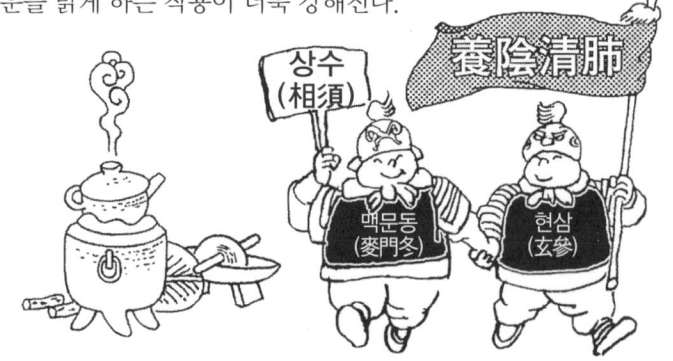

효능이 서로 다른 두 가지의 약물을 같이 씀으로써 서로의 효력이 촉진되고 증강되는 경우를 '상사(相使)'라고 한다. 대황(大黃)으로 황련(黃連)을 보좌하면 열을 식히고 화(火)를 내리는 작용이 더욱 우수하다.

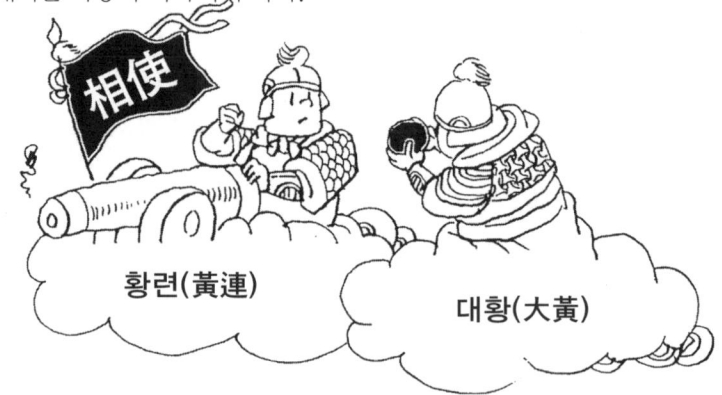

한 약물의 작용이 다른 약물에 의해 억제를 받아 강렬한 성질이나 독성이 감소되거나 없어지는 것을 '상외(相畏)'라고 한다. 예를 들면 갈화(葛花)는 술의 강렬한 성질을 다스릴 수 있다.

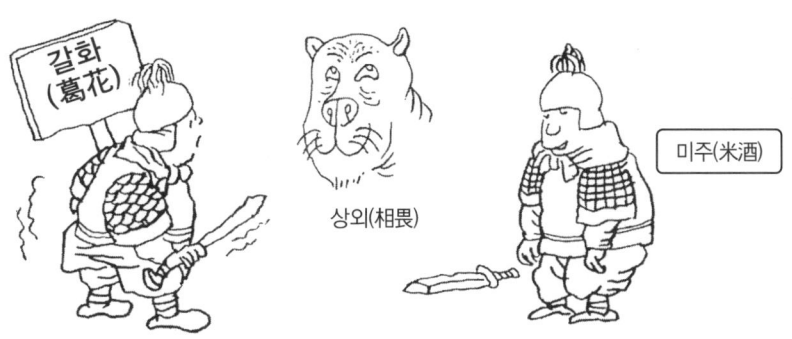

한 약물이 다른 약물의 치료효과를 견제하는 것을 '상오(相惡)'라고 한다. 건강(乾薑)과 황련(黃連)을 같이 쓰면, 속을 덥히고 찬 기운을 흩어주는 건강의 효능을 황련이 박탈해 버린다.

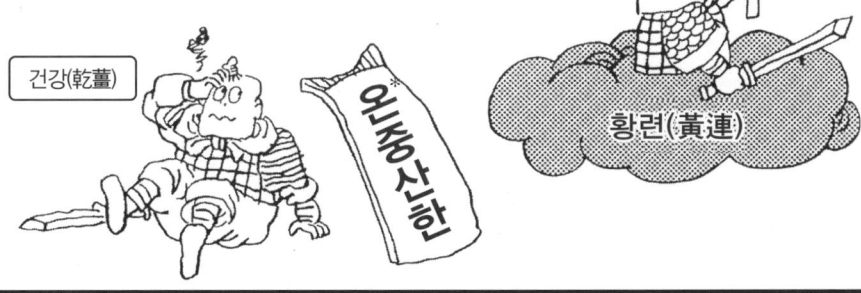

두 약물을 같이 썼을 때 강한 부작용이 나타나는 경우를 '상반(相反)'이라고 한다. 반하(半夏)와 천오(川烏)의 관계가 상반으로, 하나는 온(溫)하고 하나는 조(燥)한데다 둘 모두 독성을 가지고 있어 같이 쓰면 독성이 더 강해지고 부작용이 생기기 쉽다.

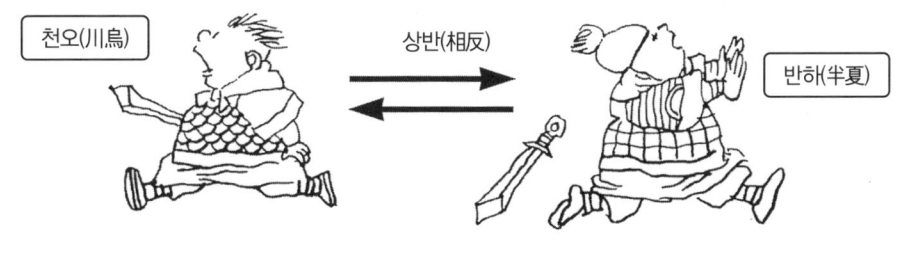

【역주】

온중산한(溫中散寒) : 치료법의 하나. 몸속을 따뜻하게 하여 한기(寒氣)를 없애는 방법으로 건강(乾薑), 육계(肉桂), 부자(附子) 등의 약재를 사용한다.

한 약물이 다른 약물의 중독반응을 해소하는 것을 '상살(相殺)'이라고 한다. 해각(蟹殼)이 칠독(漆毒)을 풀고 행인(杏仁)이 유황(硫黃)의 중독반응을 없애는 것이 상살의 예이다.

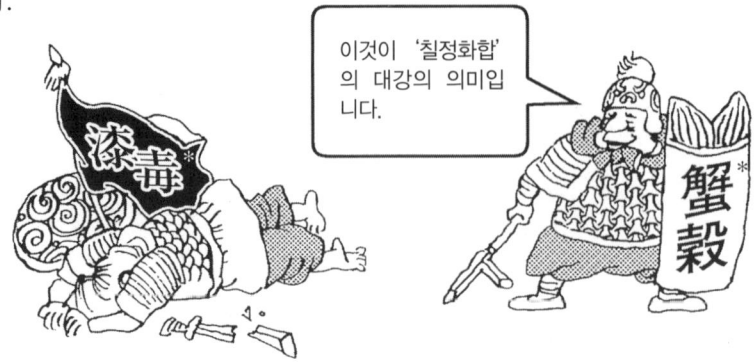

이 중에서 단행(單行)을 제외하고 보면, 상수(相須)와 상사(相使)는 협동작용이라 할 수 있고,

상외(相畏), 상오(相惡), 상살(相殺), 상반(相反)은 억제와 길항작용이라 할 수 있다.

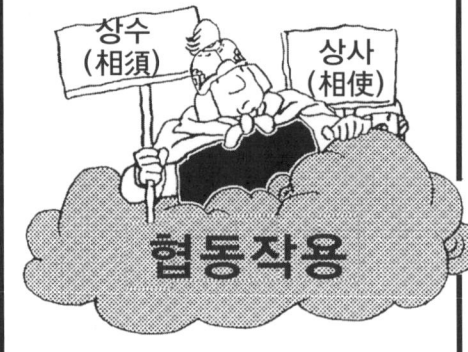

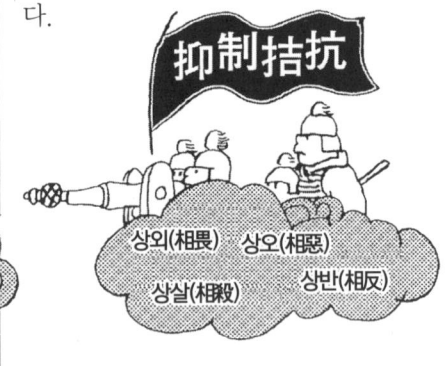

칠정화합 중에서 상외(相畏)와 상반(相反) 관계에 있는 약물들은 특히 신중하게 사용해야 한다. 상외 관계의 약들은 그 상호 길항하는 성질을 이용하여 부작용이나 중독의 위험을 감소시킬 목적이 아닌 이상, 일반적으로 동시에 사용하지 않는다.

상반과 상외 관계에 있는 약들은 원칙상 동시 사용을 금지하고 있습니다.

상외(相畏)
상반(相反)
(사용 금지)

상외(相畏)
(신중하게 사용)

제5장 한약에 대한 기본상식

【역주】

칠독(漆毒), 해각(蟹殼) : 각각 옻나무 독과 게의 등껍질을 말한다. 옻나무 독이 올랐을 때에 게의 껍질을 태워 그 재를 가루로 내어 바르거나 또는 게의 즙을 내서 바르면 효과가 좋다.

십팔반(十八反)과 십구외(十九畏)

'십팔반(十八反)'과 '십구외(十九畏)'라는 것은 칠정화합의 이론에서 발전한 법칙이다.

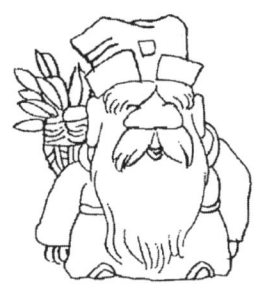
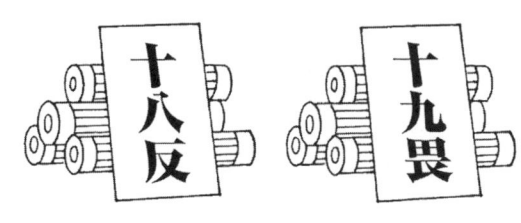

십팔반(十八反)은 약성이 상반(相反)되는 열여덟 가지의 약물을 말한다. 즉 반하(半夏), 패모(貝母), 과루(瓜蔞), 백렴(白蘞), 백급(白芨)은 오두(烏頭)와 상반되고,

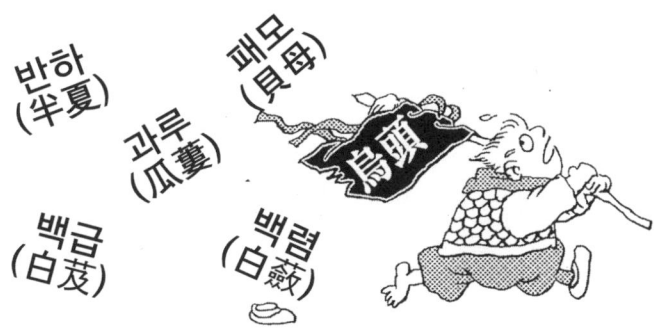

해조(海藻), 대극(大戟), 감수(甘遂), 원화(芫花)는 감초(甘草)와 상반되며,

인삼(人蔘), 사삼(沙參), 단삼(丹參), 고삼(苦參), 세신(細辛), 작약(芍藥)은 여로(藜蘆)와 상반된다.

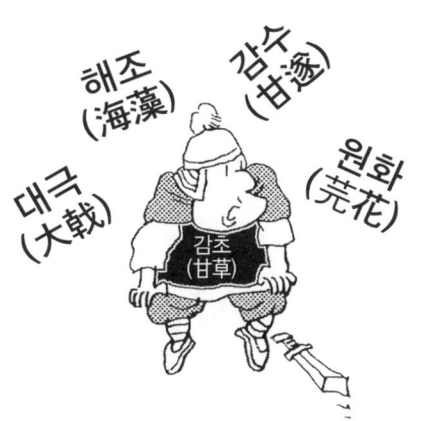
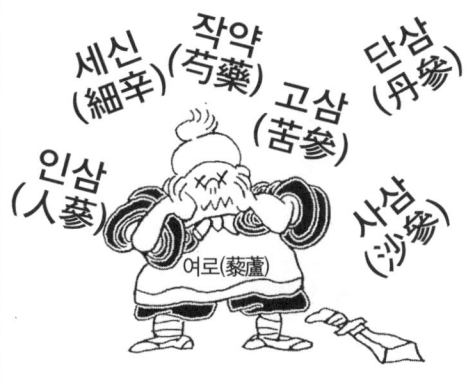

제5장 한약에 대한 기본상식

십구외(十九畏)는 약성의 상외(相畏) 관계가 비교적 현저한 열아홉 가지의 약물을 가리킨다. 즉 유황(硫黃)과 박초(朴硝)가 상외 관계에 있으며, 수은(水銀)과 비상(砒霜)이 상외하고,

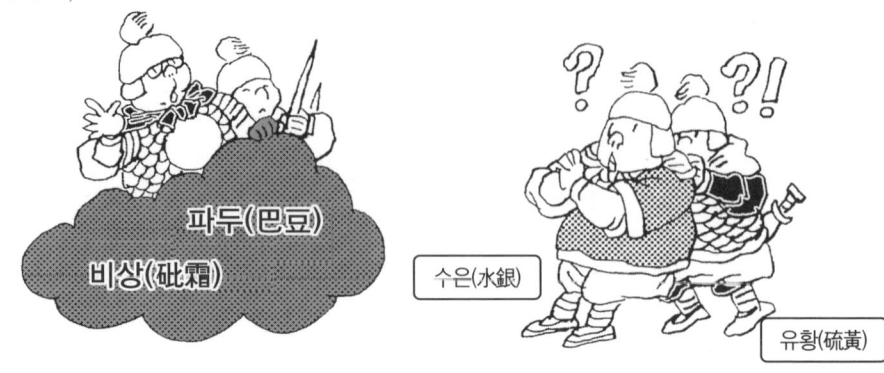

낭독(狼毒)과 밀타승(密陀僧),

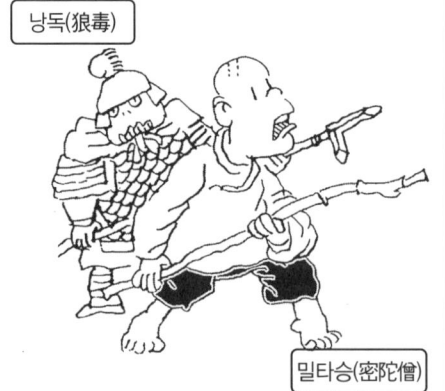

파두(巴豆)와 견우자(牽牛子),

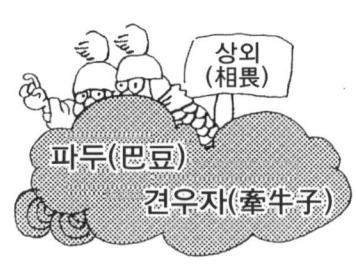

정향(丁香)과 울금(鬱金),

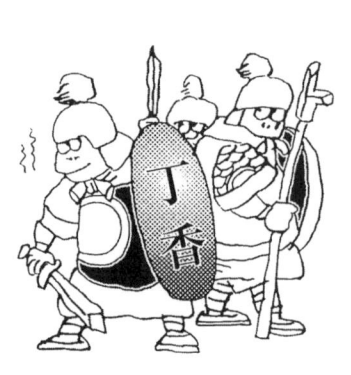

아초(牙硝)와 삼릉(三稜),

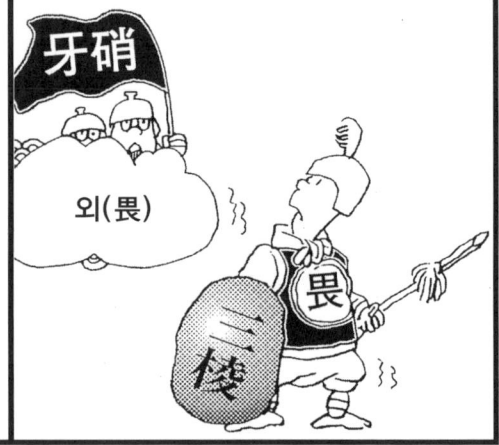

천오(川烏), 초오(草烏)와 서각(犀角)이 상외하며,

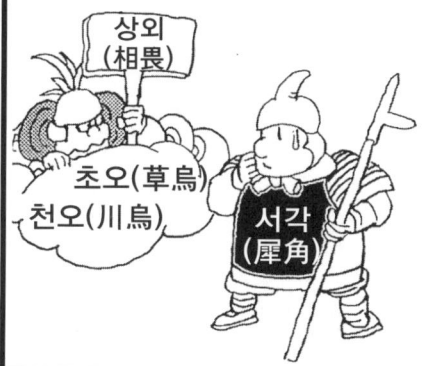

관계(官桂)와 적석지(赤石脂)가 상외관계이다.

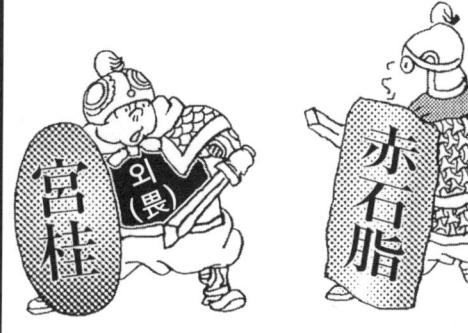

물론, 십팔반과 십구외는 옛사람들이 약물 배합의 일반적 성질을 정리해 놓은 것일 뿐이고,

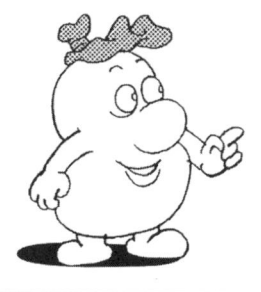

후세의 의가(醫家)들이 이러한 기초 위에 다시 수정을 가하고 보충해 왔다.

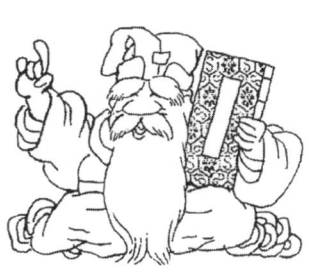

예를 들면, 임상경험에 의해 감초(甘草)와 감수(甘遂)를 배합하여 써도 나쁜 반응이 나타나지 않는다는 것이 밝혀졌다. 즉, 토질 등 환경 요소의 변화가 약물에 미치는 영향도 무시할 수 없는 것이다.

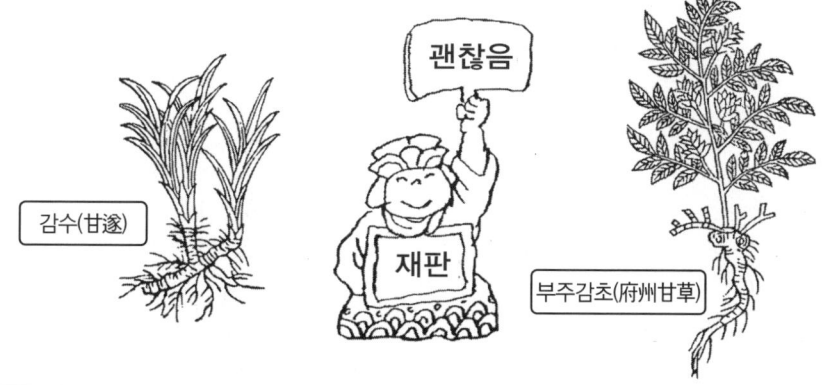

제5장 한약에 대한 기본상식

약을 달이는 방법

약을 달이는 주요 목적은 유효성분이 탕액(湯液) 속으로 우러나와 치료 작용을 하도록 하는 것이다.

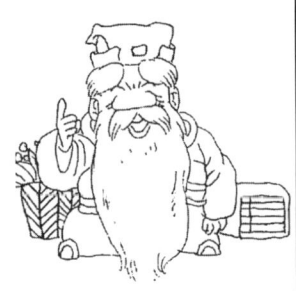
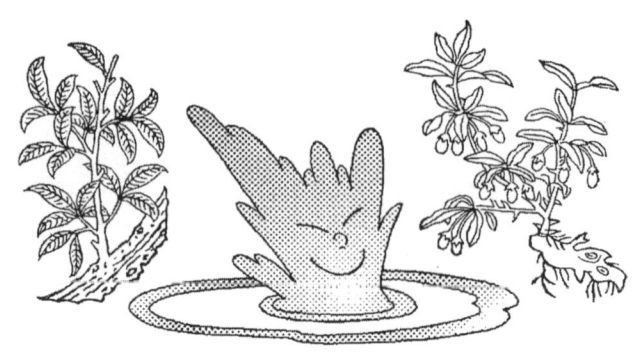

약을 달이는 도구는 대개 옹기 단지나 도자기 항아리가 적당한데, 이러한 재질의 좋은 점은 약물과 만나서 화학반응을 일으키지 않고, 열을 전달하는 것이 비교적 느려서 천천히 온도가 높아져 약물의 유효성분이 충분히 우러날 수 있다는 것이다.

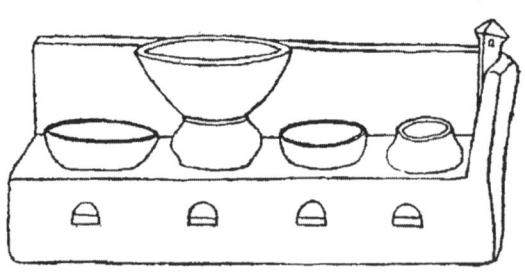

철, 구리, 알루미늄 등으로 된 그릇은 약물 속의 어떤 유효성분과 반응하여 약성을 변화시킴으로써 치료효과에 영향을 미칠 수 있으므로 잘 사용하지 않는다.

약을 달이는 물은 눈 녹은 물이나 빗물이 가장 좋다고 하는데, 그것은 다른 물질이 비교적 적게 섞여서 약재의 성미(性味)를 해치지 않기 때문이다.

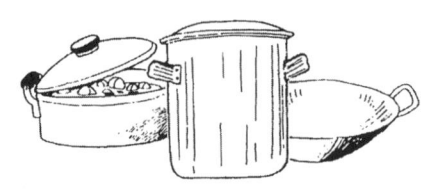
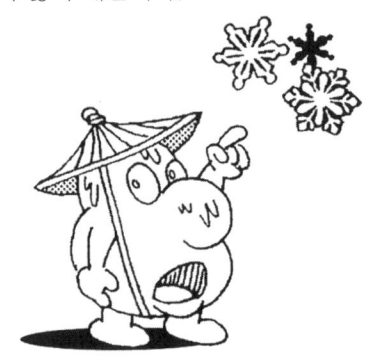

그러나 현재는 대부분 수돗물, 강물, 우물물이나 저수지 물로 약을 달이는데, 이런 물로 약을 달일 때는 수질에 주의를 기울여야 약효의 발휘에 악영향을 미치는 것을 피할 수 있다.

약을 달이는 방법

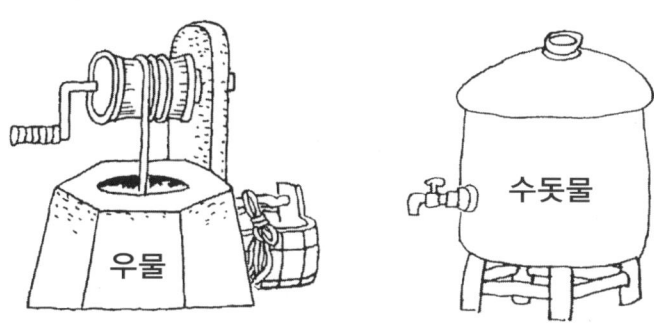

약의 성질이 저마다 다르기 때문에 달이는 방법도 달라야 한다. 온도는 약을 달일 때 유효성분이 충분히 우러나도록 하는 중요한 요소이다. 그래서 '문화(文火)'와 '무화(武火)'로 구별하기도 한다. 일반적으로는 문화 즉 은근한 불이 적당하다. 만약 처음부터 무화 즉 센 불로 가열하면 식물성 약재에 함유된 많은 단백질 성분이 응고되어 유효성분이 잘 우러나지 않는다.

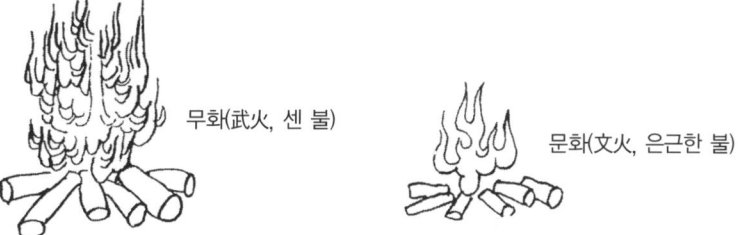

무화(武火, 센 불)   문화(文火, 은근한 불)

가장 좋은 방법은 약을 달이기 전에 먼저 찬물에 15분 정도 담가두어, 식물성 약재의 조직이 부풀어서 단백질 성분이 흘러나오도록 하는 것이다.

문화로 약을 달일 때 좋은 점은 단백질이 천천히 우러나와 약성을 해치지 않고 물이 빨리 졸아들지 않는다는 것이다.

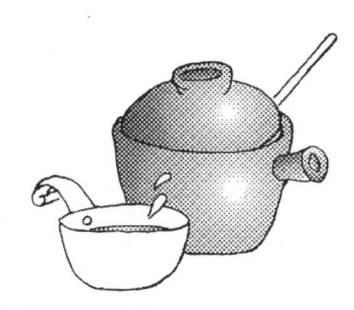

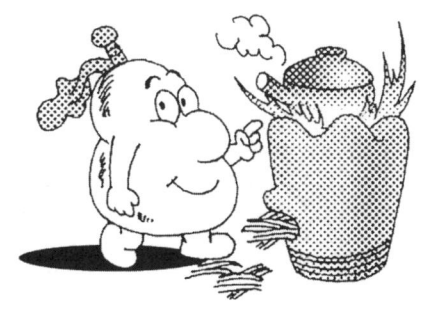

제5장 한약에 대한 기본상식

밖으로부터 풍한(風寒)이나 풍열(風熱)의 사기(邪氣)를 받아서 병이 생겼을 때는 열(熱)을 식히거나 한(寒)을 몰아내며 표(表)를 풀어주는 약을 쓰게 된다. 형개(荊芥), 방풍(防風), 자소(紫蘇), 마황(麻黃), 생강(生薑), 박하(薄荷), 우방자(牛蒡子), 상엽(桑葉), 갈근(葛根) 등이 그러한 약인데, 이 약들은 '무화(武火)'로 빨리 달여야 하니, 끓기 시작한 후 15분 정도면 적당하다.

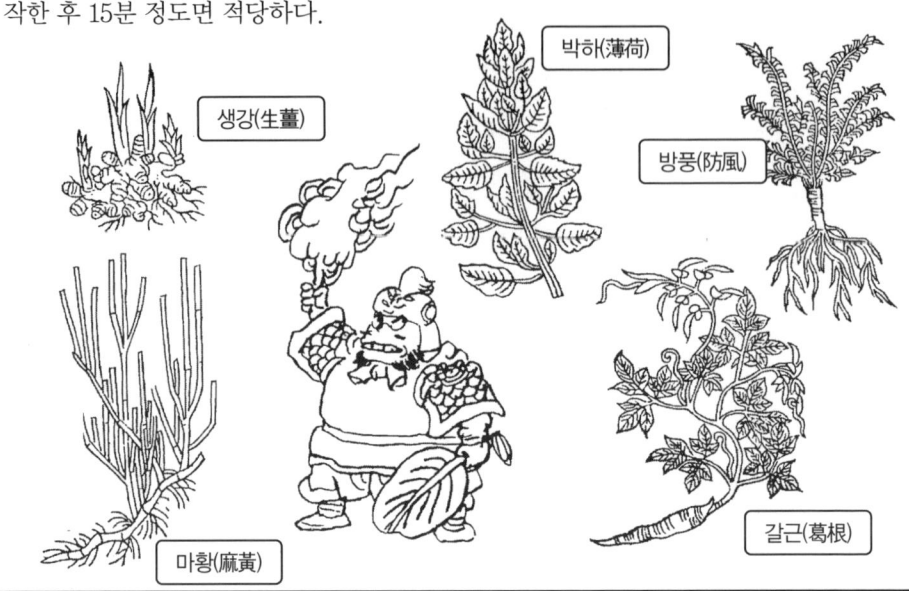

만약 허약해져서 생긴 병이라면 강장(强壯)하고 보익하는 약을 쓰는데, 지황(地黃), 하수오(何首烏), 인삼(人蔘), 당삼(黨參), 황기(黃芪), 산약(山藥), 백출(白朮), 대조(大棗), 사삼(沙蔘), 맥문동(麥門冬), 구기자(枸杞子), 육종용(肉蓯蓉), 두충(杜冲), 파극천(巴戟天), 토사자(菟絲子), 구척(狗脊) 등이 그러한 약이다. 이 약들은 '문화(文火)'로 30분~1시간 정도 천천히 달인다. 유효성분이 많이 우러나와 보익하는 효과가 더욱 커지도록 하기 위해서이다.

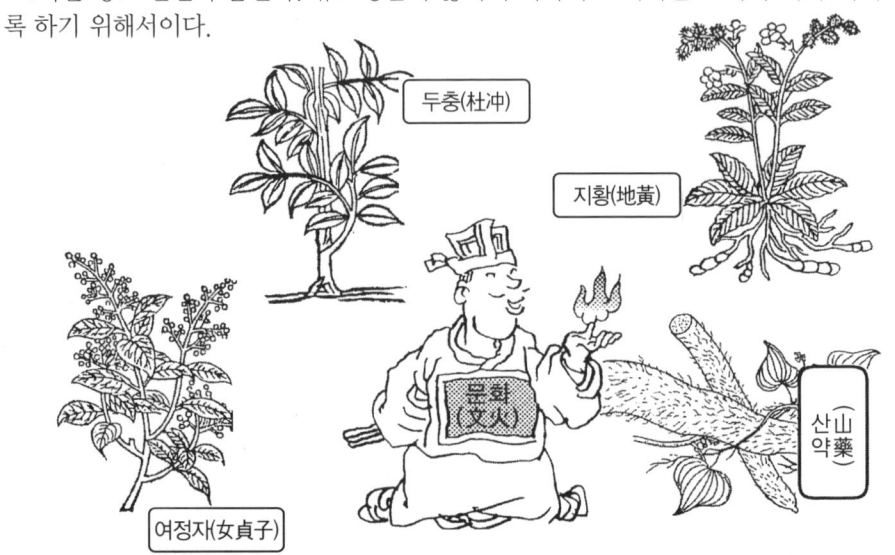

그 외에 '선전(先煎)'과 '후하(後下)'의 구별이 있다. '선전'이란 다른 약재보다 먼저 넣어 달이는 것인데, 유효성분은 많이 용해시키고 독성은 낮추어서 약효를 충분히 발휘하도록 하는 것이다. '후하'란 다른 약재들을 먼저 달인 후 나중에 넣는 것으로, 휘발성 성분의 소모를 줄이고 유효성분의 분해나 파괴를 막기 위해서이다.

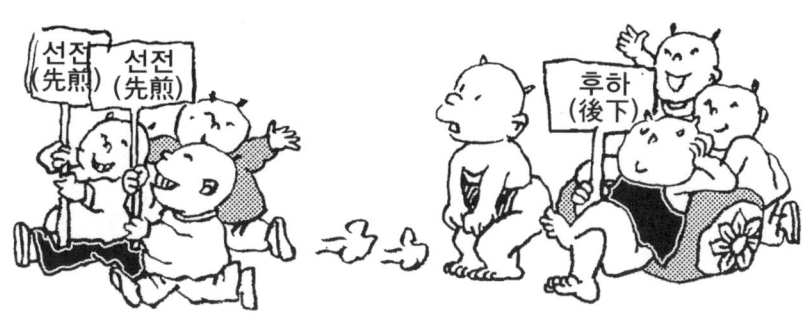

광석이나 갑각, 뿔 등의 약물 즉 석고(石膏), 한수석(寒水石), 모려(牡蠣), 수우각(水牛角), 별갑(鱉甲) 등은 그 조직이 단단하여 유효성분이 쉽게 용해되어 나오지 않으므로 잘게 부수어서 20~30분간 선전(先煎)한다.

오두(烏頭), 부자(附子), 설상일지호(雪上一枝蒿), 상륙(商陸) 등 독성이 있는 약물도 선전하고 오래 달여서 그 독성이 줄어들거나 해독되게 해야 한다.

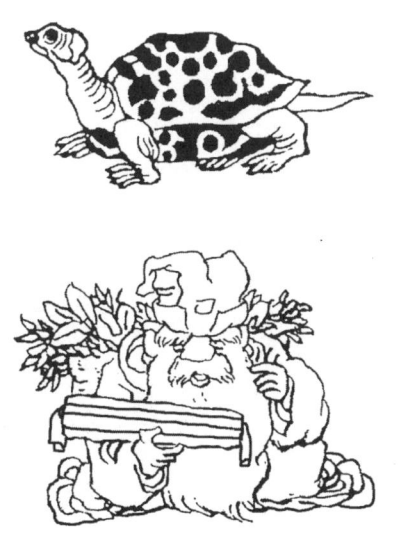

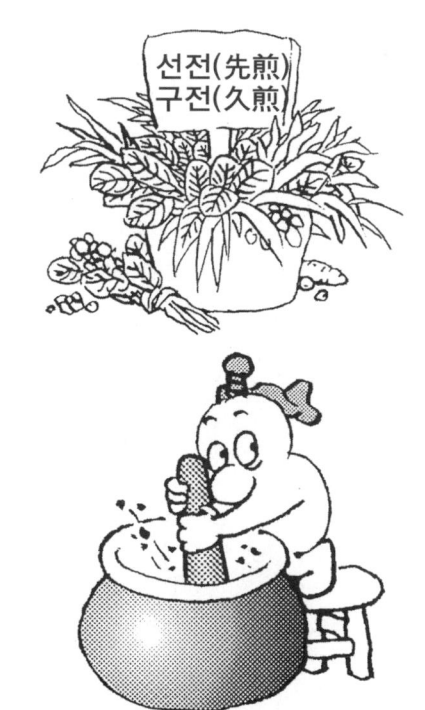

제5장 한약에 대한 기본상식

오두(烏頭)에 들어있는 아코니틴(aconitine) 성분은 독성이 있는데, 오래 달이면 분해되어 독성이 적은 벤조일 아코닌(benzoyl aconine)으로 변하고, 더욱 분해되면 아코닌(aconine)이 되어 독성이 원래의 양에 비해 2천분의 1에서 4천분의 1 정도로 줄어든다.

부자(附子)를 오래 달이면 독성이 저하될 뿐만 아니라 강심작용도 증가된다.

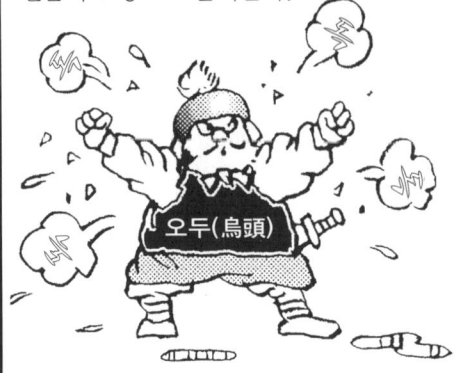
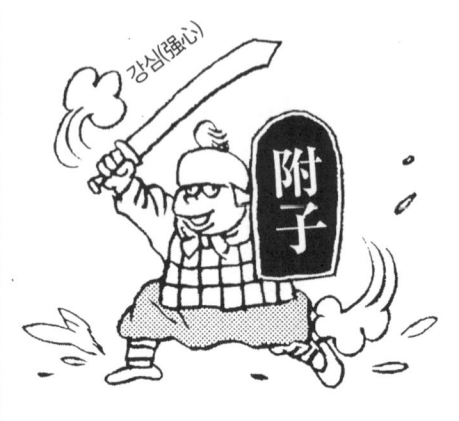

천축황(天竺黃), 화마인(火麻仁)은 물에 잘 녹지 않으므로 선전(先煎)하면 유효성분을 끌어내는 데 유리하다.

석곡(石斛)에 함유된 에스테르(ester) 부류의 알칼로이드(alkaloid)는 오래 달여서 가수분해 되어야만 약효를 발휘한다.

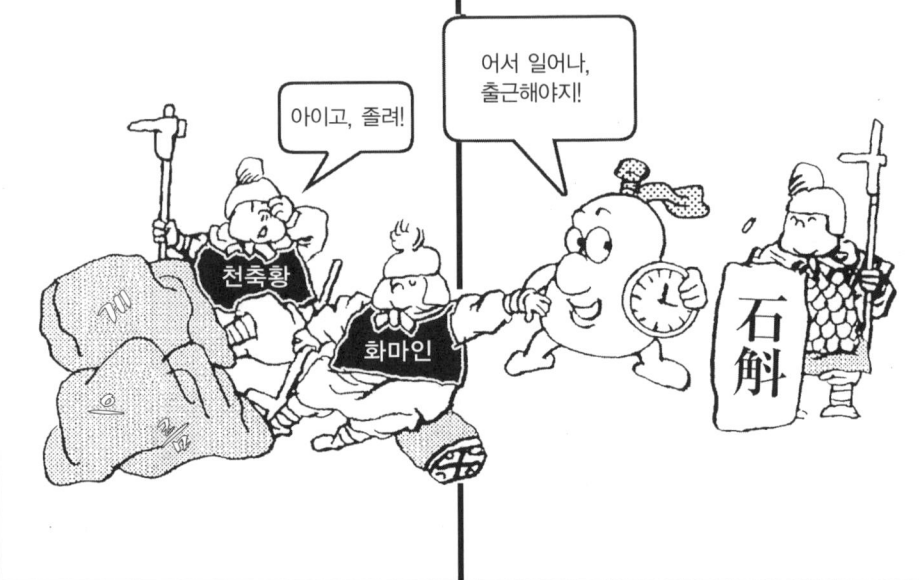

'후하(後下)' 하는 약물은 목향(木香), 두구(豆蔻), 사인(砂仁), 청호(菁蒿), 매괴화(玫瑰花) 등이다. 이들은 방향성(芳香性)이 있고 휘발성정유(揮發性精油)를 많이 함유하고 있기 때문에 나중에 넣어서 불을 끄기 전 5~10분 동안만 끓이는 것이 좋다.

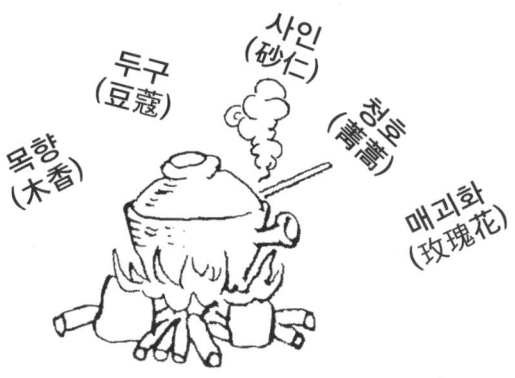

조구등(釣鉤藤), 행인(杏仁), 대황(大黃) 등의 약재에는 오래 끓이지 말아야 하는 성분이 들어 있으므로 후하(後下)한다.

행인(杏仁)에 함유된 아미그달린(amy-gdalin)은 오래 끓여서 가수분해 되면 시안화수소(HCN)로 변하여 수증기를 따라 날아가 버린다.

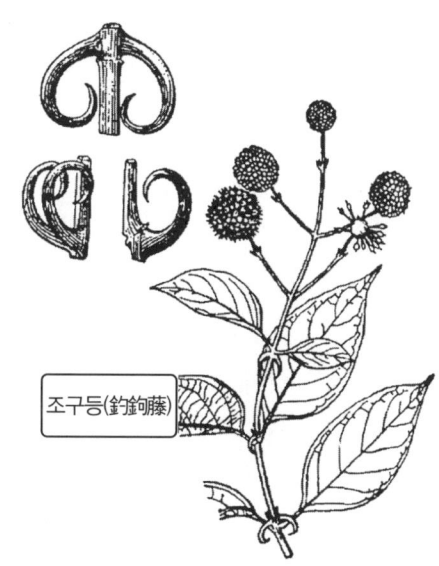

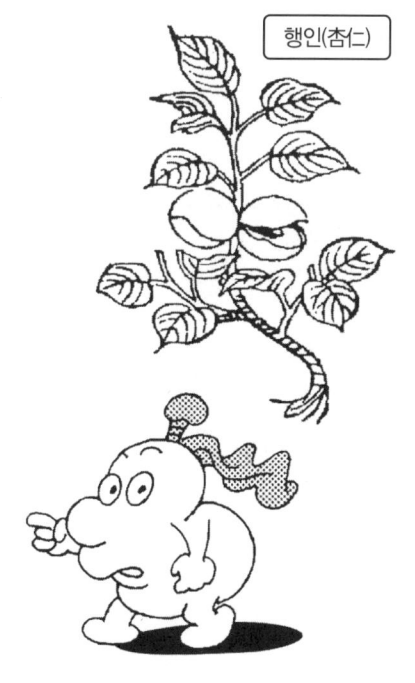

조구등에 들어 있는 린코필린(rhyncho-phylline)은 20분 이상 끓이면 파괴되어 혈압강하 작용을 할 수 없다.

대황(大黃)의 주요 효능은 설사가 나오게 하는 것이다. 그 유효성분인 레인(rhein) 배당체와 세노사이드(Sennoside)는 오래 끓이면 유리당(遊離糖)으로 분해되는데 이것은 물에 잘 녹지 않아 효능이 떨어지게 되므로 대황은 후하(後下)해야 한다.

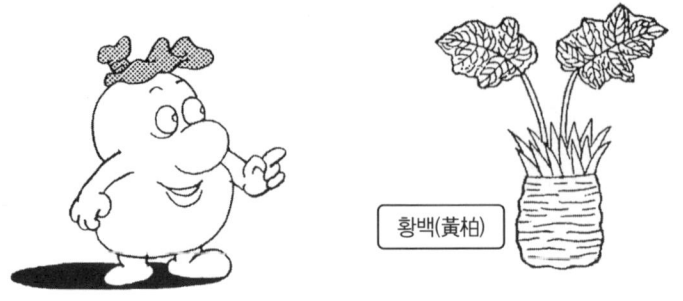

황백(黃柏)

또 어떤 약물들은 달일 때 특별히 보자기에 싸서 넣어야 한다. 선복화(旋覆花)나 비파엽(枇杷葉)을 싸지 않고 달이면 약재에 나 있는 융털이 탕약에 섞여서 복용할 때 목구멍을 자극하여 기침을 유발할 수 있다.

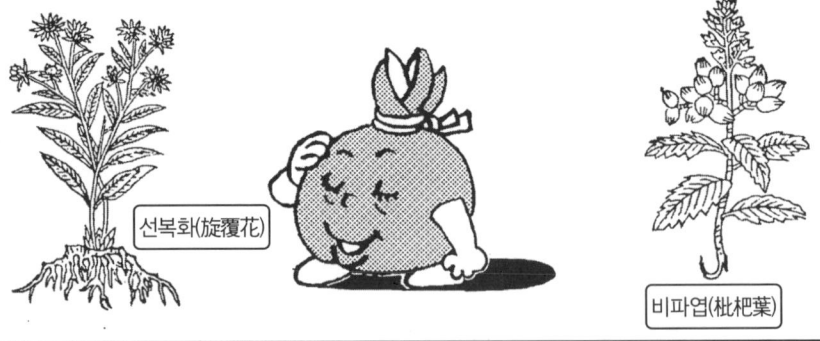

선복화(旋覆花)

비파엽(枇杷葉)

전분이나 점액질을 많이 함유하고 있는 출미(秫米)나 차전자(車前子) 등은 싸지 않고 달이면 탕기에 눌어붙어 타기 쉽다.

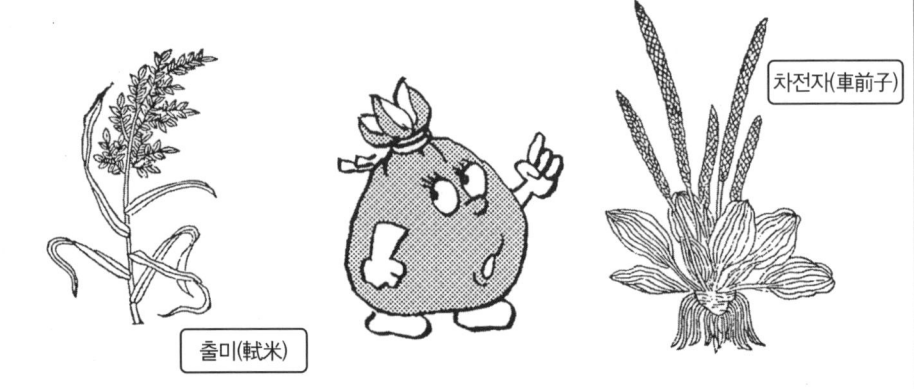

차전자(車前子)

출미(秫米)

약을 달이는 방법

아교(阿膠)나 이당(飴糖) 등의 약물은 굳이 달일 필요가 없고, 다만 잘게 부수어 두었다가 다른 약재들을 달여서 거른 다음 탕약에 넣고 녹여서 복용하면 된다.

서각(犀角), 영양각(羚羊角) 등과 같이 귀중한 약재들은 갈아서 탕약에 타서 마신다. 또 삼칠(三七), 백약(白藥) 등의 가루도 그렇게 복용하는 것이 적당하다.

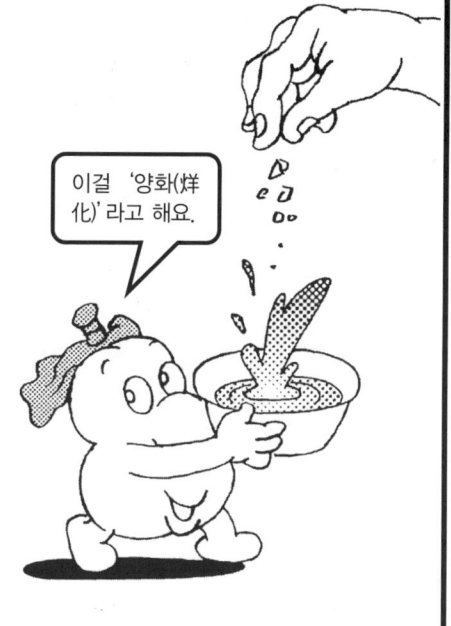

이걸 '양화(烊化)'라고 해요.

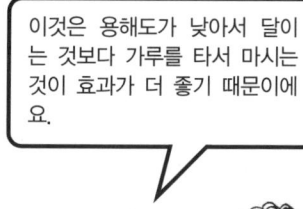

이것은 용해도가 낮아서 달이는 것보다 가루를 타서 마시는 것이 효과가 더 좋기 때문이에요.

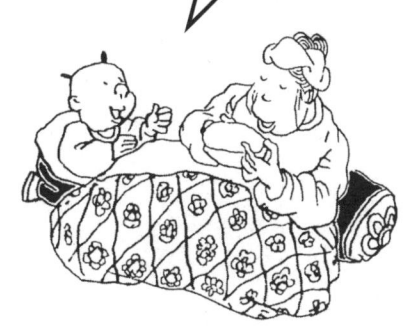

약을 달이는 시간은 탕약의 색을 보고 결정해서는 안 된다. 어떤 약물은 달이면 달일수록 색이 진해지지만, 실제로 유효성분은 그 전에 이미 다 녹아나온다.

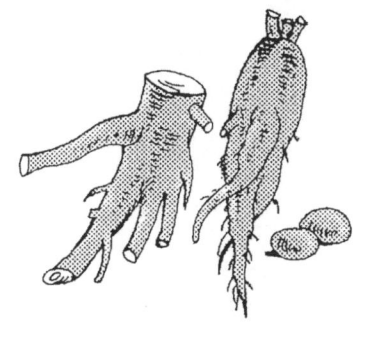
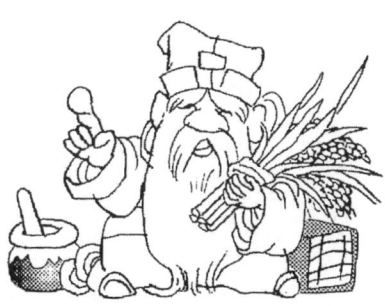

제5장 한약에 대한 기본상식

탕제는 일반적으로 두 번 달인다. 첫 번째 달인 것을 '두전(頭煎)', 두 번째 달인 것을 '이즙(二汁)'이라 한다.

물 양은 약재가 잠길 정도로 하는 것이 적당한데, 대략 약재 부피의 2~3배 정도의 물을 넣는다. 두 번째 달일 때는 조금 적게 붓는다.

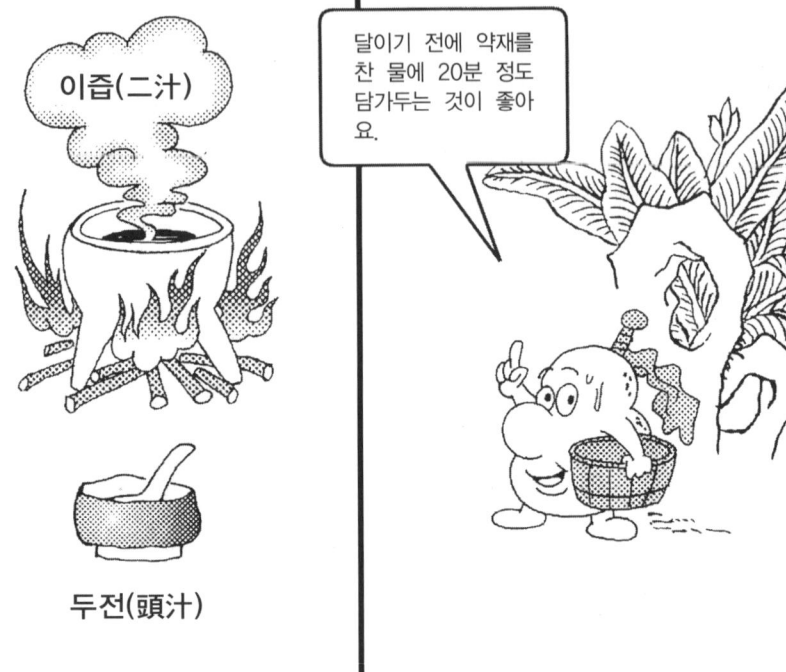

달이기 전에 약재를 찬 물에 20분 정도 담가두는 것이 좋아요.

이상의 여러 사항들은 일반적인 경우에 대해 말한 것이고, 약효가 충분히 발휘될 수 있도록 한 의사의 특별한 지시에 따라 약을 달여야 하는 경우도 있다.

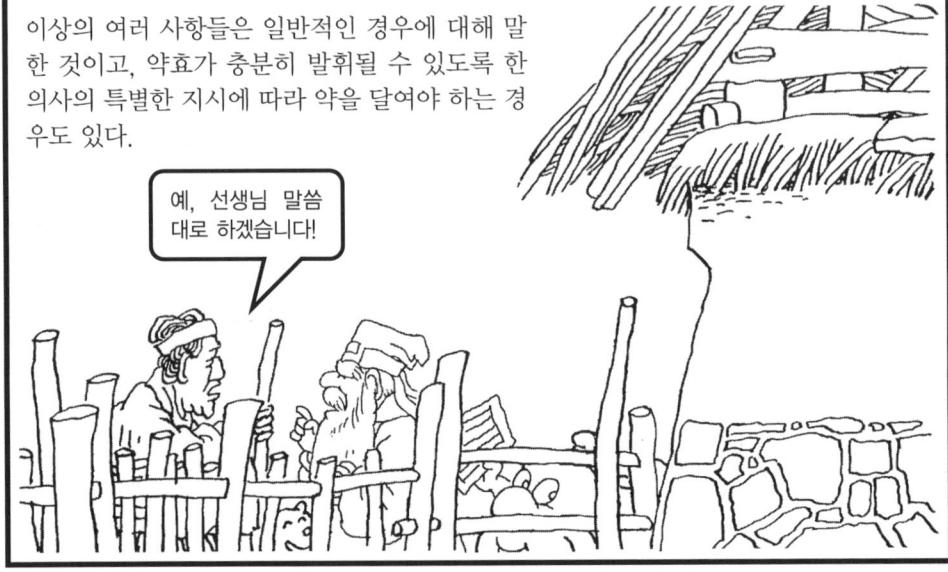

예, 선생님 말씀대로 하겠습니다!

한약(韓藥)의 복용방법

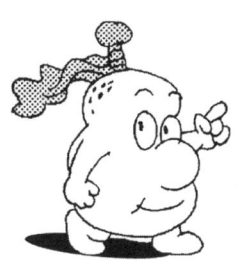

한약은 일반적으로 하루에 2번이나 3번 복용한다. 탕제(湯劑)는 대개 따뜻하게 해서 마시는 것이 좋다.

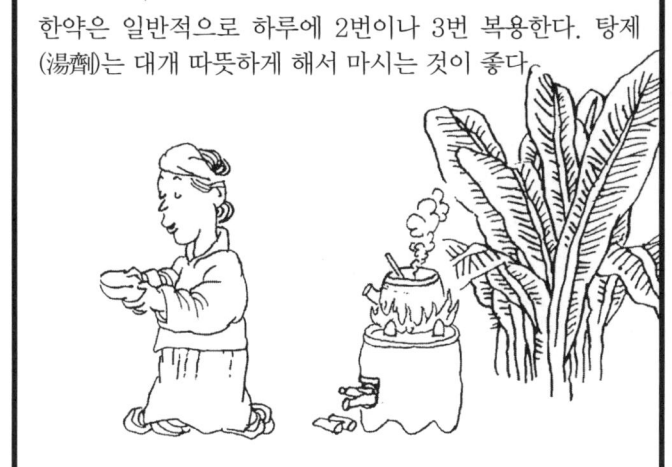

물론 탕제를 식혀서 복용해야 하는 경우도 있다. 열(熱)로 인한 구토를 치료할 때는 탕제를 차게 식혀서 복용하지만, 이런 경우는 많지 않다.

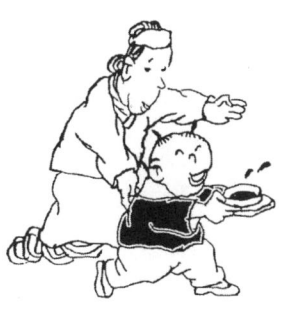
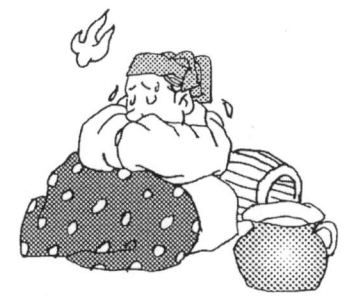

약을 복용하는 시간은 식사시간과 관계가 깊다. 단지 약물의 흡수 속도에 영향을 미칠 뿐만 아니라, 약의 작용을 바꿀 수도 있다.

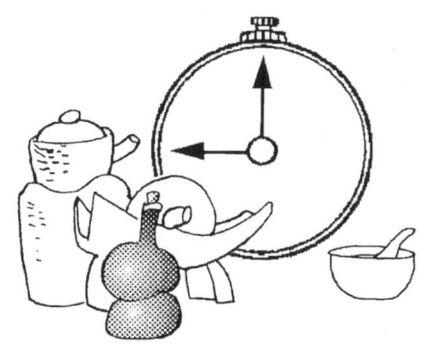

따라서 약물의 성질과 효능 및 병의 상태에 따라서 복용 시간을 조절하는 것이 아주 중요합니다.

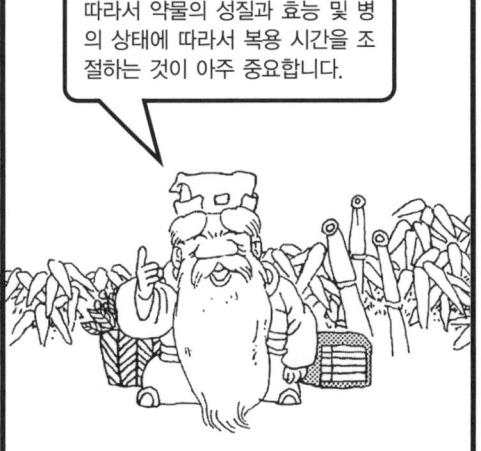

제5장 한약에 대한 기본상식

일반적으로 보양(補養)하는 약이나 위(胃)를 튼튼하게 하는 약은 대부분 식전(食前)에 복용하고,

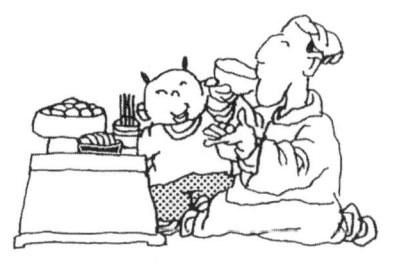

설사시키는 약이나 구충약(驅蟲藥)은 공복(空腹)에 복용합니다.

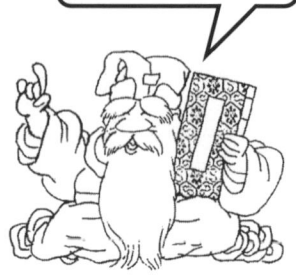

정신을 안정시키는 약은 잠자기 전에 복용하는 것이 좋고,

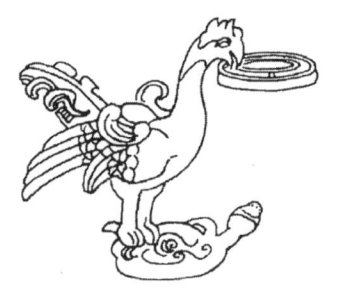

그 외의 약들은 식후(食後)에 복용한다.

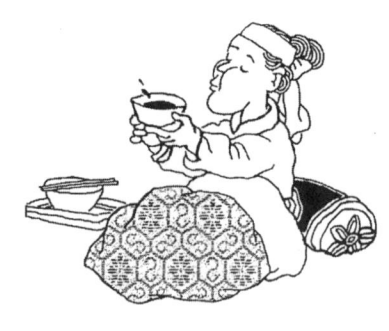

또한 병의 상태에 따라서도 약의 복용시간이 달라진다. 예를 들면 급성 병에는 즉시 복용하고, 증상이 나타났다 가라앉았다 하는 학질(瘧疾)에는 발작 전에 복용하는 것 등이 모두 약을 복용할 때 반드시 알아야 할 상식이다.

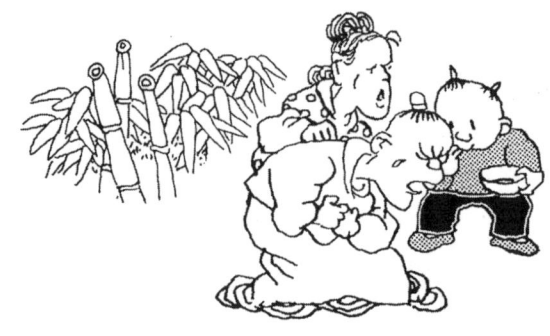

제6장

보허(補虛)의 법칙

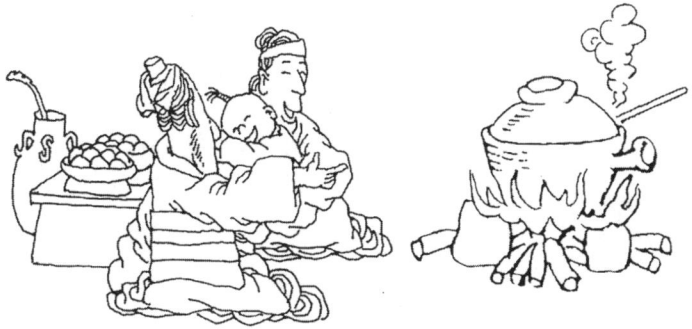

제6장 보허의 법칙

보허(補虛)란 무엇인가?

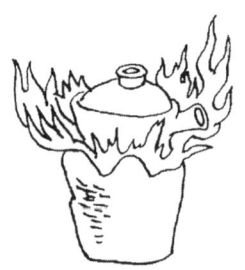

우리가 겉으로 보아도 알 수 있듯이, 어떤 사람은 혈색이 좋고 윤기가 있으며 기력이 충만한데, 어떤 사람은 마르고 까칠하여 지치고 피곤해 보인다. 어떤 사람은 저항력이 강하여 1년 사계절 내내 병이라곤 모르지만, 어떤 사람은 걸핏하면 병에 걸리고 오래도록 낫지 않는다.

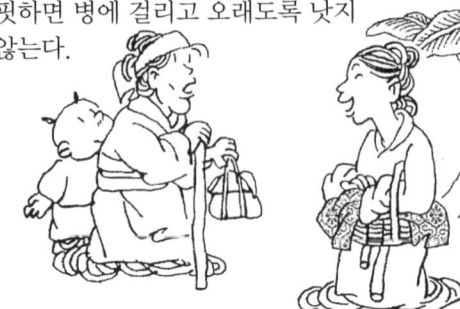

어떤 노인은 머리가 하얗게 세서도 얼굴이 젊어 보이고 걸음걸이도 굳건하지만, 어떤 사람은 미처 늙기도 전에 쇠약해지고 등과 허리가 굽는다.

왜 그렇습니까?

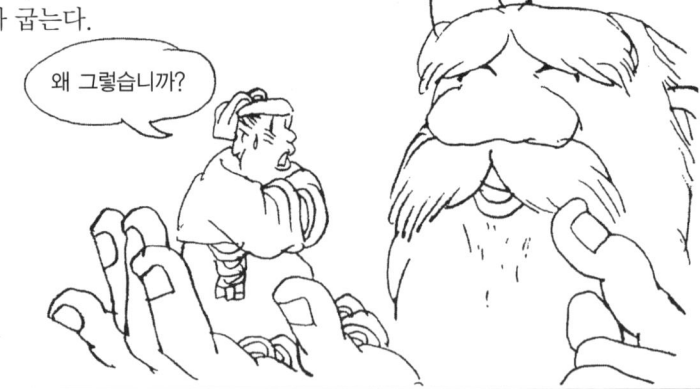

이러한 차이가 생기는 주원인은 인체의 정기(正氣)가 충만한 사람과 그렇지 않은 사람이 있기 때문이다. 정기가 부족하고 체질이 허약한 경우에 위에서 말한 현상이 나타난다.

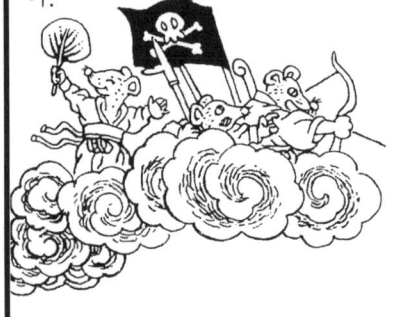

정기가 부족하니 몸이 허약하죠.

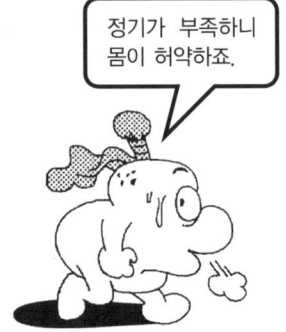

'허(虛)' 하면 '보(補)' 해야 한다. 즉 보한다는 것은 허한 상태를 전제로 하는 말이다. 임상에서, 계절을 막론하고 허(虛)한 증상이 나타나면 모두 보법(補法)을 써서 치료한다.

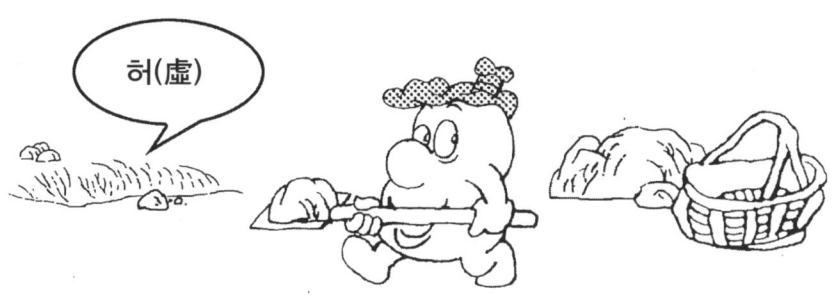

보법(補法)을 써서 몸이 허한 것을 치료함으로써 정기(正氣)를 충만하게 하고, 병을 몰아내어 몸을 튼튼하게 하며, 쇠약이나 노화를 방지하여, 건강히 장수하게 하는 것을 '보허(補虛)'라고 한다.

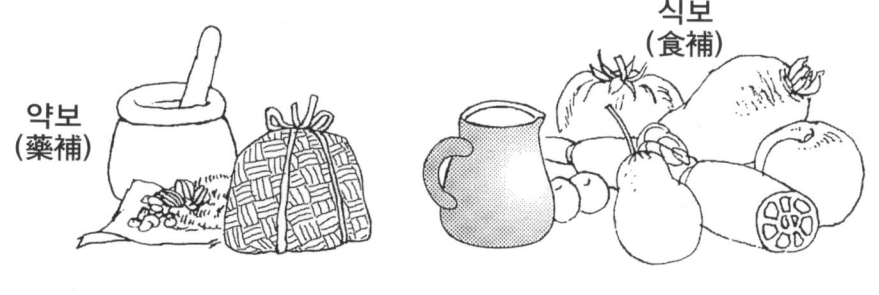

무엇을 허증(虛證) 이라고 하는가?

'허(虛)'의 상태는 여러 가지 증상으로 표현될 수 있는데, 이러한 증상들을 '허증(虛證)'이라고 한다. 한의학에서는 그 특징에 따라 기허(氣虛), 혈허(血虛), 양허(陽虛), 음허(陰虛)의 네 가지 유형으로 분류한다.

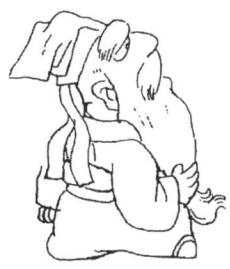
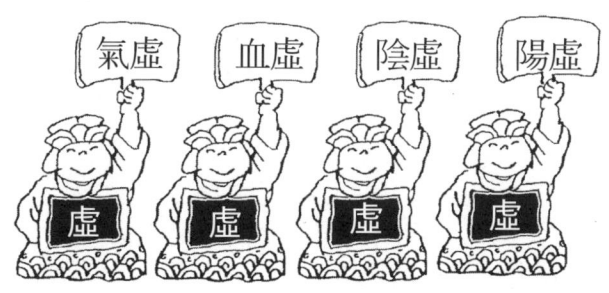

제6장 보허의 법칙

따라서 보허(補虛)하려면 '변증시치(辨證施治)'가 필요하다. 허(虛)한 것을 찾아서 보(補)해야지 함부로 보해서는 안 된다. 그렇지 않으면 의도와는 정반대로 좋지 않은 결과를 초래할 수 있다.

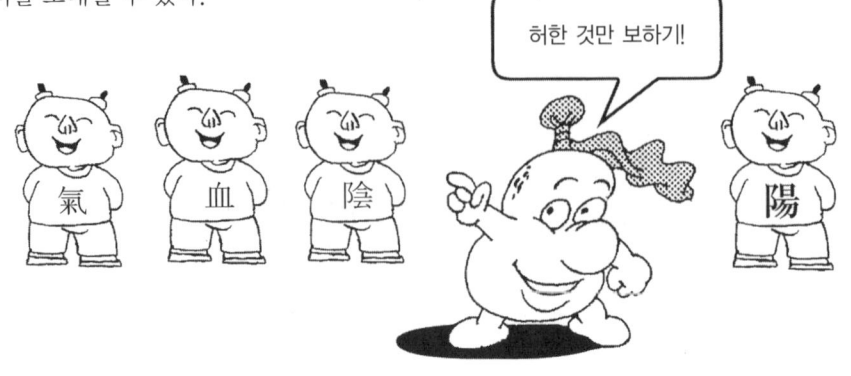

기허(氣虛)와
기허에 자주 쓰는
약식(藥食)

기허(氣虛)로 나타나는 증상은 안색이 창백하고 목소리가 힘이 없어 말하기를 싫어하는 것, 정신이 활기차지 못한 것, 쉽게 땀을 흘리며 머리가 어지럽고 가슴이 두근거리는 것, 혀의 색이 엷은 것 등이다.

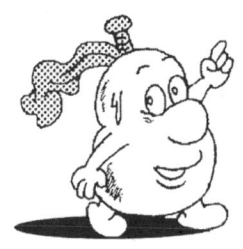

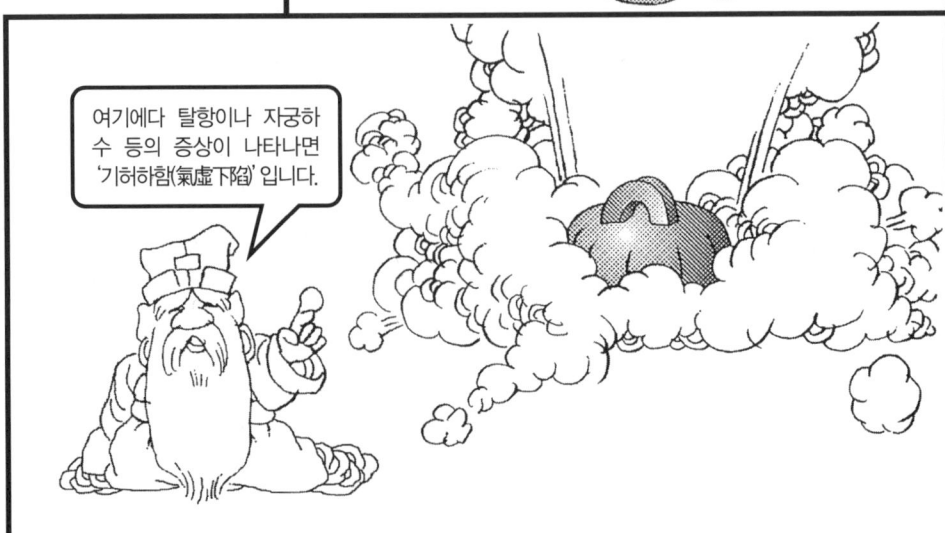

226

기(氣)를 보하기 위해 많이 쓰는 약식(藥食)으로는 인삼(人蔘)[당삼(黨參), 태자삼(太子參)을 포함], 황기(黃芪), 산약(山藥), 백출(白朮), 감초(甘草), 대조(大棗), 편두(扁豆) 등이 있다.

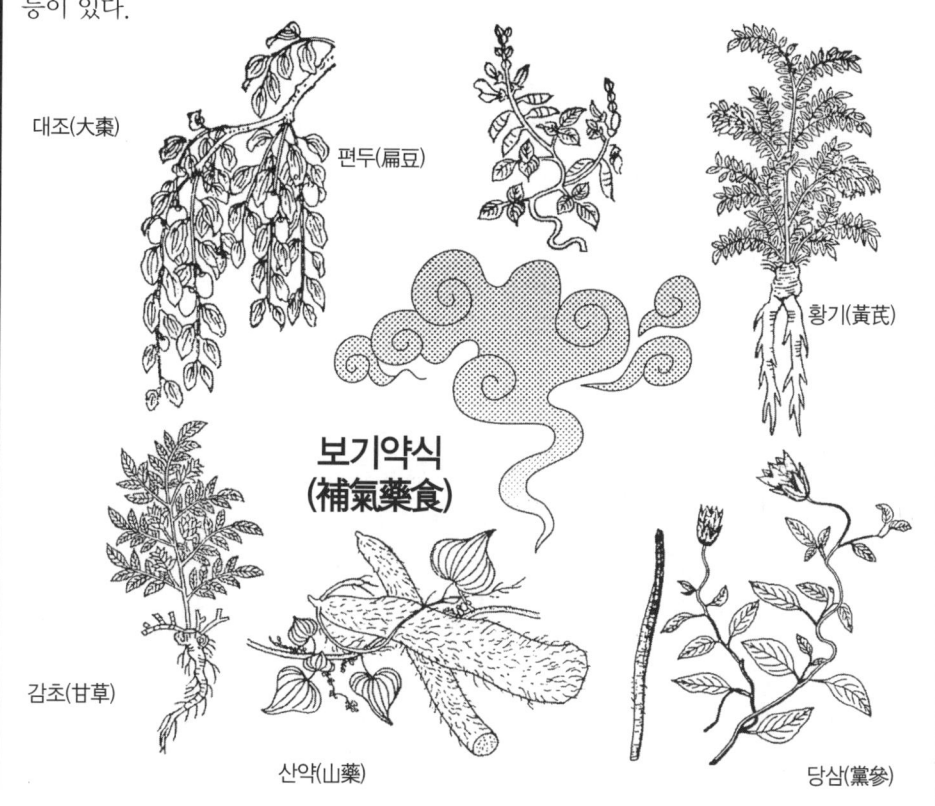

인삼(人蔘)은 야생과 재배의 두 가지로 나눌 수 있다. 그 중 야생 산삼(山蔘)으로는 한국에서 나는 것[고려삼(高麗蔘)]과 중국 동북지방 길림성(吉林省)에서 나는 것이 유명한데, 보기약(補氣藥) 중에서 약효가 가장 우수하다.

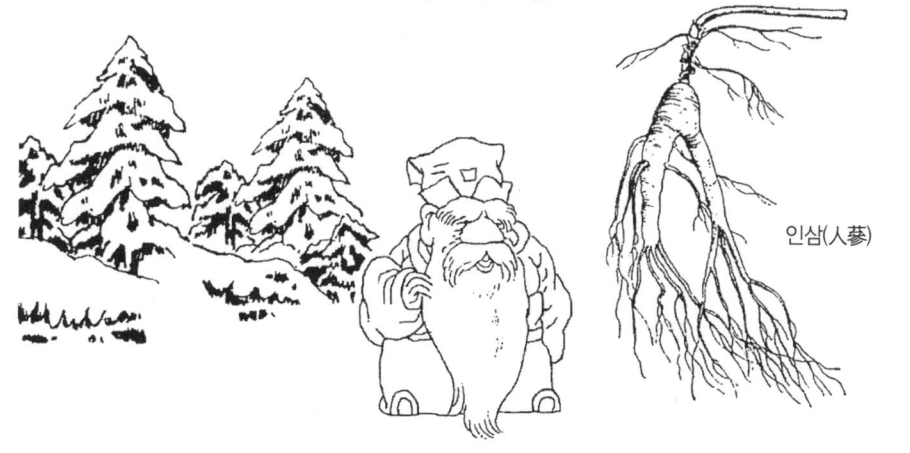

제6장 보허의 법칙

피를 많이 흘린 후 기(氣)가 피를 따라 빠져나가서 몸이 극도로 쇠약해진 환자는 얼굴이 창백하고 땀이 나며 손발이 찬 증상 등을 보이는데, 이 때 응급조치로 독삼탕(獨蔘湯)을 투여할 수 있다.

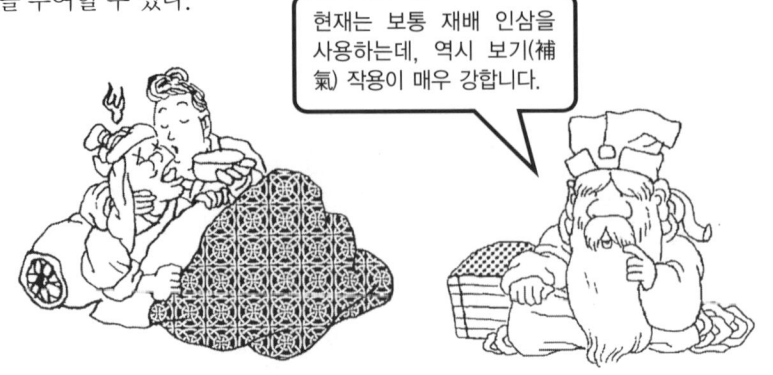

현재는 보통 재배 인삼을 사용하는데, 역시 보기(補氣) 작용이 매우 강합니다.

그러나 인삼은 맛이 달고 성질이 따뜻하므로 간(肝)의 양기(陽氣)가 지나치게 왕성하거나 표(表)의 사기(邪氣)가 아직 풀리지 않았을 때는 복용을 피하거나,

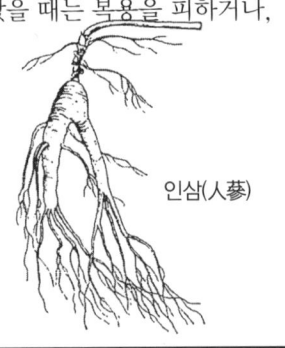

인삼(人蔘)

음(陰)을 기르는 약을 주로 하고 소량의 인삼으로 보조한다.

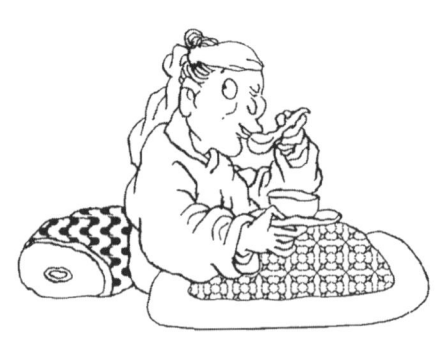

당삼(黨參)의 효능도 재배 인삼에 버금가는데, 성미(性味)가 비교적 화평하여 기(氣)를 보하면서 비위(脾胃)를 조리할 수 있어서 광범위하게 사용된다.

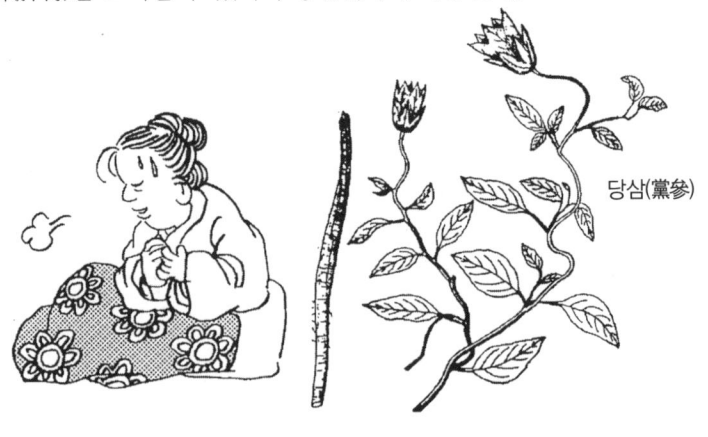

당삼(黨參)

태자삼(太子參)은 해아삼(孩兒參)이라고도 하는데, 기능은 인삼과 유사하지만 효력이 약하고, 보기(補氣) 외에도 열을 식히며 음(陰)을 자양하는 작용이 있다. 그래서 병을 앓고 나서 쇠약해져 있을 때나 어린이가 밥을 잘 먹지 못하고 땀을 많이 흘리는 증상에 원기를 돋울 목적으로 많이 쓴다.

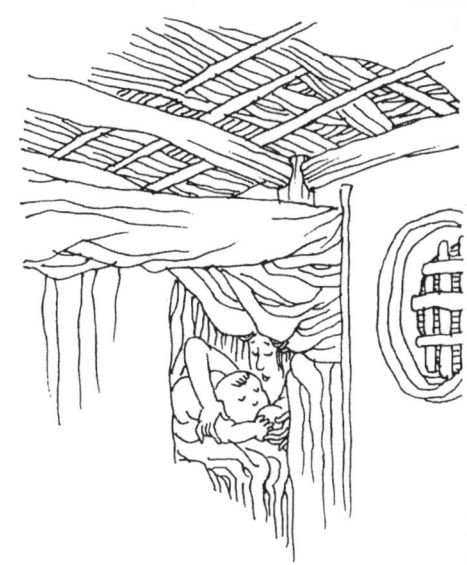

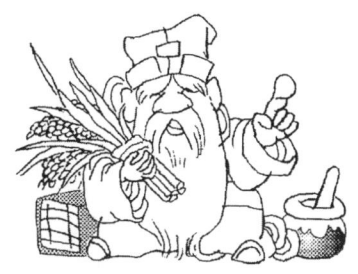

삼(參) 종류를 제외하면 보기(補氣)에 가장 중요한 약재는 황기(黃芪)이다. 황기는 달고 따뜻하므로 삼(參) 종류와 배합하여 기(氣)를 보하는 데 많이 쓴다. 삼기고(參芪膏), 귀비환(歸脾丸), 보중익기탕(補中益氣湯) 등이 모두 삼과 황기를 같이 써서 기(氣)를 돋우고 비(脾)를 튼튼하게 하는 처방이다.

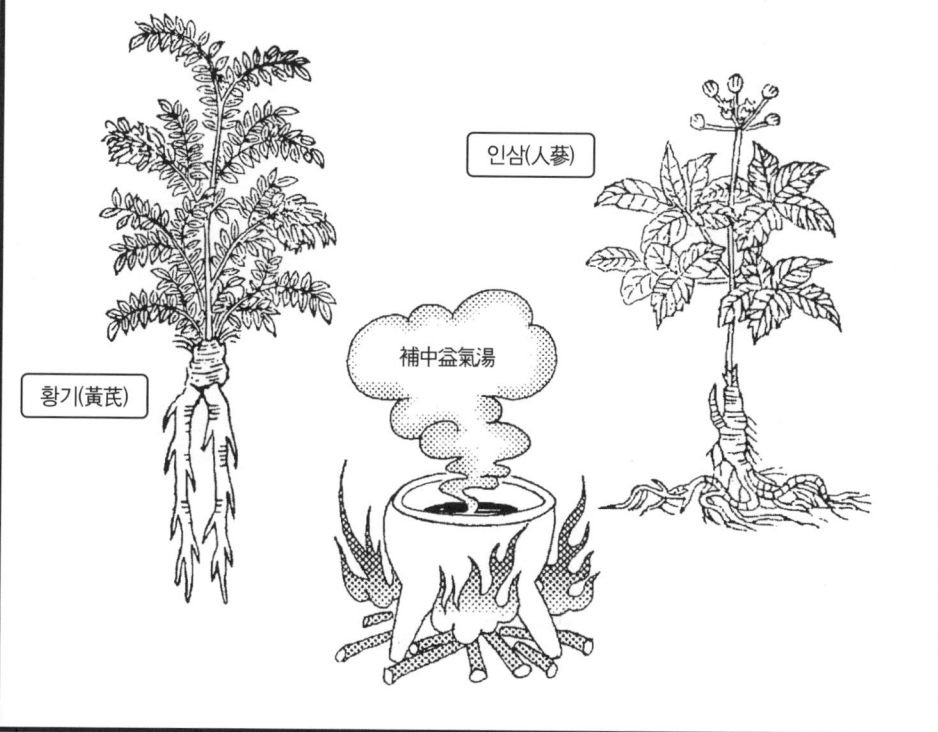

제6장 보허의 법칙

보기약(補氣藥) 중 산약(山藥), 백출(白朮), 편두(扁豆)는 모두 비위(脾胃)를 튼튼하게 하는 데 뛰어나서 허약과 식욕부진이나 만성설사, 비위기능저하 등에 응용할 수 있다.

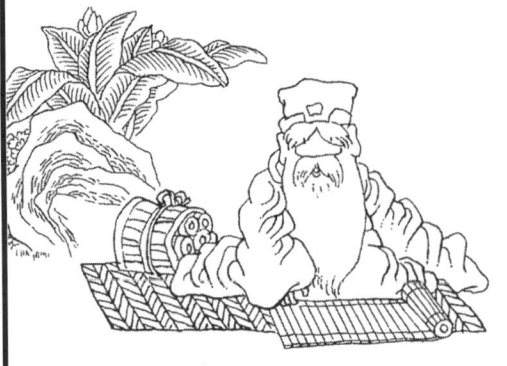
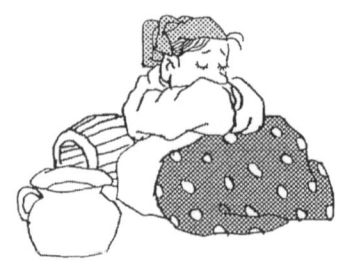

산약(山藥)은 따뜻하고 달며, 소갈(消渴)[당뇨병 증상을 포괄하는 개념이다]을 치료할 수 있다.

백출(白朮)은 쓰고 따뜻하며 편두(扁豆)는 달고 약간 따뜻하다. 이 두 약재는 비(脾)를 튼튼하게 하는 것 외에도 습(濕)을 없애는 효능이 있는데, 이 점에서는 백출이 더 뛰어나다.

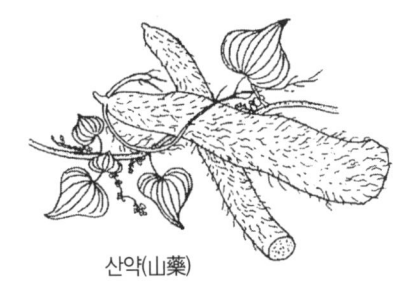

산약(山藥)

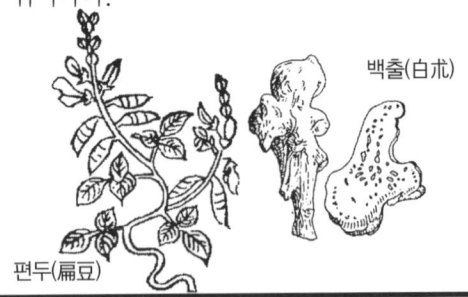

백출(白朮)
편두(扁豆)

감초(甘草)와 대조(大棗)[대추]도 보기약에 속한다. 감초를 불에 익히지 않고 쓰면 해독하고 화(火)를 내리는 기능이 주가 되며, 자감초(炙甘草)[물이나 꿀을 첨가하여 구운 감초]는 원기를 보충하고 여러 약재들을 조화시킨다.

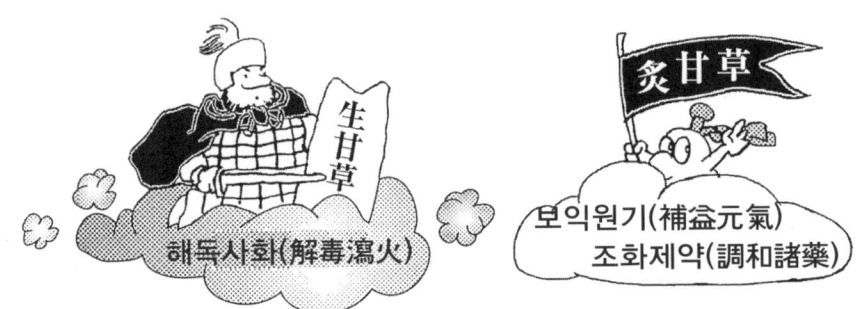

기허와 기허에 자주 쓰는 약식

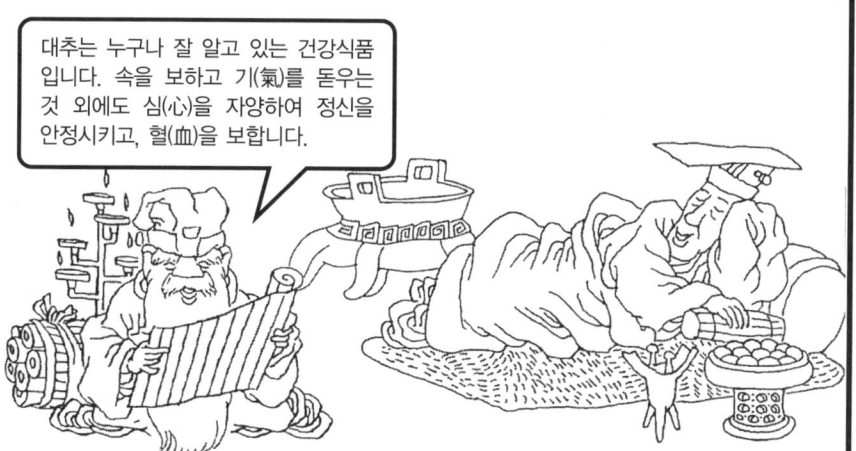

대추는 누구나 잘 알고 있는 건강식품입니다. 속을 보하고 기(氣)를 돋우는 것 외에도 심(心)을 자양하여 정신을 안정시키고, 혈(血)을 보합니다.

보기약(補氣藥)은 대부분 단맛을 띠고 있어서, 가정에서 흔히 한두 가지를 달여서 차 대신 마시거나 술을 담가 마신다. 황기, 대추를 늘 먹으면 몸이 허해 땀을 많이 흘리는 것을 치료하고 감기를 예방할 수 있다.

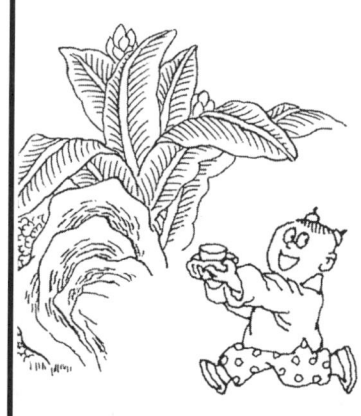
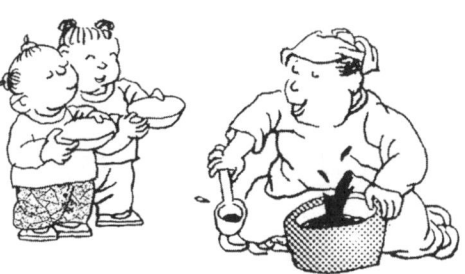

태자삼(太子參)과 대추를 달여 먹으면 어린이의 비위가 허약한 것이나 위장이 잘 발달하지 못한 것을 치료할 수 있고, 인삼주(人蔘酒)는 노인의 기력이 달리는 것에 적합하다.

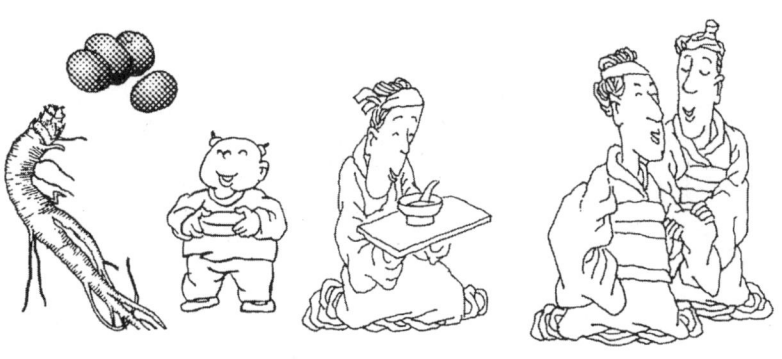

제6장 보허의 법칙

혈허(血虛)와 혈허에 많이 쓰는 약식(藥食)

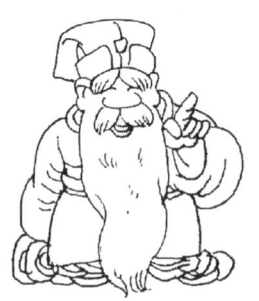

혈(血)이 허하면 얼굴에 윤기가 없고 입술, 손톱 등이 희며, 머리가 어지럽고 눈앞이 어른거리거나, 가슴이 두근거리고 잠을 잘 못 자며, 정신이 활기차지 못하고, 혀의 색이 엷은 등의 증상이 나타난다.

혈을 보하는 데 많이 쓰는 약식은 지황(地黃), 하수오(何首烏), 상심자(桑椹子), 아교(阿膠), 용안육(龍眼肉) 등이다.

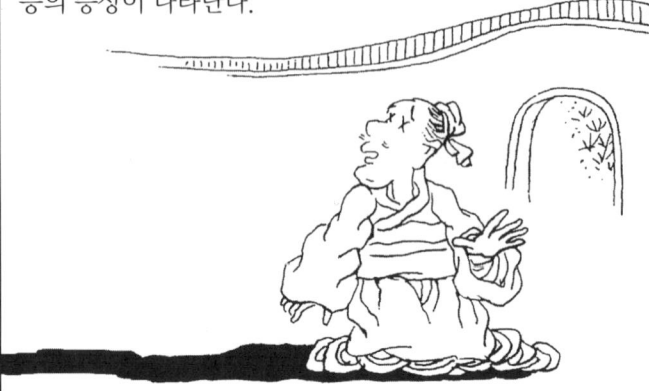

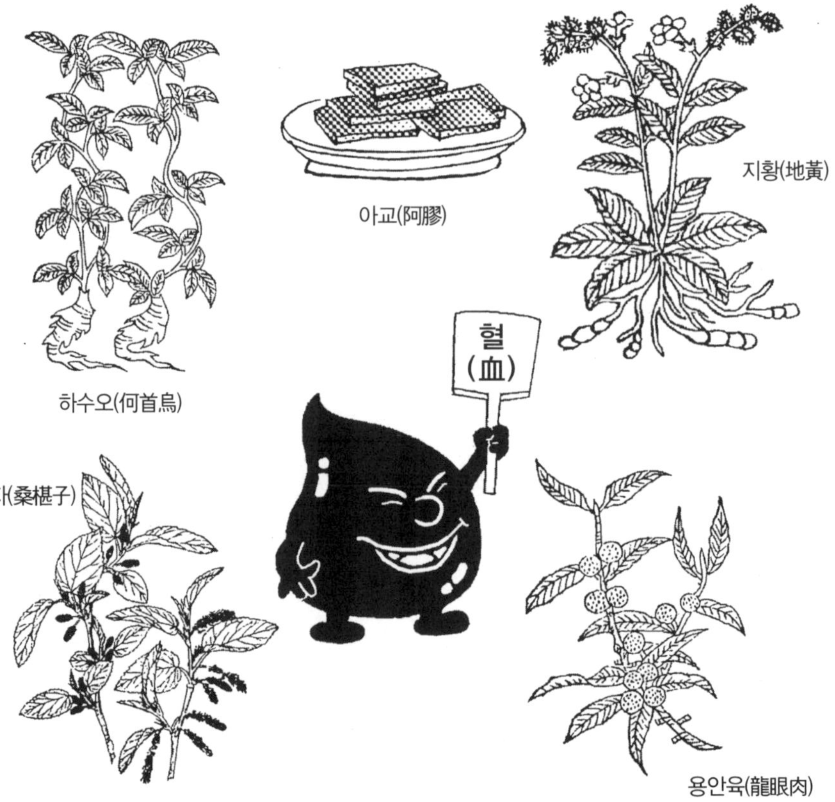

아교(阿膠)

지황(地黃)

하수오(何首烏)

상심자(桑椹子)

용안육(龍眼肉)

지황(地黃)은 생지황(生地黃), 숙지황(熟地黃)과 선생지(鮮生地)로 나눌 수 있다.* 생지황은 건지황(乾地黃)이라고도 하는데, 달고 차가워서 주로 음(陰)과 혈(血)을 자양하므로, 허로(虛勞)의 빈혈이나 음(陰)이 허하여 안에서 생긴 열(熱)로 인해 기침할 때 피가 섞여 나오는 증상, 피를 토하거나 코피가 나거나 월경량이 지나치게 많은 증상 등에 사용한다.

생지황(生地黃)

또 피를 많이 흘린 탓에 정신이 불안정하고 괴로워서 잠을 못 자는 증상도 치료한다.

말하자면 생지황은 신(腎)의 음(陰)을 자양하고 혈(血)을 서늘하게 해서 혈(血)을 보하는 것입니다.

陽邪

숙지황(熟地黃)은 생지황을 찐 것으로, 성질이 약간 따뜻하다.

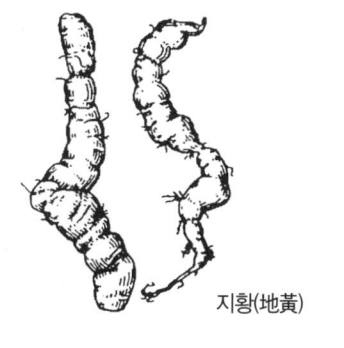

지황(地黃)

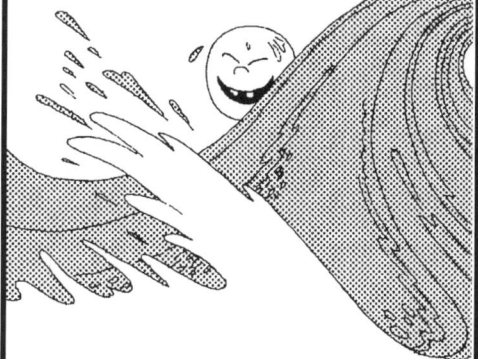

신(腎)을 자양하고 정(精)을 돋우며 음혈(陰血)을 보하는 작용이 생지황보다 두드러져서 보혈(補血)의 상품(上品)이라고 한다.

혈허와 혈허에 자주 쓰는 약식

【역주】

한국에서 생지황이라고 하면 중국에서와 달리 말리지 않은 것을 의미한다. 즉 중국의 생지황과 같고, 말린 지황을 의미하는 중국의 생지황을 한국에서는 건지황이라는 이름으로만 부른다.

제6장 보허의 법칙

선생지(鮮生地)는 성질이 매우 차며, 주로 피의 열을 식히고 지혈(止血)작용을 한다. 지황은 찰지고 쫀득거리기 때문에 사용할 때는 소화 장애를 일으키지 않도록 주의하여야 한다.

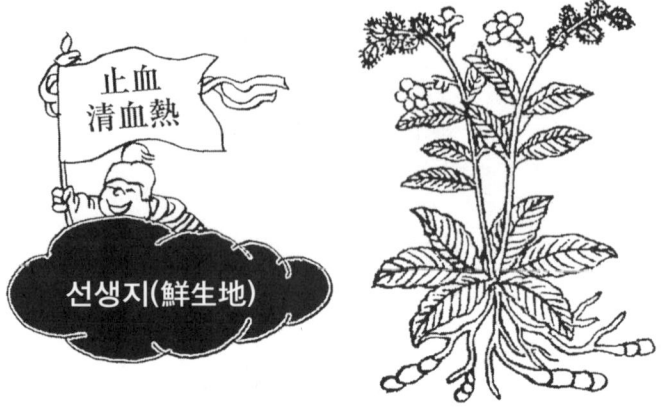

하수오(何首烏)는 생하수오와 가공한 하수오로 나뉜다. 생하수오는 주로 정혈(精血)이 고갈되어 생긴 변비에 사용하며,

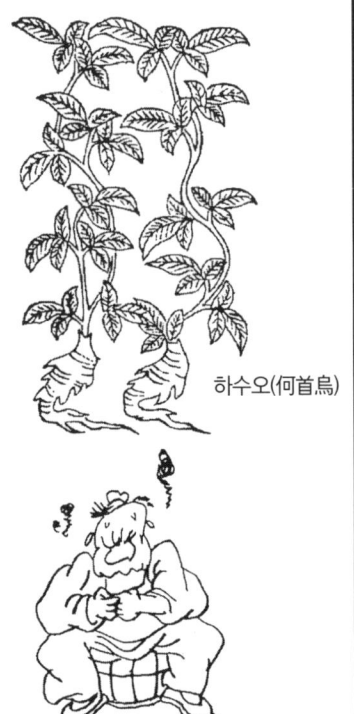

가공한 하수오는 간(肝), 신(腎)을 보하고 정혈(精血)을 돋우므로 음(陰)이 허하고 혈(血)이 말라서 어지럽고 허리가 시큰거리며 머리털이 일찍 희어지는 것 등을 치료한다.

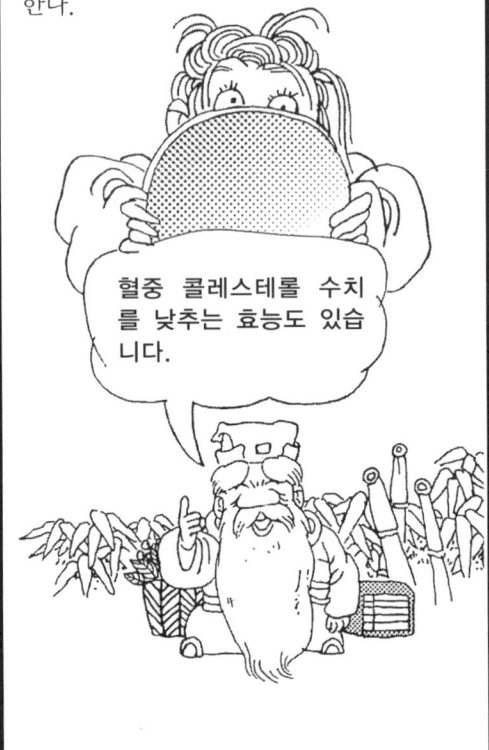

234

명(明)나라의 이시진(李時珍)은 하수오(何首烏)를 매우 높이 평가하여, "하수오는 혈(血)을 길러 간(肝)을 이롭게 하며, 정(精)을 보존하여 신(腎)을 돕는다. 근골(筋骨)을 튼튼하게 하고 머리털을 검게 하니 자양하고 보익하는 좋은 약이다. 차갑지도 않고 건조하지도 않아서, 그 효능이 지황(地黃)이나 천문동(天門冬)보다 낫다."고 하였다.

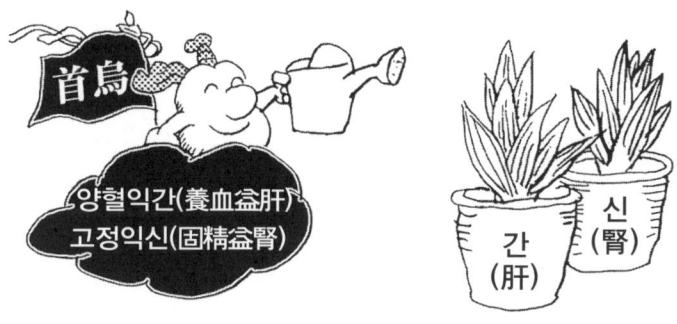

아교(阿膠)는 당나귀 껍질을 고아 풀처럼 끈적끈적하게 만든 것으로, 이미 2천 년 가까이 약용된 역사를 가지고 있다. 달고 화평한 성질을 띠며, 혈(血)을 보하고 지혈(止血)하며 음(陰)을 자양하고 폐(肺)를 촉촉하게 한다.

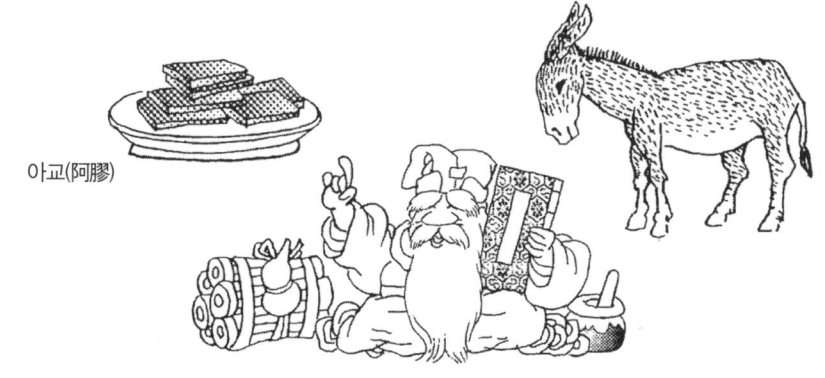

그래서 부녀(婦女)의 하혈(下血)이나 폐(肺)가 허하여 기침할 때 피가 나오는 증상 등에 많이 쓴다.

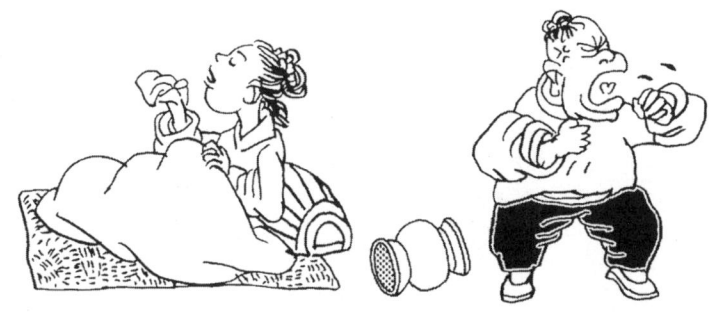

제6장 보허의 법칙

전통적으로 아교(阿膠)는 보익하는 각종 고제(膏劑)를 만드는 데 쓰이는 등 광범위하게 응용된다.

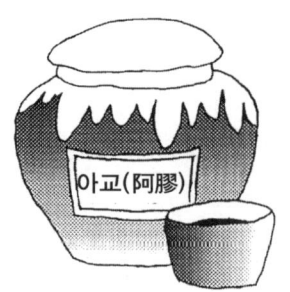

3년 이상 놓아두어 불기운이 완전히 가시도록 한 아교가 음(陰)을 자양하고 혈(血)을 보하는 데 가장 뛰어나다고 한다.

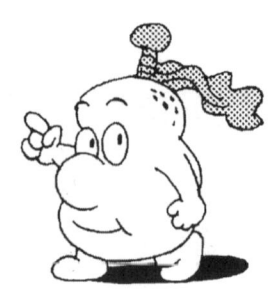

상심자(桑椹子)는 뽕나무의 열매로, 맛이 달고 시며 성질은 약간 서늘하다. 간(肝)과 신(腎)을 이롭게 하며 음혈(陰血)을 기르는 것은 하수오(何首烏)와 비슷하다.

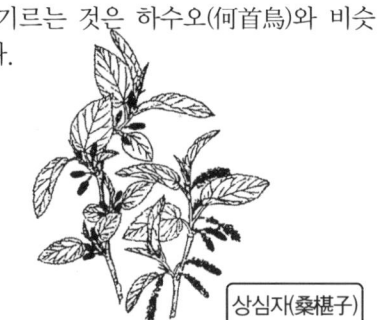

동시에 상심자는 또한 혈(血)을 기르고 풍(風)을 쫓으므로, 혈이 허하고 근골(筋骨)이 부자유스러운 것 등을 치료한다.

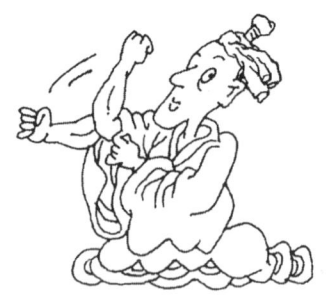

용안육(龍眼肉)은 계원육(桂圓肉)이라고도 하는데 자양하고 보익하는 약으로서, 비(脾)를 돕고 심(心)을 기르며 허한 것을 보충하고 총명하게 하므로, 혈(血)이 허하여 가슴이 두근거리거나 정신이 피로하여 건망증이 생긴 것 등을 치료하는 데 효과가 매우 뛰어나다.

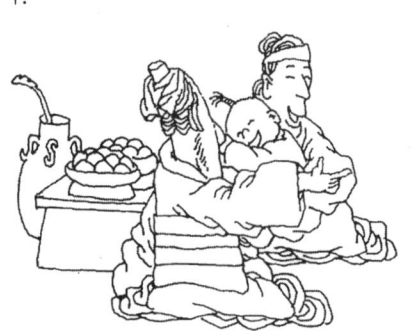

음허(陰虛)와 음허(陰虛)에 많이 쓰는 약식

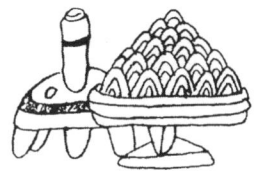

음(陰)이 허하여 나타나는 주요 증상은 머리가 어지럽고 귀가 울리는 것, 입과 목구멍이 마르고 손발에 열이 나는 것,

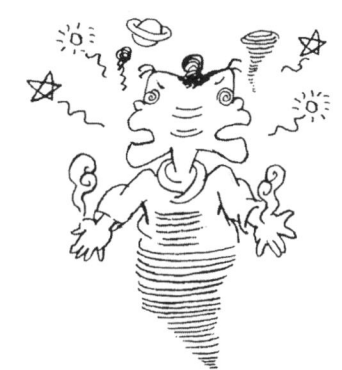

오후에만 열이 나거나, 열이 마치 밀물과 썰물처럼 올랐다 내렸다 하는 것, 잠 잘 때 땀이 많이 나는 것[도한(盜汗)이라고 한다], 잘 자지 못하고 꿈이 많은 것, 허리가 시큰거리고 정액(精液)이 새어나오는 것, 혀가 붉은 것 등이다.

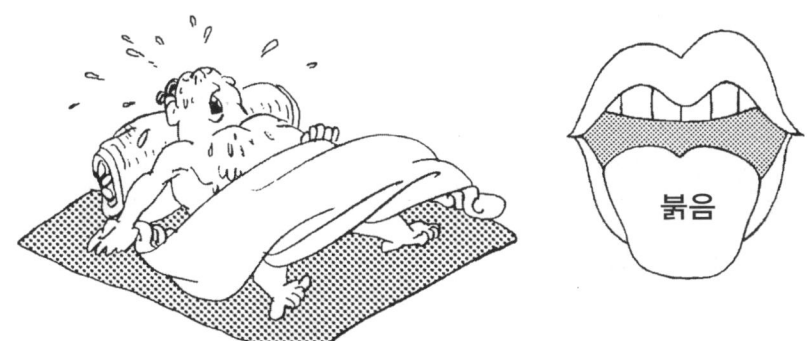

음(陰)을 보하는 약식(藥食)은 매우 많다. 사삼(沙參), 천문동(天門冬), 구판(龜板), 별갑(鼈甲), 동충하초(冬蟲夏草),

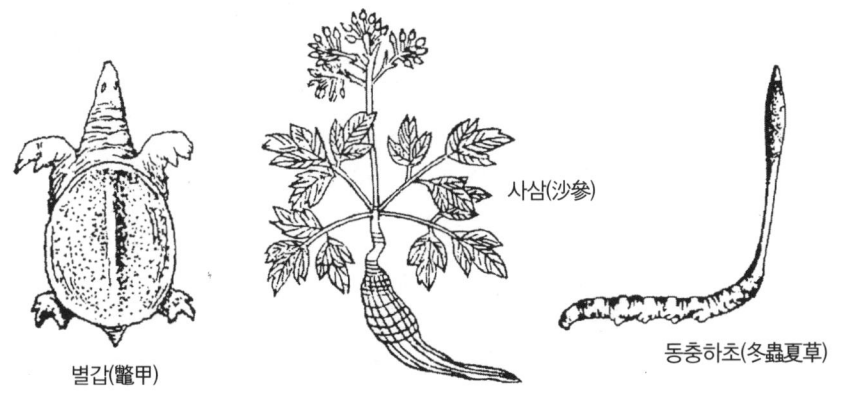

여정자(女貞子), 옥죽(玉竹), 황정(黃精), 서양삼(西洋參), 석곡(石斛) 등이다.

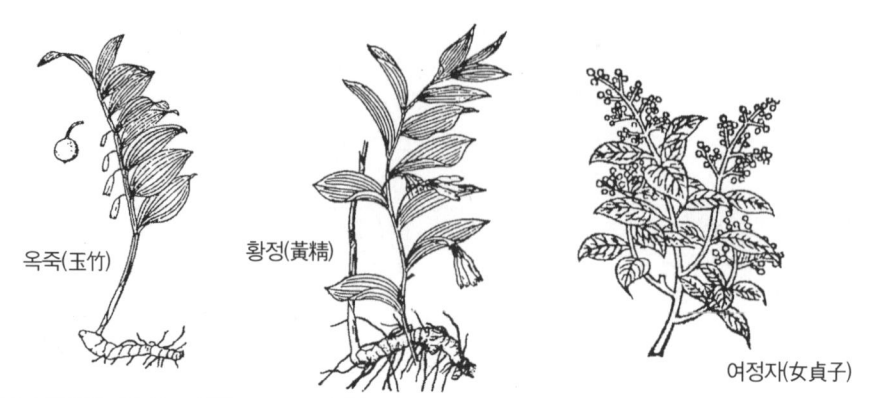

옥죽(玉竹) 황정(黃精) 여정자(女貞子)

사삼은 남사삼(南沙參), 북사삼(北沙參)과 선사삼(鮮沙參)으로 나뉜다. 세 가지 모두 폐(肺)를 맑게 하고 음(陰)을 기르며 열(熱)을 제거하여 기침을 멎게 한다.

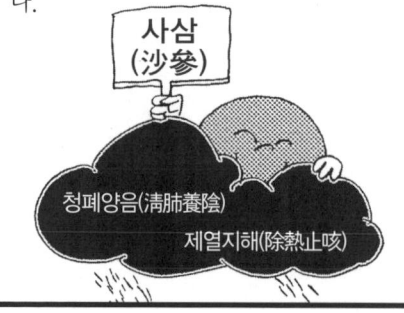

사삼(沙參)
청폐양음(淸肺養陰)
제열지해(除熱止咳)

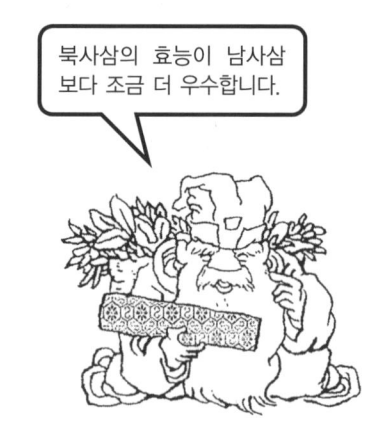

북사삼의 효능이 남사삼보다 조금 더 우수합니다.

선사삼은 조직이 윤택하고 즙이 많아서, 음(陰)을 자양하고 열을 식히는 좋은 약이다. 선생지(鮮生地), 선석곡(鮮石斛)과 배합하여 온병(溫病)에 열이 심하여 음(陰)이 손상된 증상 즉 열이 나고 갈증이 있으며 목구멍이 마르는 것 등에 많이 쓰는데, 치료 효과가 아주 좋다.

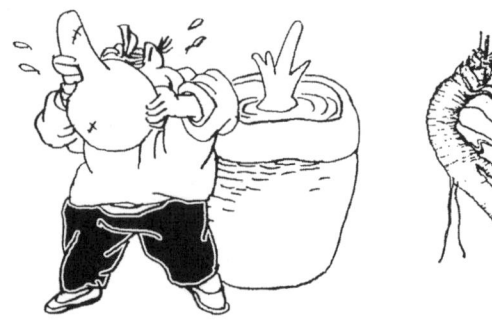
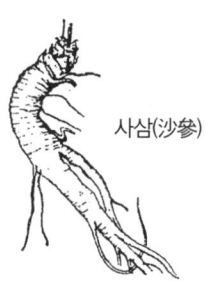

사삼(沙參)

천문동(天門冬)과 맥문동(麥門冬)은 모두 음(陰)을 기르고 폐(肺)를 윤택하게 하며 열(熱)을 식히고 진액(津液)이 생기게 하므로, 폐에 열이 있고 음(陰)이 허한 것, 몹시 허하여 기침이 나는 것 등에 공통적으로 사용한다.

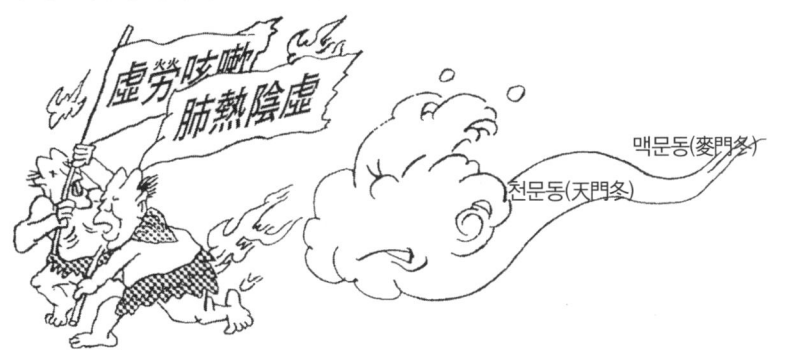

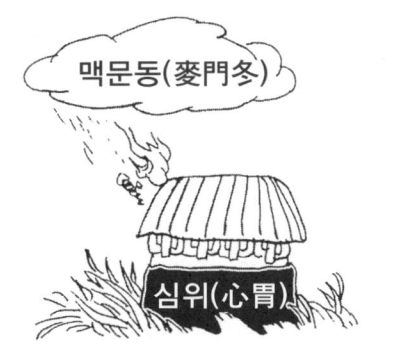

그 중 맥문동은 심(心)과 위(胃)의 화(火)를 내리는 효능을 겸하고 있으며,

천문동은 신(腎)의 음(陰)을 보하는 데 더 뛰어나다.

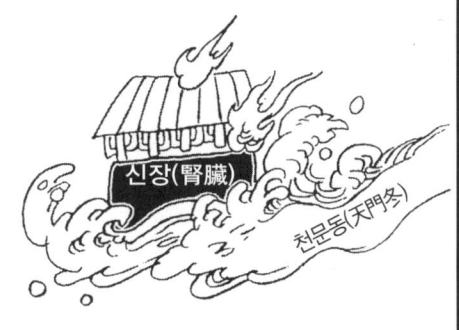

그러나 감기로 기침을 하거나 습하고 탁한 기운이 아직 제거되지 않았을 때, 대변이 묽을 때 등에는 두 약 모두 복용하지 말아야 한다.

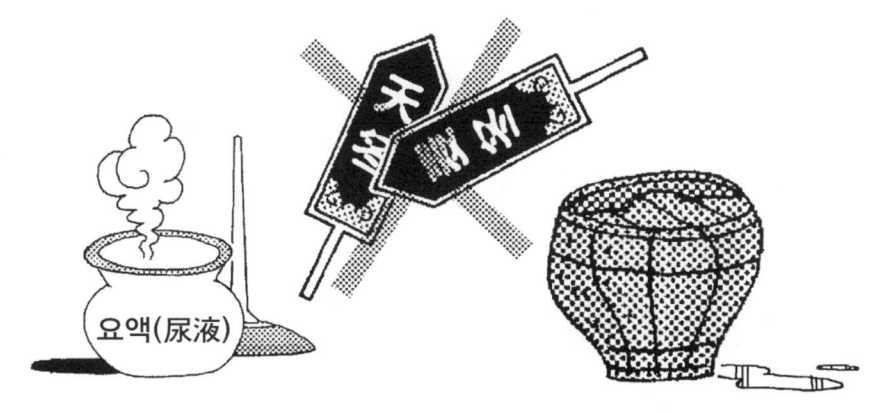

석곡(石斛)은 민간에서 음(陰)을 기르고 진액(津液)을 보충하기 위해 흔히 사용하는 약이다. 주로 진액이 부족하여 갈증이 생기고 목구멍과 혀가 마르는 등의 증상이 나타날 때 사용한다.

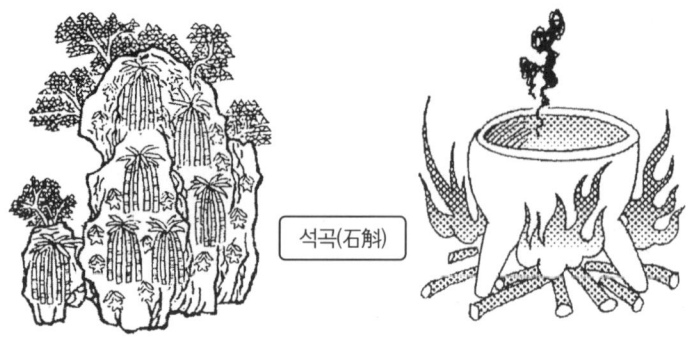

열병(熱病) 후에 음(陰)이 허해져서 입이 마를 때는 신선한 석곡을 사용하며, 선생지(鮮生地), 선사삼(鮮沙參)과 함께 쓸 수도 있다.

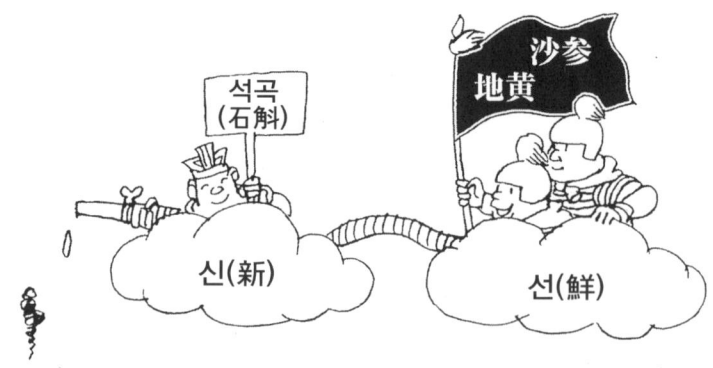

노인이나 허약한 사람의 경우 진액(津液)이 부족하더라도 너무 찬 약을 써서는 안 되는데, 이럴 때는 석곡 중에서 껍질의 색이 짙은 녹색이고 조직이 단단하며 맛이 진하면서 약간 단, 곽산(霍山)에서 나는 석곡을 골라 쓰도록 한다.

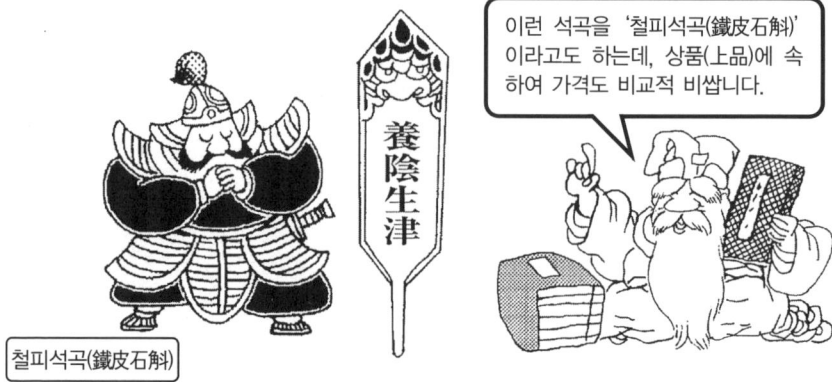

일반적인 처방에는 껍질이 황금색이며 줄기가 비녀처럼 단단한 '금석곡(金石斛)'을 쓴다. 볶는 가공과정을 거치지 않은 것이 좋은데, 볶으면 음(陰)을 기르고 열을 식히는 효능이 크게 감소하기 때문이다.

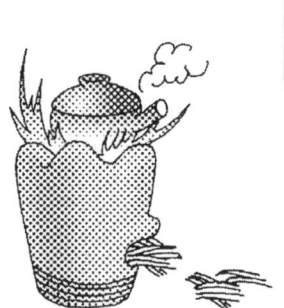

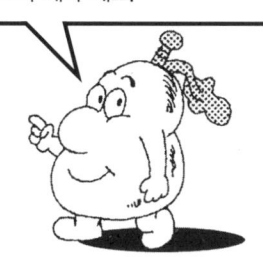

석곡을 복용할 때는 오랫동안 진하게 달여서 약효가 충분히 우러나오도록 해야 해요.

구판(龜板)과 별갑(鱉甲)은 모두 음(陰)을 자양하는 동물성 약재로, 앞에서 말한 몇 가지 약재들보다 침투력이 더 강하다. 두 약재는 같이 쓸 때도 있지만 다른 점도 있다.

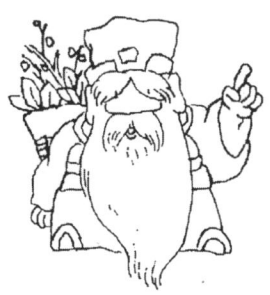

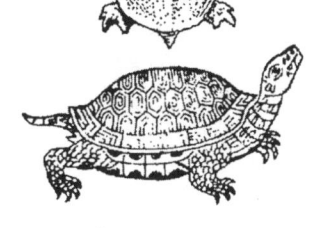

별갑(鱉甲)은 음(陰)을 기르는 것 외에도 열(熱)을 식히는 작용이 비교적 우수하며,

나력(瘰癧)[림프절 종창], 간장(肝臟) 및 비장종대(脾臟腫大)에 쓰여 엉긴 것을 깨뜨리고 맺힌 것을 흩는 작용을 한다.

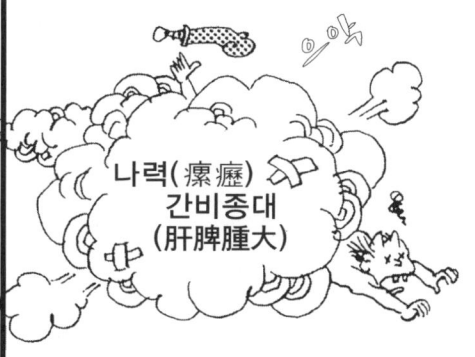

제6장 보허의 법칙

구판(龜板)은 음(陰)을 돋우는 작용이 강하여 부녀(婦女)의 하혈(下血) 등에 쓴다. 이와 같이 구판과 별갑은 비슷하면서도 차이점이 있다.

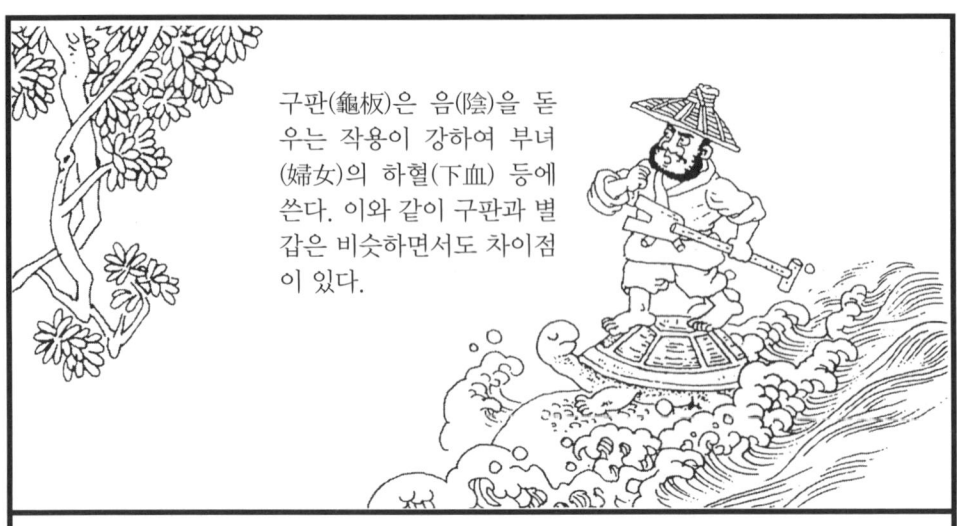

여정자(女貞子), 옥죽(玉竹), 황정(黃精)은 음(陰)을 기르는 약 중 대중화된 편에 속하는데, 부작용이 적고 적용 범위가 넓다.

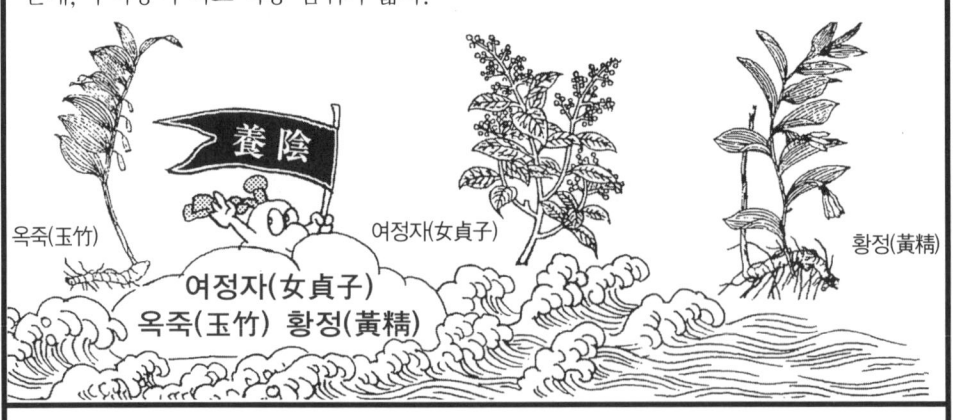

서양삼(西洋參)과 동충하초(冬蟲夏草)는 음(陰)을 기르는 약 중의 귀족이다. 서양삼은 북미대륙의 캐나다, 샌프란시스코 등에서 생산되는데, 맛은 쓰면서 약간 달고 성질은 차갑다. 음(陰)을 돋우고 폐(肺)를 윤택하게 하며 화(火)를 식히고 열(熱)을 내려서, 음(陰)이 허하고 진액(津液)이 적으면서 열이 있는 경우에 가장 적당하다.

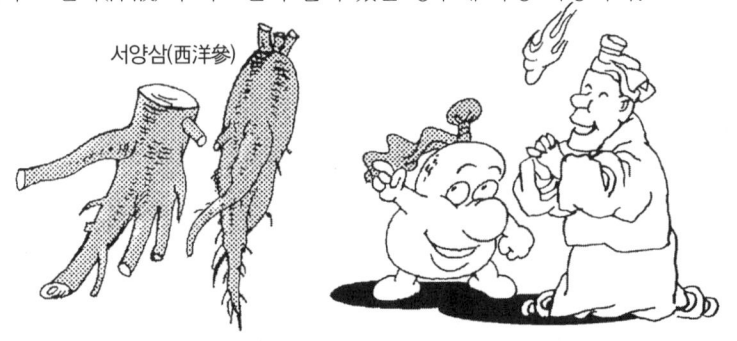

기운이 위로 치받아서 숨을 잘 쉬지 못하는 등 폐(肺)의 기능이 쇠약해진 환자에 대해서도 우수한 효능을 나타낸다.

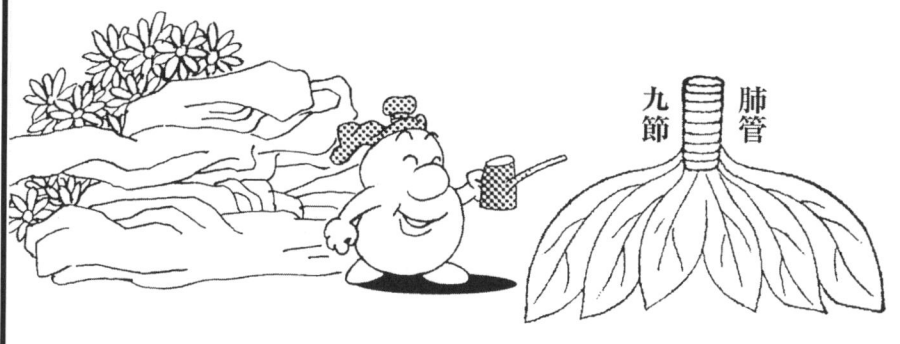

동충하초(冬蟲夏草)는 약으로도 사용되고 식품으로도 사용된다. 동충하초를 넣고 삶은 오리는 약이 되는 음식으로 유명한데, 맛도 아주 좋다. 동충하초는 맛이 달고 성질이 따뜻하며, 폐(肺)를 보하고 신(腎)을 도우므로, 과거에는 몸이 허하면서 기침할 때 피가 나오는 증상이나 발기부전(勃起不全), 유정(遺精) 등의 증상에 많이 사용되었다.

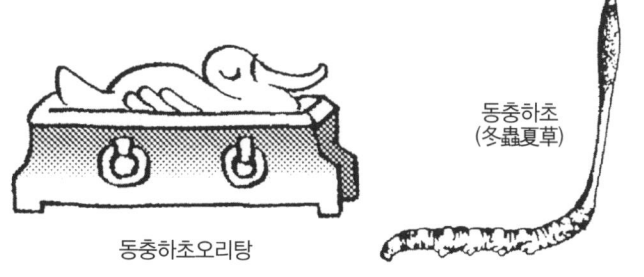

현대에는 만성 신기능부전, 만성 간질환 등 치료하기가 매우 까다로운 질병에 많이 사용되며, 종양(腫瘍)의 말기에도 좋은 효과를 나타낸다.

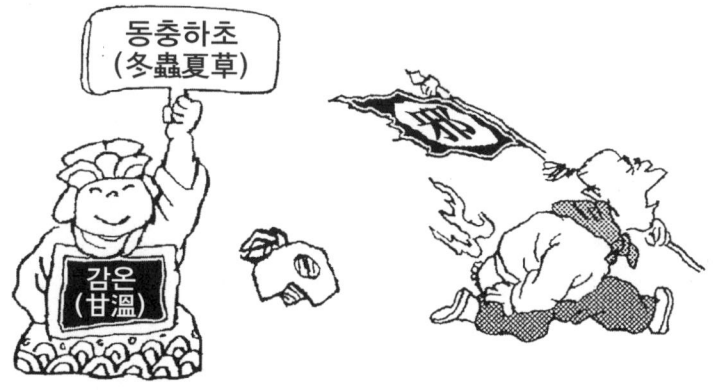

제6장 보허의 법칙

양허(陽虛)의 증상과 약식요법

양허(陽虛)의 증상은 추위하고 찬 것을 꺼리며 손발이 따뜻하지 않은 것, 정신이 또렷하지 않은 것, 대변이 묽은 것, 허리가 시큰거리고 다리에 힘이 없는 것, 발기부전(勃起不全)이나 조루(早漏), 야간에 소변을 많이 보는 것, 다리가 붓는 것 등이다.

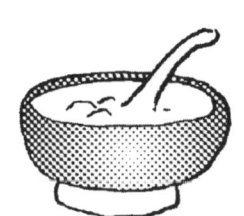
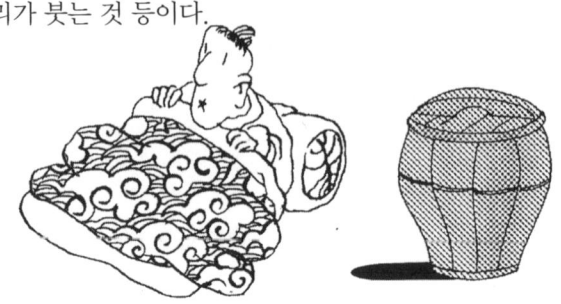

양(陽)을 보하는 약을 '온양약(溫陽藥)'이라고도 하는데, 많이 쓰는 것으로 육종용(肉蓯蓉), 보골지(補骨脂), 토사자(菟絲子), 쇄양(鎖陽), 부자(附子) 등이 있다.

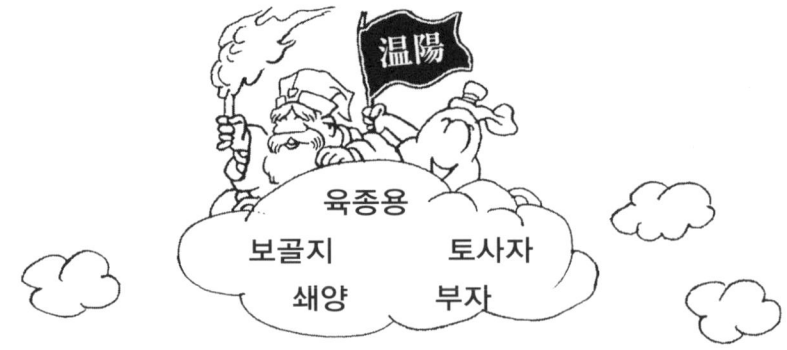

양(陽)을 보하는 음식은 양고기, 개고기, 사슴고기, 참새고기, 비둘기 알, 두렁허리*, 닭고기, 메추라기고기, 부추 등이다.

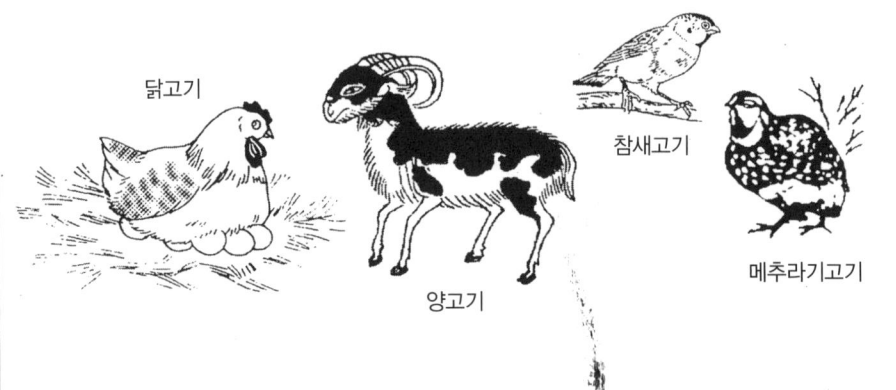

【역주】
두렁허리 : 민물고기의 일종.

이러한 약과 음식들은 대체로 신(腎)의 양(陽)을 덥히고 보하는 것이 주된 작용이며, 허리가 시큰거리면서 시리고 아픈 것, 남자의 유정이나 발기부전, 조루, 여자의 자궁이 차서 임신이 되지 않는 것 등을 치료한다.

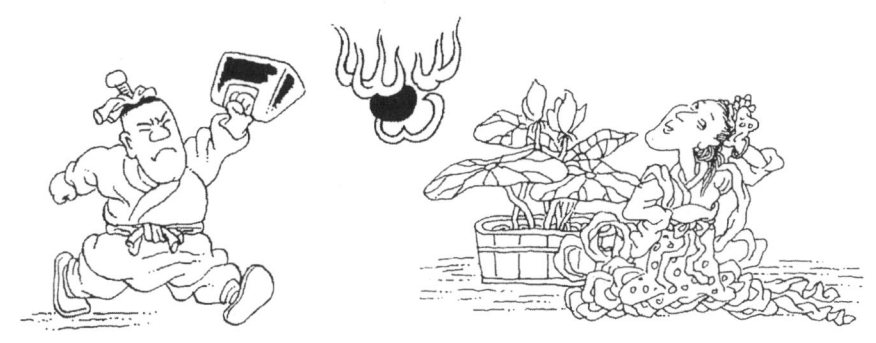

그 중 육종용(肉蓯蓉)은 장(腸)을 윤택하게 하는 효능을 겸하여, 노인의 양(陽)이 허하여 생긴 변비를 치료한다.

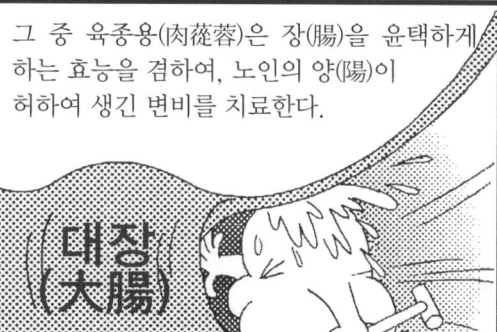

보골지(補骨脂)는 비(脾)와 신(腎)을 덥혀서, 양(陽)이 허하여 새벽에 설사하는 것[오경설사(五更泄瀉)라고 함]을 치료한다.

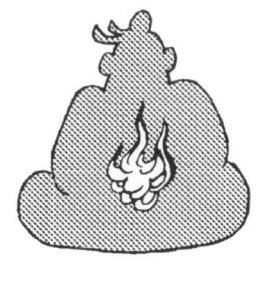

덥히고 보하는 약 중에서 동물성 약재를 통틀어 '혈육유정지물(血肉有情之物)'이라고 하는데, 양(陽)이 허한 것을 북돋아주고 보충하는 효과가 더욱 뛰어나다. 예를 들면 녹용(鹿茸)은 정(精)과 골수(骨髓)를 충실하게 하고 인체의 근원적인 양기(陽氣)를 튼튼하게 하여, 양(陽)이 쇠하고 정혈(精血)이 모두 줄어들어 매우 허약한 증상에 사용하는 주된 약재이다.

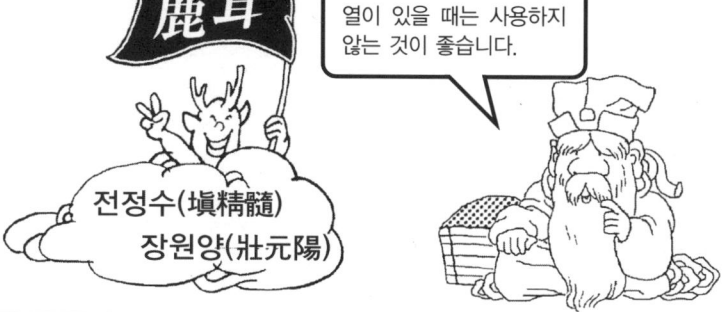

제6장 보허의 법칙

양(陽)을 돕는 약재는 매우 많다. 성질이 비교적 화평한 것으로는 속단(續斷), 구척(狗脊), 두충(杜仲), 산수유(山茱萸), 오미자(五味子), 사원자(沙苑子) 등이 있다. 임상에서는 허리가 시큰거리고 무릎이 약한 것, 머리가 어지럽거나 기운이 없는 것 등 양이 허한 증상이 나타나면 그때그때 골라서 사용한다.

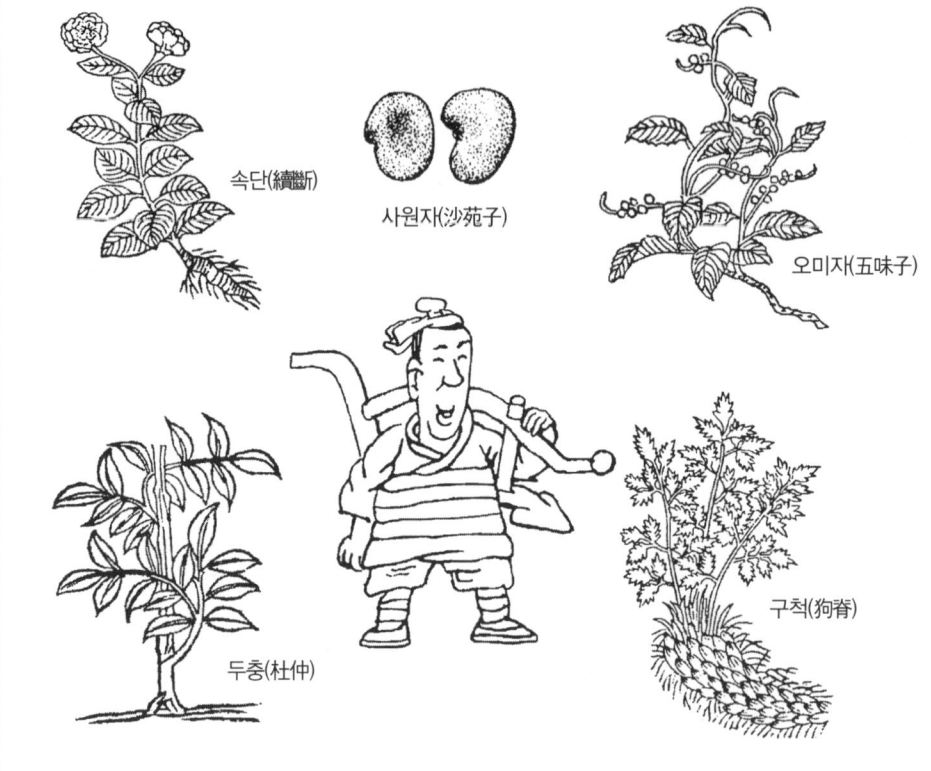

이상에서 말한 허증(虛證)들은 단독으로 나타날 수도 있고 여러 가지가 겸하여 나타날 수도 있다. 기(氣)와 혈(血)이 모두 허한 경우, 기(氣)와 음(陰)이 같이 허한 경우, 음(陰)과 혈(血)이 부족한 경우, 그리고 심지어 음(陰), 양(陽), 기(氣), 혈(血)이 모두 허한 경우도 있다.

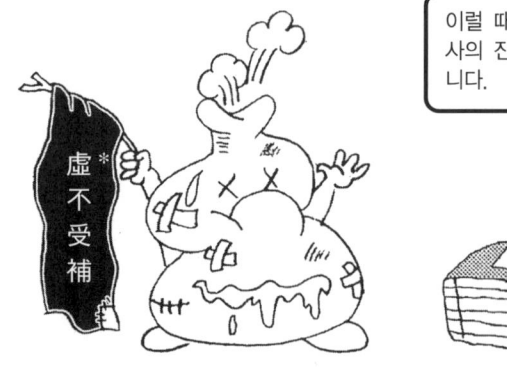
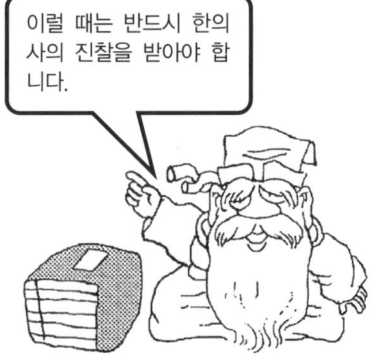

이럴 때는 반드시 한의사의 진찰을 받아야 합니다.

【역주】

허불수보(虛不受補): 인체의 정기가 극도로 허약해서 보약조차도 받아들이지 못하는 상황을 이르는 말.

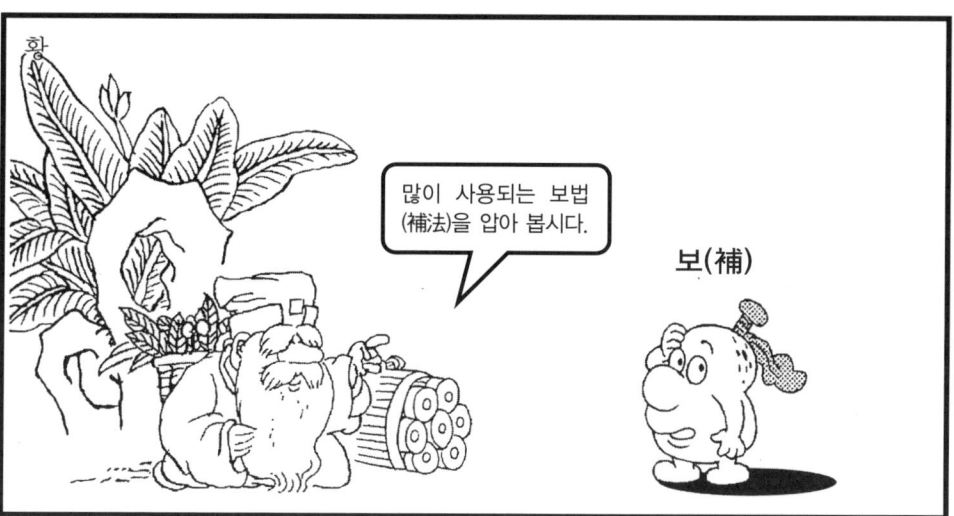

앞에서 설명한 것과 같이 약식의 성질에는 한(寒)[차가움], 열(熱)[뜨거움], 온(溫)[따뜻함], 량(凉)[서늘함], 평(平)[치우치지 않고 화평함]의 다섯 가지가 있다. 이 중에서 한과 량, 온과 열은 서로 비슷하며 단지 정도의 차이로 구별되는 것이니, 양성(凉性)이 한성(寒性)에 비해 조금 완만한 것이고, 온성(溫性)이 열성(熱性)에 비해 조금 덜한 것이다. 따라서 한과 량은 종종 통틀어 '한량(寒凉)'이라고 부르며, '온열(溫熱)'도 마찬가지이다. 보법 즉 허한 것을 보하는 방법은 다음과 같은 세 가지로 나뉜다.

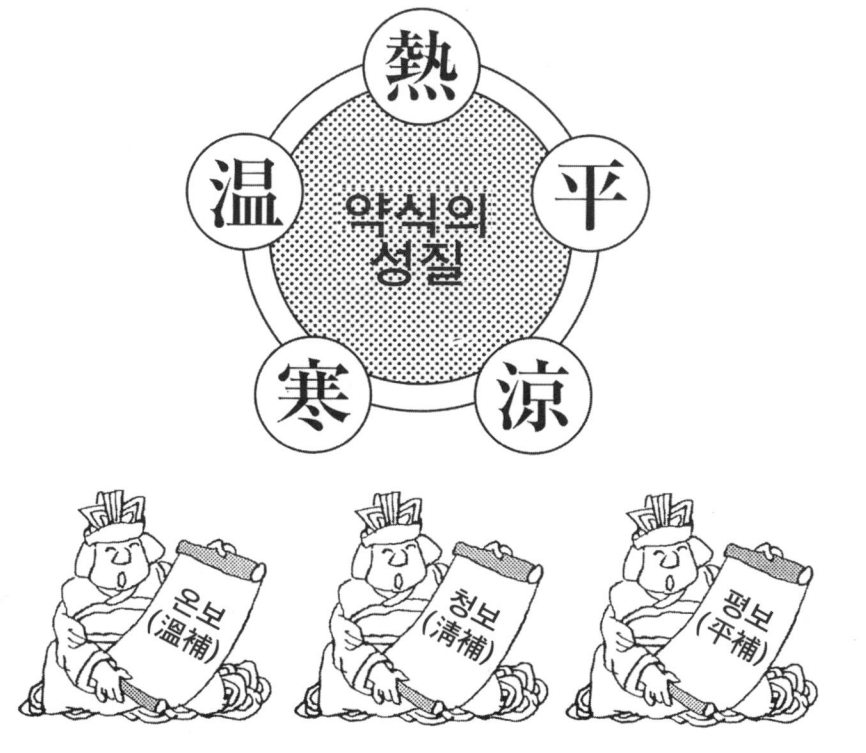

제6장 보허의 법칙

온보법(溫補法)

온보법(溫補法)이란 온열(溫熱)한 성질을 띤 약물을 사용하여 양(陽)이 허한 것을 보익하는 방법이다.

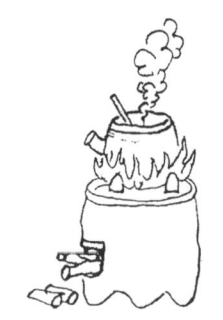
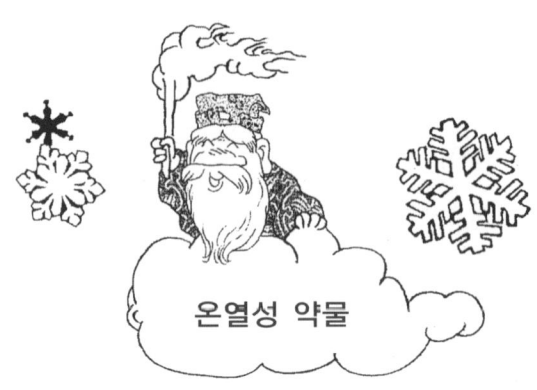

온열성 약물

장부(臟腑)에 따라서 증상을 나누어 보면 양허(陽虛)에는 다시 심양허(心陽虛), 비양허(脾陽虛), 신양허(腎陽虛)가 있다.

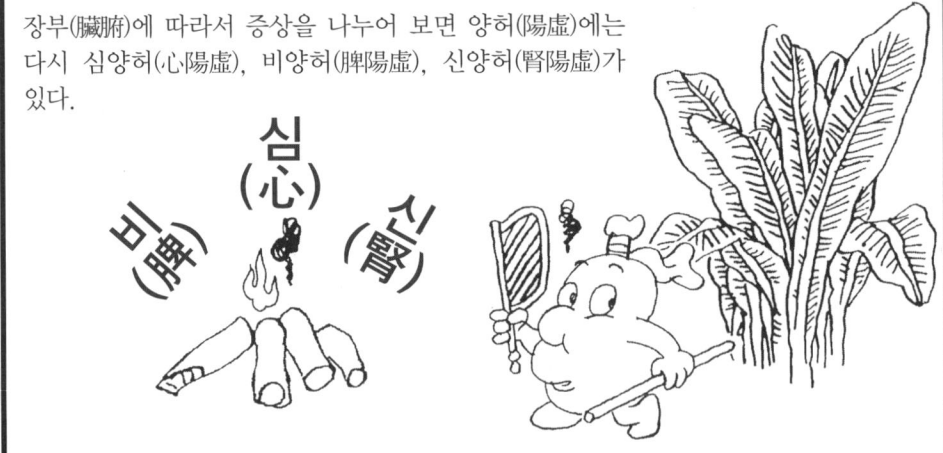

또 심신양허(心腎陽虛), 비신양허(脾腎陽虛)도 나타날 수 있다.

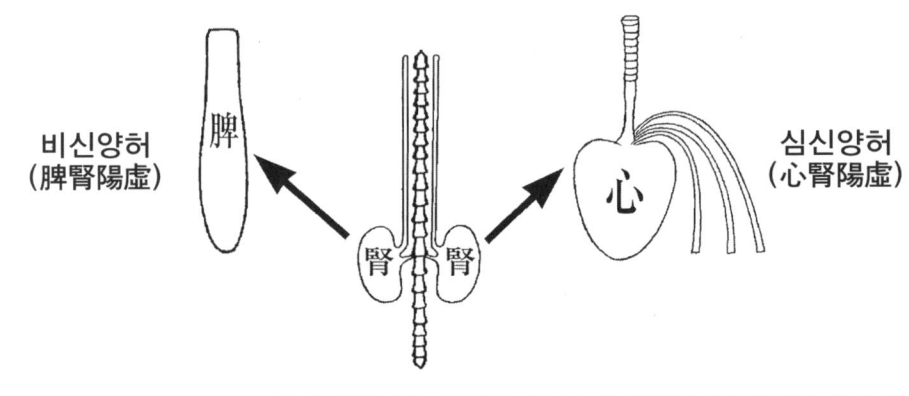

비신양허 (脾腎陽虛)   심신양허 (心腎陽虛)

비양허(脾陽虛)의 특징적인 증상은 대변이 묽은 것, 조금만 먹어도 배가 불러 오르는 것, 배가 차면서 아픈 것, 손발이 따뜻하지 않은 것 등이다.

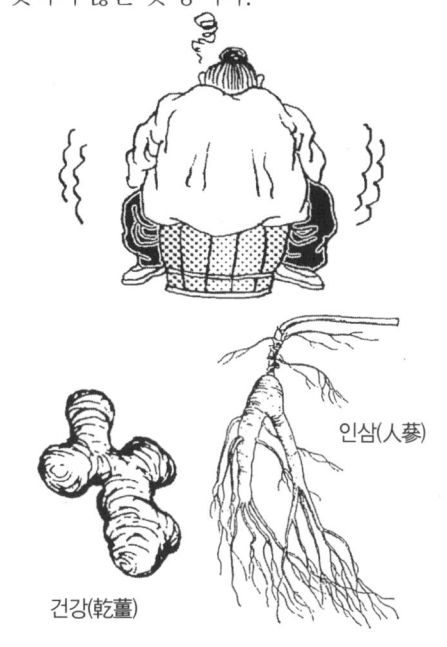

건강(乾薑) 인삼(人蔘)

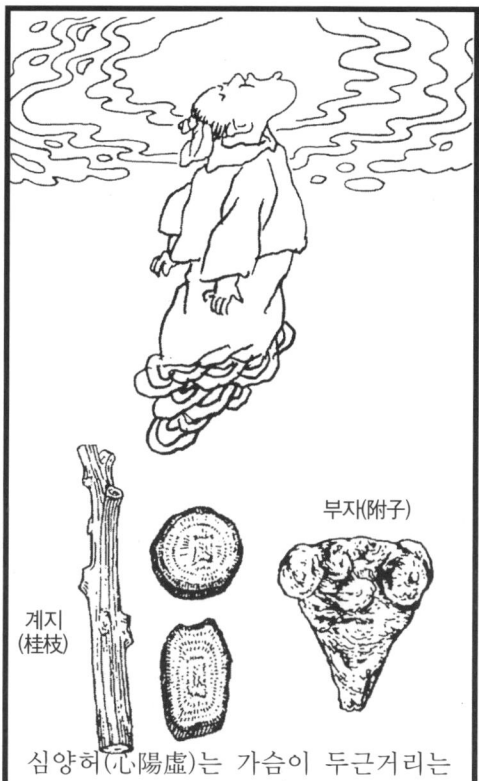

계지(桂枝) 부자(附子)

심양허(心陽虛)는 가슴이 두근거리는 것, 머리가 맑지 않은 것, 가슴이 답답하고 손발이 찬 것 등이 특징이다. 약을 쓸 때는 부자(附子), 계지(桂枝), 육계(肉桂) 등이 주가 된다.

약을 쓸 때는 인삼(人蔘), 백출(白朮), 건강(乾薑) 등이 주가 된다.

신양허(腎陽虛)의 특징은 허리와 다리가 시큰거리고 힘이 없는 것, 정액(精液)이 새어나오거나 발기(勃起)가 되지 않는 것, 부녀(婦女)의 자궁(子宮)이 차서 임신(姙娠)이 되지 않는 것, 손발이 따뜻하지 않은 것 등이다.

약을 쓸 때는 호로파(葫蘆巴), 파극천(巴戟天), 육종용(肉蓯蓉), 선령비(仙靈脾) 등이 주가 된다.

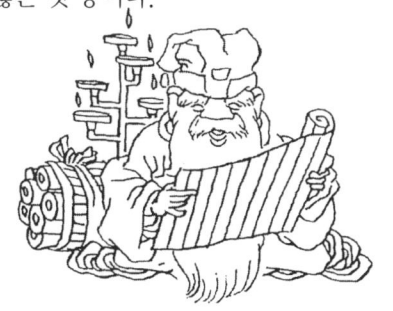

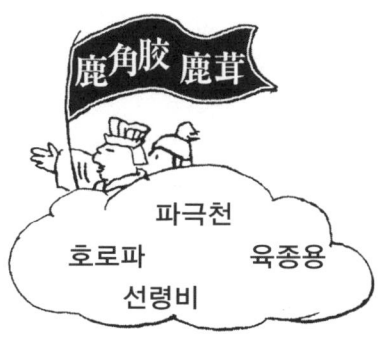

제6장 보허의 법칙

청보법(淸補法)

청보법(淸補法)은 한량(寒凉)한 성질로 열을 식히고 진액(津液)이 생기게 하는 약물을 사용하여 음(陰)이 허한 것을 보익하는 방법이다.

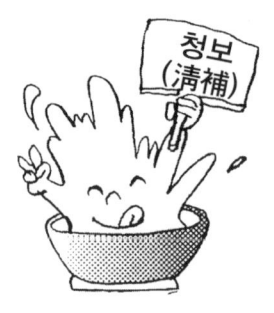

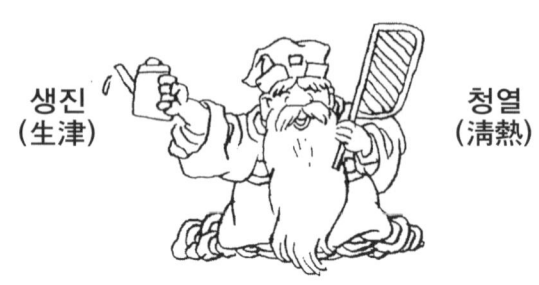

생진(生津)   청열(淸熱)

장부(臟腑)에 따라 나누어 보면, 음허(陰虛)에는 다시 심음허(心陰虛), 위음허(胃陰虛), 폐음허(肺陰虛), 간음허(肝陰虛), 신음허(腎陰虛)가 있다.

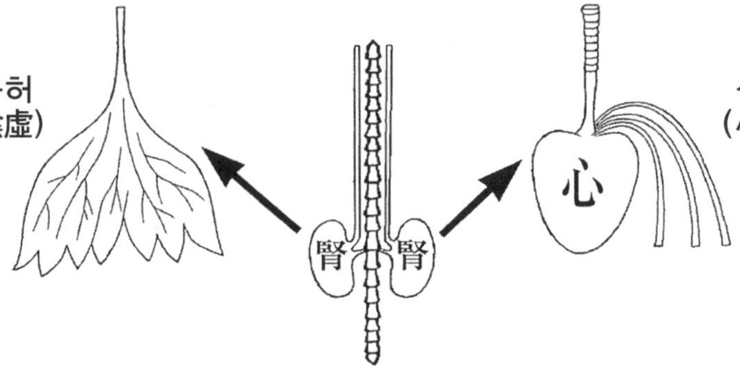

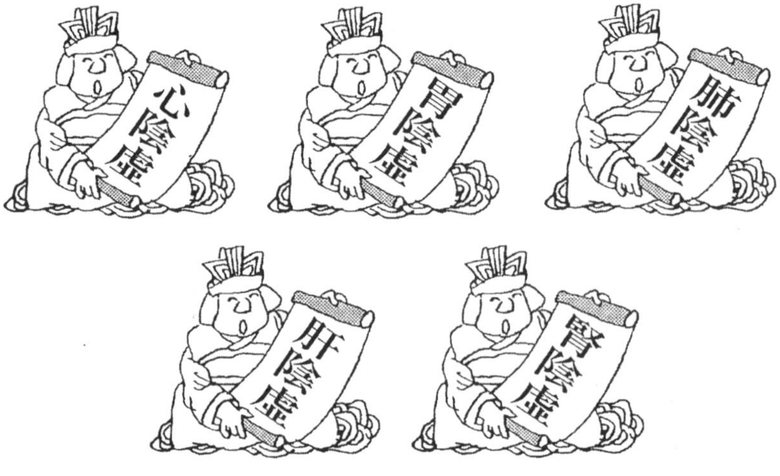

간신음허 (肝腎陰虛)   심신음허 (心腎陰虛)

또한 심신음허(心腎陰虛), 간신음허(肝腎陰虛)의 형태로도 나타날 수 있다.

심음허(心陰虛)의 특징적인 증상은 마음이 답답하여 잠을 잘 자지 못하는 것, 혀가 붉은 것 등이다.

위음허(胃陰虛)에는 식욕부진, 대변이 말라서 굳어져 잘 나오지 않는 것, 입과 혀가 마르는 것 등의 증상이 특징적으로 나타난다.

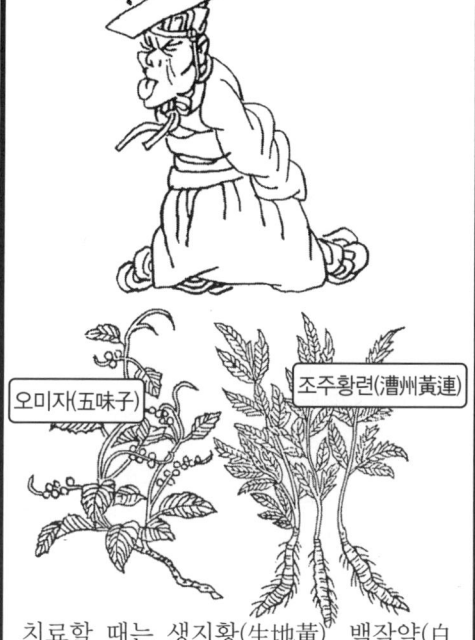

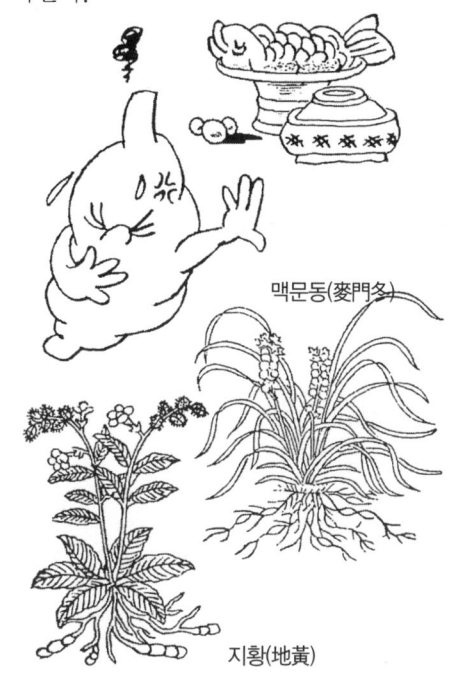

치료할 때는 생지황(生地黃), 백작약(白芍藥), 오미자(五味子), 자감초(炙甘草), 부소맥(浮小麥) 등의 약재에 심(心)의 화를 내리는 황련(黃連), 연자심(蓮子心) 등을 더하여 쓴다.

생지황(生地黃), 맥문동(麥門冬), 북사삼(北沙參), 석곡(石斛) 등을 주로 써서 치료한다.

폐음허(肺陰虛)의 특징은 마른기침을 하며 가래는 적은 것, 가래를 뱉으면 실 모양으로 피가 섞여 나오는 것, 입과 콧속이 마르는 것, 혀가 붉은 것 등이다.

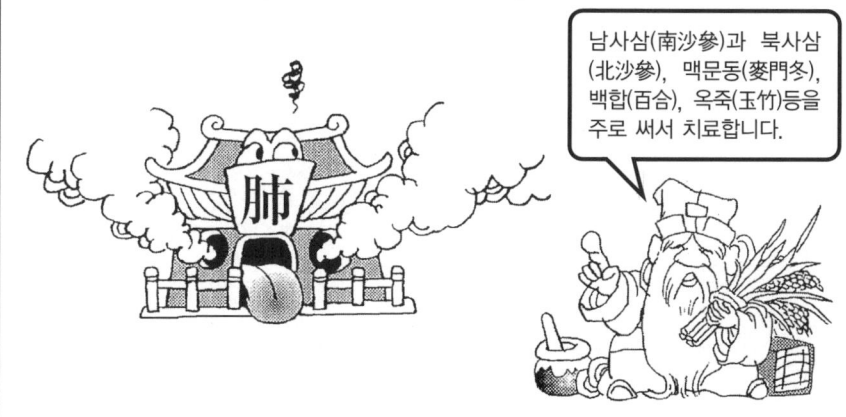

제6장 보허의 법칙

간음허(肝陰虛)는 머리가 어지럽거나 아픈 것, 팔다리가 저리거나 감각이 없는 것, 혀가 붉고 침이 적게 나오는 것 등을 보고 진단할 수 있다.

신음허(腎陰虛)는 허리와 다리가 시큰거리고 힘이 없는 것, 머리가 어지럽고 귀가 울리는 것, 유정(遺精)*, 입이 마르고 혀가 붉은 것 등이 특징이다.

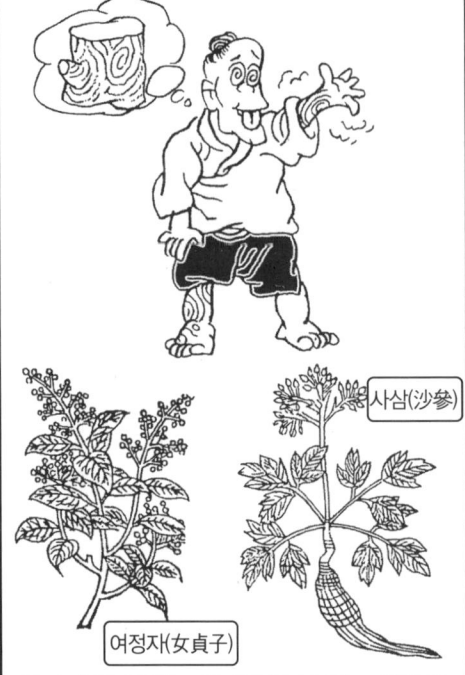
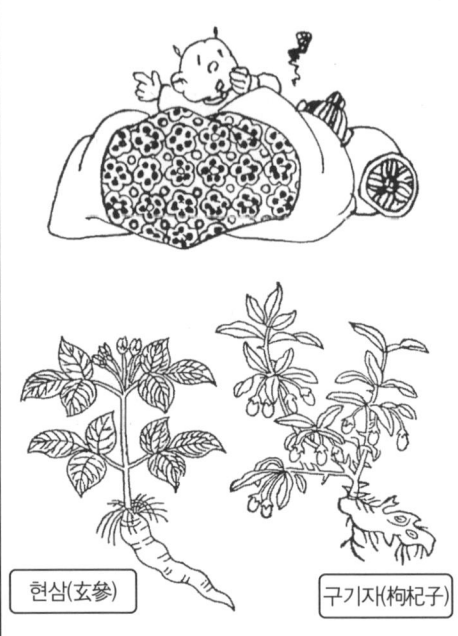

구기자(枸杞子), 생지황(生地黃), 백작약(白芍藥), 사삼(沙參) 등을 써서 치료한다.

신음허(腎陰虛)에는 숙지황(熟地黃), 현삼(玄參), 구기자(枸杞子), 한련초(旱蓮草), 여정자(女貞子) 등을 주로 쓴다.

【역주】
유정(遺精) : 정액이 저절로 나옴.

평보법(平補法)

평보법(平補法)은 성질이 비교적 화평한 약물을 써서 일반적인 허증(虛證)을 보하는 방법이다. 이 때 사용하는 약물들은 대개 기(氣)를 보하거나 혈(血)을 보하는 약으로, 허약한 사람이나 노인의 기혈(氣血)이 부족한 데 적당하며, 차갑거나 뜨거운 것이 치우치지 않는 것이다.

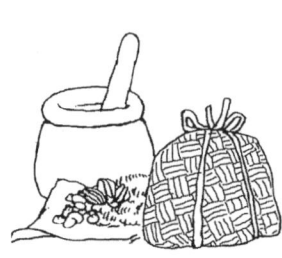
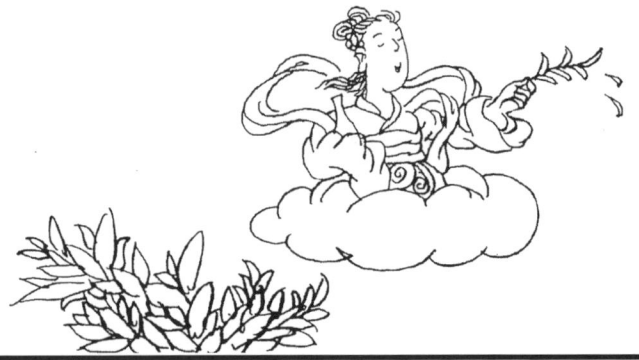

평보법

이상의 세 가지 보법은 약의 성질을 가지고 나눈 것이다. 이 외에 약물의 용량과 치료 기간에 따라 준보(峻補)와 완보(緩補)로 나누기도 한다.

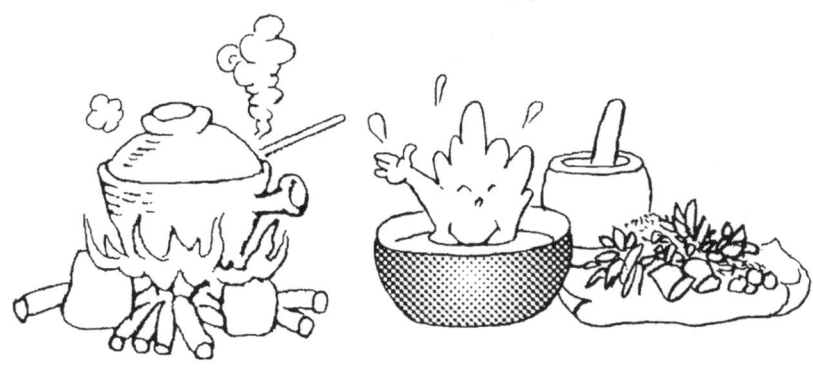

준보(峻補)란 비교적 제량(劑量)이 큰 처방을 사용하여 음(陰)이나 양(陽)이 완전히 없어지려 하는 긴급한 증후에 대처하거나 또는 허한 정도가 심할 때 맛과 성질이 진하고 강한 약물을 대량 사용하여 보하는 것을 말한다.

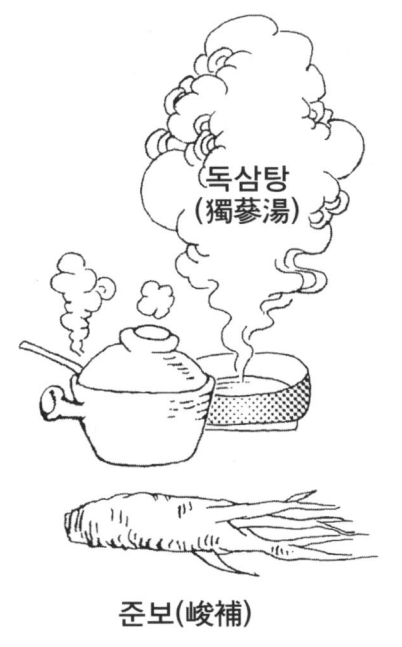

준보(峻補)

이 방법은 응급상황에만 사용해야 하며, 장기간 사용할 경우 비위(脾胃)를 손상하여 소화흡수에 장애를 초래하기 쉽다.

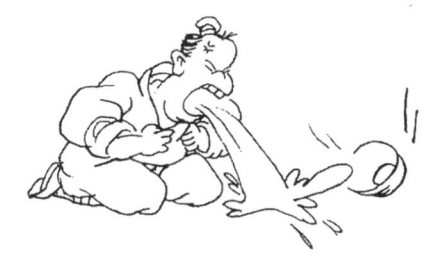

심지어 의도한 것과는 정반대의 결과를 내는 경우도 있으니, 지나친 것은 아니함만 못하다는 말과 같다.

평소에 비위가 허약한 사람에게는 적당하지 않습니다.

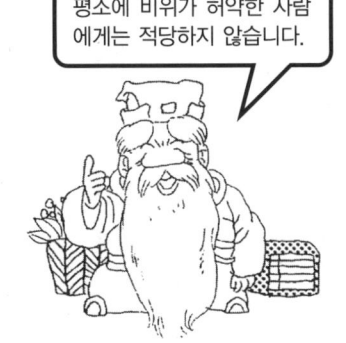

제6장 보허의 법칙

따라서 일반적인 상황에서는 완보(緩補)의 방법을 쓴다. 용량을 적게 하여 오랫동안 꾸준히 복용함으로써 천천히 효과를 내도록 하는 것이다.

이 방법은 비위(脾胃)가 허약한 환자에게도 적용하여 몸을 튼튼하게 해줄 수 있다.

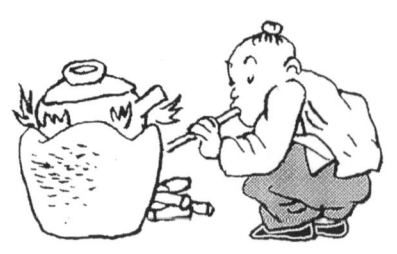
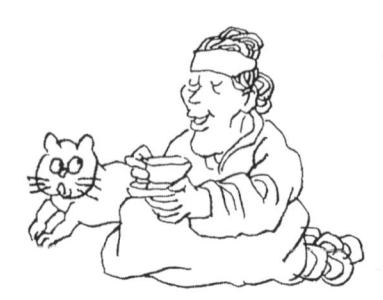

합리적으로 보(補)하려면?

첫째, 허(虛)와 실(實)의 진짜와 가짜를 구별해야 한다. 말의 뜻을 생각해 보면, 보(補)한다는 것은 부족한 것을 보충한다는 의미이다. 허(虛)한 증상이나 부족한 부분이 없다면 보해서는 안 된다.

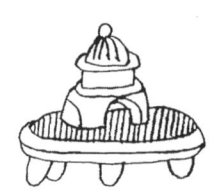
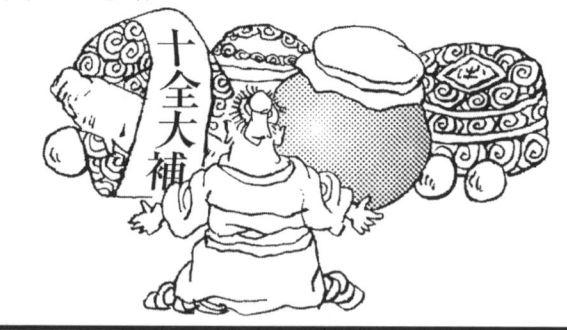

그런데 겉으로 드러난 증상이 실제와 다른 경우가 있다. 사실은 허(虛)한데도 실(實)한 것처럼 보이거나 실(實)한데도 허(虛)한 것처럼 나타나는 등 거짓 증상이 생기는 것이다. 이것을 명확히 판단한 후에 약을 써야 한다.

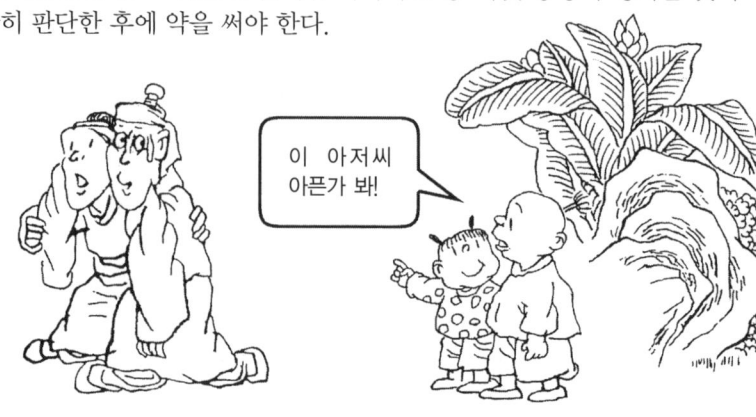

이 아저씨 아픈가 봐!

어떤 사람이 머리가 아프고 기운이 없다고 느꼈다. 정신이 맑지 않고 가슴이 답답하며, 식욕도 좋지 않고, 며칠 동안 대변을 보지 못하며, 소변도 양이 적으면서 붉고, 설태는 끈끈하다. 스스로 몹시 허(虛)하다고 여겨서 십전대보고(十全大補膏), 쌍룡고(雙龍膏) 등 보(補)하는 약을 먹었는데…

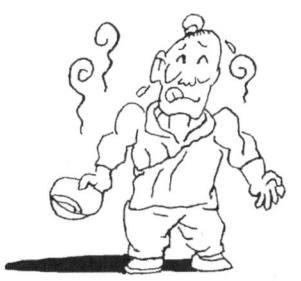

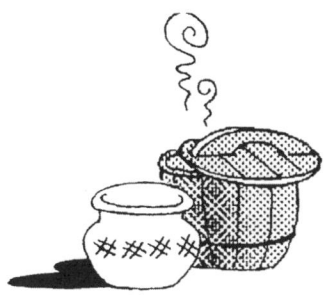

결과는 보(補)할수록 증상이 오히려 더욱 심해지고, 정신도 쇠약해져서 나중에는 자리에 누워 일어나지도 못하게 되었다.

사실, 이 사람의 증상들은 습하고 탁한 사기(邪氣)가 비위(脾胃)에 머물러서 소통을 방해하고 있었기 때문에 생긴 것이다. 위장이 불편하고 정신이 맑지 않은 것 등은 실제로는 실(實)한데도 겉으로는 허(虛)하게 보이는 거짓 증상이었다.

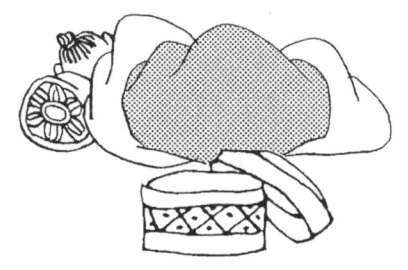

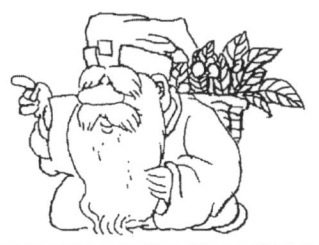

이 환자가 스스로 보하는 약을 복용한 것은 불에 기름을 부은 격으로, 사기(邪氣)를 돕고 정기(正氣)를 상하게 했다. 이 증상에는 원래 습탁(濕濁)을 없애면서 비(脾)를 돕는 약물을 써야 한다.

또 어떤 사람은 얼굴이 붉고 눈이 충혈되며, 때때로 열이 몹시 오르면서 땀이 나고, 마음이 답답하면서 쉽게 화를 내고, 머리가 어지럽고 귀가 울리며, 허리가 시큰거리고 다리에 힘이 없으며, 발꿈치가 아프고, 갈증이 나며 혀가 붉었다.

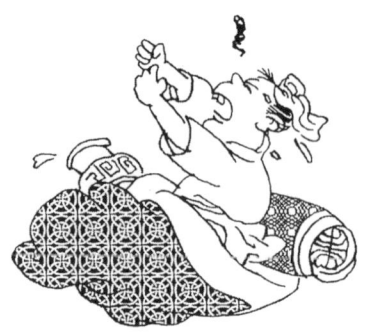

수불제화(水不濟火)

음허화왕(陰虛火旺)

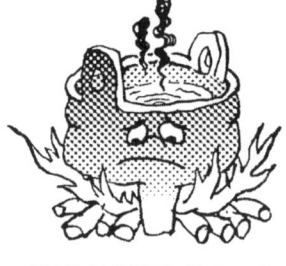
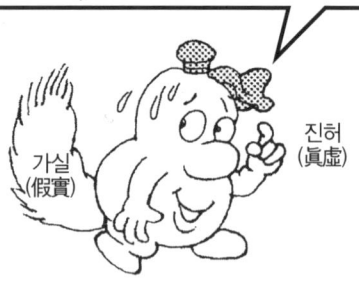

이 증상은 간(肝)과 신(腎)의 부족으로 생긴 거예요. 음(陰)이 허해서 화(火)가 왕성해지고, 물이 부족하여 불을 제어하지 못하니, 간(肝)의 양(陽)이 위로 치솟는 것이지요.

가실(假實)
진허(眞虛)

이 경우에는 육미지황환(六味地黃丸)을 복용해야 한다. 마땅히 보(補)해야 할 경우에 도리어 공격하는 방법을 쓰면 허(虛)한 것이 더욱 허해지니, 병(病) 위에 병(病)을 보태는 격이 된다.

따라서 보(補)할 때는 반드시 허실(虛實)의 진위(眞僞)를 분명히 가려내야 합니다.

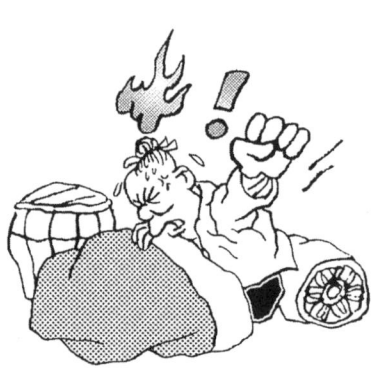

둘째, 위(胃)의 기운을 고려하여야 한다. 음식물이 입으로 들어가면 비위(脾胃)의 소화흡수를 거쳐 인체에서 필요로 하는 영양물질이 된다.

같은 이치로, 약물도 비위(脾胃)의 소화 흡수 및 운반작용에 의해 전신으로 퍼지고 작용을 발휘할 수 있다.

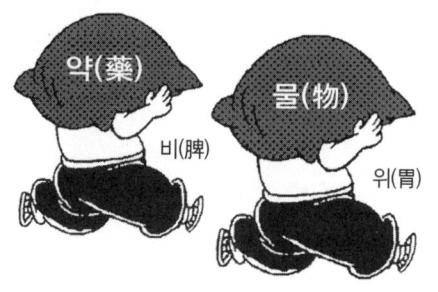

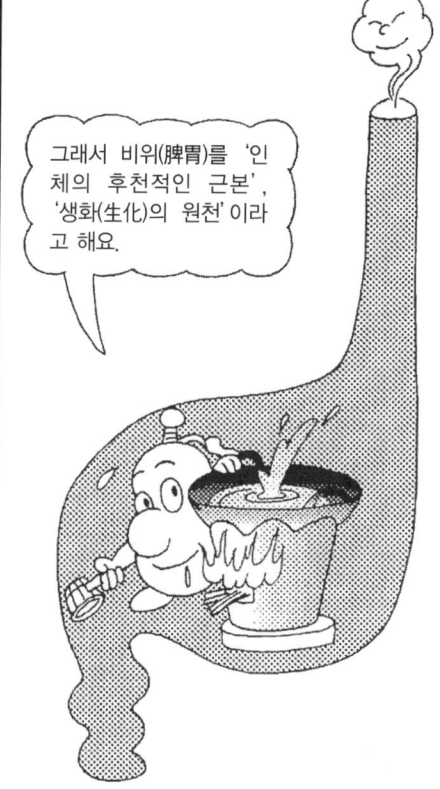

그래서 비위(脾胃)를 '인체의 후천적인 근본', '생화(生化)의 원천'이라고 해요.

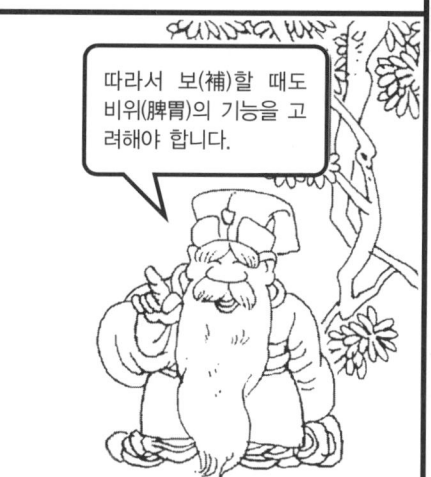

따라서 보(補)할 때도 비위(脾胃)의 기능을 고려해야 합니다.

기(氣)를 보하는 약재를 사용할 때는 진피(陳皮), 목향(木香) 등 기(氣)의 운행을 돕는 약재를 같이 사용하여 막히고 체하는 것을 방지한다. 기(氣)가 체하여 운행되지 못하면 가슴과 배가 그득하고 답답하며, 비위의 소화흡수 기능이 방해를 받는다.

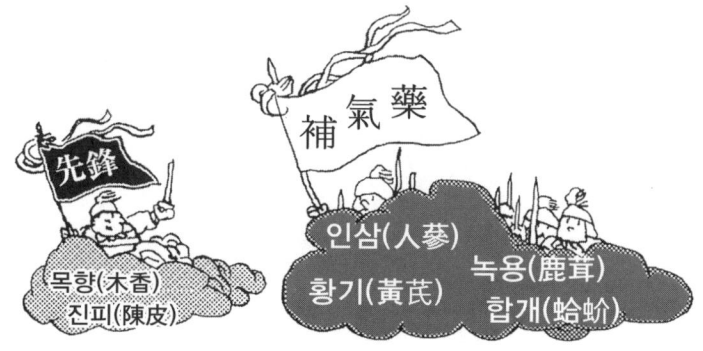

제6장 보허의 법칙

혈(血)을 보하는 약을 쓸 때는 진득하고 찰기가 있는 것을 피해야 한다. 숙지황(熟地黃), 아교(阿膠) 등 혈(血)을 기르는 약재는 대개 맛이 진하고 조직이 찰진 것들이므로 사인(砂仁), 두구(豆蔻) 등 방향성(芳香性)이 있어 위(胃) 활동을 촉진하는 약물을 같이 사용함으로써 위가 둔해지는 것을 방지한다.

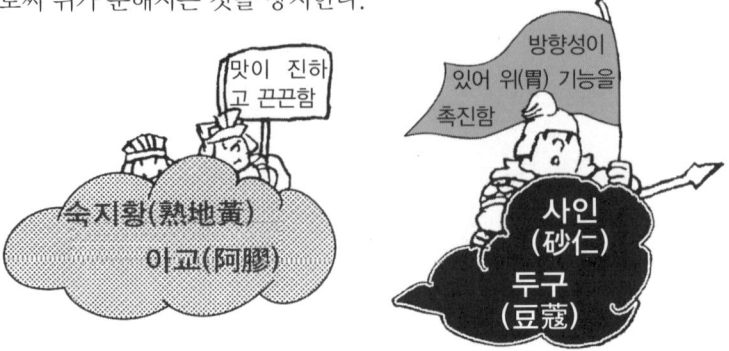

음(陰)을 자양하는 약을 쓸 때는 황련(黃連), 황백(黃柏) 등 맛이 쓰고 성질이 차가운 약을 피해야 한다. 역시 비위(脾胃)의 소화흡수 기능에 장애를 일으킬 수 있기 때문이다.

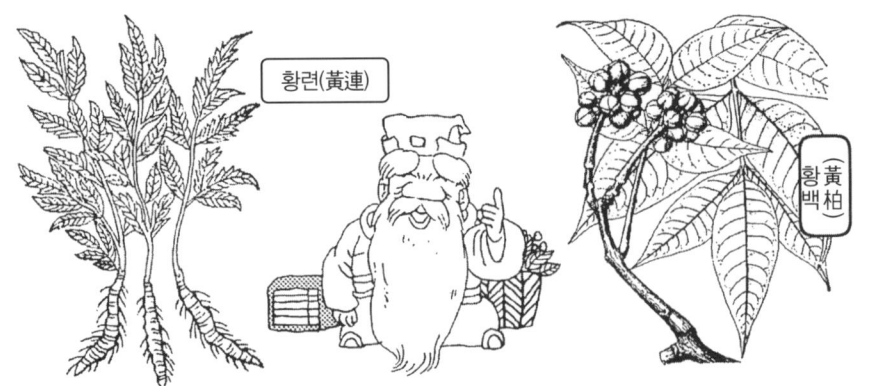

셋째, 제량(劑量)이 적당해야 한다. 위(胃)의 크기와 소화력 등이 각각 다르므로, 보할 때는 사람에 따라서 그리고 병(病)에 따라서 약의 용량을 달리 해야 한다.

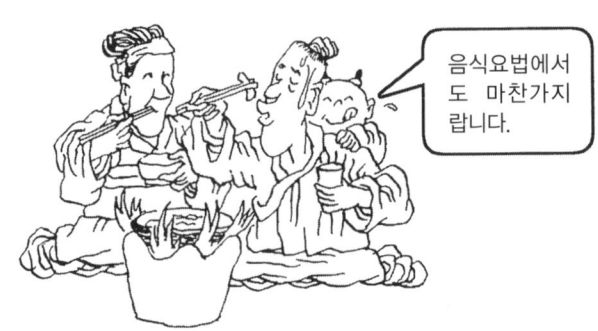

큰 수술 후나 피를 많이 흘린 후 혈기(血氣)가 크게 상하고 정기(正氣)가 끊어지려 할 때는 준보(峻補)의 방법을 사용해야 제대로 효과를 볼 수 있다. 예를 들면 독삼탕(獨蔘湯)은 인삼(人蔘) 30g을 진하게 달여서 1~2번에 걸쳐 복용한다.

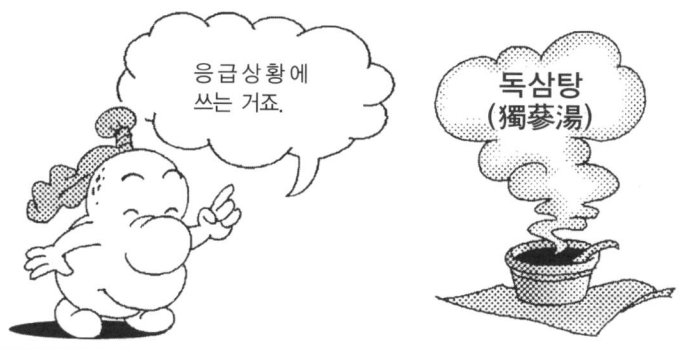

만성병에, 혹은 급성병이라도 병세가 잠시 수그러드는 단계에는 완보법(緩補法)을 쓰니, 약효가 지나치게 맹렬해서는 안 되고 천천히 효과가 나도록 한다. 예를 들면 인삼(人蔘)을 매일 3~9g씩 달여서, 여러 번에 나누어 조금씩 마신다.

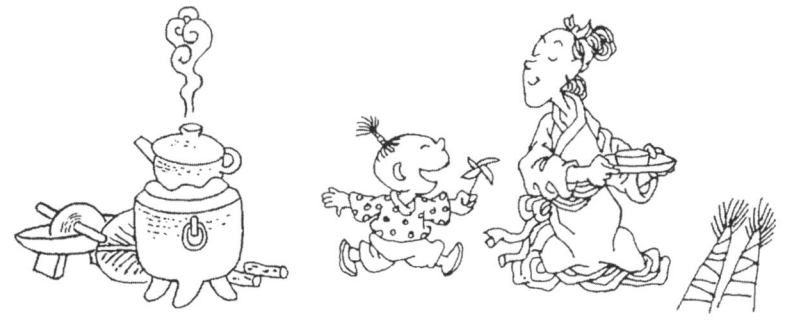

고제(膏劑)로 된 보익약(補益藥)을 복용할 때는 대개 매일 아침저녁으로 한두 숟가락 먹는 것이 적당하다. 보약을 복용할 때 중요한 것은 양이 많은 것이 아니라 오랫동안 꾸준히 먹는 것이다. 일정한 시일이 지나면 효과가 나타나게 되니, 절대로 급히 효과를 보려고 서두를 필요가 없다.

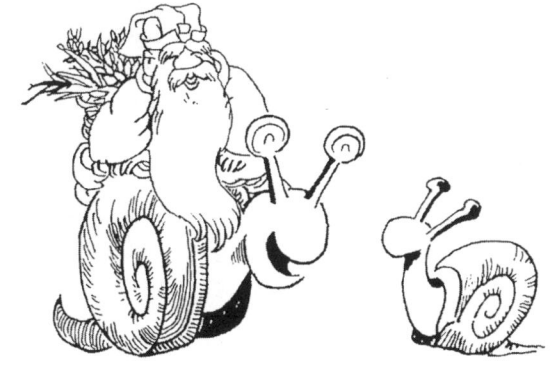

제6장 보허의 법칙

넷째, 보(補)하는 시기를 잘 선택해야 한다. 보(補)하는 것은 대개 만성병 혹은 급성병의 완해기에 적용된다. 그 병의 발작 특징이 어떠한지를 알아서 치료에 적당한 계절과 시기를 정하여야 한다.

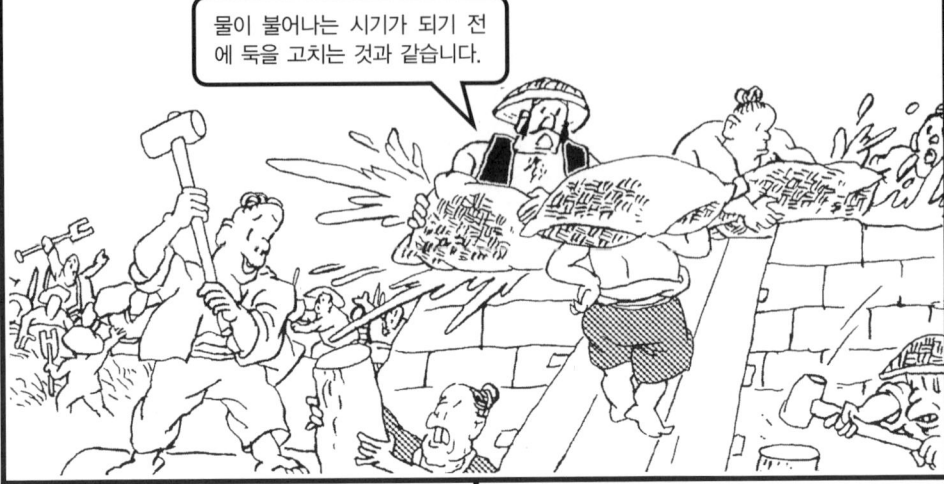

물이 불어나는 시기가 되기 전에 둑을 고치는 것과 같습니다.

예를 들면 만성기관지염(慢性氣管支炎), 천식(喘息), 관절염(關節炎) 등은 대개 겨울철에 발작이 심해지고 여름에는 증세가 수그러든다.

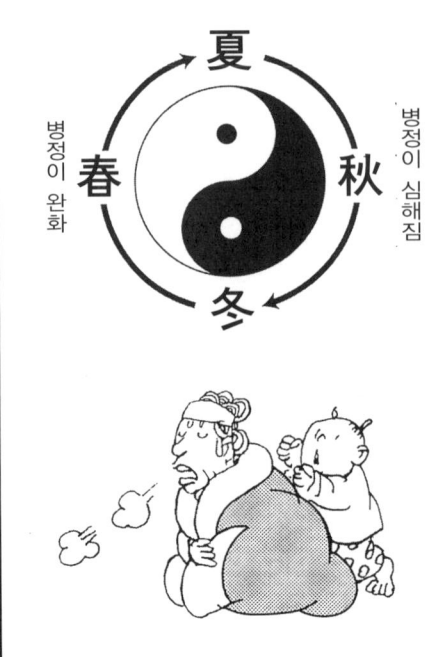

夏 / 秋 병정이 심해짐 / 冬 / 春 병정이 완화

'겨울의 병은 여름에 치료한다'는 원칙에 따라, 여름에 병세가 수그러들 때에 맞추어 보법(補法)을 써서 정기(正氣)를 돋우고 사기(邪氣)를 쫓아낸다.

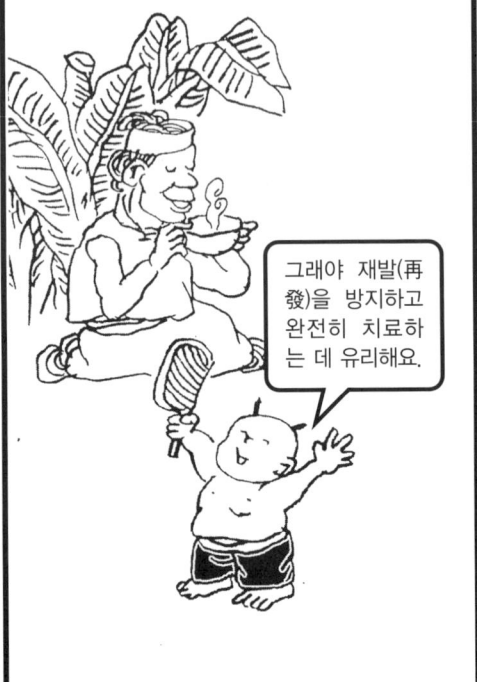

그래야 재발(再發)을 방지하고 완전히 치료하는 데 유리해요.

합리적으로 보하려면

보(補)하는 약을 절대로 남용해서는 안 된다. 만들어져 있는 고제(膏劑)나 약주(藥酒)는 물론이고, 다른 약재에도 모두 일정한 구성성분, 성미, 효능과 그에 따른 적응증이 있으며, 부작용도 있다.

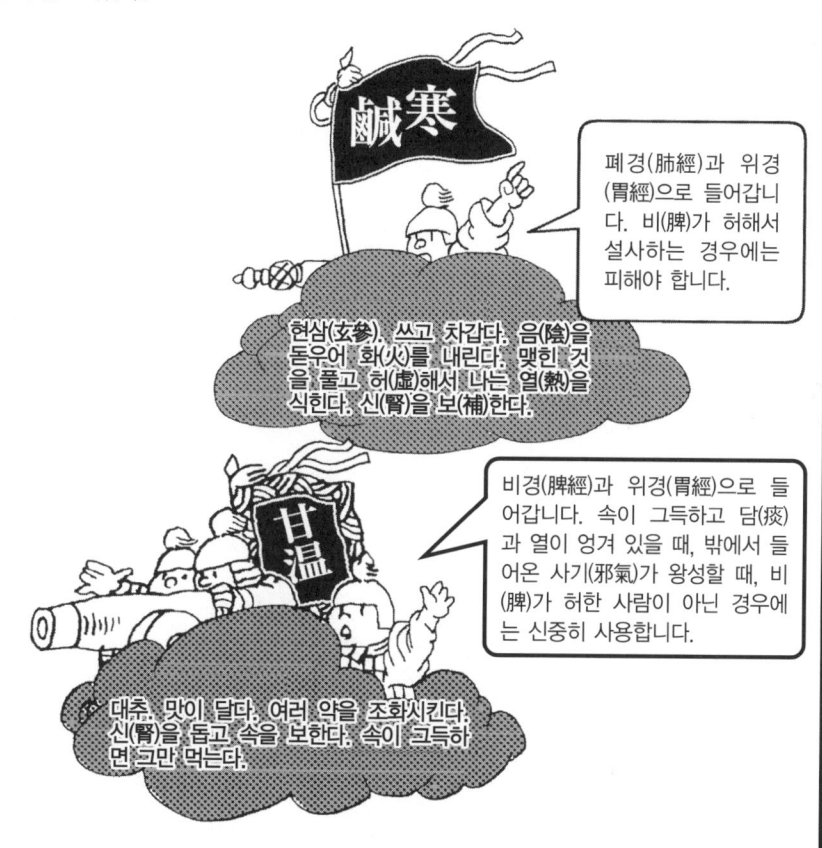

폐경(肺經)과 위경(胃經)으로 들어갑니다. 비(脾)가 허해서 설사하는 경우에는 피해야 합니다.

현삼(玄參). 쓰고 차갑다. 음(陰)을 돋우어 화(火)를 내린다. 맺힌 것을 풀고 허(虛)해서 나는 열(熱)을 식힌다. 신(腎)을 보(補)한다.

비경(脾經)과 위경(胃經)으로 들어갑니다. 속이 그득하고 담(痰)과 열이 엉겨 있을 때, 밖에서 들어온 사기(邪氣)가 왕성할 때, 비(脾)가 허한 사람이 아닌 경우에는 신중히 사용합니다.

대추. 맛이 달다. 여러 약을 조화시킨다. 신(腎)을 돕고 속을 보한다. 속이 그득하면 그만 먹는다.

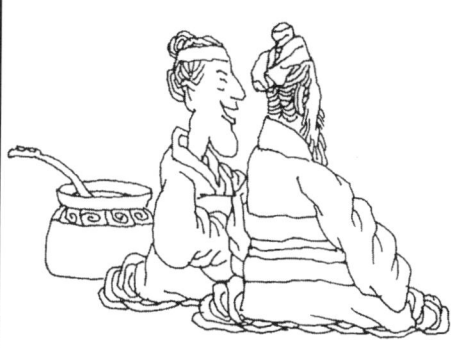

합리적으로 사용해야만 '병이 있을 때는 병을 치료하고, 병이 없을 때는 몸을 튼튼하게 한다'는 보법의 본래 목적을 이룰 수 있다.

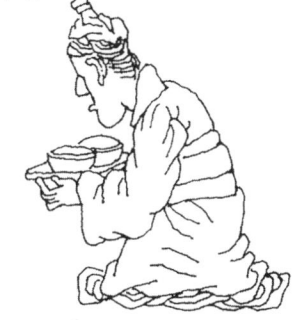

몸이 튼튼하고 장부(臟府)의 기능이 정상이며 기혈음양(氣血陰陽)의 치우침이 없는 경우에는 보해서는 안 된다. 도리어 몸의 균형이 무너져 건강을 해칠 수 있기 때문이다.

제6장 보허의 법칙

보하는 시기는 왜 겨울이 좋다고 할까?

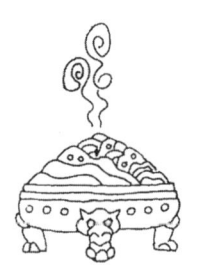

한의학에서는 일반적으로 겨울에 보익(補益)하는데, 이것은 겨울의 기후가 한랭(寒冷)하여 자연계의 동식물이 모두 거두고 갈무리하며 숨어 웅크린 상태가 되기 때문이다.

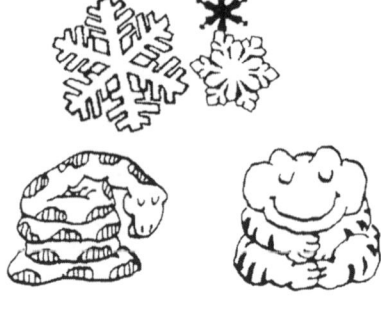

이 시기에 보익(補益)하는 것이 자연과 보조를 맞추어 자연계의 규율에 순응하는 것이다.

"봄에 나고, 여름에 자라고, 장하(長夏)에 변화하고, 가을에 거두고, 겨울에 갈무리하는 것."

"이것이 기(氣)의 법칙이고, 사람도 거기에 응한답니다."

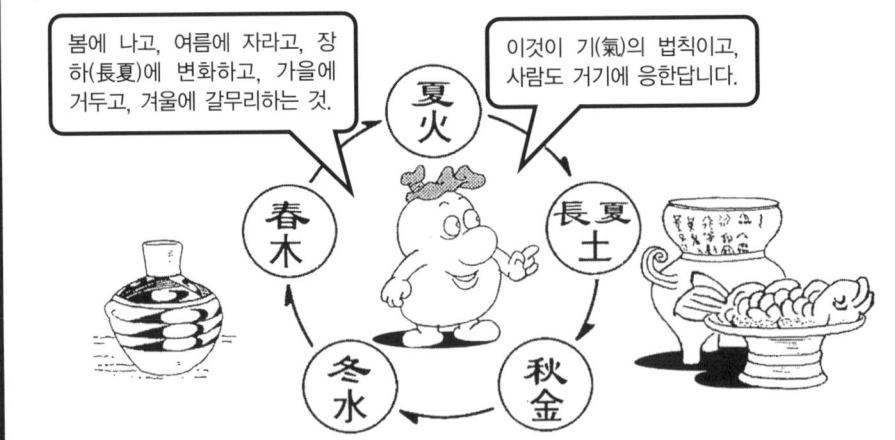

"겨울의 석달은 바로 정(精)을 기르고 기운을 축적하기에 가장 좋은 시기입니다. 이 때는 사람의 피부가 치밀해지고 땀이 비교적 적게 나며, 섭취한 영양물질도 저장하기 쉽습니다."

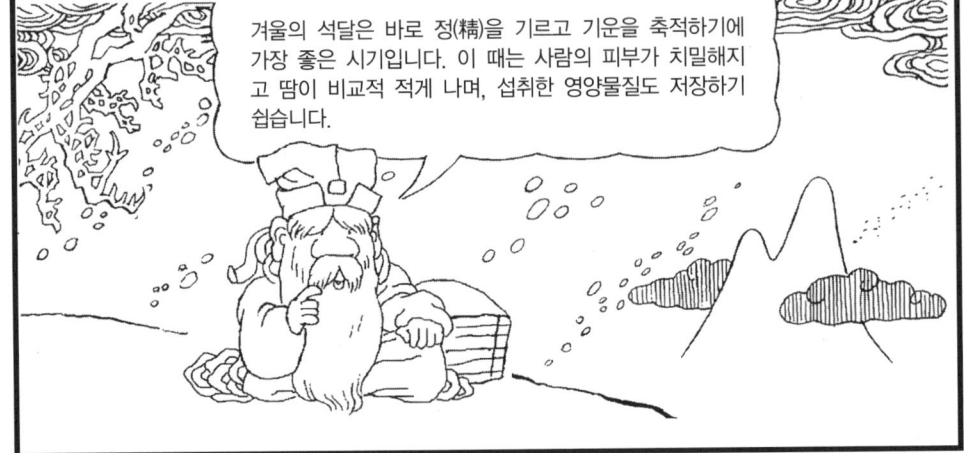

보하는 시기는 왜 겨울이 좋다고 할까

게다가 동절기에는 사람들의 식욕이 왕성하기 때문에 보하기에 가장 좋은 시기인데, 동지(冬至) 이후가 더욱 적당하다.

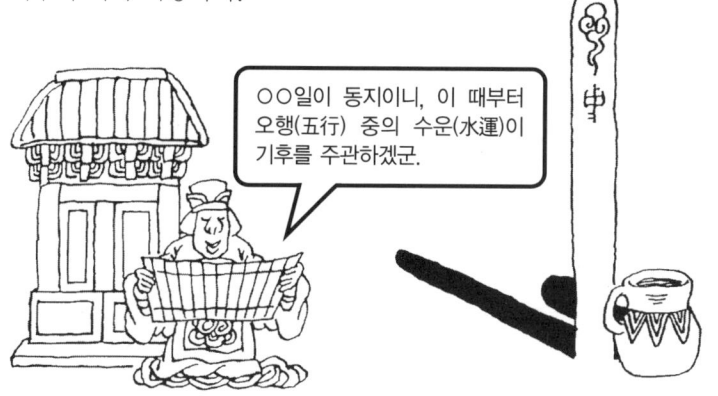

○○일이 동지이니, 이 때부터 오행(五行) 중의 수운(水運)이 기후를 주관하겠군.

'보(補)'라는 것은 '허(虛)'를 대상으로 하는 것이다. 노년기에는 신허(腎虛)가 주로 나타나므로 신(腎)을 보하는 것이 가장 중요하다.

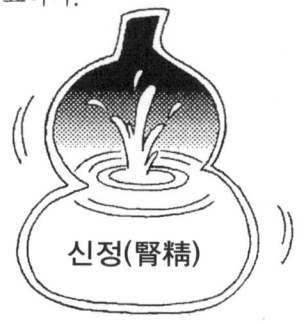

신정(腎精)

겨울에 보(補)하는 것은 '예방'의 의미를 내포하고 있다. 즉 보함으로써 질병을 예방하고 몸을 튼튼하게 하는 것이다.

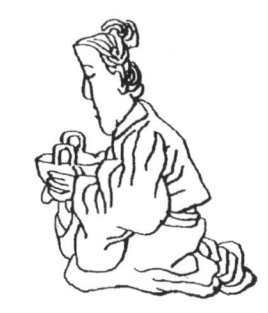

≪황제내경黃帝內經≫에서 말하기를 "정(精)을 잘 갈무리하면 봄에 온병(溫病)을 앓지 않는다."고 하였으니, 겨울에 보(補)하여 '정기(精氣)'를 체내에 축적하면 봄철이 되어 열병이 생기지 않는다는 말이다.

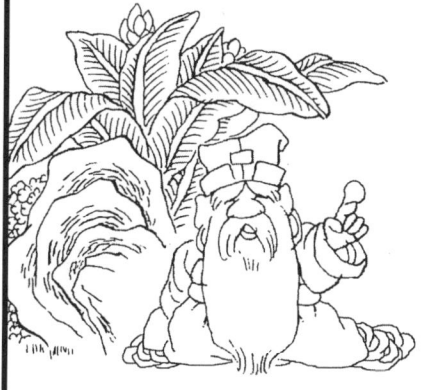
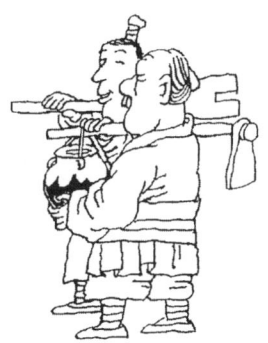

제6장 보허의 법칙

반대로 이렇게 하지 못하여 "겨울에 정(精)을 갈무리하지 못하면 봄에 반드시 온병(溫病)을 앓게 된다." 겨울에 보(補)하는 것은 한의학의 '병이 되기 전에 미리 치료하는[治未病]' 사상을 구현하는 것이다.

겨울철 보익(補益)에는 관습적으로 고제(膏劑)를 주로 쓴다. 고제는 약을 달인 후 고도로 농축시켜 만든 것으로,

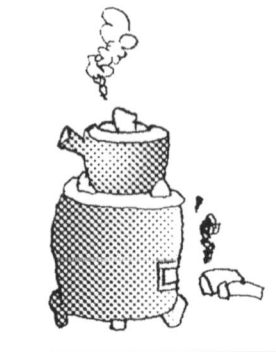

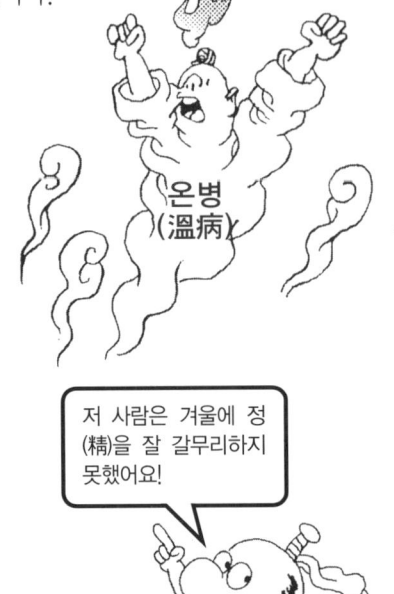

저 사람은 겨울에 정(精)을 잘 갈무리하지 못했어요!

부피가 작고 복용이 간편하여 장기간 복용하기에 유리하기 때문이다.

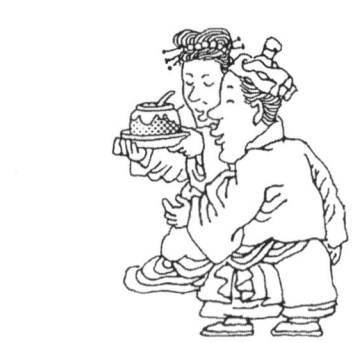

또 고제는 날씨가 더우면 쉽게 변질된다. 겨울철에는 고제의 보존이 용이하다는 점 또한 보익을 겨울에 하는 이유이다.

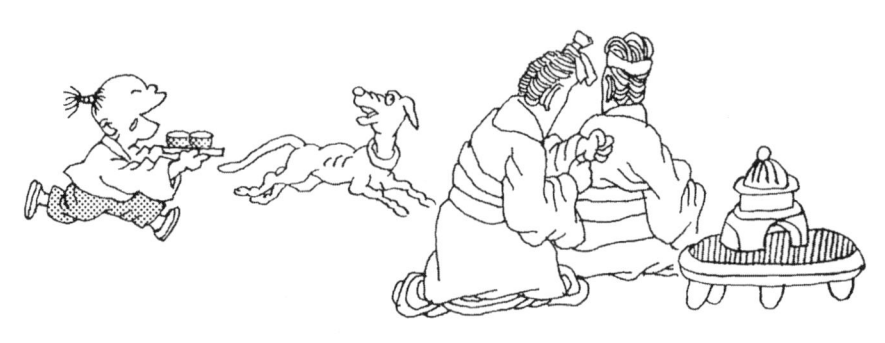

동병하치(冬病夏治)란 무엇인가

이상의 이유로 보(補)는 겨울철에 하는 것이 가장 적당하다. 그러나 다른 계절에 보를 하지 말아야 한다는 것은 아니며, 여름도 마찬가지다. 동병하치(冬病夏治)란 여름에 보하는 하나의 형식이다.

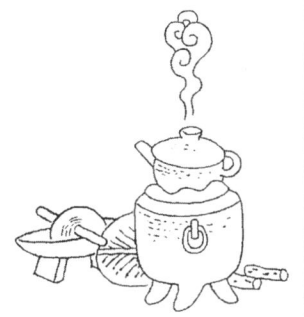
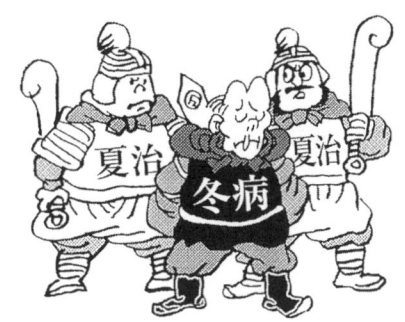

여름철에는 기후가 무더워서 약물이 쉽게 변질되기 때문에 고제(膏劑)를 사용하기에 적당하지 않다. 병의 정황에 따라서 환제(丸劑), 산제(散劑)나 탕제(湯劑)를 복용하도록 한다.

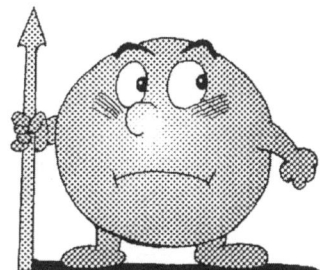

금궤신기환(金匱腎氣丸)

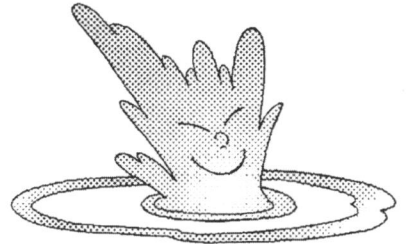

소시호탕(小柴胡湯)

동병하치 즉 겨울의 병을 여름에 치료한다는 것은, 만성기관지염이나 기관지천식 등 겨울철에 심해지는 만성질환들을 두고 하는 말이다. 이런 질환들은 겨울철이 되면 계속 반복해서 발작하며, 감염으로 이어져 겨울 내내 고생을 하게 된다.

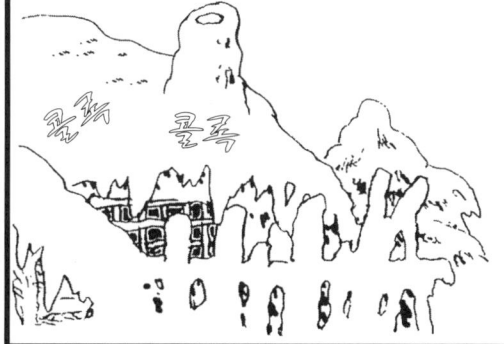
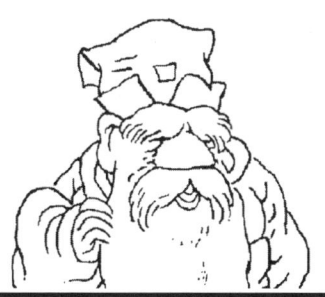

제6장 보허의 법칙

이 시기의 문제는 '사(邪)'가 왕성하다는 것이다.

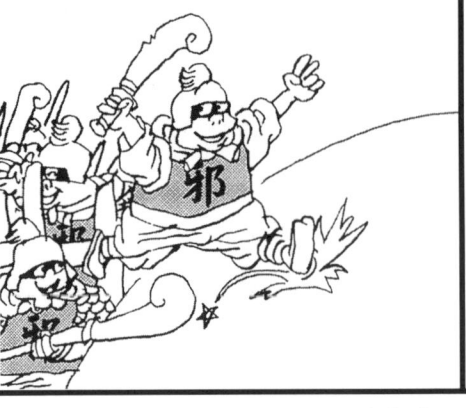

이럴 때 보(補)하기만 한다면 도리어 사기(邪氣)가 머물러서 물러가지 않는 폐단이 생깁니다.

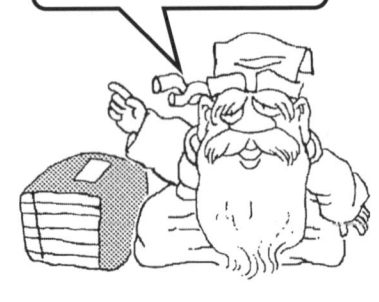

따라서 이 때는 보(補)를 위주로 하지 않는다. 필요에 따라 조금씩 보하거나 병세가 약간 완만해질 때에 맞추어 소량의 보약을 복용하며, 사기(邪氣)를 몰아내는 약을 함께 쓰는데, 이것을 '표본동치(標本同治)'라고 한다. 드러난 증상인 '표(標)'와 근본적 문제인 '본(本)'을 동시에 치료한다는 뜻이다.

그런데 이러한 질병들은 여름이 되면 대개 증세가 수그러든다. 바로 이 시기가 보(補)하기에 가장 좋은 시기이므로, 이 때를 놓치지 말고 보를 든든히 하여 체질을 개선하고 겨울철의 발작을 경감시켜야 한다.

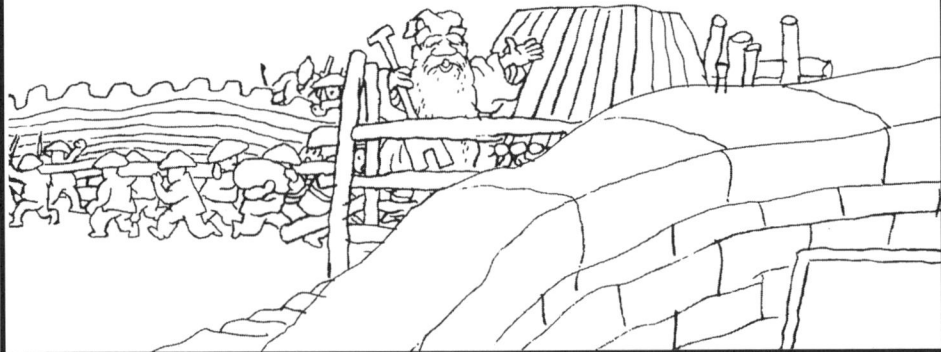

보허(補虛)와 시간(時間)의 관계 : 보허는 시간과 뗄 수 없는 밀접한 관계에 있다. 시간에 따라서 기운이 오르내리는 것과 왕성해지고 쇠퇴하며 가득 차고 텅 비는 것에 잘 맞추면, 약효가 더욱 커진다. 하루밤낮 중 자시(子時)에서 묘시(卯時)까지, 1년 중 동지(冬至)에서 춘분(春分)까지는 음(陰)이 사그라지고 양(陽)이 자라나는 시간이므로, 이 단계에 기(氣)를 보태고 양(陽)을 덥히는 약을 쓴다면 적은 노력으로도 훨씬 좋은 결과를 얻을 수 있을 것이다.

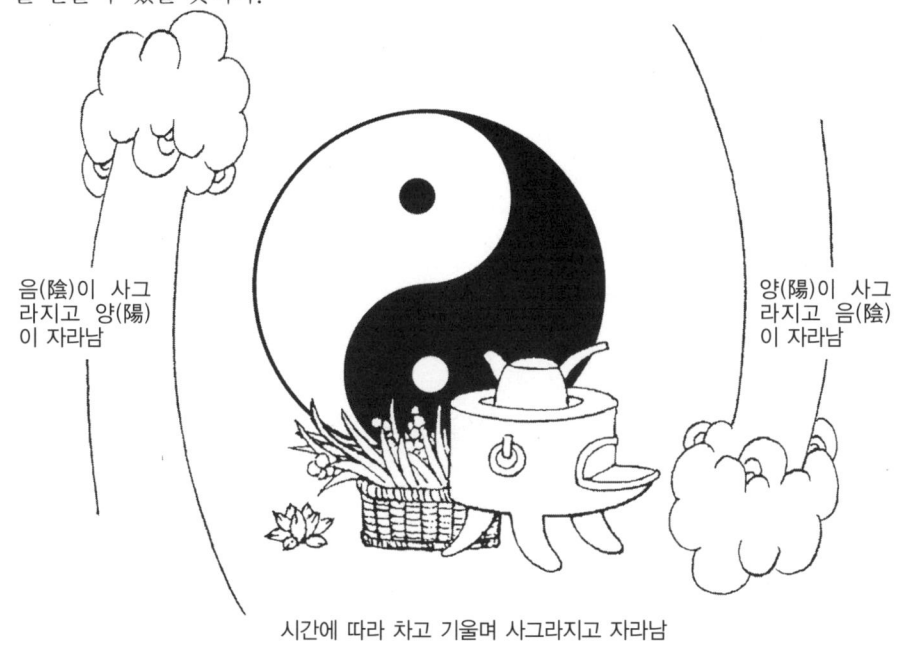

음(陰)이 사그라지고 양(陽)이 자라남

양(陽)이 사그라지고 음(陰)이 자라남

시간에 따라 차고 기울며 사그라지고 자라남

오시(午時)에서 유시(酉時)까지, 1년 중에서는 하지(夏至)에서 추분(秋分)까지의 단계가 양(陽)이 사그라지고 음(陰)이 자라나는 때이다. 이 때에 음(陰)을 기르는 약을 복용하면 효과가 아주 좋다.

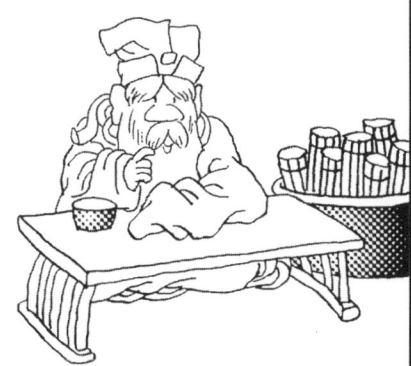

자시(子時)는 양기(陽氣)가 생겨나기 시작하는 때이고, 오시(午時)는 음(陰)이 자라나기 시작하는 때이므로 그 흐름에 순응하는 것이다.

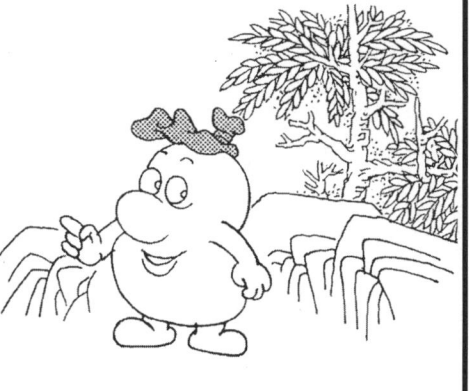

제6장 보허의 법칙

또 자시(子時)와 한겨울은 음(陰)이 왕성하고 양(陽)이 허한 때여서 기(氣)가 아래로 처지기 쉬우므로 끌어올리고 양(陽)을 돕는 약은 자시(子時) 전에 복용하고,

오시(午時)와 한여름은 양(陽)이 왕성하고 음(陰)이 허한 때여서 양기(陽氣)가 지나쳐 화(火)가 치솟기 쉬우니, 열(熱)을 식히고 화(火)를 내리는 약은 그 전에 미리 복용한다.

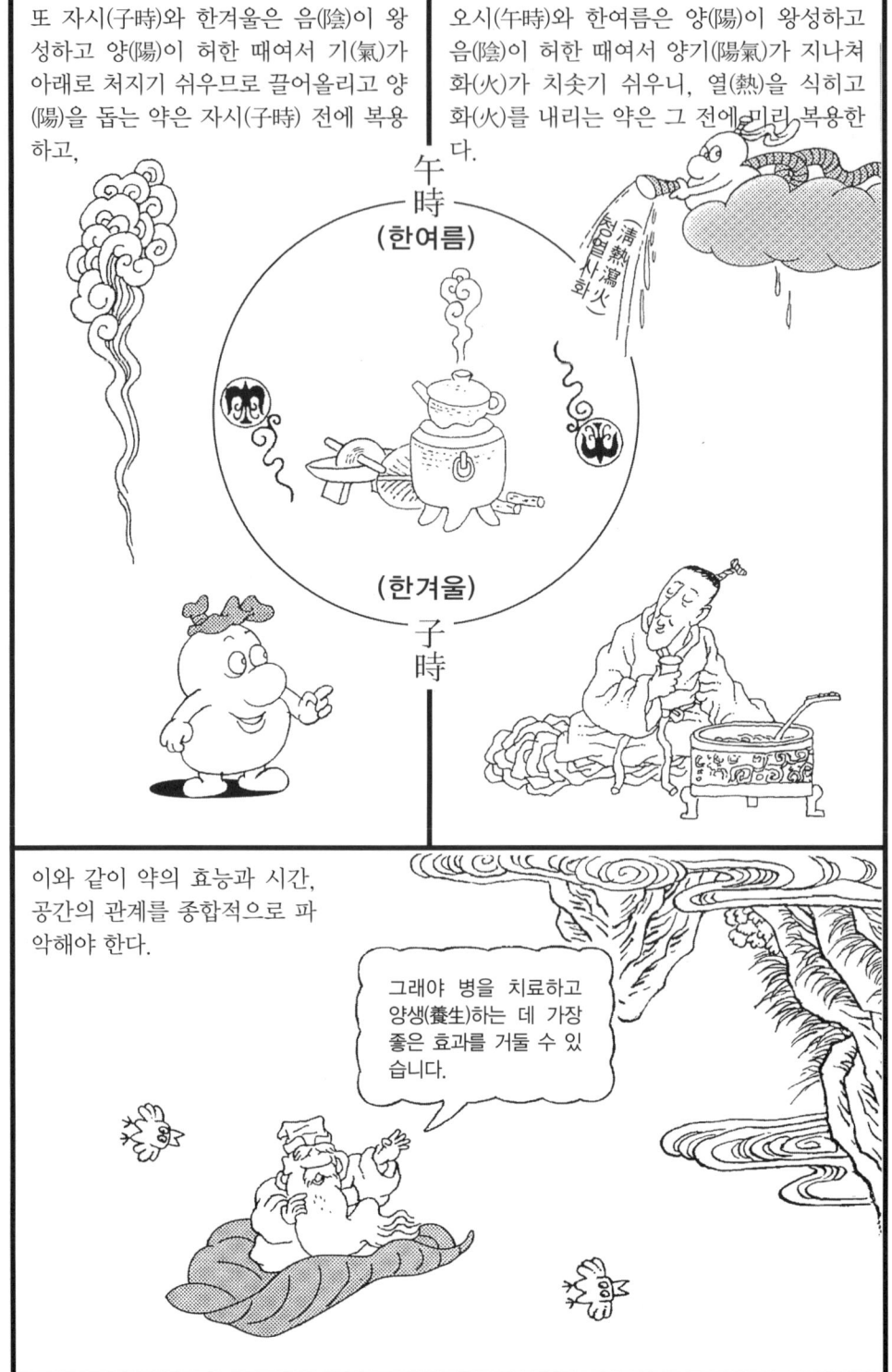

이와 같이 약의 효능과 시간, 공간의 관계를 종합적으로 파악해야 한다.

그래야 병을 치료하고 양생(養生)하는 데 가장 좋은 효과를 거둘 수 있습니다.

제7장

계절에 따라 잘 발생하는 질병과 음식원칙

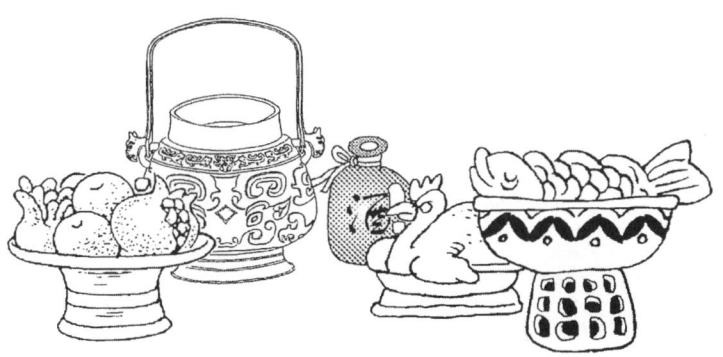

제7장 계절에 따라 잘 발생하는 질병과 음식원칙

음식양생법(飮食養生法)
계절별로 잘 발생하는 질병의 음식요법

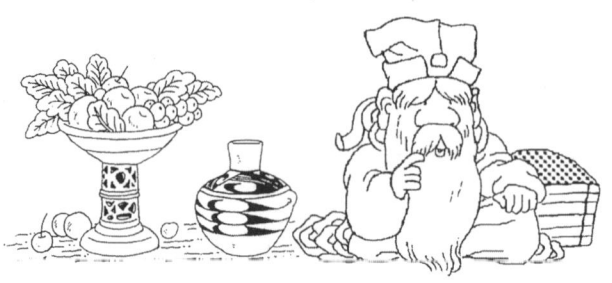

감기

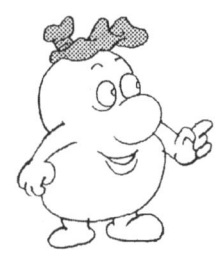

감기는 밖으로부터 풍(風)의 사기(邪氣)를 받아 발생하는 흔한 질병으로, 코막힘, 콧물, 재채기, 기침, 두통(頭痛), 오한(惡寒), 발열(發熱), 몸살 등이 나타난다.

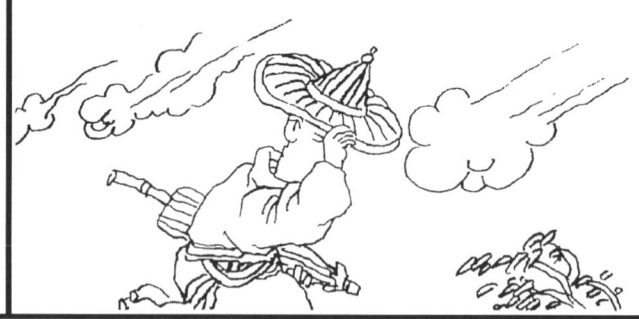

감기는 1년 4계절 어느 때나 발생하지만, 특히 겨울과 봄에 가장 많다.

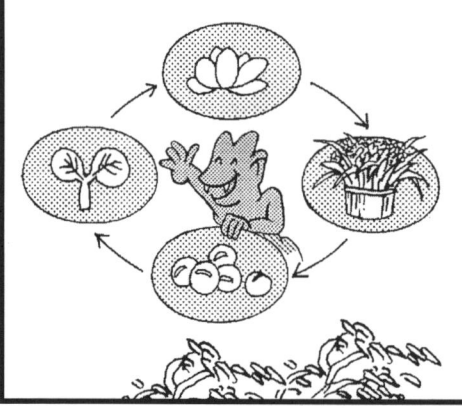

감기에는 가벼운 것과 중(重)한 것이 있다. 가벼운 것은 그 계절에 해당하는 기운을 받아서 생긴 것으로, 보통 상풍(傷風), 모풍(冒風), 모한(冒寒) 등으로 부른다.

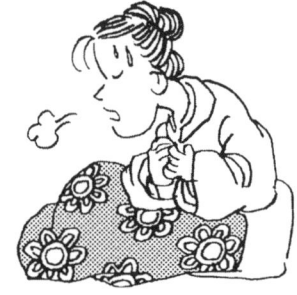

중한 것은 그 계절의 기운이 아닌 사기(邪氣)를 받아서 생긴 것으로, 중상풍(重傷風)이라고 한다.

병을 일으키는 사기인 '육음(六淫)' 중에서 풍(風)에 상(傷)하는 것이 으뜸인데, 풍(風)은 각 계절마다 그 때에 해당하는 기운과 합쳐져서 사람을 상한다.

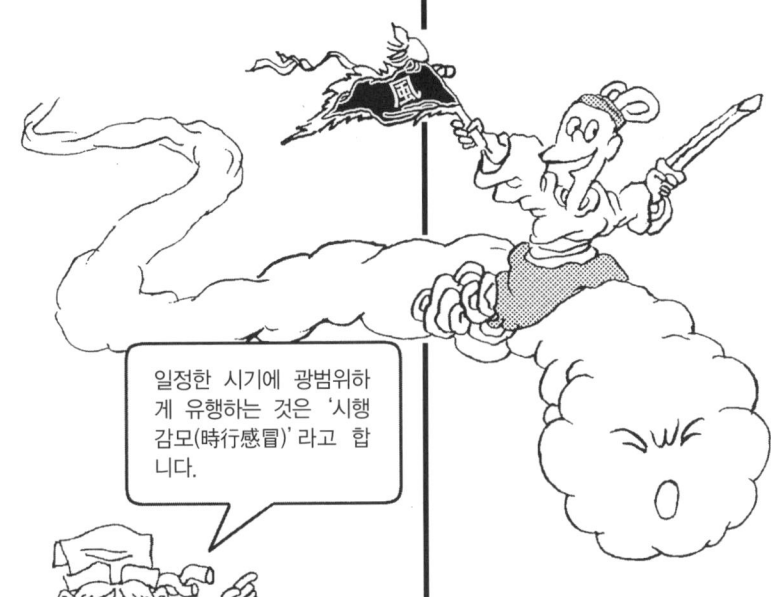

일정한 시기에 광범위하게 유행하는 것은 '시행감모(時行感冒)'라고 합니다.

겨울에는 풍한(風寒)이 되고, 봄에는 풍열(風熱)이 되며, 여름에는 서습(暑濕)을 겸하고, 가을에는 풍조(風燥)가 되는데, 풍한(風寒)과 풍열(風熱)이 가장 흔하다.

때에 맞지 않는 기운을 받아서 걸리는 감기는 계절성이 없고 대개 병세가 중하며 종종 전염되어 유행하기도 한다.

이 병은 서양의학에서 말하는 호흡기감염(呼吸器感染, Respiratory Infection)이나 유행성독감(流行性毒感, influenza)과 비슷하다.

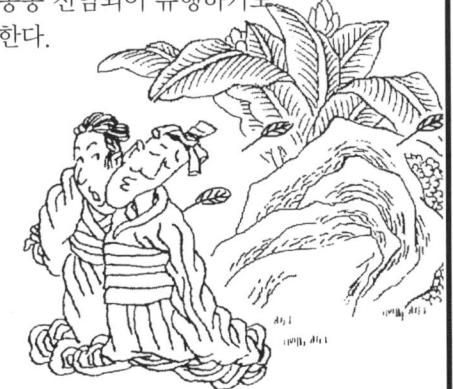
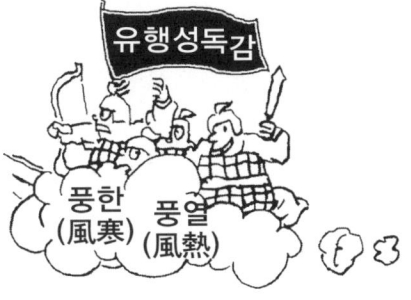

감기에 걸렸을 때의 음식원칙

제7장 계절에 따라 잘 발생하는 질병과 음식원칙

감기에 걸렸을 때는 원칙적으로 맑고 담담하며 묽고 부드러운 음식을 주로 먹어야 한다. 쌀죽, 옥수수죽, 미음, 행인 가루, 연근 가루, 신선한 채소, 과일 등이 적당하다.

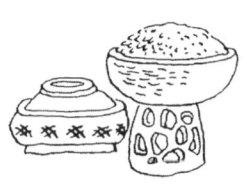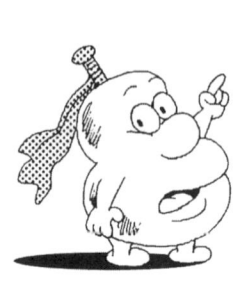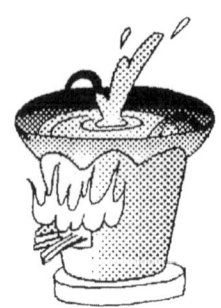

겨울에 감기에 걸렸을 때는 흑설탕이나 생설탕 차를 마시고 약간 땀을 내거나,

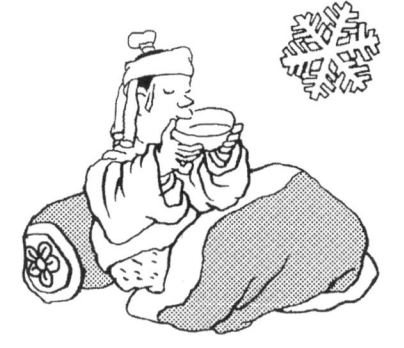

붉은 대추와 생강을 달여 마셔서 병에 대한 저항력을 증강하도록 한다.

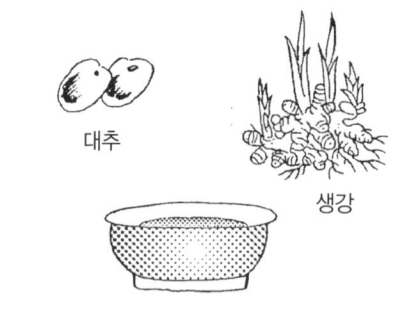

대추
생강

여름에 감기에 걸리면 녹두 달인 물이나 금은화로(金銀花露)*, 국화차(菊花茶), 노근차(蘆根茶) 등을 마셔서 열을 식히고 더위를 가시게 한다.

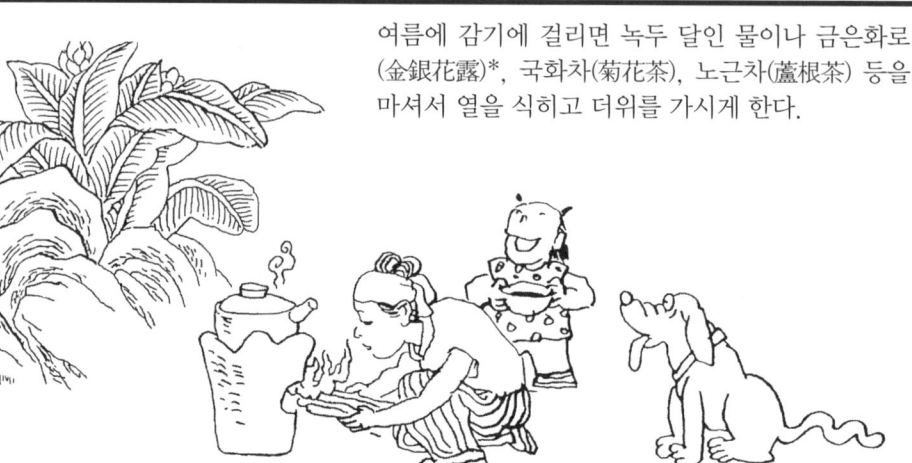

【역주】
금은화로(金銀花露) : 인동과 식물 인동(忍冬)의 꽃봉오리의 수증기 증류액.

기름진 음식이나 찰진 음식, 시거나 비린 것, 맵고 자극적인 음식은 피해야 한다. 예를 들면, 찰밥이나 기름에 튀긴 음식, 생선, 단 음식 등이다.

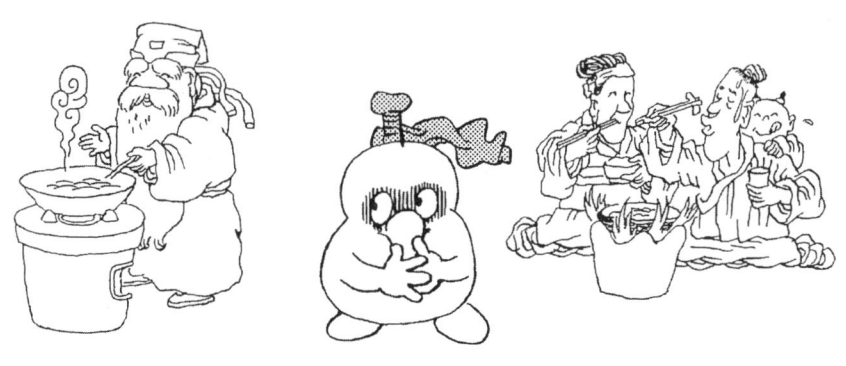

보(補)하는 약은 신중하게 써야 하니, 열이 날 때는 인삼(人蔘)이나 동충하초(冬蟲夏草), 자하거(紫河車), 녹용(鹿茸) 등 따뜻한 성질을 가진 보약재를 쓰지 말아야 하고, 양고기나 개고기도 먹어서는 안 된다.

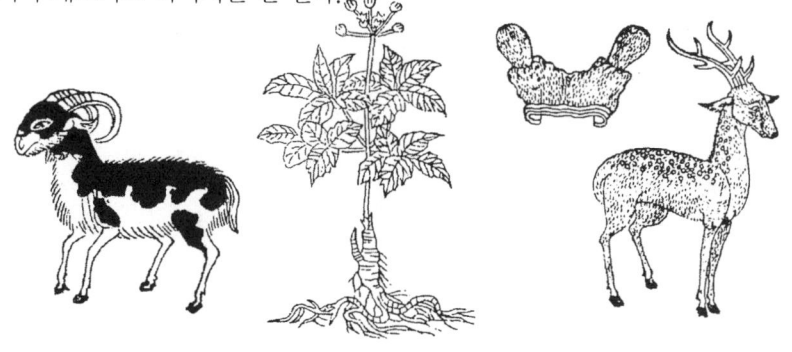

겨울과 봄에 발생하는 풍온(風溫)

풍온(風溫)은 주로 겨울과 봄에 발생하며, 처음에는 열이 나고 오한이 조금 있으며 기침을 하고 갈증이 약간 나는 등 폐(肺)와 위분(衛分)의 증상이 나타난다. 봄과 겨울의 풍열(風熱) 병사를 받아서 생기는 것이다.

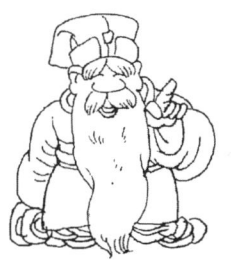
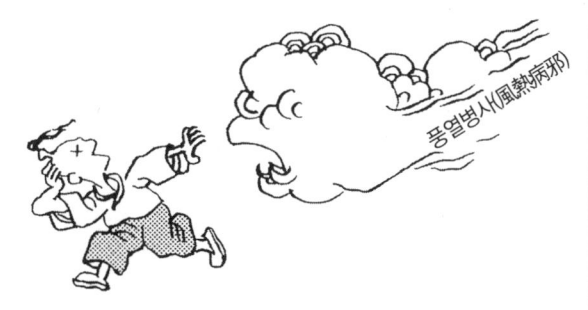

제7장 계절에 따라 잘 발생하는 질병과 음식원칙

봄에는 풍목(風木)이 주관하므로 양기(陽氣)가 상승하고 발산하며, 기후가 온난(溫暖)하고 바람이 많다. 본래 체질이 허약하여 주리(腠理)가 치밀하지 못하거나 생활습관이 바르지 못하면 풍열(風熱)의 영향을 받아 병에 걸리기 쉽다.

청대(清代)의 의사인 섭천사(葉天士)가 "풍온(風溫)이란 봄철에 풍사(風邪)를 받은 것인데, 그 기운은 따뜻하다."고 한 것이 이를 두고 한 말이다.

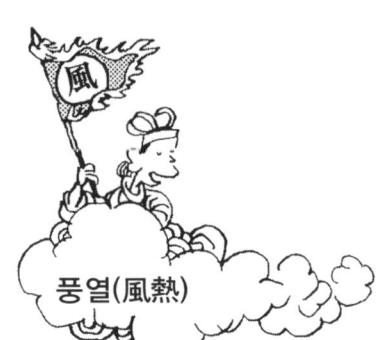

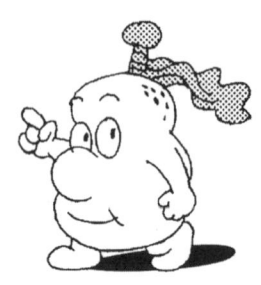

겨울철에도 기후가 정상에서 벗어나 마땅히 추워야 하는데 따뜻하고, 사람의 정기(正氣)가 이미 손상되어 있다면 역시 풍열(風熱) 병사를 받을 수 있으니, 이렇게 하여 생긴 병을 '동온(冬溫)'이라고 한다.

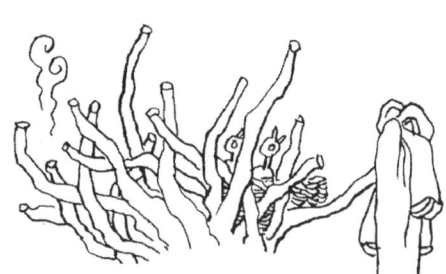

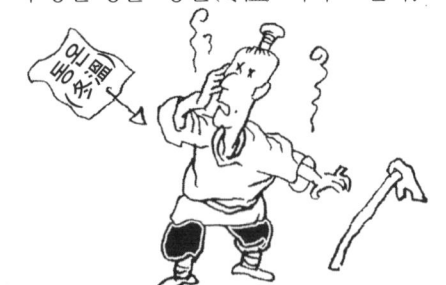

청대(清代)의 의가(醫家)인 오곤안(吳坤安)은 "무릇 날씨가 맑고 따뜻하여 바람이 지나치게 따뜻할 때 그 기운에 맞으면 이것이 곧 풍온(風溫)의 사기(邪氣)이다."라고 하여 바람이 지나치게 더운 조건 하에서 이 병이 발생한다고 보았다.

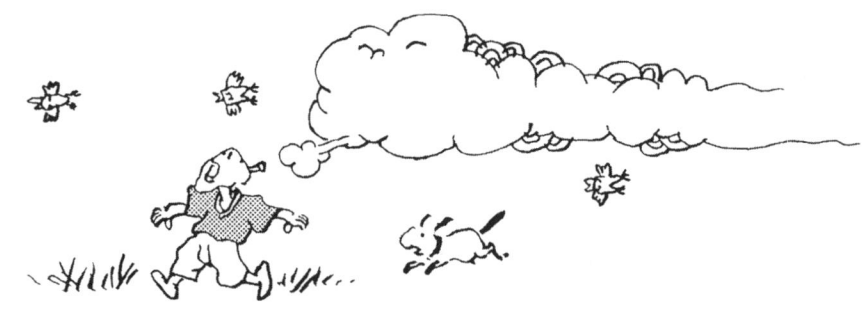

처음에는 폐(肺)와 위분(衛分)의 증상이 있다가 나중에는 열(熱)이 폐(肺)에 뭉치는 증상, 열이 양명(陽明)을 태우는 증상, 장(腸)에 열이 맺히는 증상 등이 모두 나타날 수 있다.

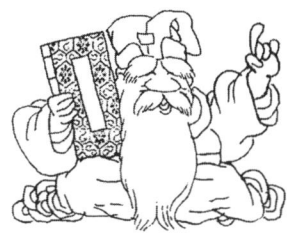

만약 열이 심포(心包)로 거슬러 들어가면 정신이 답답하고 헛소리를 하거나 손발이 도리어 차가워지는 등 위중(危重)한 증후도 나타날 수 있다.

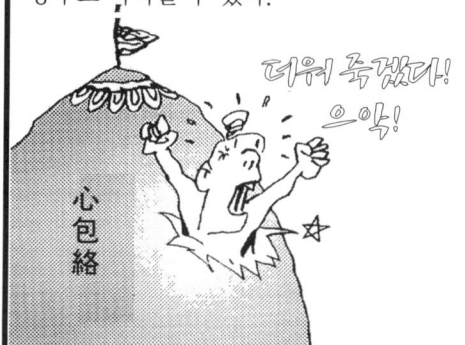

치료 방법은 다음과 같다. 처음에 사기(邪氣)가 폐(肺)와 위분(衛分)에 있을 때는 맵고 서늘한 약의 펼치고 풀어주는 작용으로 사기(邪氣)를 밖으로 쫓아내고,

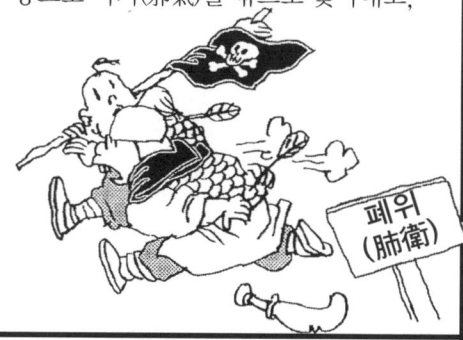

사기(邪氣)가 기분(氣分)으로 전해지면 맵고 차가운 약으로 열을 식히거나 쓰고 차가운 약으로 설사를 시키며,

안으로 심포(心包)에 침입하면 심(心)을 식혀주고 이목구비(耳目口鼻)를 열어주어야 한다.

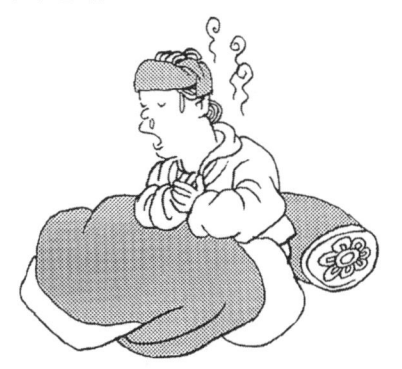

이 병은 서양의학에서 말하는 유행성독감(流行性毒感, influenza)이나 대엽성폐렴(大葉性肺炎, lobar pneumonia), 유행성뇌척수막염(流行性腦脊髓膜炎, epidemic cerebrospinal meningitis) 등과 유사하다.

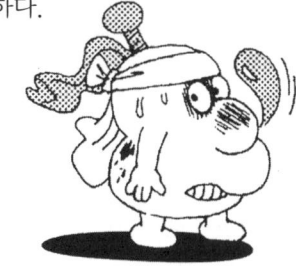

제7장 계절에 따라 잘 발생하는 질병과 음식원칙

풍온(風溫)의 음식원칙

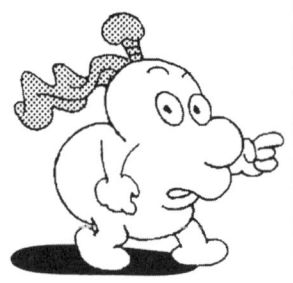

고열(高熱)이 날 때는 담백하고 삼키기 좋은 음식, 수분이 많고 소화가 잘 되는 음식이나 음료를 섭취한다. 연근 가루, 녹두 달인 물, 숭늉, 과즙(果汁), 화로(花露), 사탕수수 즙 등이 적당한데, 시원하게 해서 마셔야 한다.

식혀서 마신다

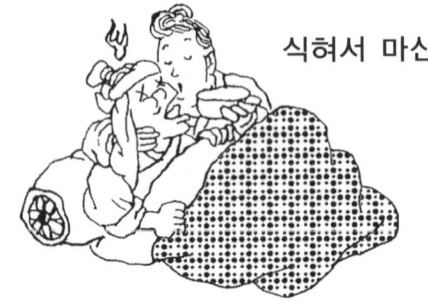

열이 내린 후에 구토, 설사 등의 증상이 없으면 돼지콩팥, 돼지간, 돼지허파를 끓인 탕이나 살코기국 등 부드러운 육류로 만든 유동식(流動食)을 조금씩 먹어도 좋다.

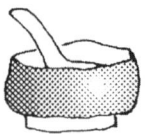
돼지콩팥탕

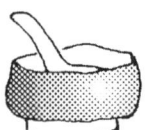
돼지간탕

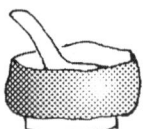
돼지허파탕

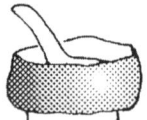
살코기국

열이 높지 않거나 물러가기 시작할 때는 점점 음식 생각이 나게 되는데, 이 때 육류를 먹어서는 안 되고, 야채 국수나 두부 등으로 만든 담백한 반유동식(半流動食)을 먹어야 한다.

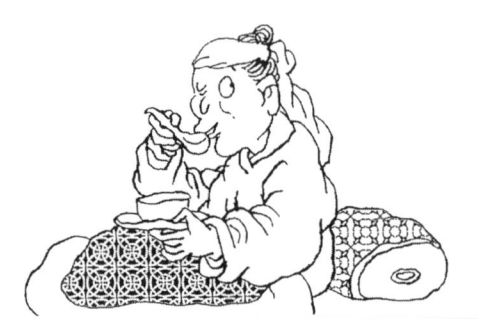

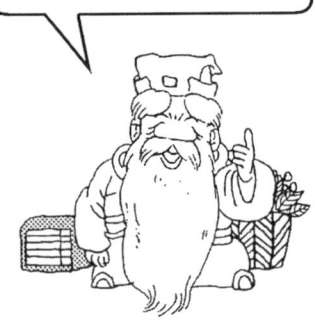

열이 내리고 3~4일 후부터 질게 지은 밥이나 보통 밥을 조금씩 먹기 시작합니다.

열이 날 때나 내린 후에나 파, 부추, 마늘, 맵거나 기름진 것, 날것과 찬 음식, 딱딱한 음식은 피해야 한다.

위(胃)의 기운은 아직 회복되지 않고 식욕이 겨우 돌아오려 할 때에 기름진 음식을 먹으면 병세가 더욱 악화되거나, 나은 후에도 재발할 수 있다.

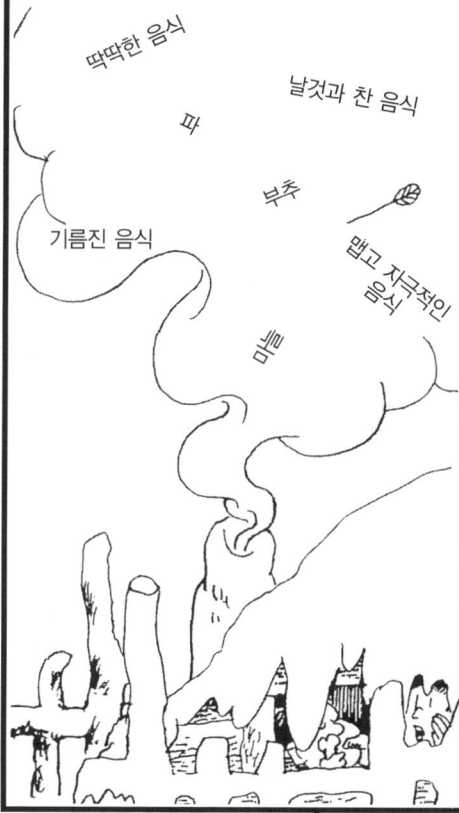
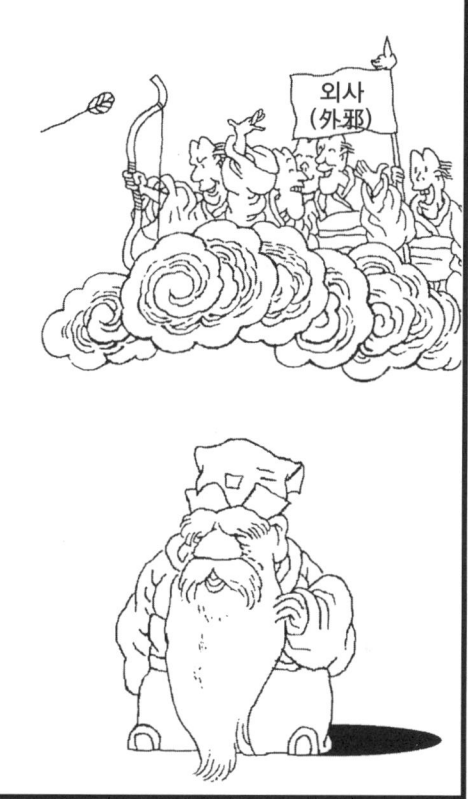

춘온(春溫)

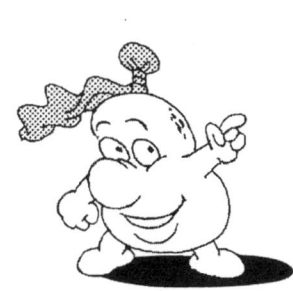

춘온(春溫)은 온열(溫熱)의 병독을 받아서 발생하는 봄철의 급성열병이다. 그 특징은 발병이 급격하고 병세가 중하며, 변화가 많고 오래 간다는 것이다.

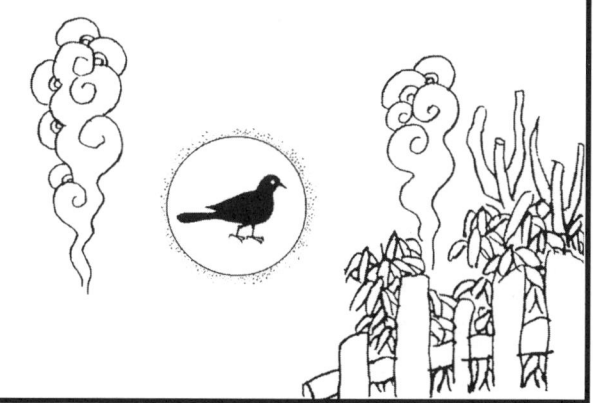

제7장 계절에 따라 잘 발생하는 질병과 음식원칙

춘온(春溫)이 처음 발병하면 심한 열과 갈증, 가슴이 답답한 것, 소변이 붉은 것 등 속에 열이 있는 증상이 나타난다.

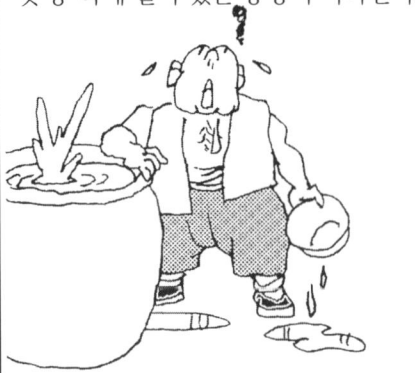

여기에서 변화하여 사기(邪氣)가 기분(氣分)에 있는 경우와 영분(營分)에 있는 경우로 나뉜다.

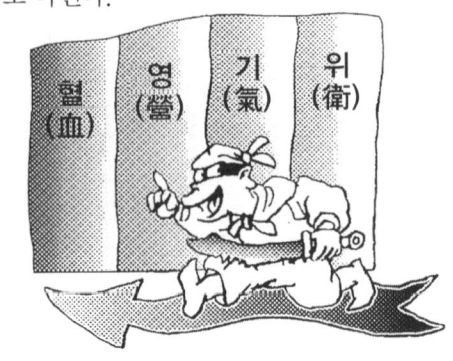

치료원칙은 열을 식히는 것이 주가 되고, 음(陰)과 진액(津液)이 손상되지 않도록 주의하면서 사기(邪氣)가 밖으로 빠져나가도록 한다.

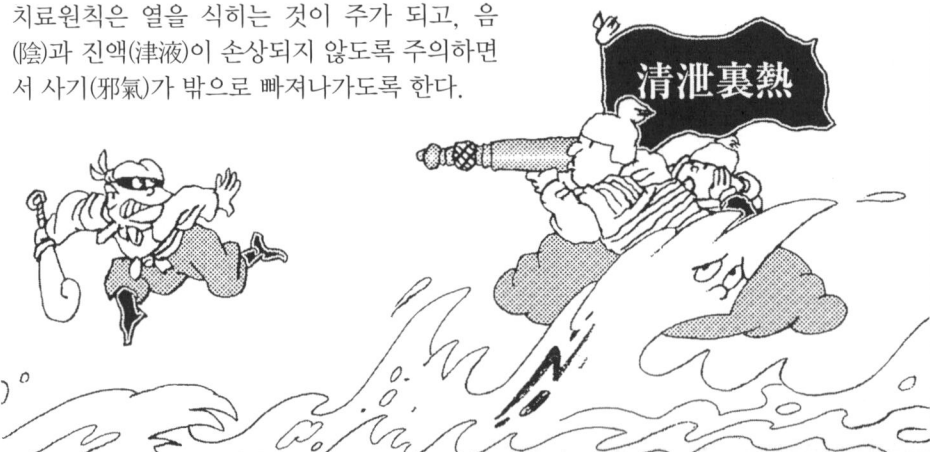

열이 기분(氣分)에 있으면 처음에는 쓰고 차가운 약으로 직접 속의 열을 식혀요.

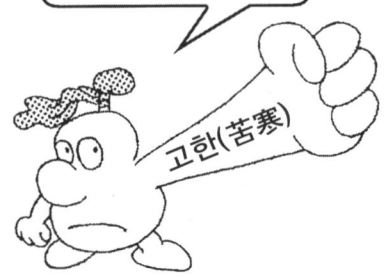

열이 영분(營分)에 있으면 주로 영분을 식히고 해독(解毒)하며 열을 밖으로 몰아낸다.

표(表)의 증상을 겸하고 있을 때는 병세의 완급(緩急)에 따라 먼저 겉에 맺힌 것을 풀고 이어서 속을 식히든지, 아니면 겉을 푸는 것과 속을 식히는 것을 동시에 한다.

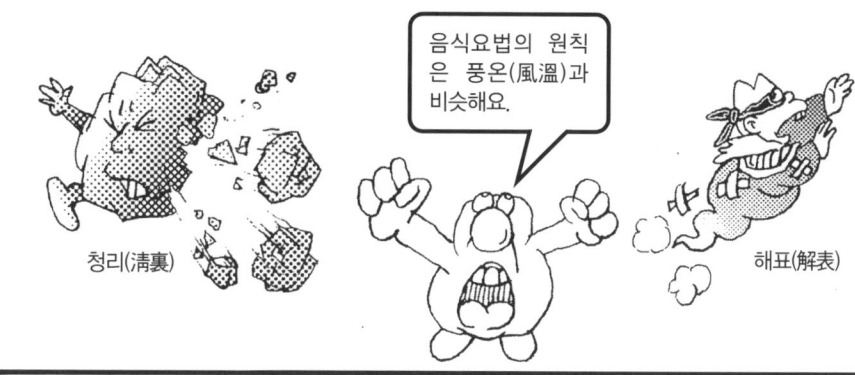

서온(暑溫)

서온(暑溫)은 여름철에 서열(暑熱)병사를 받아서 발생하는 열병으로, 고열(高熱)이 나고 갈증이 몹시 심하며 땀을 많이 흘리는 등의 증상이 나타난다.

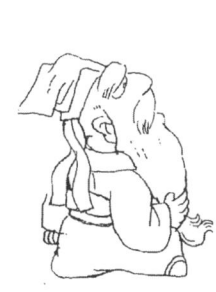
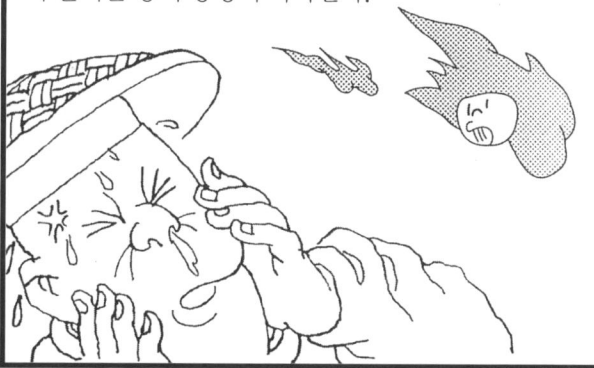

심지어 정신이 혼미하여 헛소리를 하거나 몸에 경련이 일기도 하며, 발병이 급박하고 진행이 빨라 온병(溫病) 중에서도 중증(重證)에 속한다.

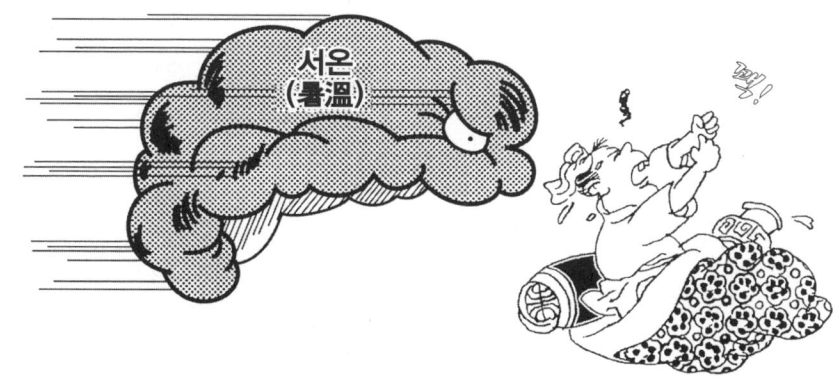

제7장 계절에 따라 잘 발생하는 질병과 음식원칙

서온(暑溫)의 음식원칙

물을 많이 마시고, 더위를 식혀주는 음료나 신선한 과즙을 섭취한다. 금은화로(金銀花露), 녹두즙, 수박즙, 귤즙 등이 좋다.

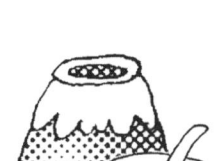

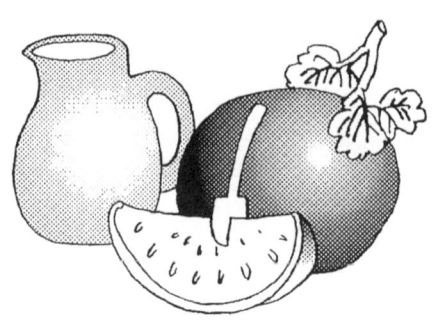

열이 심하고 땀이 많이 날 때는 얼음물을 마셔도 된다. 땀이 나는 양을 살펴서 적당량의 끓인 소금물로 염분을 보충하도록 한다.

이 병에는 생강, 산초, 마늘, 계피 등 맵고 더운 성질의 음식 및 고기 등 기름진 음식을 피해야 한다.

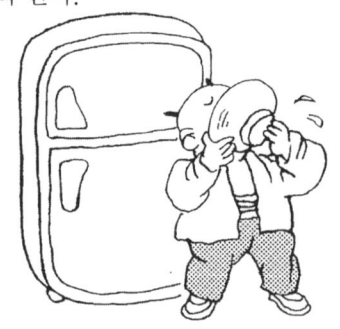

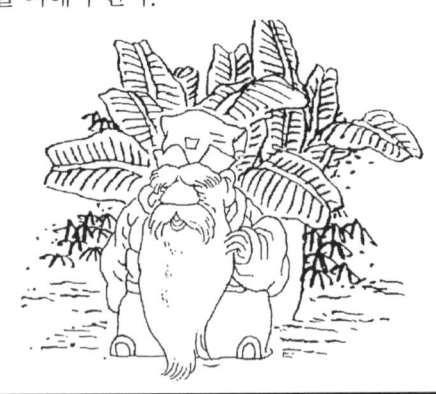

상서(傷暑)

상서(傷暑)의 증상은 갈증, 머리가 어지럽고 귀가 울리는 것, 가슴이 답답하고 두근거리는 것, 팔다리에 힘이 없고 피곤한 것, 소변이 적고 붉은 것 등이다.

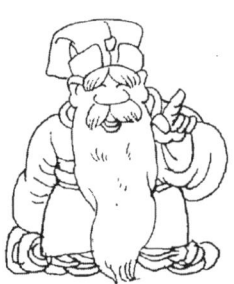

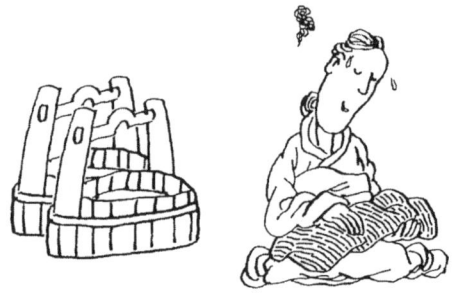

상서(傷暑)는 대개 평소에 체질이 허약한 데다 스트레스, 불규칙한 식생활, 피로의 누적 등이 더해져서 발병한다.

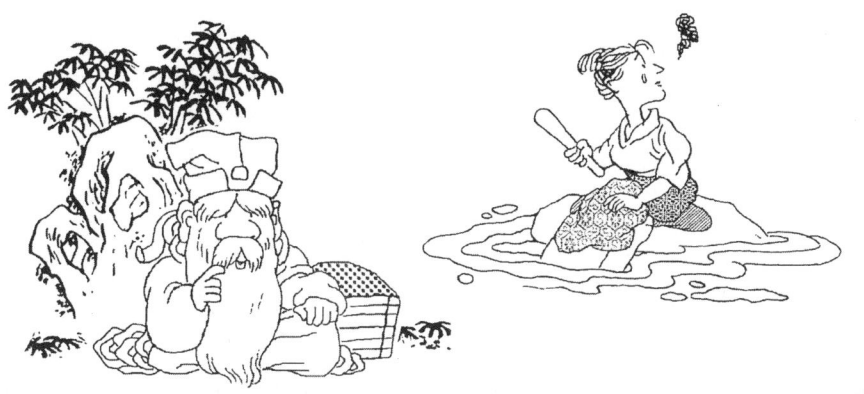

차, 끓인 소금물, 과즙, 신선한 채소 등을 섭취해야 하며, 맵고 자극적인 음식이나 단 음식, 기름진 것은 피해야 한다.

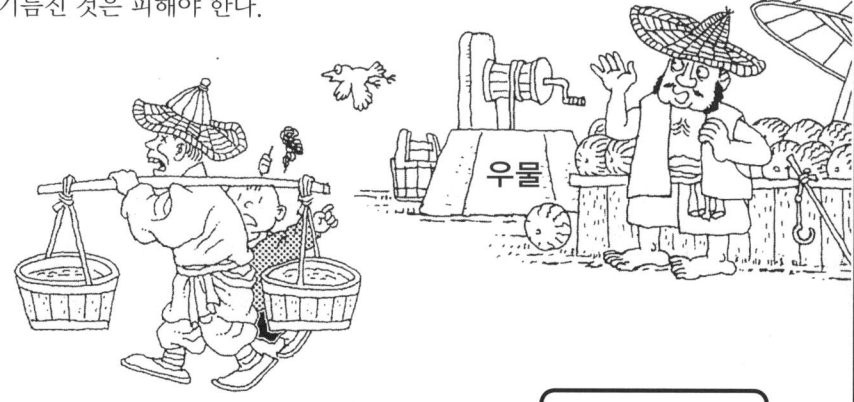

상서(傷暑)의 음식원칙

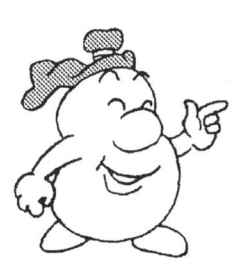

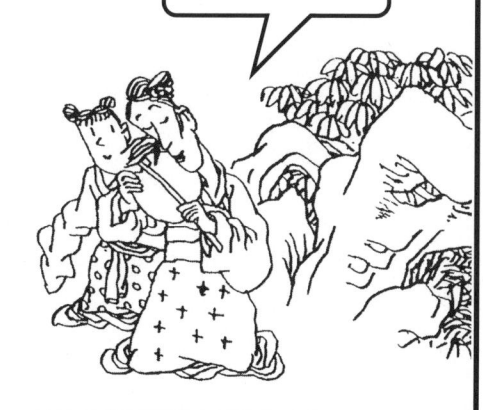

가장 중요한 것은 생활을 규칙적으로 하고 활동과 휴식을 적당히 하는 것입니다.

제7장 계절에 따라 잘 발생하는 질병과 음식원칙

습온(濕溫)

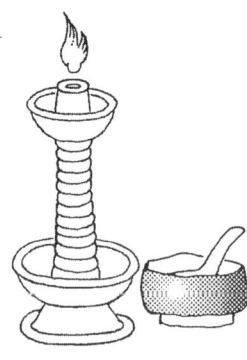

습온(濕溫)은 비가 많고 습한 계절에 많이 발생하는 일종의 습열병(濕熱病)이다. 환자는 열을 느끼지만 겉으로는 열이 잘 드러나지 않고 두통과 오한이 있으며, 몸이 무거우면서 아프고, 뱃속이 더부룩하고 갈증은 없으며, 얼굴이 엷은 황색(黃色)을 띠고, 설태(舌苔)는 기름진 모습이며, 맥(脈)은 힘이 없고 완만한 것이 주요 증상이다.

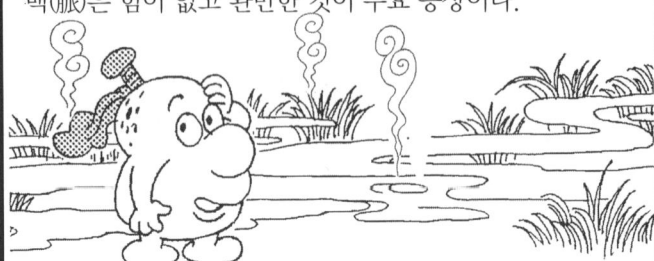

그 특징은 발병이 완만하고 병세가 끈질기며, 뾰루지가 잘 생기고, 병이 비교적 오래 간다는 점이다.

습열병사(濕熱病邪)를 받아서 발생하는데, 평소 비(脾)에 습(濕)이 쌓여 있는 사람이 밖으로부터 사기(邪氣)를 받아서 생기기도 한다.

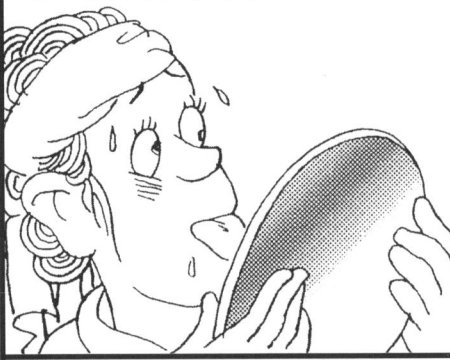

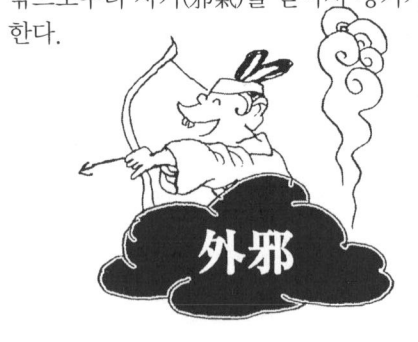

청(淸)나라의 장허곡(章虛谷)은 "습토(濕土)의 기운이 같은 것끼리 서로 부르니, 습열(濕熱)의 사기(邪氣)는 비록 밖으로부터 받은 것이지만 결국은 비위(脾胃)로 돌아간다."고 하였다. 습온(濕溫)의 병은 비위(脾胃)를 중심으로 나타난다는 것이다.

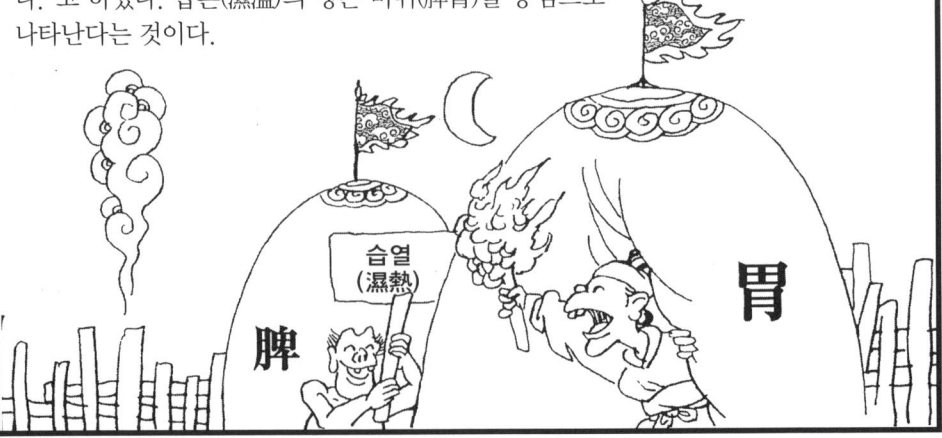

한의학의 장부(臟腑) 학설에서 위(胃)는 양(陽)으로 건조함을 주관하며 비(脾)는 음(陰)으로 습한 것을 주관한다. 그래서 습열(濕熱)의 사기(邪氣)가 중초(中焦)를 침입하면 그 사람의 중기(中氣)가 강한지 약한지에 따라 결과가 달라진다.

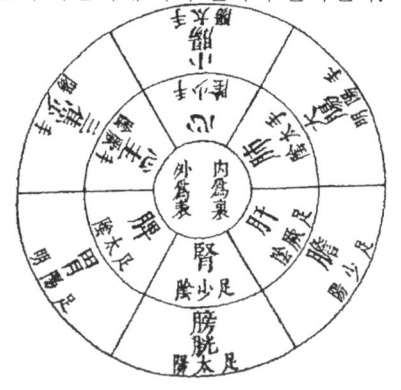

중기(中氣)가 실(實)한 사람은 병이 위(胃)에 있어서 습(濕)보다 열(熱)이 중한 경우가 많고,

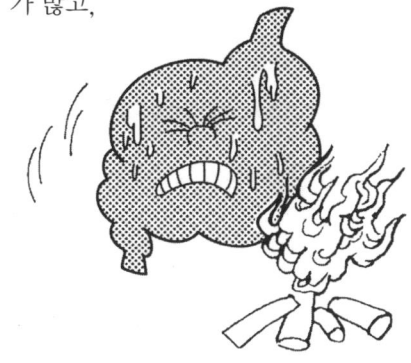

중기(中氣)가 허(虛)한 사람은 병이 비(脾)에 있어서 열(熱)보다 습(濕)이 중한 경우가 많다.

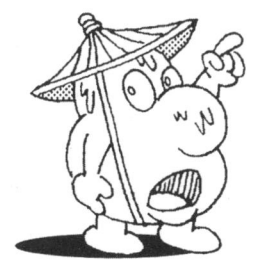

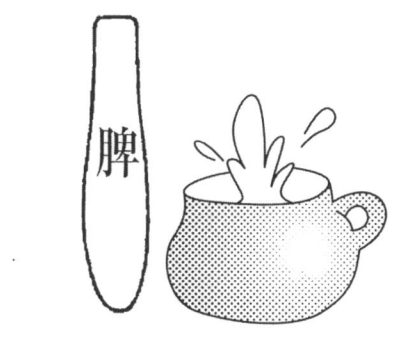

그러나 습(濕)과 열(熱) 중에 어느 것이 중한가를 떠나서 병이 오래되면 반드시 열이 많아지고 건조해져서 진액(津液)을 상하게 되므로, 대변이 말라서 변비가 생긴다.

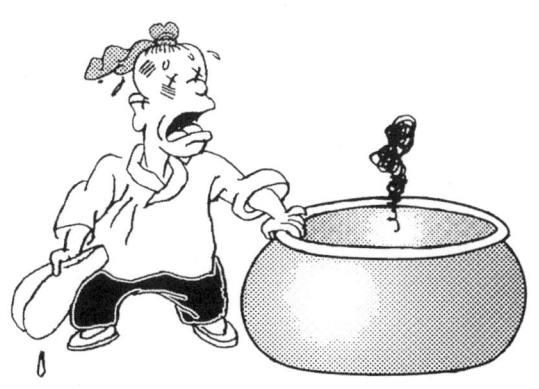

제7장 계절에 따라 잘 발생하는 질병과 음식원칙

만약 영분(營分)과 혈분(血分)에까지 전해져 들어가게 되면 병의 기전이나 치료법은 풍온(風溫), 춘온(春溫)과 대체로 비슷하다.

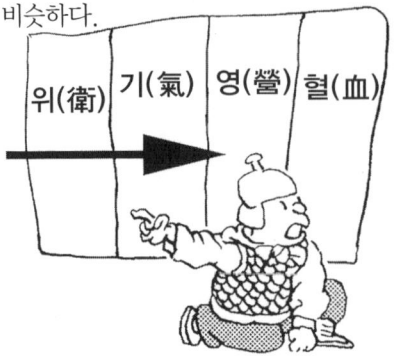

그러나 습(濕)은 음(陰)에 속하는 사기(邪氣)이므로 오랫동안 머물러 있게 되면 양기(陽氣)를 상할 수 있다는 것이 다른 온병(溫病)과 구별되는 점이다.

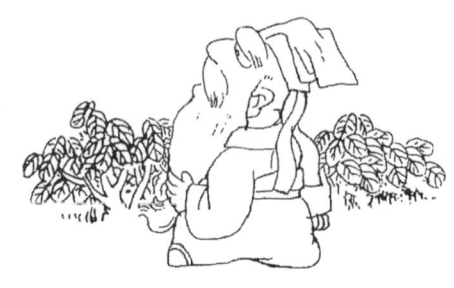

치료법을 살펴보자. 초기 단계에는 습(濕)이 열보다 중하기 때문에 습을 없애는 것이 주가 된다. 습을 없애 열이 기댈 곳이 없도록 하는 것이다. 습을 없애는 방법에는 방향성(芳香性)이 있는 약물로 탁한 기운을 없애는 방법, 맛이 쓰고 성질이 따뜻한 약물로 습을 말리는 방법, 담담한 약물로 습이 스며나가도록 하는 방법 등이 있다.

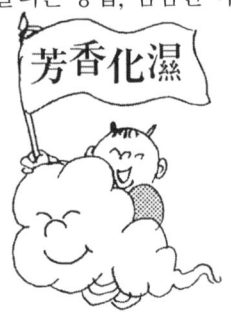 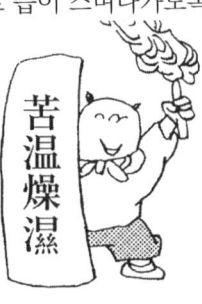 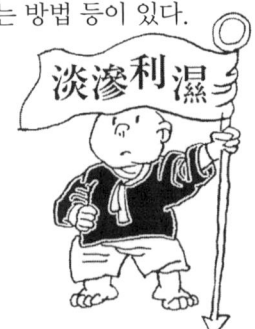

보통 습(濕)이 상초(上焦)에 맺혀있을 때는 방향성 약물로 습을 없애고, 습이 중초(中焦)를 막고 있을 때는 쓰고 더운 약물로 습을 말리는 방법이 주가 되며, 습이 하초(下焦)에서 왕성할 때는 담담한 약물로 습기가 스며나가게 하는 방법을 주로 쓴다.

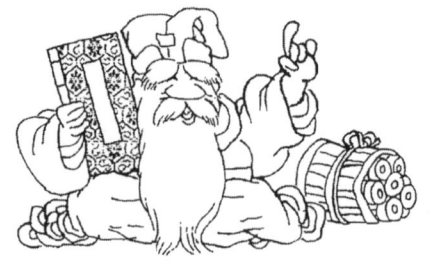 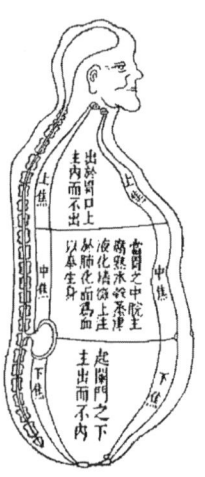

습(濕)이 열(熱)을 좇아 변화하여 열이 습보다 중한 경우에는 맛이 쓰고 성질이 찬 약물로 열을 식히는 것이 주가 되고, 겸하여 습을 없애도록 한다.

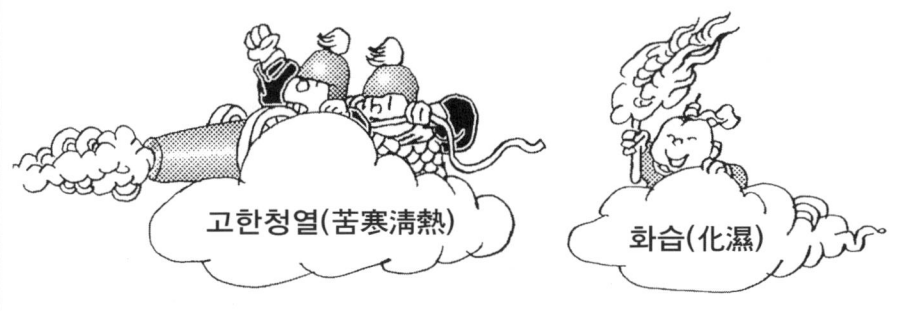

고한청열(苦寒淸熱)　　화습(化濕)

땀을 내거나 설사를 시키는 법, 음(陰)을 자양하는 방법 등은 이 병의 초기 단계에서는 쓰지 말아야 한다.

잘못해서 맵고 더운 약물로 땀을 내면 습열(濕熱)이 위로 올라가 이목구비를 막기 쉽다.

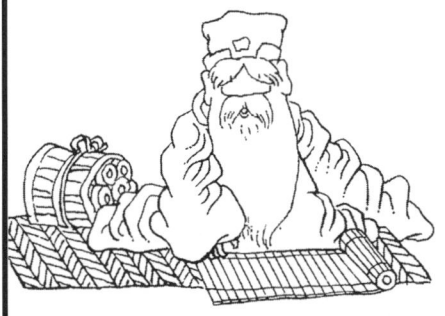

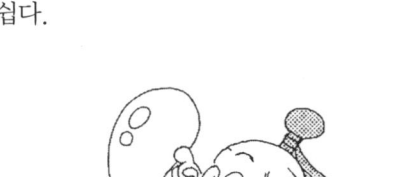

너무 이른 단계에서 설사를 시키면 비위(脾胃)의 양기(陽氣)를 상하기 쉬우며,

음(陰)을 돕는 약을 잘못 쓰면 습사(濕邪)가 뭉쳐서 흩어지지 않게 된다.

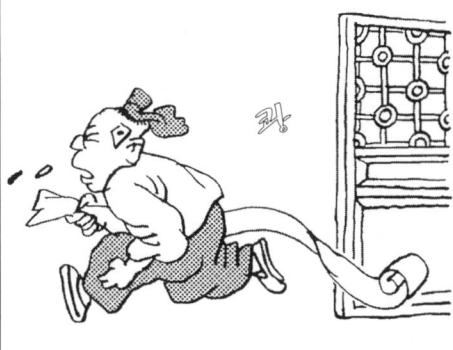

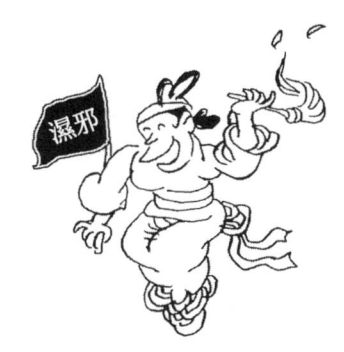

제7장 계절에 따라 잘 발생하는 질병과 음식원칙

청대(淸代)의 오국통(吳鞠通)은 "땀을 내면 정신이 혼미하며 귀가 먹을 것이고, 심하면 눈이 어두워지고 말할 기운조차 없어진다. 설사를 시키면 비위(脾胃)가 상하여 설사를 걷잡을 수 없게 된다. 음(陰)을 보태어 적셔주는 치료법을 쓴다면 병이 심해져서 낫지 못하게 된다."고 하여 습온병(濕溫病) 초기 치료의 3대 금기(禁忌)를 명확히 정리하였다.

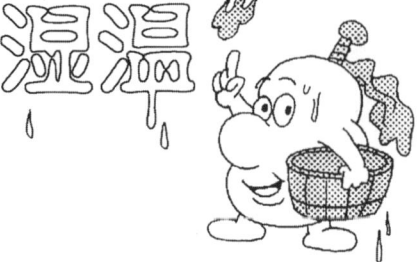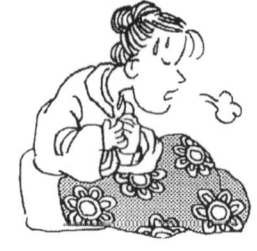

습온(濕溫)의 음식원칙

건더기가 전혀 없거나 약간 있는 연한 음식, 혹은 반유동식 등 소화흡수가 쉬운 음식을 먹도록 한다. 적당량의 따뜻한 물을 마시고 땀을 약간 내는 것이 좋다.

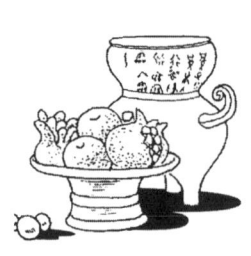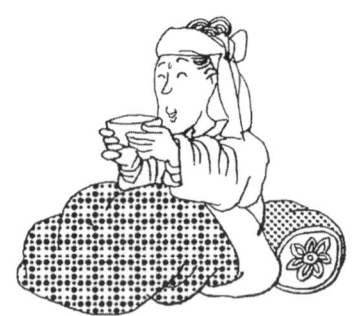

노근(蘆根)이나 죽엽(竹葉)으로 만든 차(茶)와 같이 맑고 담담한 음료를 마신다. 날것과 찬 음식, 맵고 자극적인 음식을 피해야 하니, 이런 음식은 열(熱)을 도와서 혈(血)이 요동하게 되기 때문이다.

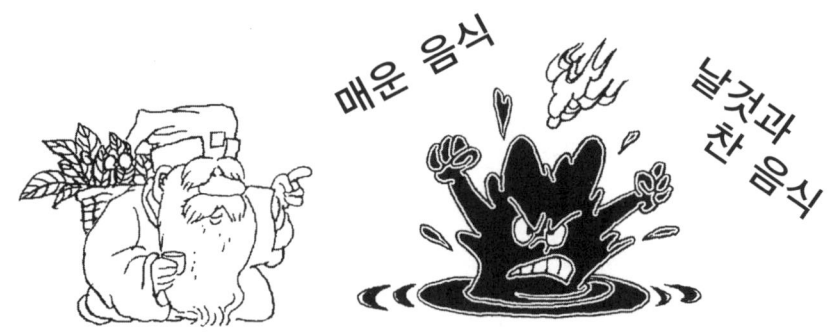

가을과 겨울에 발생하는 복서(伏暑)

복서(伏暑)는 가을과 겨울에 발생하는 일종의 급성 열병이다. 병이 걸린 시기로 보면 감기와 비슷하지만 서습(暑濕)과 같은 증상이 나타나고, 학질(瘧疾) 같은 형태로 이어진다.

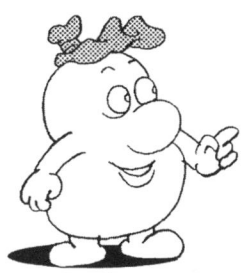
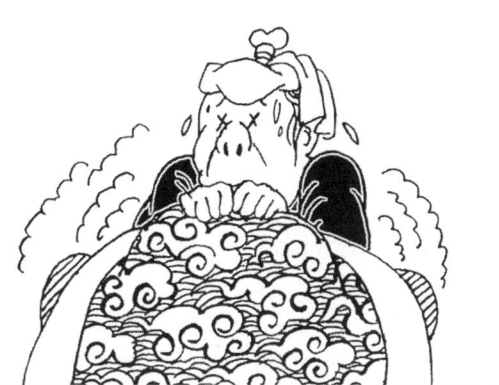

오한(惡寒)과 발열(發熱)의 발작이 규칙적이지 않으며, 이후에는 열만 나고 오한은 없어지는데, 밤이 되면 더욱 심하다.

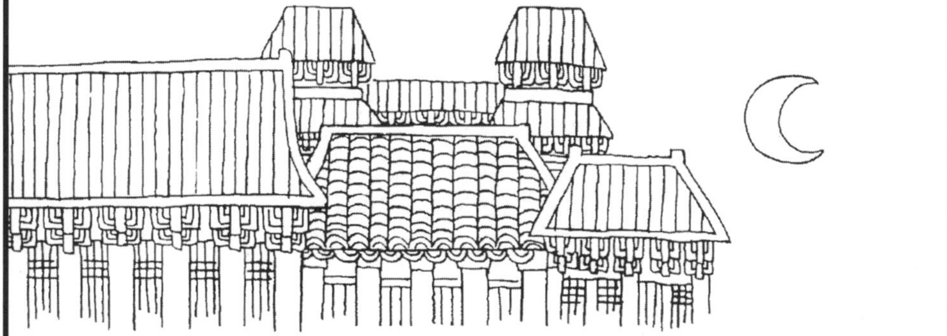

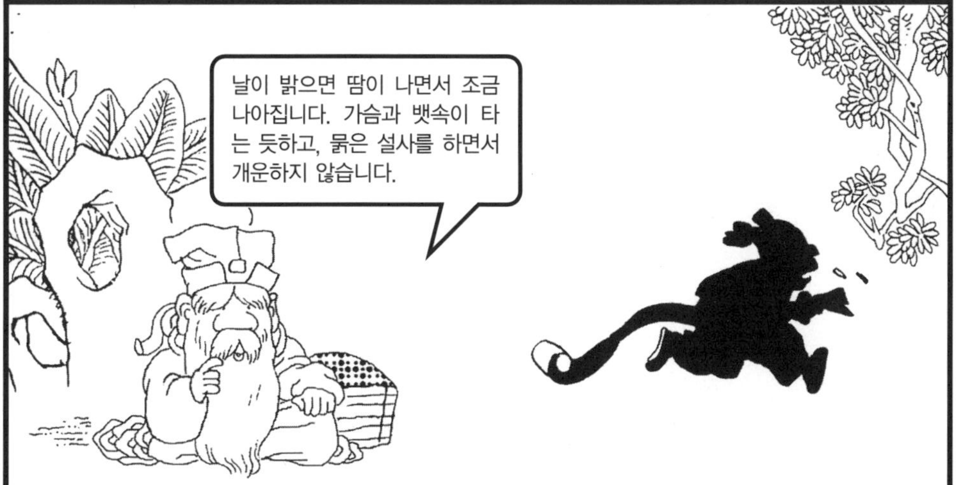

날이 밝으면 땀이 나면서 조금 나아집니다. 가슴과 뱃속이 타는 듯하고, 묽은 설사를 하면서 개운하지 않습니다.

제7장 계절에 따라 잘 발생하는 질병과 음식원칙

병세가 중하면서도 끈질긴데, 발병하는 계절이 대개 가을과 겨울이므로 '만발(晚發)[늦게 발생한다는 뜻]'이라고도 한다.

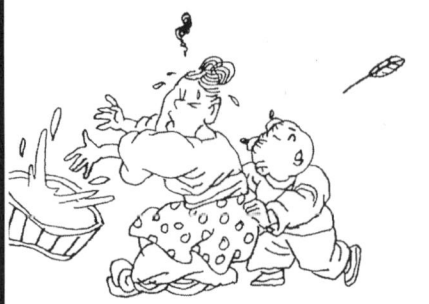

복서(伏暑)는 먼저 서습(暑濕)의 사기(邪氣)를 받은 것이 몸 안에 머물러 있다가 가을, 겨울이 되어 그 계절의 사기에 자극받아 발병한다.

임상 유형은 표(表)와 리(裏)가 같이 병든 경우, 위분(衛分)과 기분(氣分)이 동시에 병든 경우, 사기가 기분(氣分)에 있는 경우, 사기가 소양(少陽)에 있는 경우, 사기가 영분(營分)이나 혈분(血分)에 있는 경우 등으로 구분 된다.

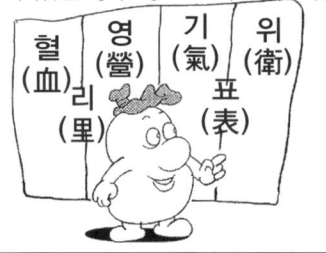

음식원칙은 서온(暑溫)과 습온(濕溫)을 참조하면 된다.

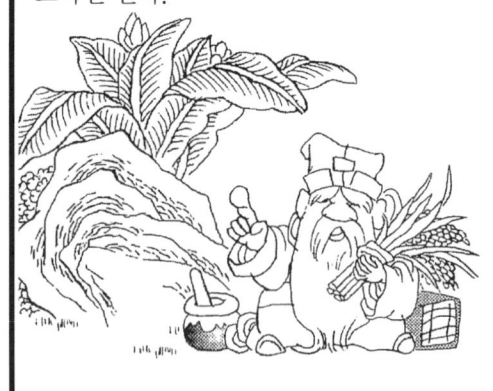

가을에 발생하는 '추조(秋燥)'

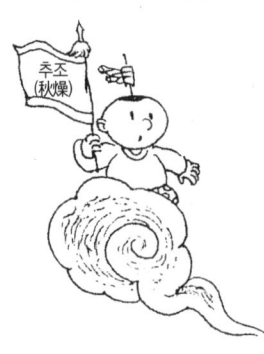

추조(秋燥)는 가을에 밖으로부터 사기를 받아서 발생하는 열병으로, 처음 발생할 때 사기가 폐(肺)와 위분(衛分)에 있어 진액(津液)이 마르는 증상이 나타나는 것이 특징이다.

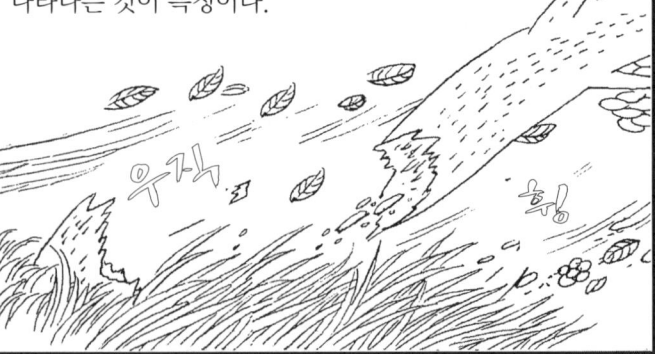

목구멍이나 콧속이 마르고, 기침을 하지만 가래는 적으며, 피부가 건조한 것 등이다. 대개 병세는 가벼운 편이고 변화도 비교적 적으며, 쉽게 치유된다.

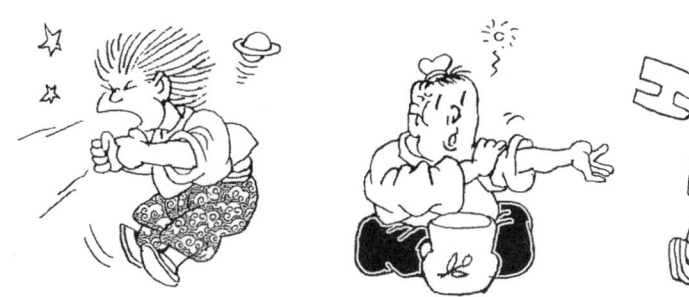

건조한 기운에는 더우면서 건조한 것 즉 온조(溫燥)와 서늘하면서 건조한 것 즉 양조(凉燥)가 있다. 청(淸)나라의 유근초(俞根初)는 "가을이 깊어 쌀쌀해지기 시작하면, 스산하고 살벌한 서풍(西風)의 기운이 들어온다. 이 기운에 맞으면 풍조(風燥)를 앓기 쉽다. 이것은 양조(凉燥)에 속하는데, 풍한(風寒)에 비해 가벼운 것이다.

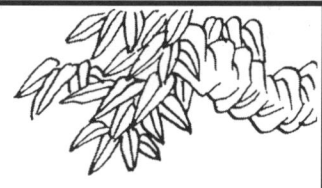
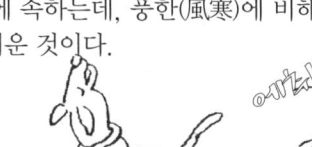
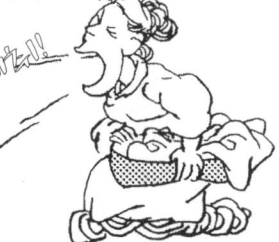
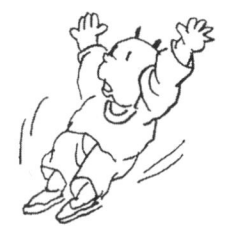

만약 맑은 날씨가 계속되고 비가 오지 않으면 가을볕이 따가워지는데, 이 영향을 받으면 온조(溫燥)를 앓기 쉽다. 이것은 조열(燥熱)에 속하며, 늦봄에 발생하는 풍온(風溫)보다 중한 것이다.

조(燥)의 사기가 안으로 전해져 들어가면 병의 기전이 변하여 다른 온병(溫病)과 같아진다."고 하였다.

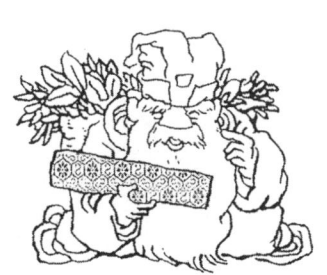
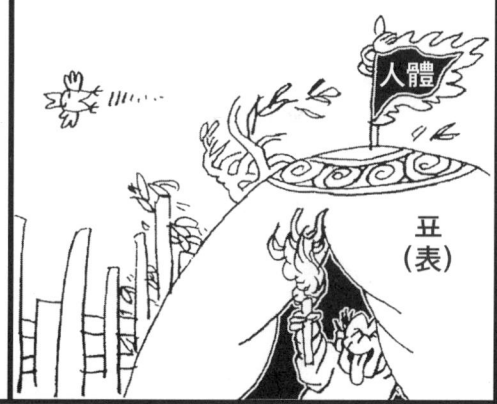

제7장 계절에 따라 잘 발생하는 질병과 음식원칙

단, 추조(秋燥)의 병은 진액(津液)이 마르기 쉽다. 조열(燥熱)이 폐(肺)에 있으므로 폐가 건조하여 음(陰)이 손상되기 쉽다.

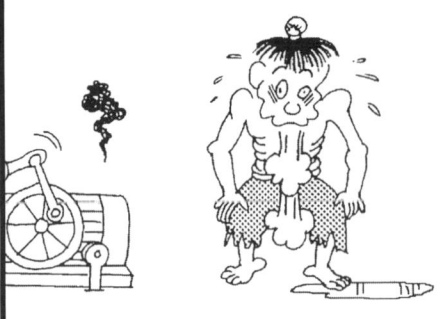

양명(陽明)의 부위인 장위(腸胃)로 전해져 들어가면 장(腸)이 건조해져 변비가 되거나 음(陰)이 허하여 변을 잘 보지 못하게 된다.

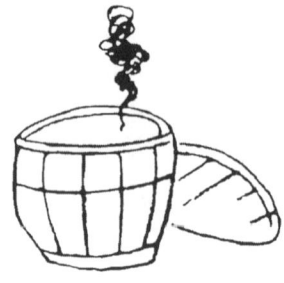

장이 건조해져 변비가 생김

하초(下焦)로 전해지면 간(肝)과 신(腎)의 음(陰)을 상하기 쉬운데, 이렇게 되면 신수(腎水)가 간목(肝木)을 적셔주지 못하는 상태가 되어 풍(風)이 생기게 된다. 건조한 가을에는 진액(津液)을 상하기가 가장 쉽다.

그러니까 치료는 적시는 것이 주가 되지요.

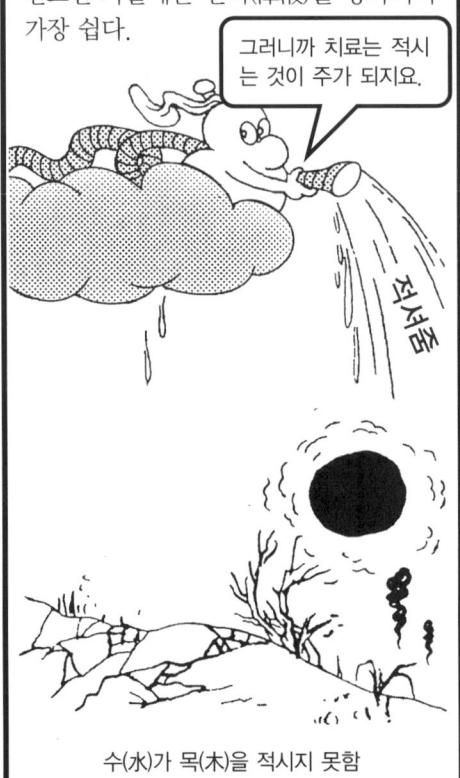

수(水)가 목(木)을 적시지 못함

처방서에 "위쪽이 건조하면 기(氣)를 다스리고, 중간이 건조하면 진액(津液)을 보태어주며, 아래가 건조하면 혈(血)을 다스리라."는 말이 있으니, 추조(秋燥)를 초기, 중기, 말기로 나누어 치료하는 대원칙이다.

위가 건조하면 기(氣)를 다스림

중간이 건조하면 진액(津液)을 보충함

아래가 건조하면 혈(血)을 다스림

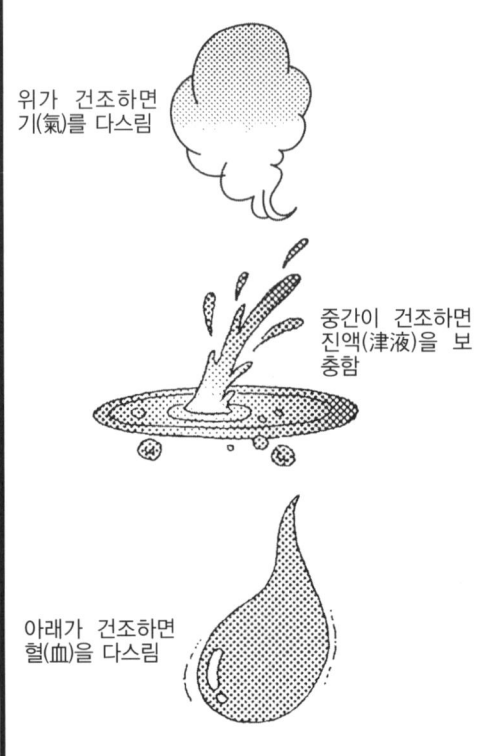

동시에, 사기(邪氣)가 표(表)에 맺힌 것을 풀어 밖으로 몰아내야 한다. 구체적으로 말하면 양조(凉燥)의 초기에는 맵고 더운 약을 쓰면서 단 약으로 적셔주고, 온조(溫燥)의 초기에는 맵고 서늘한 약을 쓰면서 단 약으로 적셔준다.

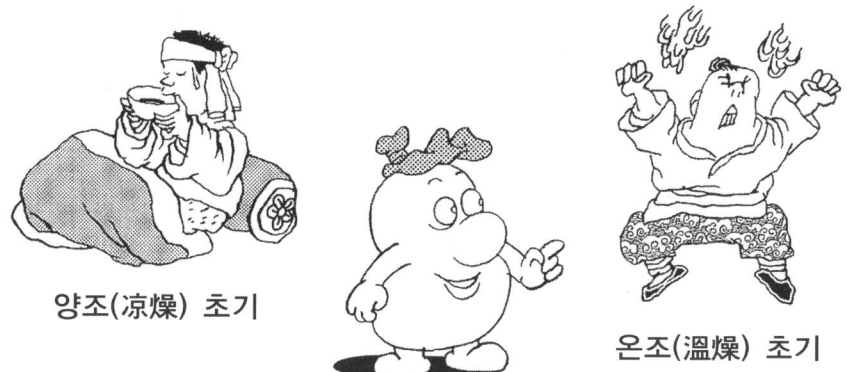

양조(凉燥) 초기

온조(溫燥) 초기

보통 온병(溫病)이 열로 변한 후에는 쓰고 차가운 약을 써서 열을 식히지만, 조증(燥證)의 경우에는 부드럽게 하고 적시는 것이 좋으며, 쓰고 찬 약은 피한다.

유근초(俞根初)가 또 말하기를 "화(火)를 치료할 때는 쓰고 찬 약을 쓰지만 조(燥)를 치료할 때는 달고 찬 약을 써야 한다.

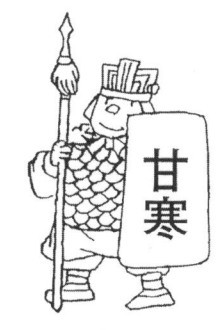

화(火)가 울체된 것은 발산시키면 되지만 조(燥)가 심할 경우에는 윤택하게 하는 방법을 써야 하니, 화(火)는 직접 꺾을 수 있어도 조(燥)는 적시고 자양하는 방법으로 다스려야 한다."고 하였다.

이러한 원칙은 음식요법에 있어서도 마찬가지지요.

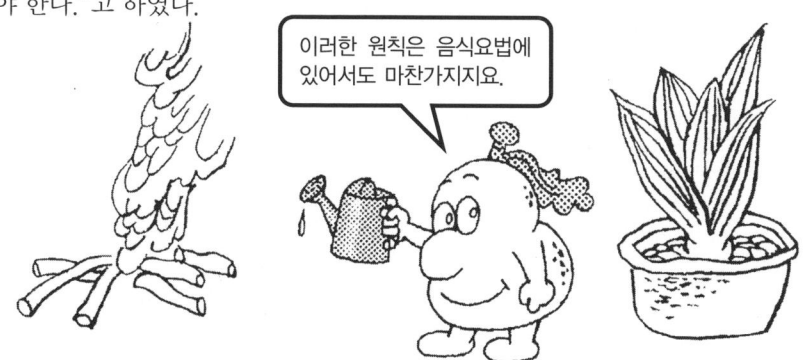

제7장 계절에 따라 잘 발생하는 질병과 음식원칙

추조(秋燥)의 음식원칙

"건조한 경우에는 적셔주라."고 하였으니, 우유, 배즙, 연근즙, 사탕수수즙, 노근(蘆根)즙 등을 마시고, 수분이 많은 과일과 신선한 채소를 먹는 것이 좋다.

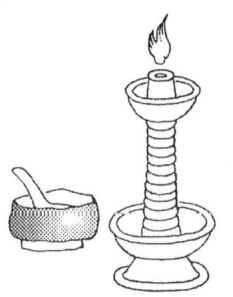
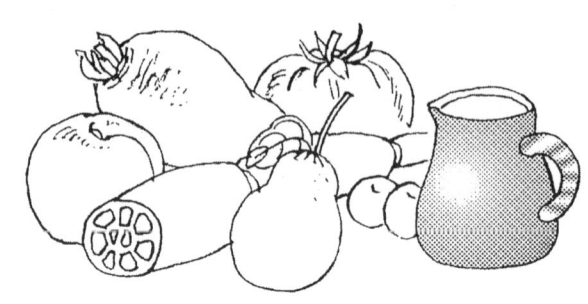

장(腸)이 건조해져 변비가 생겼을 때는, 깨나 꿀과 같이 윤택하거나 지방을 함유한 식품을 먹도록 한다.

또한 담배와 술을 금하고 파, 생강, 마늘 등 자극적인 식품은 적게 먹거나 먹지 말아야 한다.

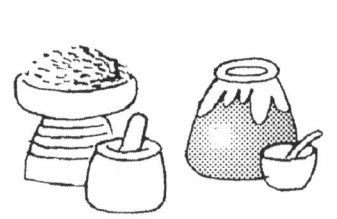
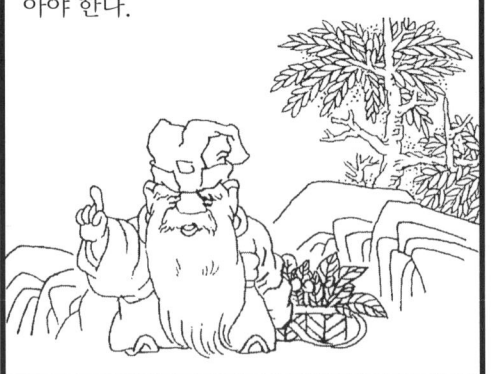

먹고 자는 것이 불편한 주하병(疰夏病)

주하(疰夏)의 증상은 다음과 같다. 여름철이 되면서 입맛이 없어지고 잠을 편히 자지 못하며, 전신이 피로하면서 힘이 없고, 갈수록 수척해지며, 때로는 찌는 듯이 열이 나고, 가슴이 답답하며 입이 마르고, 밤새도록 머리가 띵한 것을 느낀다.

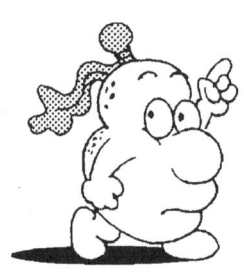
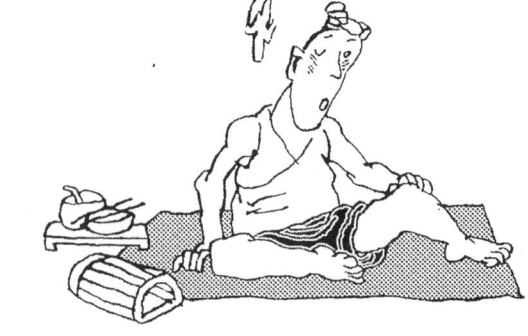

주하병의 음식원칙

주하병(疰夏病)은 습하고 무더운 날씨에 신체가 적응하지 못하여 생긴다.

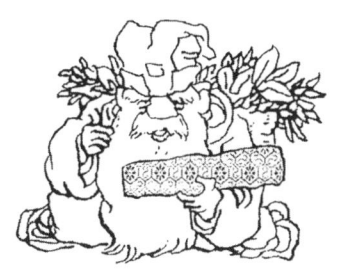

상서(傷暑), 서모(暑冒), 가벼운 중서(中暑)와 유사하다.

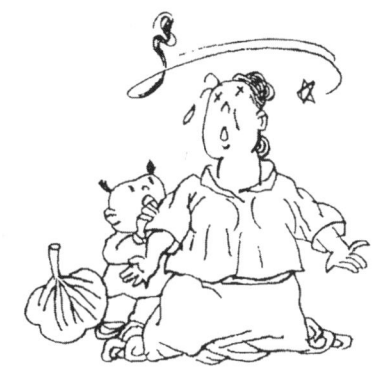

주하병(疰夏病)의 음식원칙

음식은 맑고 담담한 것, 청량한 것, 소박한 음식을 주로 섭취한다. 끓인 물도 충분히 마셔야 하며, 수분이 많은 과일과 채소를 많이 먹는 것이 좋다.

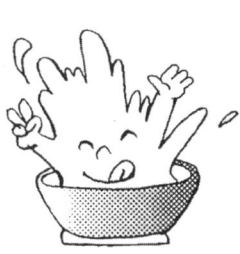

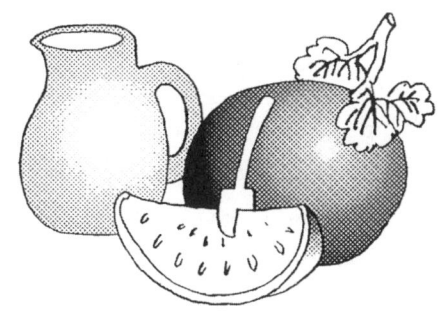

맵고 자극적인 음식, 따뜻하고 건조한 음식은 먹지 않도록 하고, 기름에 튀기거나 부친 음식도 많이 먹어서는 안 된다.

담배를 금하고, 술도 되도록 피하며, 차를 많이 마신다.

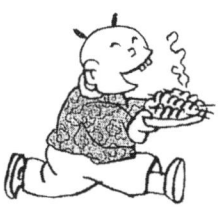

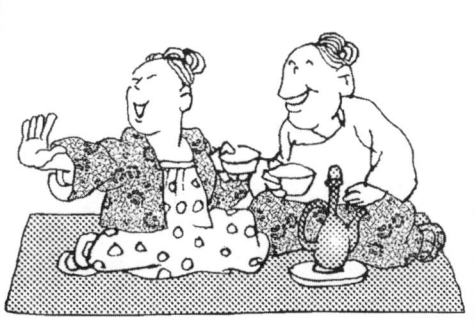

제7장 계절에 따라 잘 발생하는 질병과 음식원칙

여름과 가을 사이의 서습(暑濕)

서습(暑濕)은 여름에서 가을로 넘어가는 환절기의 전형적인 질병이다. 머리가 무거우면서 혼미하고, 오한과 발열이 같이 나타나며, 가슴이 답답하고 괴롭다.

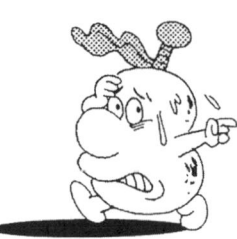

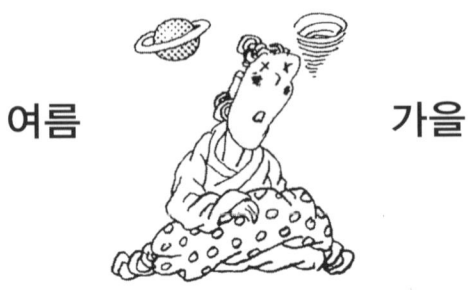

여름　　　　　가을

또 식사량이 줄고, 피로하여 의욕이 없으며, 뱃속에서 소리가 나면서 설사를 하고, 설태(舌苔)는 두텁고 기름지며 백색(白色)이나 황색(黃色)을 띤다.

치료는 더위를 식히고 습(濕)을 없애야 합니다.

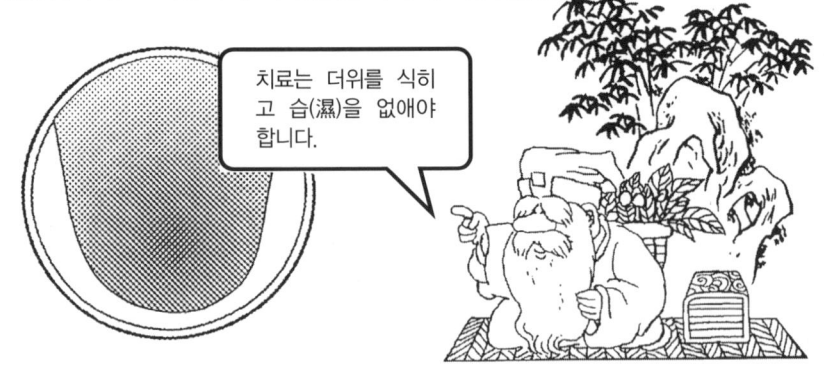

서습(暑濕)이 중초(中焦)를 막고 있으면 열이 몹시 나고 갈증이 심하며, 땀이 많으면서 소변량은 줄고, 뱃속이 답답하고 몸이 무거우며, 맥(脈)은 크게 뛴다.

서습(暑濕)이 삼초(三焦)에 모두 퍼져 있으면 열이 나면서 얼굴이 붉고, 귀가 소리를 듣지 못하며 가슴과 배가 그득하면서 답답하고 맑은 물 같은 설사를 하며 소변은 적고 색이 붉다.

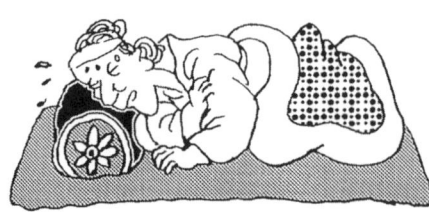

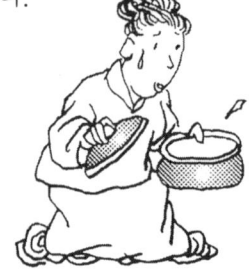

여름과 가을 사이의 서습

혹은 기침을 할 때 가래에 피가 섞여 나오며, 갈증은 심하지 않고, 혀가 붉으며 설태(舌苔)는 누렇고 매끄럽다.

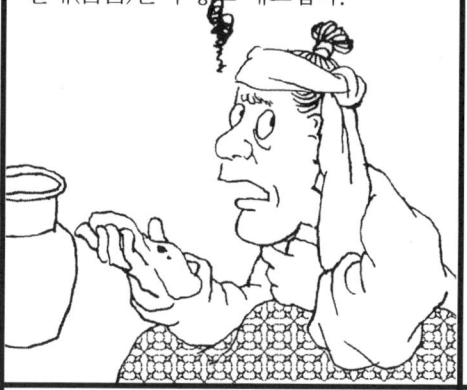

만약 여름에 서(暑)에 상했는데 몸을 너무 차게 하고 찬 음료를 많이 마셔서 서(暑)가 한습(寒濕)에 가로막히면,

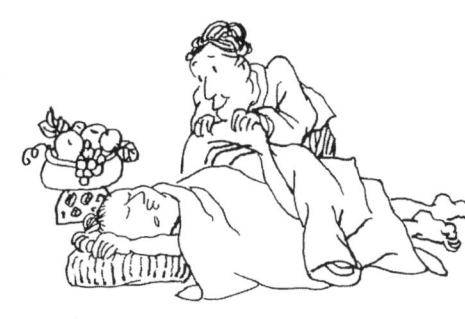

머리가 아프고 열이 나며, 오한이 있으면서 땀은 나지 않고, 몸이 땅기며, 배와 가슴 속이 답답하고, 설태(舌苔)는 엷으면서 끈끈하다.

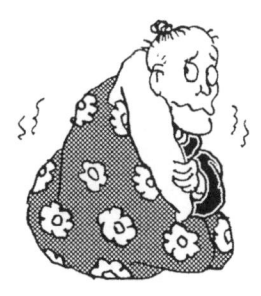

이 병증은 약을 복용하는 것 외에 음식에도 주의를 기울여야 합니다.

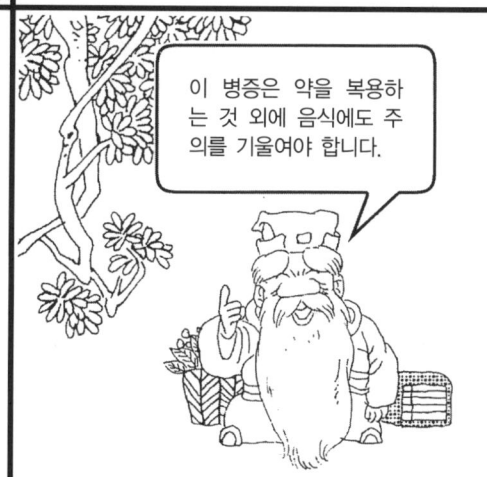

서습(暑濕)의 음식원칙

맑고 담담한 것, 청량한 것 위주로 먹고, 신선한 채소와 수분이 많은 과일을 충분히 섭취하도록 한다.

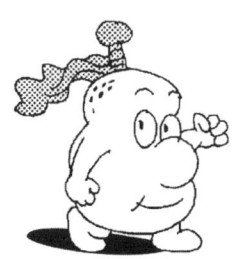
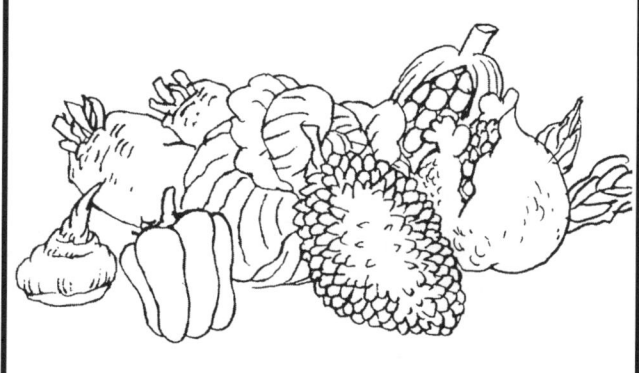

제7장 계절에 따라 잘 발생하는 질병과 음식원칙

또한 비(脾)를 튼튼하게 하면서 습(濕)을 없애는 작용을 가진 식품을 골라서 먹도록 한다. 그런 식품에는 백편두(白扁豆), 팥[赤小豆], 녹두, 마, 연잎차, 청호(菁蒿)차 등이 있다.

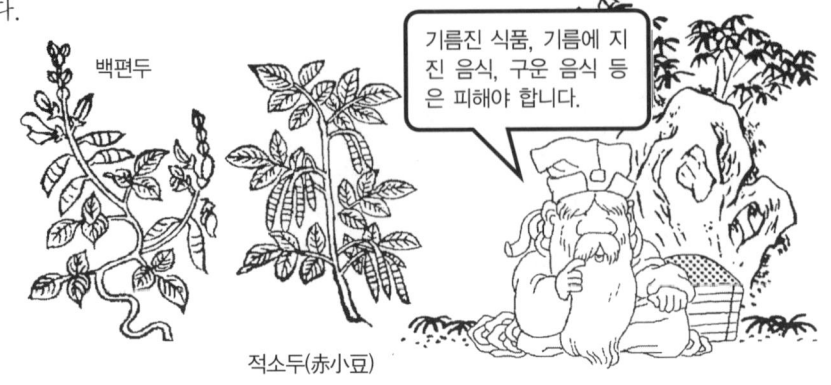

기름진 식품, 기름에 지진 음식, 구운 음식 등은 피해야 합니다.

백편두
적소두(赤小豆)

여름 감기인 '모서(冒暑)'

여름에 서습(暑濕)의 병사(病邪)를 받아서 수태음폐경(手太陰肺經)을 중심으로 생기는 병을 모서(冒暑)라고 하며, 여름감기라고도 한다.

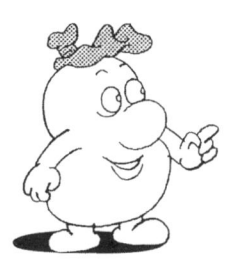
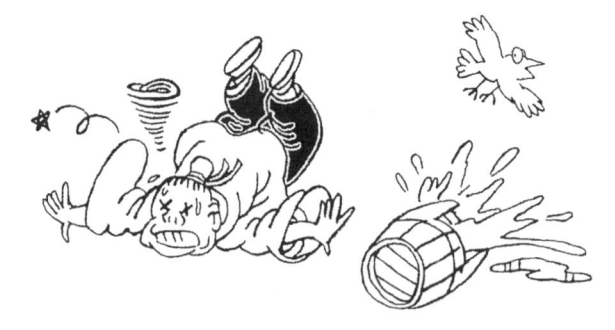

열이 나거나 혹은 환자 스스로 열을 느껴도 겉으로는 열이 잘 드러나지 않으며, 오한이 있고, 땀이 나지만 시원치 않다. 기침, 어지러움, 구토, 설사가 나타나고, 설태(舌苔)는 엷으면서 약간 끈끈하다.

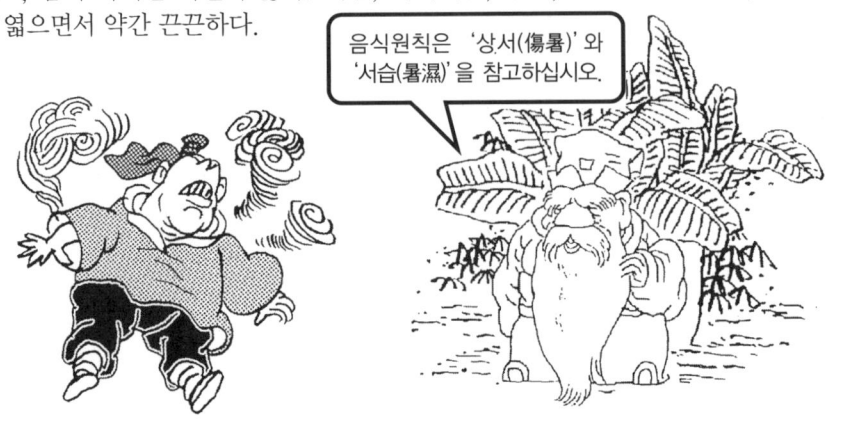

음식원칙은 '상서(傷暑)'와 '서습(暑濕)'을 참고하십시오.

온사(溫邪)를 받아 생기는 '서채(暑瘵)'

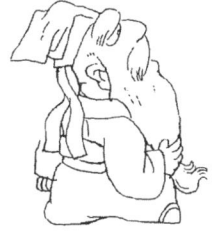

'서채(暑瘵)'는 무더울 때에 밖으로부터 습사(濕邪)를 받아서 생기는 것으로, 기(氣)가 상초(上焦)에 울체되어 폐(肺)의 혈락(血絡)을 손상하므로 혈(血)이 위로 넘치는 증상이다.

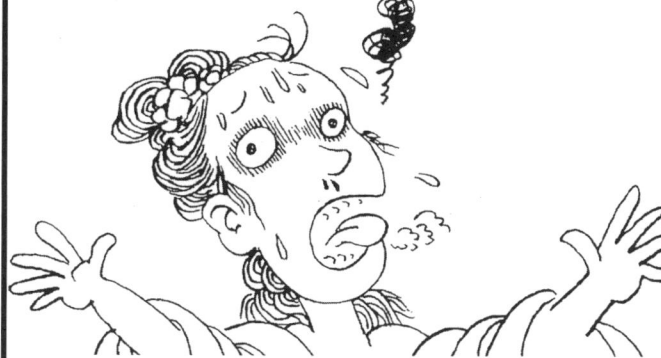

열이 나면서 기침을 하고, 피가 섞인 가래를 뱉으며, 머리와 눈이 맑지 못하다. 기침을 하며 가슴이 답답하고, 가슴이 두근거리면서 괴로우며, 코와 입으로 피가 나오고, 얼굴색은 어둡고 칙칙해진다.

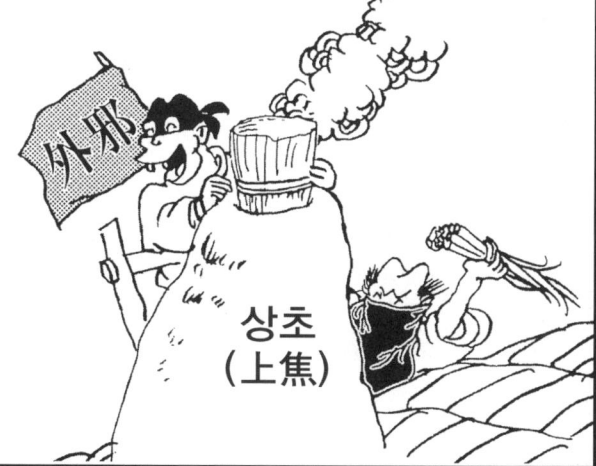

치료는 폐(肺)의 열을 식혀서 폐를 보호하고, 혈락(血絡)의 열을 식혀서 지혈(止血)하는 것이다. 자주 쓰는 약식은 선생지(鮮生地), 황금(黃芩), 선석곡(鮮石斛), 선우절(鮮藕節), 행인(杏仁), 의이인(薏苡仁) 등이다.

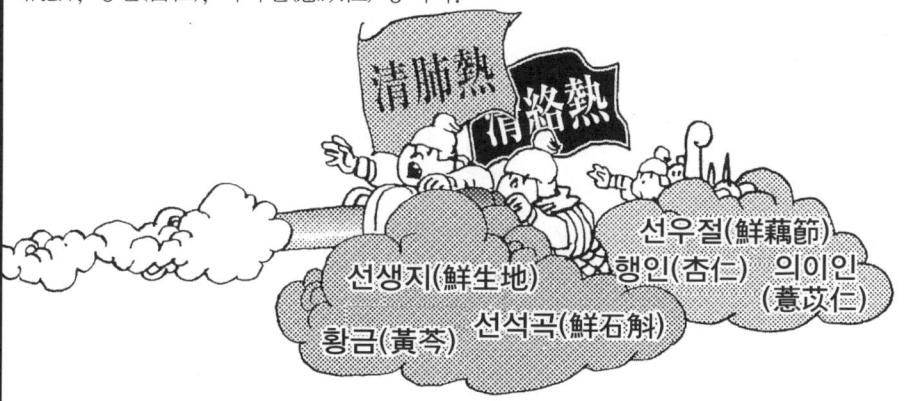

제7장 계절에 따라 잘 발생하는 질병과 음식원칙

서채(暑瘵)의 음식원칙

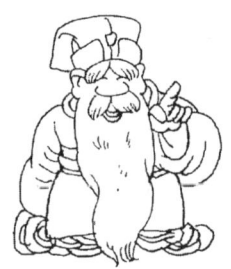

채소와 콩류 등 담백한 식품을 많이 먹어야 한다. 냉이, 완두 싹, 오이, 수세미외, 두부, 콩물, 녹두묵, 토마토, 녹두, 팥 등이다.

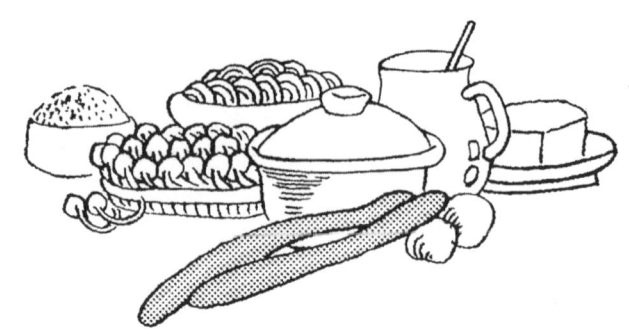

열을 식히고 음(陰)을 자양하며 진액(津液)을 생성하여 갈증을 멎게 하는 작용을 가진 과일을 많이 먹도록 한다. 배, 비파, 올방개, 연근, 귤, 연밥 등이다.

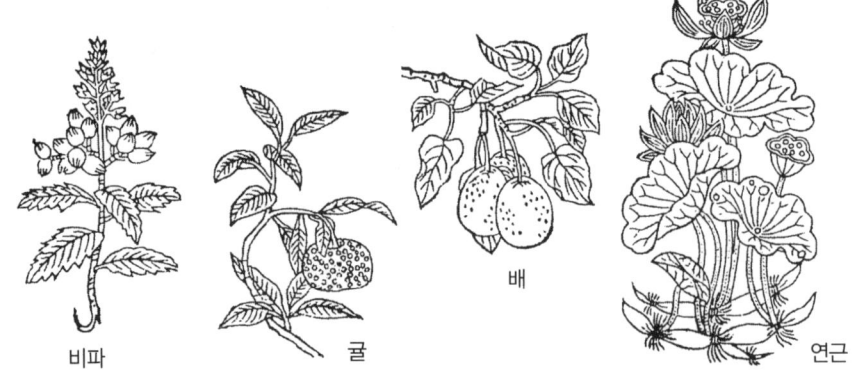

비파　　　　귤　　　　배　　　　　연근

폐(肺)를 맑게 하고 지혈작용을 하는 식품을 많이 먹어야 한다. 무즙, 감즙, 돼지허파탕, 백합(百合), 산사(山楂), 오매(烏梅) 등이다.

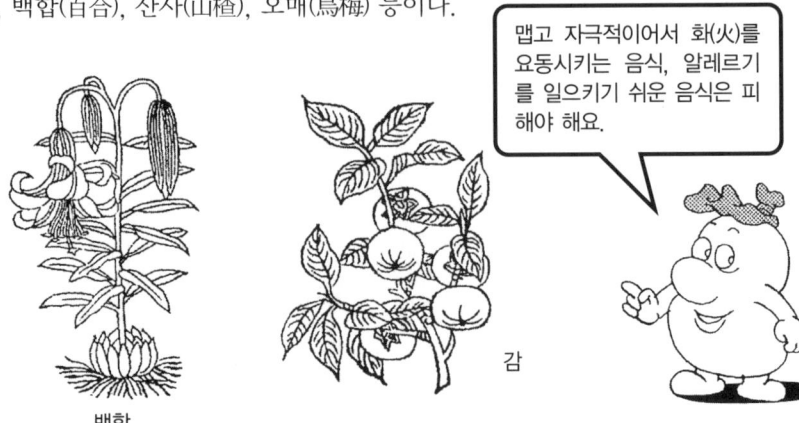

맵고 자극적이어서 화(火)를 요동시키는 음식, 알레르기를 일으키기 쉬운 음식은 피해야 해요.

백합　　　　　　감

제8장

흔히 먹는 음식물과 보양

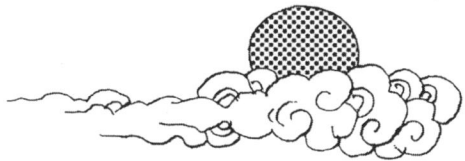

제8장 흔히 먹는 음식물과 보양

흔히 먹는 음식과 보양(補養)

음식으로 몸을 조리하고 보하는 것이 매우 효과적인 것으로 밝혀졌다. 음식물이 장부(臟府)의 기능을 회복시키고 조화롭게 하며, 인체의 음양(陰陽)이 치우쳐 쇠약해진 것을 바로잡는 것은 그 음식의 성미(性味)와 특징적 작용에 달려 있다. 따라서 우리는 음식물, 특히 자주 먹는 음식에 대해서 그 성미와 특징적인 작용을 잘 알고 있어야 한다.

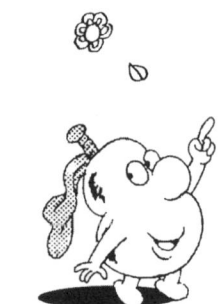
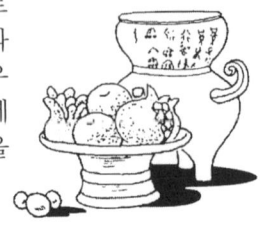

옥수수

옥수수는 맛이 달고 성질이 화평하며, 대장경(大腸經)과 위경(胃經)으로 들어간다. 비위(脾胃)를 조화시켜 식욕을 증진시키며, 탁한 것을 내려보내고 소변을 잘 나가게 한다.

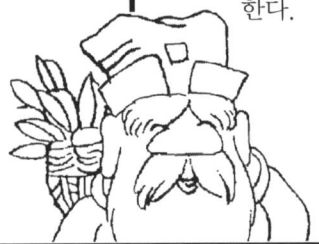

풋옥수수를 삶아서 어린이에게 먹이면 소화불량을 다스릴 수 있다. 늘 변비가 있는 사람이나 노인에게도 좋다.

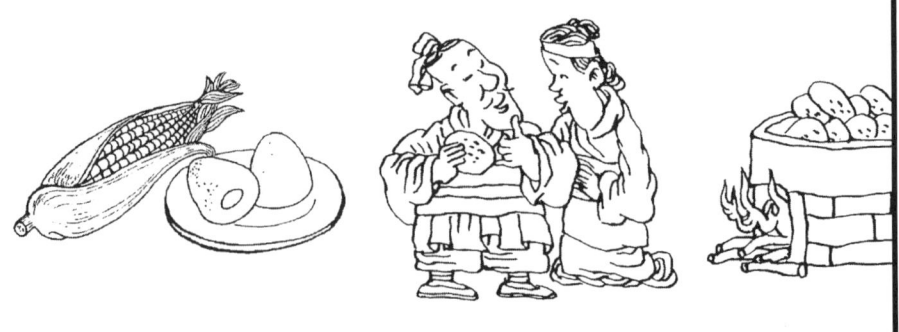

옥수수 양의 3배 정도로 물을 붓고 끓여 차 대신 마시면 만성신장염(慢性腎臟炎)에 의한 부종을 감소시키는 데 도움이 된다.

옥수수기름에 튀긴 야채나 옥수수를 끓인 차는 고지혈증 등에도 효과가 있다.

밀

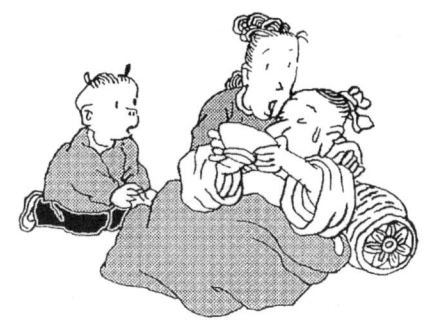
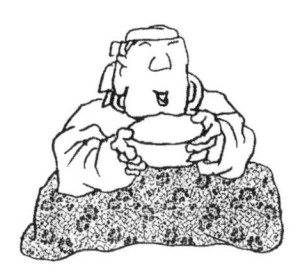

밀

밀은 달고[《황제내경黃帝內經》에는 쓰다고 되어 있다] 서늘하며, 심경(心經), 비경(脾經), 신경(腎經)으로 들어간다. 심(心)을 기르고 신(腎)을 도우며 비(脾)를 튼튼하게 하고 장(腸)을 충실하게 한다. 열을 내리고 갈증을 멎게 하는 작용도 있다.

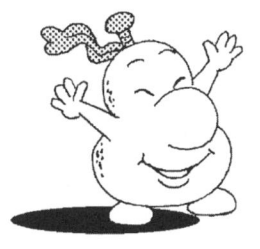
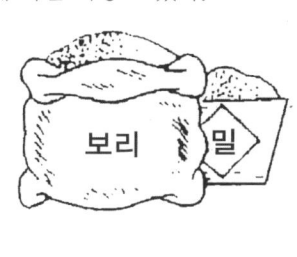
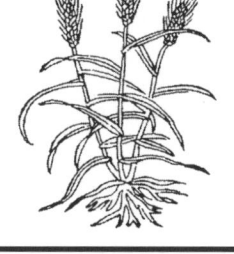

비(脾)가 허해서 설사를 하는 경우나 노인의 소변이 시원치 못하고 방울져 나오는 것, 장(腸)이 마르는 것, 답답하고 갈증이 나는 증상 등에 모두 먹을 수 있다.

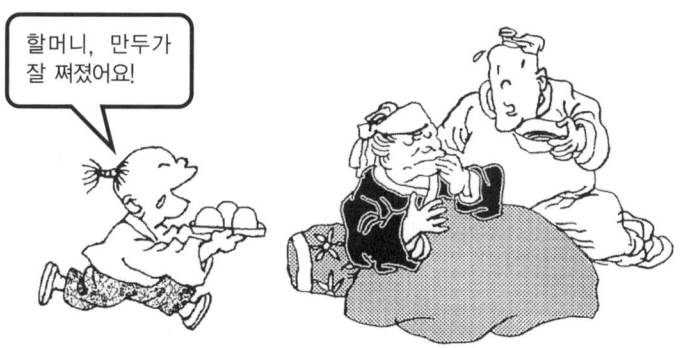

할머니, 만두가 잘 쪄졌어요!

《음식회요飮食會要》에는 밀가루를 노릇노릇하게 볶아 따뜻한 물에 타서 매일 2번, 한 번에 한 숟가락*을 먹으면 장위(腸胃)가 튼튼하지 못해 만성적으로 설사하는 것을 치료할 수 있다고 기록되어 있다.

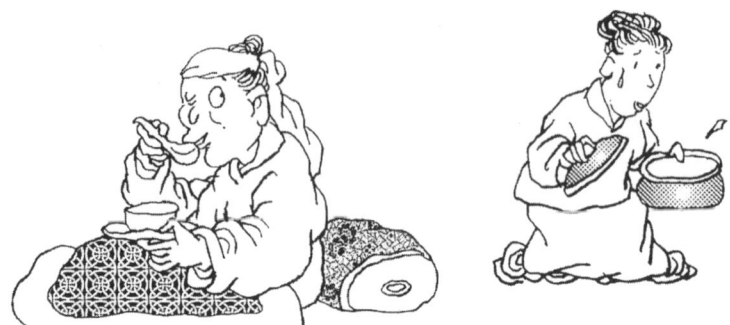

《금궤요략金匱要略》에 나오는 '감맥대조탕(甘麥大棗湯)'은 밀 한 되, 감초(甘草) 세 냥, 대추 열 개를 달여서 복용하는 것이다. 생각을 지나치게 많이 하거나 정신적 자극을 받아서 생기는 부녀(婦女)의 장조(臟躁)[화병을 말한다]를 치료하는 처방인데, 후세 사람들에게 높은 평가를 받고 있다.

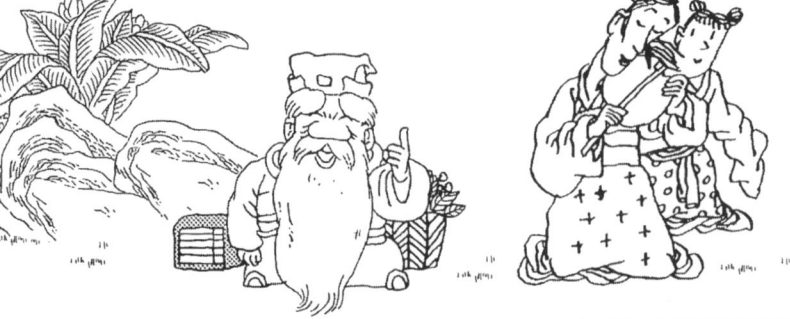

[역주]
*중국식의 국숟가락을 말함.

한약 중에서 완전히 성숙되지 않은 밀 낟알을 '부소맥(浮小麥)'이라고 하는데, 물에 일면 물 위로 뜬다.

몸이 허해서 식은땀을 흘리는 사람은 부소맥(浮小麥)과 함께 대추나 마황근(麻黃根) 등을 달여서 복용하면 효과가 매우 좋다.

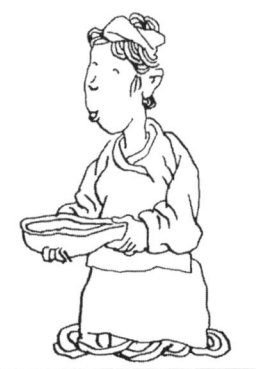
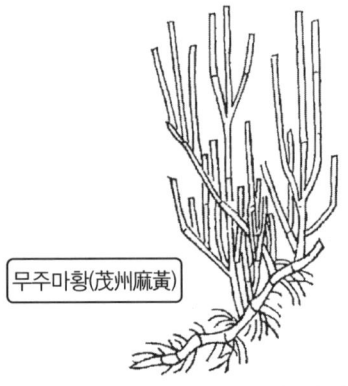

무주마황(茂州麻黃)

제8장 흔히 먹는 음식물과 보양

302

멥쌀

멥쌀은 맛이 달고 성질이 화평하며, 비경(脾經)과 위경(胃經)으로 들어간다. 오장(五臟)을 고루 돕고 기력을 보태어 굳세게 하며 근육을 튼튼하게 하는 효능이 있다.

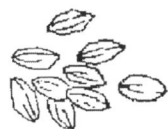
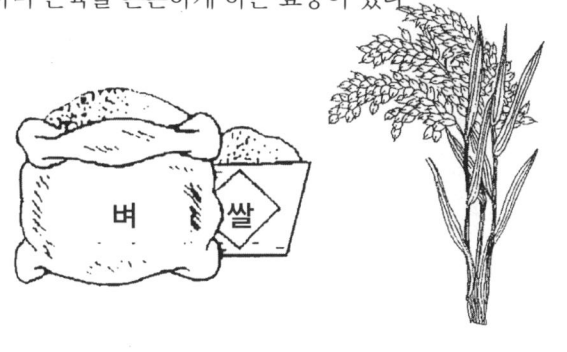

멥쌀을 끓여서 만든 죽이나 밥은 매우 많은 지역에서 사람들이 주식으로 삼고 있는, 주된 열량원이다. 쌀죽에 다른 약재들을 넣어 병을 치료하는 민간요법도 많다.

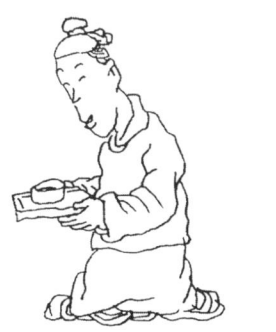
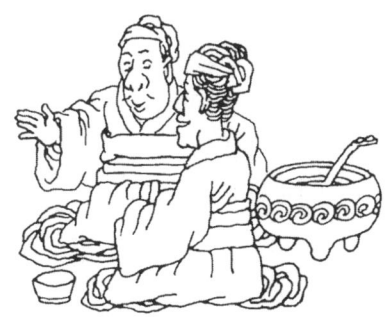

≪약성재성藥性裁成≫에는 "멥쌀로 밥을 지을 때 연잎 삶은 물을 쓰면 속을 풀어 주고,

갓잎을 사용하면 담(痰)을 제거하며,

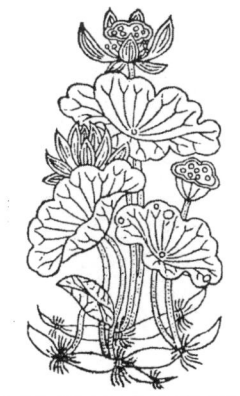
연잎

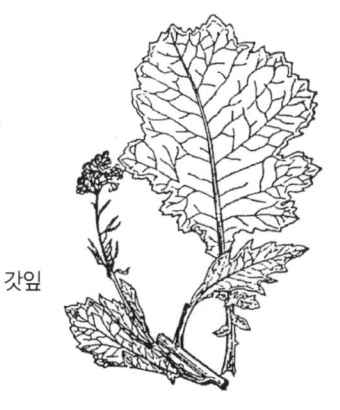
갓잎

제8장 흔히 먹는 음식물과 보양

【역주】 복령락(茯苓酪) : 복령으로 만든 젖(락) 모양의 식품.

차조기잎을 쓰면 기(氣)를 소통시키고 감기기운을 몰아낸다. 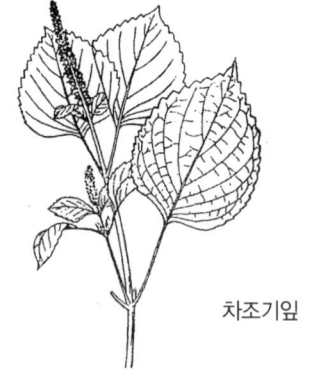 차조기잎	박하잎을 쓰면 열을 식히고, 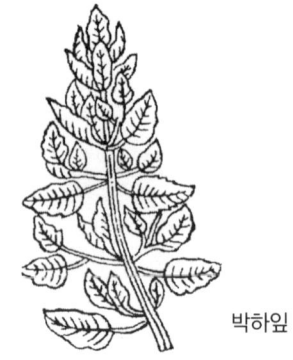 박하잎
조릿대잎을 쓰면 더위를 피할 수 있다. 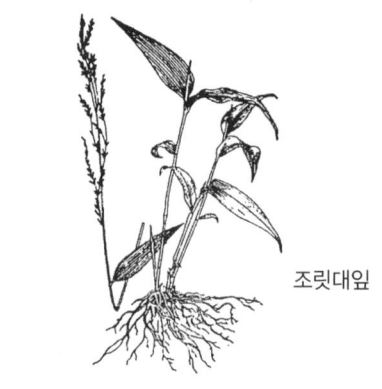 조릿대잎	죽을 쑬 때도 흰죽 외에 여러 가지를 첨가할 수 있으니, 복령락(茯苓酪)*을 넣으면 인체의 상부를 맑게 하고 하부는 튼튼하게 해주며, 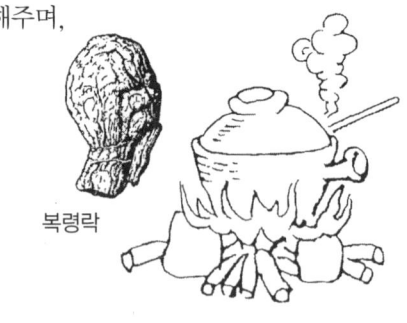 복령락
참마[薯蕷]를 넣으면 위(胃)를 다스리고, 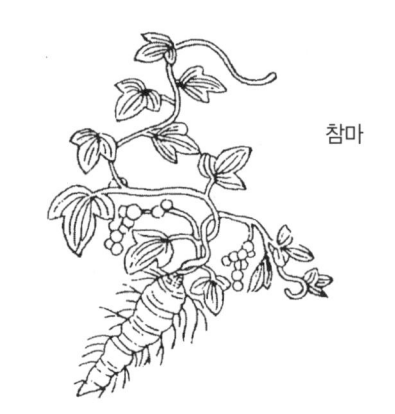 참마	산초[花椒]를 넣으면 덥고 습한 기운으로 인한 풍토병을 막을 수 있으며, 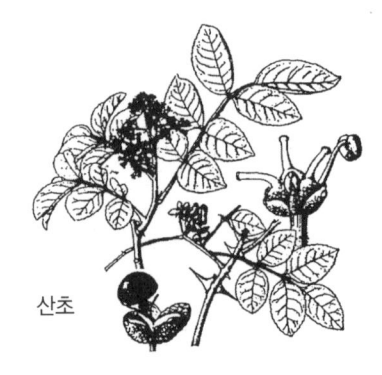 산초

생강, 파, 발효시킨 콩을 넣으면 땀을 낸다."라고 기록되어 있다.

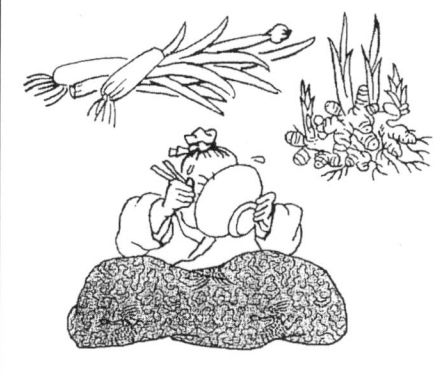

물론, 이런 작용들은 모두 약의 힘을 빌려서 효과를 내는 것입니다.

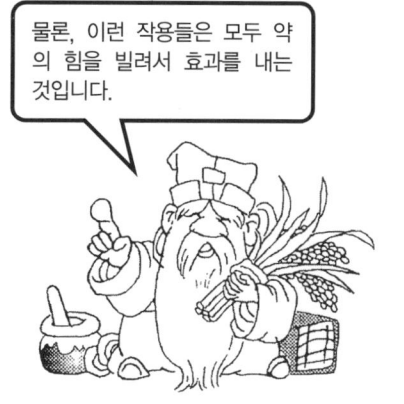

감자[馬鈴薯]

감자는 맛이 달고 성질이 화평하다. 기(氣)를 보태고 비(脾)를 튼튼하게 하며 염증을 가라앉히고 해독하는 효능이 있다. 원래 함유되어 있는 독소를 파괴하기 위해 충분한 시간을 들여 삶아야 한다.

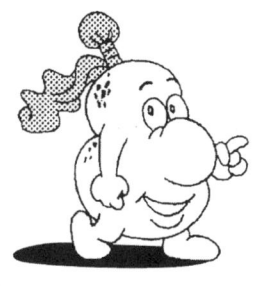

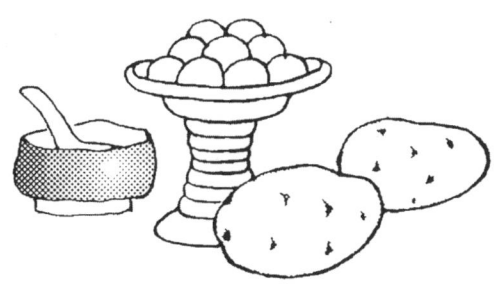

감자는 또한 외용(外用)하기도 한다. 예를 들면 소아의 이하선염(耳下腺炎)에는 감자 1개에 식초를 넣고 갈아 그 즙을 환부에 바르면 효과가 있다.

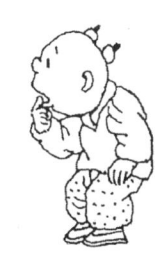

제8장 흔히 먹는 음식물과 보양

팥[赤小豆]

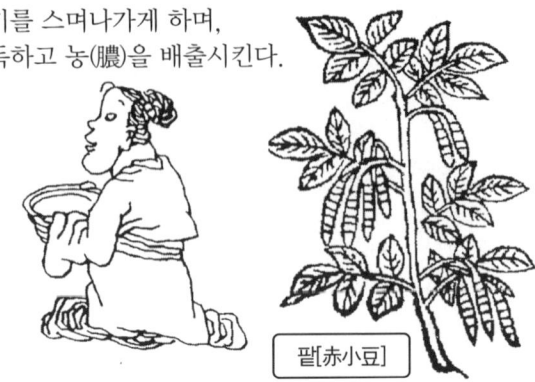

팥은 달면서 시다. 심경(心經)과 소장경(小腸經)으로 들어가 이뇨작용을 하고 부종을 가라앉힌다. 비(脾)를 튼튼하게 하고 습기를 스며나가게 하며, 해독하고 농(膿)을 배출시킨다.

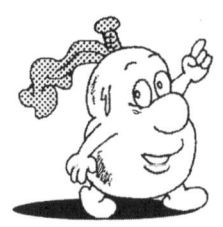

≪본초강목本草綱目≫에서는 팥이 "전염병을 막는다. 난산(難産)을 치료하며 태반(胎盤)이 나오도록 하고 젖이 잘 나오게 한다. 잉어, 붕어, 누런 암탉과 함께 삶아 먹으면, 또한 소변이 잘 통하도록 하여 부종을 가라앉힌다."고 하였다.

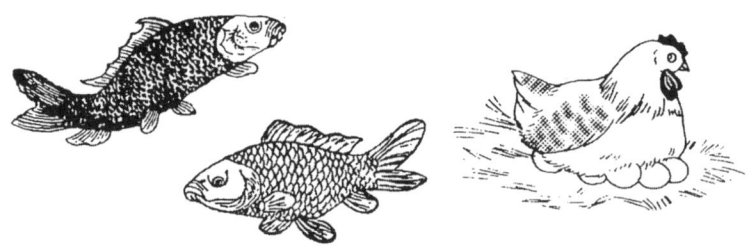

또 "이 약은 일체의 부스럼이나 옴과 벌겋게 붓는 것을 다스리니, 증세가 가볍든 무겁든 상관없이 물에 개어 바르면 낫지 않는 경우가 없다."고 하였다.

≪식료본초食療本草≫에는 "팥을 오래 먹으면 사람이 여위게 된다."는 말이 있는데, 체내의 과다한 수분을 배출시키는 작용이 있기 때문에 나온 말이다.

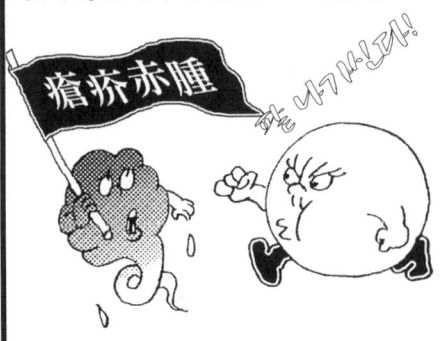

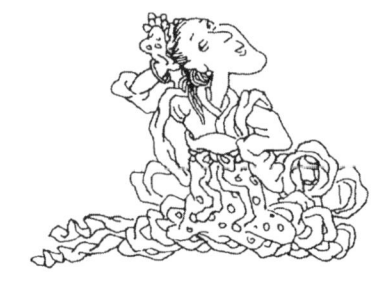

녹두(綠豆)

녹두는 맛이 달고 성질이 화평하다. 열을 식히고 해독하며 더위를 식히고 소변이 잘 나가게 하는 효능이 있다. '음식 중에 중요한 것이며, 채소 중에 뛰어난 것'이라 말하기도 한다.

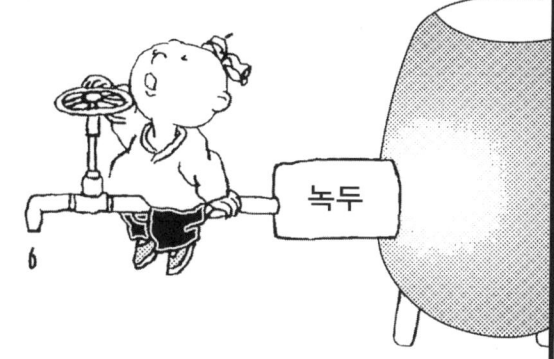

《음식변飮食辨》에서는 녹두가 "성질이 서늘하지만 위(胃)를 상하지 않으며, 열로 인한 종창(腫脹), 이질(痢疾), 갈증, 종기(腫氣)와 온독(溫毒), 피부의 반진(瘢疹), 광물성 약재를 잘못 사용하여 생긴 부작용 등 모든 열병을 물리치고 독을 푼다…."고 하였으며,

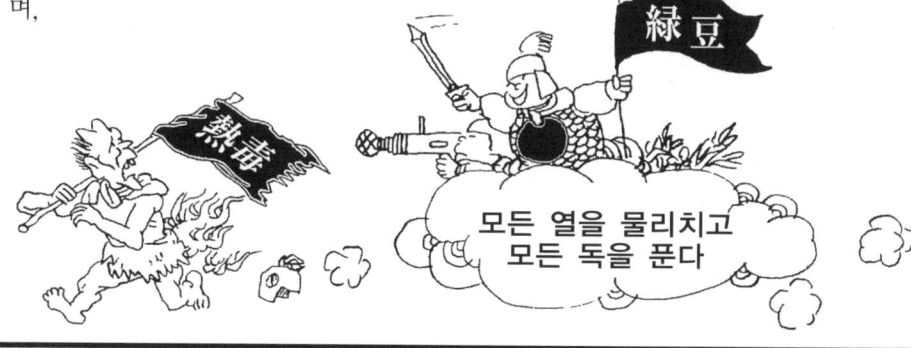

또한 "잘못하여 비상(砒霜)을 먹었을 때나 뜨거운 성질의 약을 잘못 복용하였을 때, 모든 풀, 나무, 버섯 및 죽은 날짐승과 길짐승 등의 독에 쓰이지 않는 곳이 없다."고도 하였다.

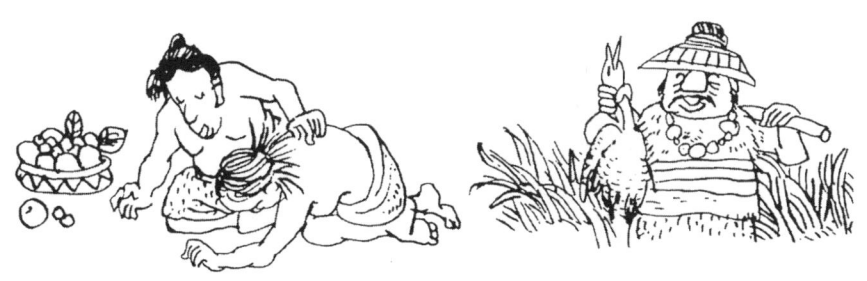

제8장 흔히 먹는 음식물과 보양

열을 내리고 해독하려면 달인 물을 마시고, 강한 독을 풀어야 할 때는 날 것을 갈아서 찬물과 함께 삼킨다.

복용 후에는 반드시 토하게 되는데, 토하고 나서 다시 복용하여 완전히 쏟아내도록 하면 독이 곧 풀려요.

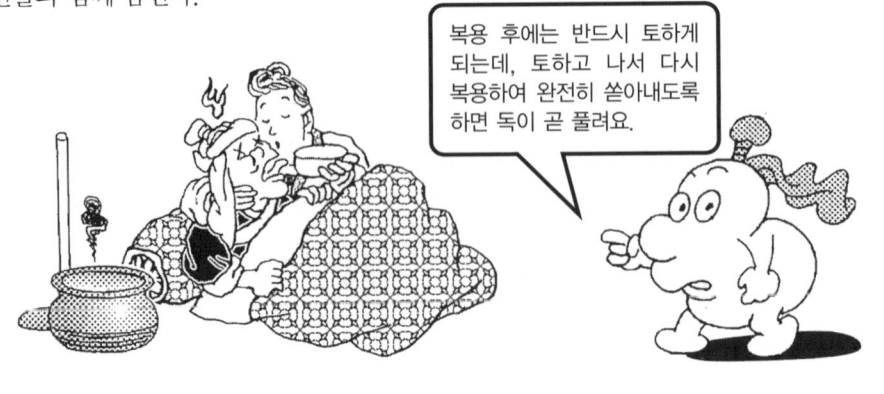

편두(扁豆)

편두(扁豆)는 달고 약간 따뜻하다. 비경(脾經)과 위경(胃經)으로 들어가 비(脾)를 튼튼하게 하고 습(濕)을 없애는 효능을 가지고 있다.

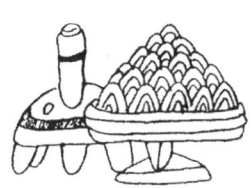
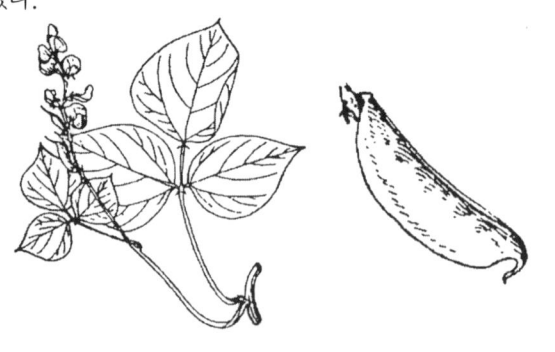

《본초구진本草求眞》에서는 "대개 비(脾)는 단맛을 반기는데 편두(扁豆)는 단맛을 가지고 있으므로 비(脾)에 작용하여 이롭게 한다.

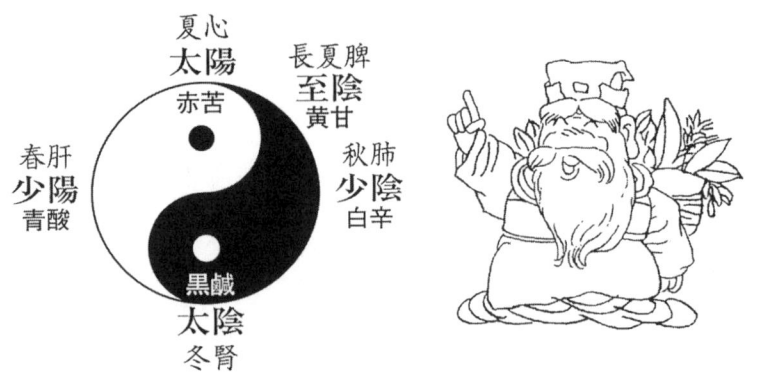

비(脾)는 향기를 얻으면 편안해지는데, 편두(扁豆)는 향기로운 기운을 띠고 있으므로 비(脾)를 편안하게 한다.

비(脾)는 습하면 괴롭게 되고 건조한 것을 반기는데, 편두(扁豆)는 따뜻한 성질을 가지고 있으므로 비(脾)에 작용하여 습기를 말려준다."고 하였다. 즉 편두의 성질은 비(脾)에 적당하다.

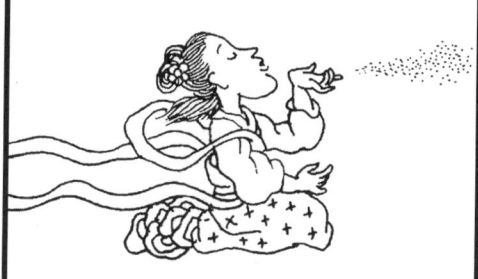

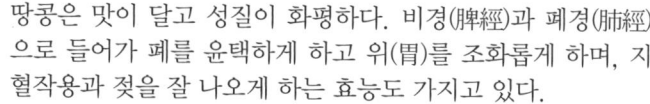
편두의 성질은 따뜻함

땅콩[落花生]

땅콩은 맛이 달고 성질이 화평하다. 비경(脾經)과 폐경(肺經)으로 들어가 폐를 윤택하게 하고 위(胃)를 조화롭게 하며, 지혈작용과 젖을 잘 나오게 하는 효능도 가지고 있다.

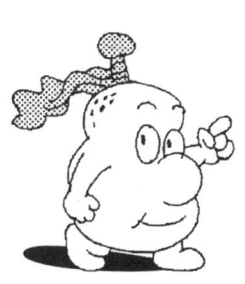
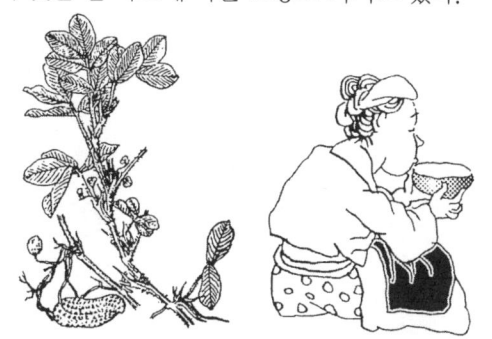

뾰족한 끝부분을 떼버리고 은근한 불에 달여서 복용하면 마른기침, 만성해수, 소아의 백일해(百日咳)를 치료할 수 있다.

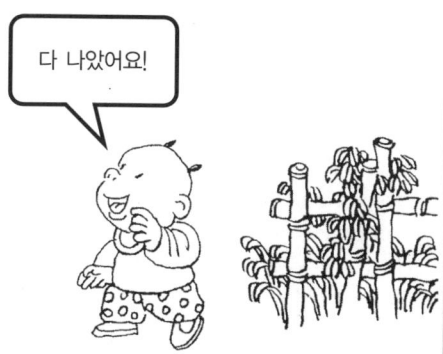
다 나았어요!

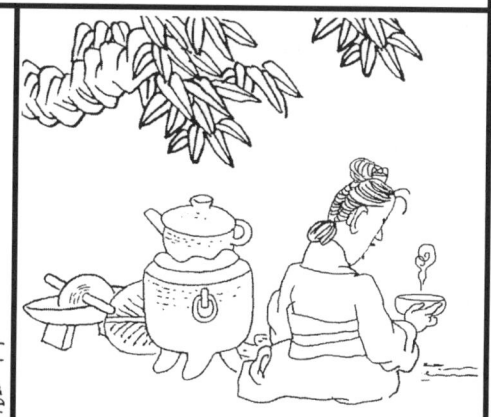

땅콩의 속껍질을 까지 않고 대추와 함께 달여 차로 마시면 신장염(腎臟炎)으로 인한 부종에 효과가 있다.

제8장 흔히 먹는 음식물과 보양

땅콩을 7일간 식초에 담가두었다가 매일 아침저녁으로 10개씩 먹으면 고혈압을 치료할 수 있다.

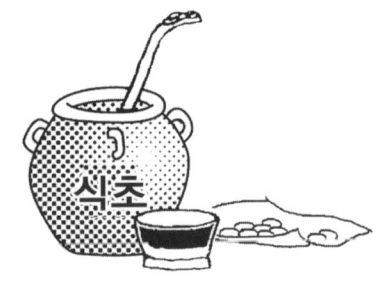

땅콩 생것 90g을 돼지족발(앞다리) 1개와 함께 고아서 먹으면 젖이 잘 나오고 양도 많아진다.

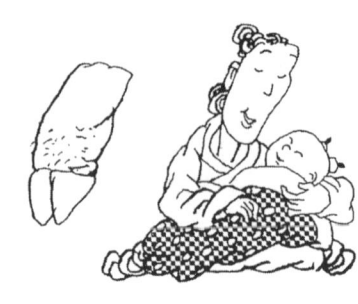

대두(大豆)

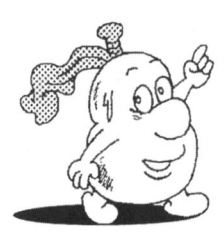

대두(大豆)는 맛이 달고 성질이 화평하며, 비경(脾經)과 대장경(大藏經)으로 들어간다. '밭에서 나는 고기'라는 별명을 가지고 있다. 비(脾)를 튼튼하게 하고 속을 풀어주며, 건조한 것을 적셔주고 소변이 잘 나가게 한다. 풍열(風熱)을 물리치고, 피를 잘 돌게 하며 해독작용도 있다.

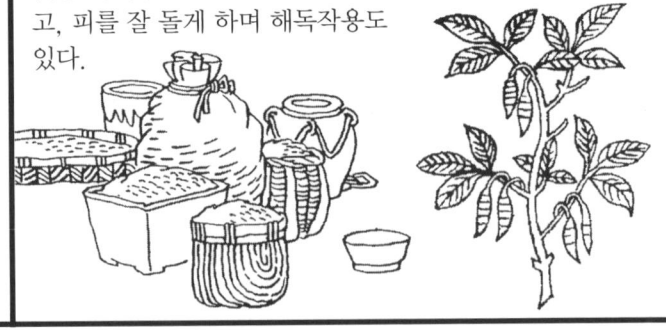

명대(明代)의 이시진(李時珍)은 "대두(大豆)를 먹으면 피부가 건강해지고 골수(骨髓)가 충실해지며 힘이 세어진다. 허(虛)한 것을 보(補)하므로 밥을 잘 먹게 된다."고 하였다.

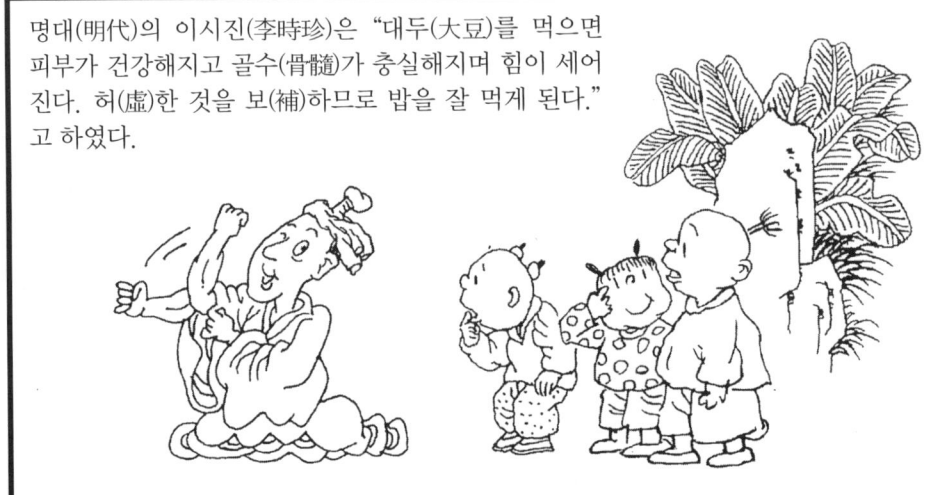

또한 신(腎)의 병을 치료하여 소변이 잘 나가게 하며 기운이 거슬러 오르는 것을 내려준다. 풍열(風熱)을 다스리고 피를 잘 돌게 하며 여러 독을 푼다.

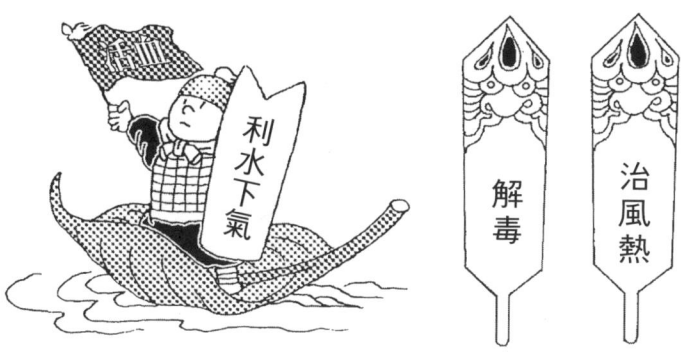

황두(黃豆)와 돼지의 간(肝) 각 100g씩을 준비하여 먼저 콩이 10분의 8 정도 익을 때까지 끓인 후 돼지 간을 넣고 완전히 삶아서, 매일 3번에 나누어 먹기를 3주간 계속하면 철결핍성빈혈(鐵缺乏性貧血)을 치료할 수 있다.

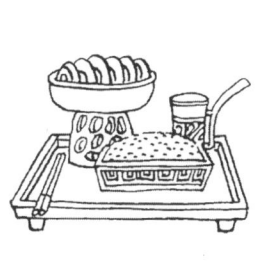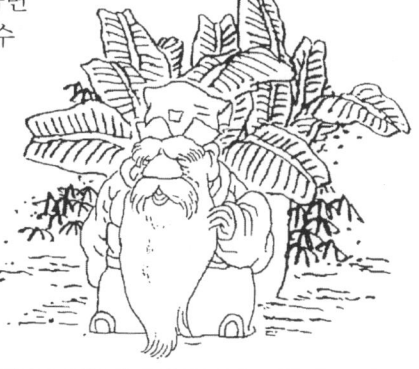

황두(黃豆)를 검게 태워서 가루를 낸 다음 참기름에 개어 바르면 천연두(天然痘)를 앓은 후에 피부에 생긴 발진이 쉽게 낫는다.

수두(水痘)를 앓은 후에 대두(大豆)를 늘 먹으면 흉터를 줄여주고 색소 침착을 막아주어 피부가 깨끗해진다.

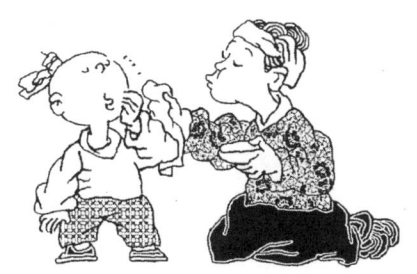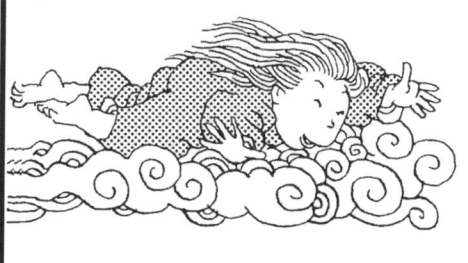

제8장 흔히 먹는 음식물과 보양

마 [山藥]

마는 맛이 달고 성질이 화평하다. 폐경(肺經), 비경(脾經), 신경(腎經)으로 들어가서 비(脾)를 튼튼하게 하고 폐(肺)를 보하며 신(腎)을 굳건하게 하고 정(精)을 더해준다.

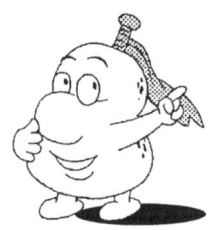
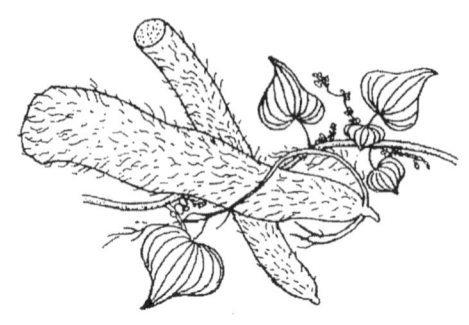

마는 삶아서 먹기도 하고 반찬을 만들거나 만두 재료로 쓰기도 하는데, 어떻게 먹어도 맛이 아주 좋다. 색, 향, 맛이 모두 뛰어난 보양식이다.

효과를 보려면 오랫동안 꾸준히 먹어야 합니다.

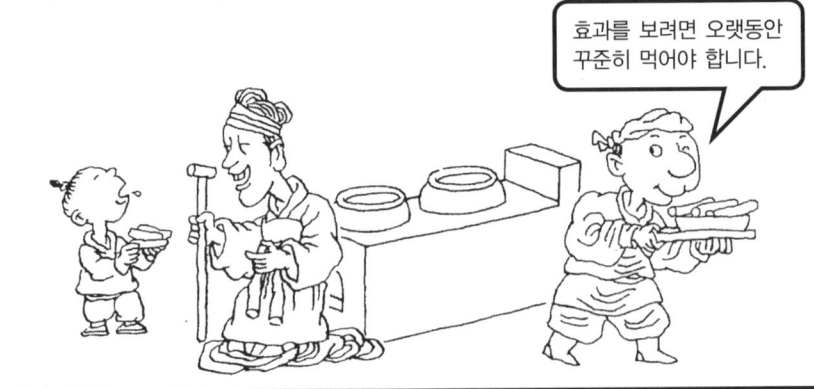

고구마 [甘薯]

고구마는 맛이 달고 성질이 화평하다. 허한 것을 보해주고 기력을 돋우며 비위(脾胃)를 튼튼하게 하고 폐(肺)와 신(腎)을 자양하는 작용을 한다. 효능은 마와 비슷하여 오래 복용하면 몸에 좋고 장수하게 하는 식품이다.

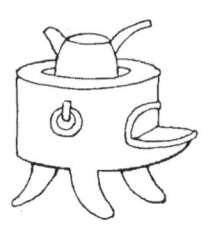
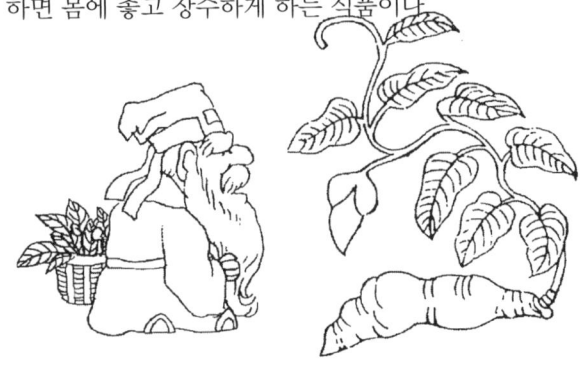

버섯[蘑菇]

버섯은 맛이 달고 성질이 화평하다. 장(腸), 폐(肺), 위경(胃經)으로 들어간다. 자양강장(滋養强壯)하고 기분을 좋게 하며 위(胃)를 열어주고 설사와 구토를 멎게 하는 작용을 한다.

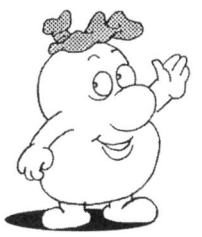
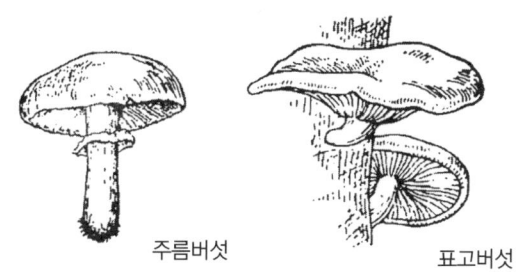

주름버섯 표고버섯

《본초구진本草求眞》에서 "주름버섯과 표고버섯은 모두 버섯이므로 비슷하지만, 표고버섯은 색이 희면서 성질이 화평하고, 주름버섯은 색이 희면서 성질이 차갑다. 표고버섯은 위기(胃氣)를 돋워 배고프지 않게 하고 소변이 새어나오는 것을 치료하며, 주름버섯은 기(氣)를 다스리고 담(痰)을 삭이며 장위(腸胃)에도 작용한다."고 하였다.

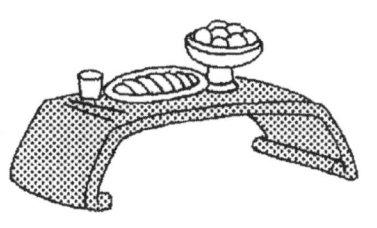

그러나 주름버섯은 습기가 많아서 정체시키는 성질이 있으므로 많이 먹으면 기(氣)의 운행이 막히기 쉽다.

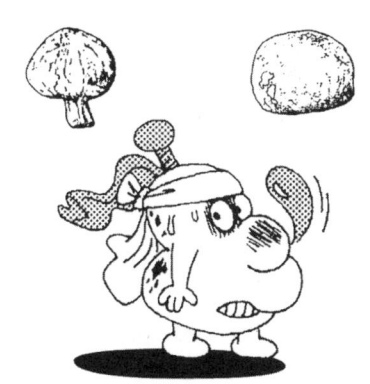

따라서 홍역(紅疫)을 앓고 난 후, 출산(出産) 후, 병을 앓고 난 후에는 많이 먹어서는 안 됩니다.

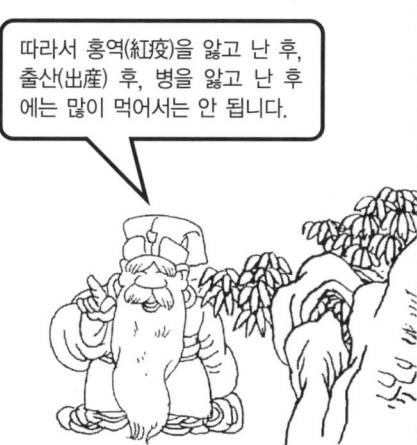

제8장 흔히 먹는 음식물과 보양

돼지고기 [猪肉]

돼지고기는 달면서 짜고 성질은 화평하다. 비(脾), 위(胃), 신경(腎經)으로 들어가 음(陰)을 자양하고 건조한 것을 적셔준다.

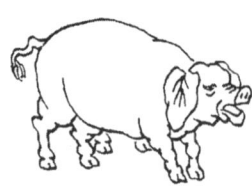
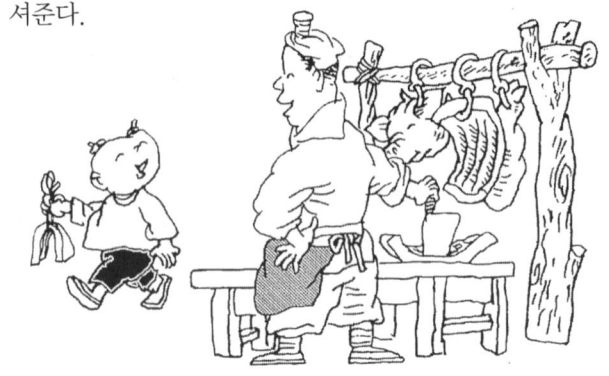

한의학에서는 일반적으로 돼지고기가 "신(腎)과 위(胃)의 진액을 보충하고 간(肝)의 음(陰)을 자양하며, 피부를 윤택하게 하고 대소변을 잘 통하게 하며 소갈(消渴)을 멎게 한다."고 본다.

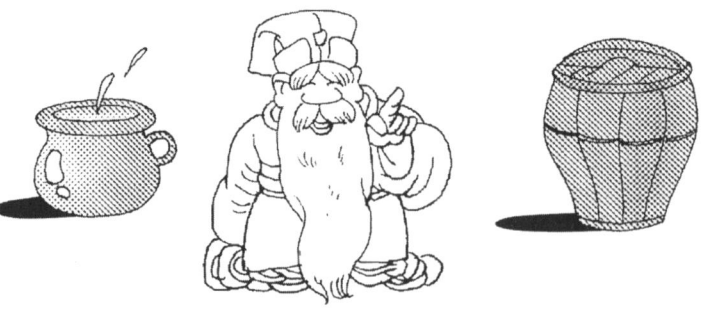

한편으로는 돼지고기를 많이 먹으면 (기름지고 달아서 맛이 진하므로) 열(熱)을 조장하고 담(痰)이 생기게 하며 풍(風)을 요동시키고 습(濕)을 만든다고 경고하고 있다.

풍한(風寒)에 상한 경우나 병이 나은 직후에는 특히 먹지 말아야 해요.

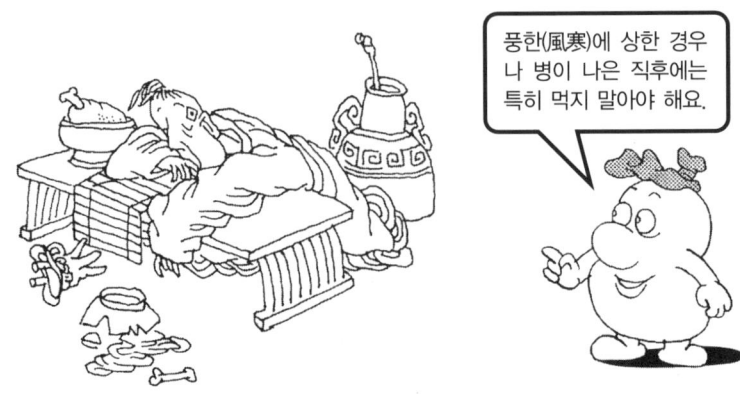

쇠고기 [牛肉]

쇠고기는 맛이 달고 성질이 화평하면서 따뜻한 쪽에 가깝고, 물소고기는 맛이 달고 성질은 화평하며, 비경(脾經)과 위경(胃經)으로 들어간다. 모두 비위(脾胃)를 보하고 기혈(氣血)을 더해주며 근골(筋骨)을 튼튼하게 한다.

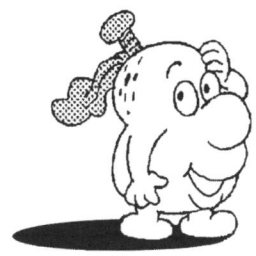
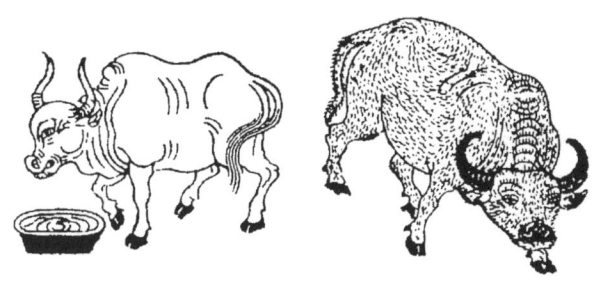

쇠고기는 맛이 달아서 비토(脾土)를 집중적으로 보하는데, 비위(脾胃)는 후천적인 근본이어서 "비위(脾胃)를 보하면 보해지지 않는 것이 없다."는 말까지 있다.

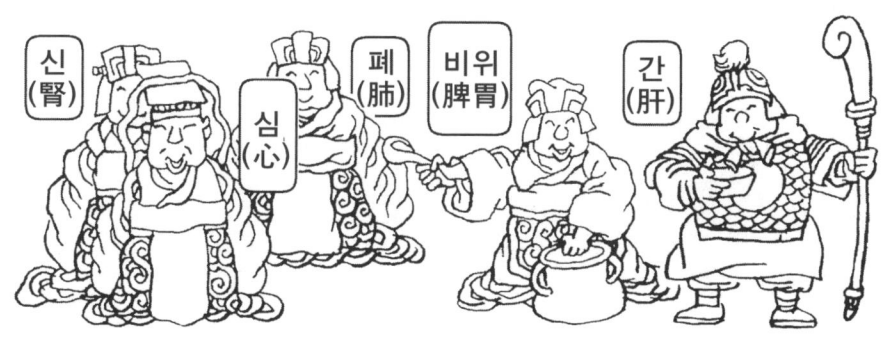

따라서 오래 앓아서 허약해졌거나 중기(中氣)가 아래로 처진 경우, 기운이 없어 숨이 얕은 경우, 얼굴이 누렇고 병색이 있는 경우에 모두 쇠고기 국물로 보익할 수 있다.

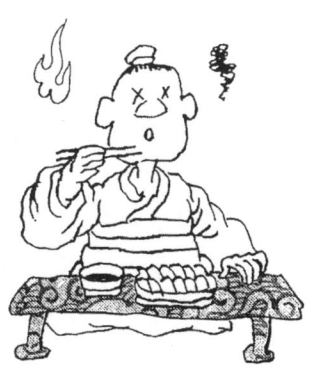

하지만 쇠고기는 성질이 더운 쪽에 치우쳐 있으므로 화열병(火熱病)에는 과용하지 말아야 해요.

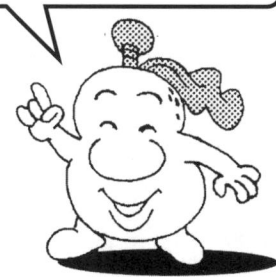

제8장 흔히 먹는 음식물과 보양

양고기 [羊肉]

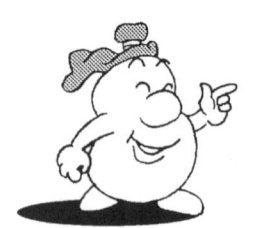

양고기는 달고 따뜻하다. 비(脾), 신경(腎經)으로 들어가 기(氣)를 돋우고 허한 것을 보하며 속을 덥히고 아래를 따뜻하게 한다.

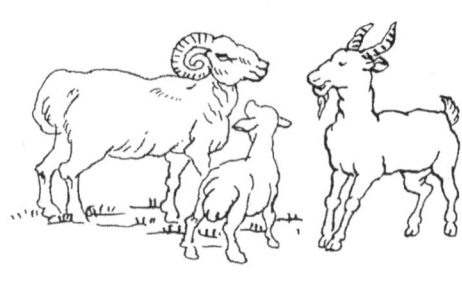

몹시 허약하여 야윈 경우, 허리와 무릎이 시큰거리고 힘이 없는 경우, 출산 후에 몸이 허하고 찬 경우, 한(寒)으로 인해 산증(疝證)이 생긴 경우에 적용된다. 근골(筋骨)을 튼튼하게 하고 장위(腸胃)를 충실하게 한다.

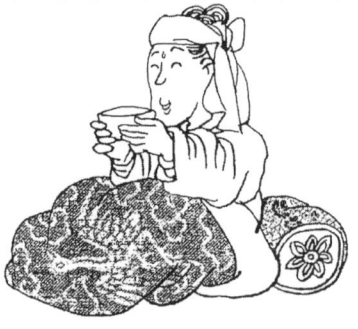 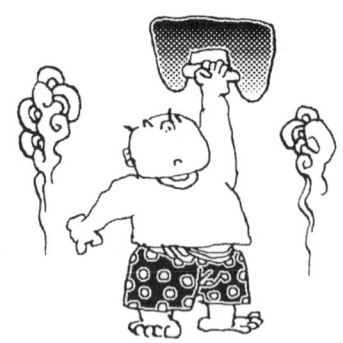

다만 계절병에 걸렸거나 열이 잠복해 있는 경우에는 피하는 것이 좋다.

또 양고기는 성질이 더워서 식품 중 아주 뜨거운 것에 속하기 때문에, 여름에는 많이 먹지 말아야 합니다.

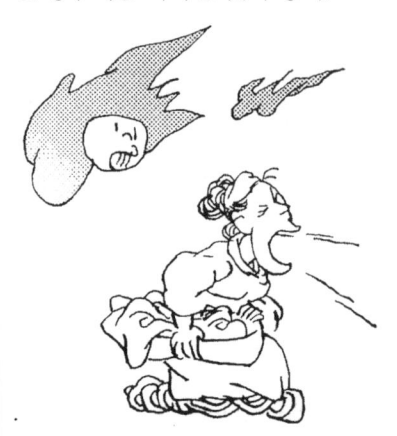 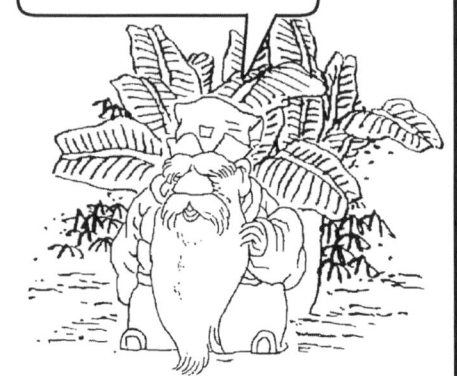

닭고기
[鷄肉]

닭고기는 달고 따뜻하며 비(脾), 위경(胃經)으로 들어간다. 속을 보하고 기(氣)를 돋우며 정(精)을 보충하고 골수(骨髓)를 충실하게 한다.

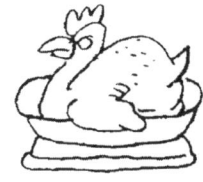
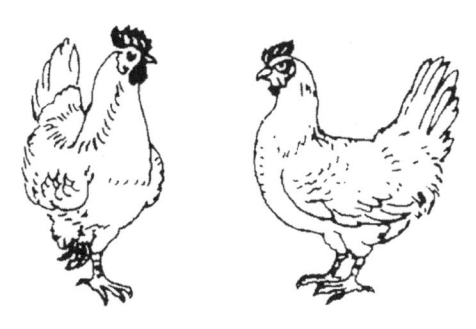

속이 허하여 음식을 잘 먹지 못하는 경우, 설사(泄瀉), 이질(痢疾), 소갈(消渴), 부종(浮腫), 산후(産後)에 젖이 모자라는 경우, 병을 앓고 나서 허약해진 경우 등에 모두 적당하다.

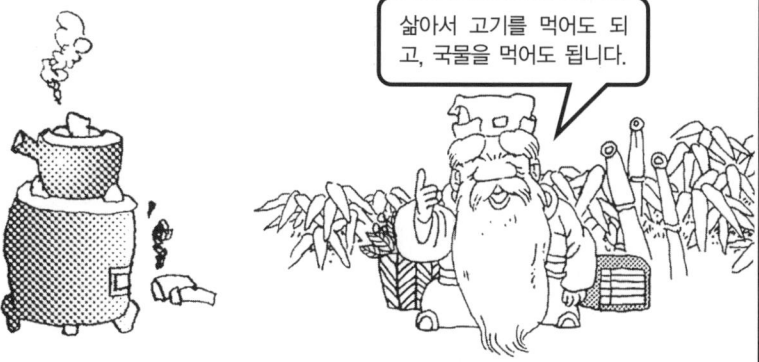

삶아서 고기를 먹어도 되고, 국물을 먹어도 됩니다.

다만 닭고기는 달고 따뜻하며, 특히 머리, 날개, 발 등의 부분은 많이 먹으면 열이 생겨서 풍(風)이 동하기 쉽다. 따라서 실증(實證)인 경우에나 사기(邪氣)가 아직 해소되지 않은 경우에는 먹지 말아야 한다.

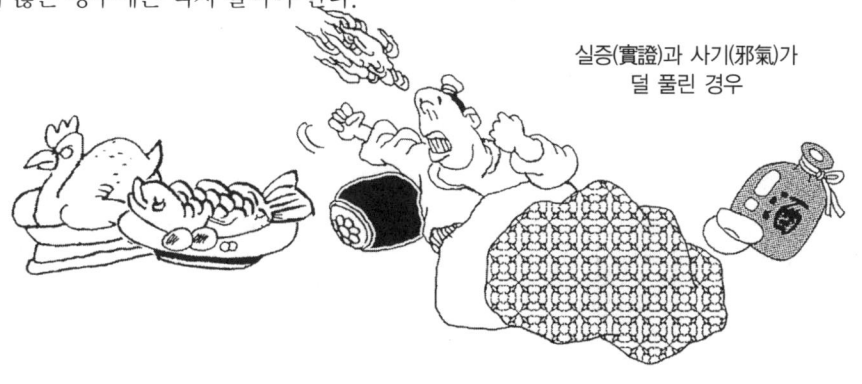

실증(實證)과 사기(邪氣)가 덜 풀린 경우

제8장 흔히 먹는 음식물과 보양

오리고기
[鴨肉]

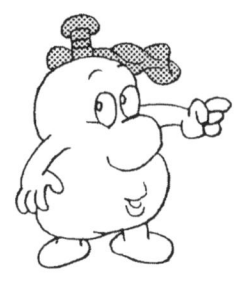

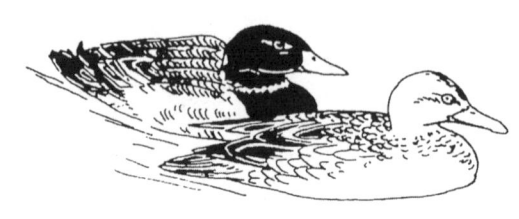

물새에 속한다. 맛은 달고 성질은 약간 차갑다. 음(陰)을 자양하고 위(胃)를 기르며 소변을 잘 나가게 하여 부종을 가라앉힌다.

오리는 수컷이 좋으며, 늙은 것이 약효가 뛰어나다. 이어(李漁)는 "모든 새 종류는 암컷이 좋으나, 오리만은 수컷을 택한다. 모든 새는 어린 것을 귀하게 여기나, 오리만은 나이든 것이 좋다."고 하였다.

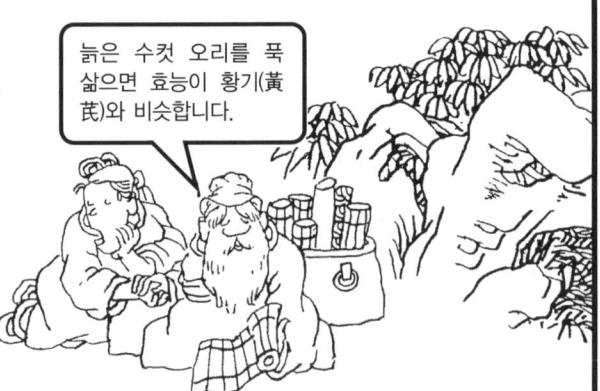

늙은 수컷 오리를 푹 삶으면 효능이 황기(黃芪)와 비슷합니다.

음기(陰氣)가 부족한 남자나 부종(浮腫)을 앓는 사람이 먹는 것이 가장 타당하다.

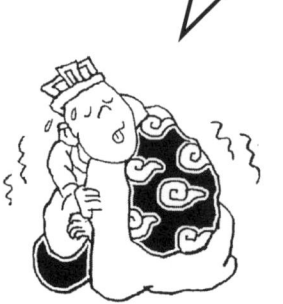

다만 많이 먹으면 체하거나 설사를 하게 되는 단점이 있다. 양(陽)이 허하고 비(脾)가 약하거나 감기에 걸린 경우, 변이 묽거나 속이 더부룩한 경우, 각기병(脚氣病)이 있는 경우에는 적당하지 않다.

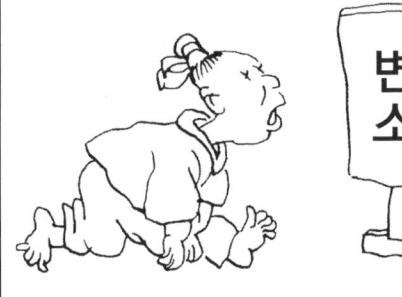

토끼고기 [兎肉]

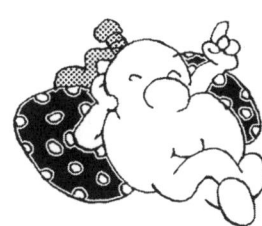

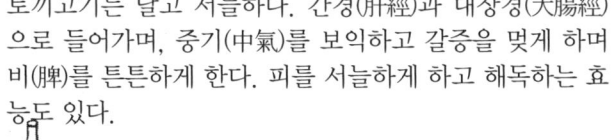

토끼고기는 달고 서늘하다. 간경(肝經)과 대장경(大腸經)으로 들어가며, 중기(中氣)를 보익하고 갈증을 멎게 하며 비(脾)를 튼튼하게 한다. 피를 서늘하게 하고 해독하는 효능도 있다.

토끼고기는 조직이 섬세하고 연하여 먹은 후 2시간만 지나면 소화, 흡수되므로 어린이와 노인이 먹기에 이상적인 고기이다.

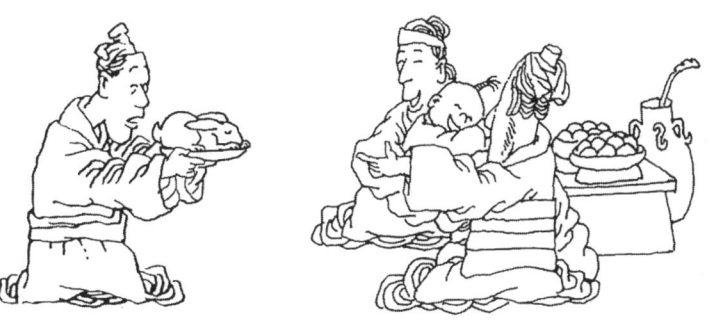

토끼고기를 즐겨 먹으면 사람이 반듯하고 튼튼하게 되고, 얌전하고 단정하게 되며 피부도 부드럽고 고와진다. 그래서 토끼고기는 미용에 도움이 되는 것으로도 이름이 높다.

그러나 비위(脾胃)가 허약하고 찬 사람은 신중히 사용해야 합니다.

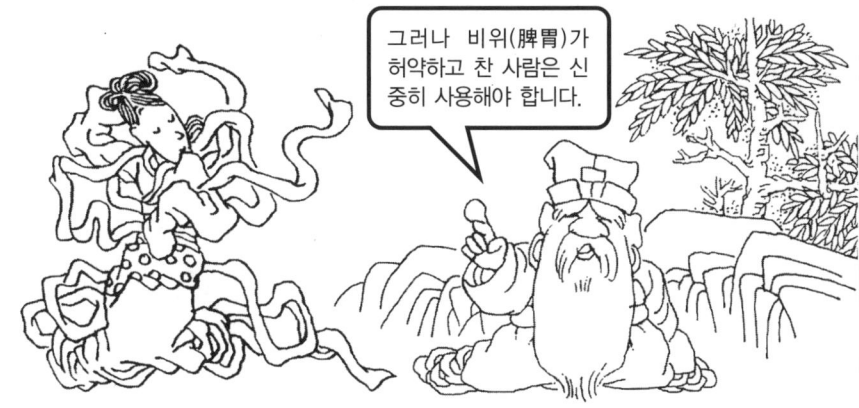

제8장 혼히 먹는 음식물과 보양

자라 [鼈]

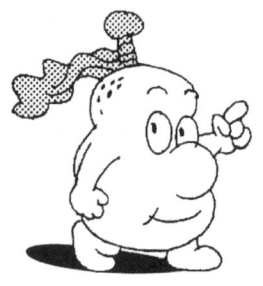

자라는 '갑어(甲魚)'라고도 하는데, 맛은 달고 성질은 화평하다. 간경(肝經)으로 들어가 음(陰)을 자양하고 피를 서늘하게 하는 효능이 있다.

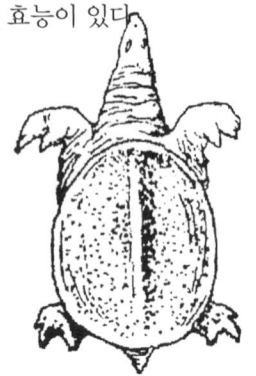

자라의 등껍질은 맛이 짜고 성질이 화평하다. 음(陰)을 자양하여 양(陽)을 누그러뜨리며, 맺힌 것을 흩고 막힌 것을 풀어준다.

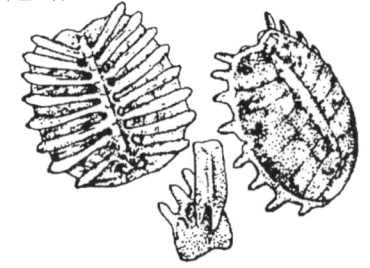

자라의 알은 짜고 차다. 음(陰)을 자양하여 허한 것을 보충해준다. 자라의 피는 맛이 짜고 성질이 화평한데, 피를 잘 돌게 하고 풍병(風病)을 낫게 한다.

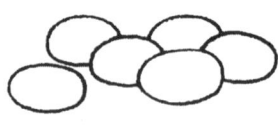

자라와 거북은 둘 다 유명하지만, 거북의 경우 음(陰)을 자양하고 혈(血)을 보하며 지혈 작용을 하고 뼈를 튼튼하게 하는 것이 주된 작용이고, 자라는 허열(虛熱)을 식히고 뭉친 것을 흩는 효능이 더 뛰어나다.

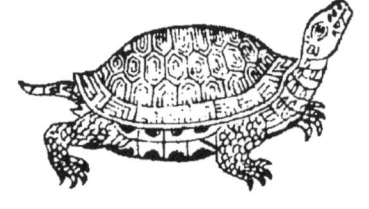

자라는 진득하고 농후한 약물에 속하므로 많이 먹어서는 안 되며, 습담(濕痰)이 많은 사람은 더욱 신중하게 사용해야 합니다.

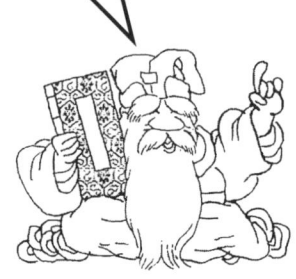

잉어
[鯉魚]

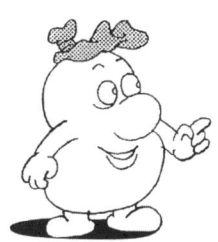

잉어는 맛이 달고 성질이 화평하며, 비(脾), 신(腎), 폐경(肺經)으로 들어간다. 소변을 잘 통하게 하는 효능이 뛰어나므로 부어오르는 것이나 숨이 가쁘고 기침을 하는 것과 황달(黃疸), 각기(脚氣) 등 습열(濕熱)로 인한 증상을 치료한다.

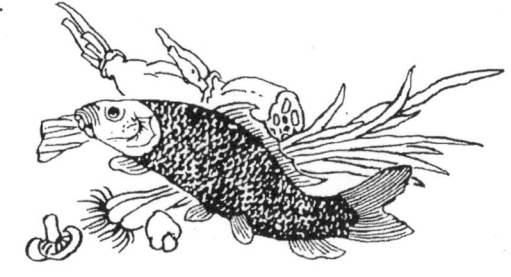

≪본초강목本草綱目≫에서는 잉어에 대하여 "회(膾)로 먹으면 성질이 따뜻하므로, 뱃속이 차가워서 덩어리가 생기는 병을 치료한다.

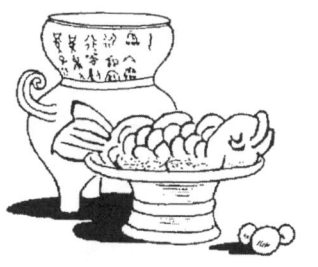

구우면 불을 좇아 변화하여 풍한(風寒)을 흩어내며, 폐(肺)를 평온하게 하고 젖을 잘 나오게 한다. 장위(腸胃)에 사기(邪氣)가 있는 것과 부스럼의 독기를 몰아낸다."고 하였다.

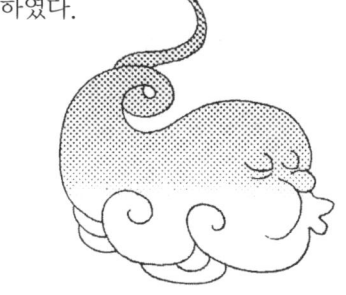

빈혈, 신장염으로 인한 부종, 영양실조 등의 증상이 있는 환자나 노인에게 적당하다. 그러나 잉어는 공격하고 부추기는 성질이 있으므로 간양(肝陽)이나 간풍(肝風)이 발동하였거나 악성 종기의 경우에는 피해야 한다.

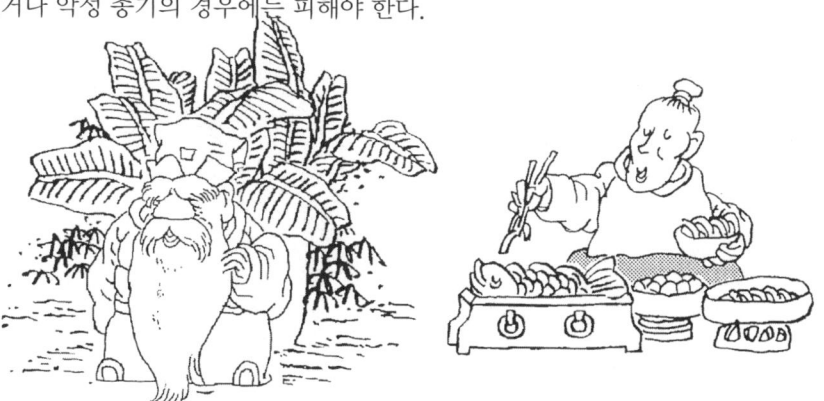

붕어 [鯽魚]

제8장 흔히 먹는 음식물과 보양

붕어는 달고 성질은 화평하다. 비(脾), 위(胃), 대장경(大腸經)으로 들어가서 비(脾)를 튼튼하게 하고 습기를 배출시키는 작용을 한다.

건비리습(健脾利濕)

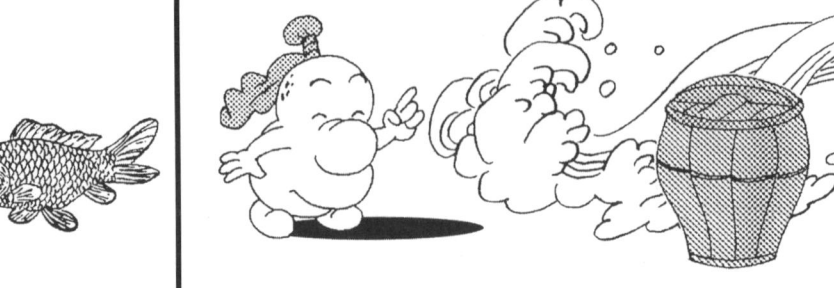

출산 후에 젖이 부족한 경우, 붕어 한 마리를 왕불류행(王不留行) 15g과 함께 삶아서 왕불류행은 골라내고 먹는다.

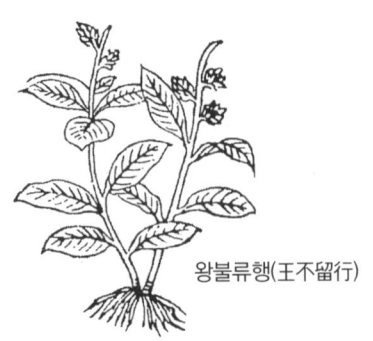

왕불류행(王不留行)

비위(脾胃)가 허약하여 입맛이 없는 경우에는 붕어를 파와 함께 구워서 먹으면 효과가 매우 좋다.

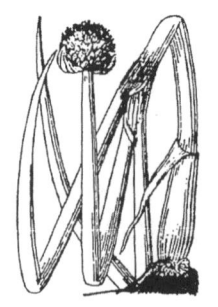

파

또 붕어의 머리를 은근한 불에 고아 먹으면 자궁하수(子宮下垂)와 탈항(脫肛)을 치료할 수 있고, 붕어의 알은 눈을 밝게 하는 효능이 있다.

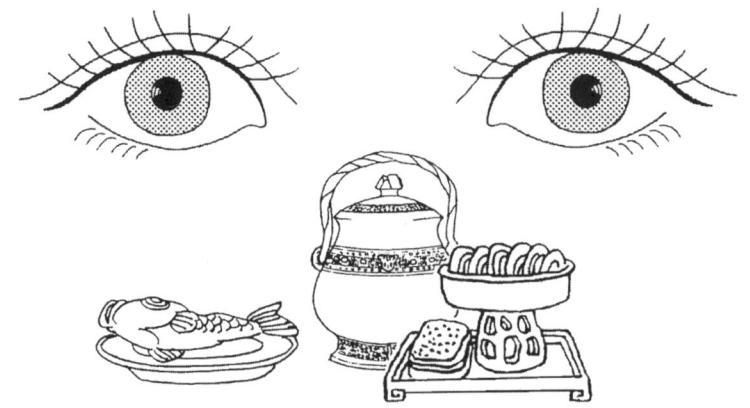

제9장

적합한 음식과 피할 음식

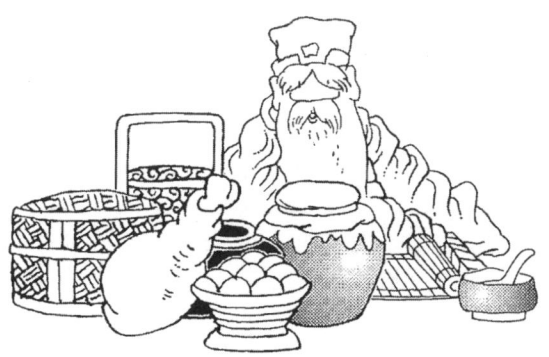

제9장 적합한 음식과 피할 음식

음식의기(飮食宜忌)

음식이 적합한지 그렇지 않은지는 치료와 깊이 관련되어 있다. 잘 알고 제대로 먹으면 약물치료의 부족한 점을 보조하여 건강 회복을 촉진할 수 있지만,

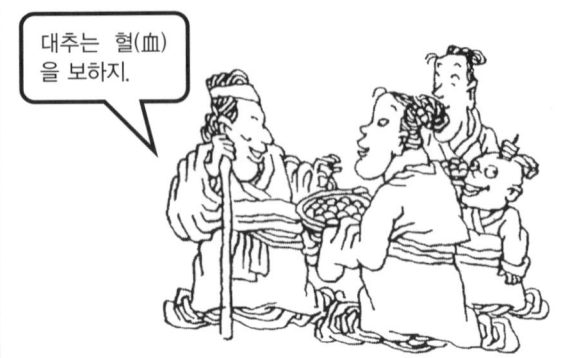

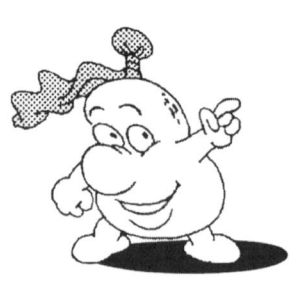

잘못하면 치료를 방해하고 때로는 병세가 더 심해지기도 한다.

따라서 병을 치료할 때 음식을 적절하게 섭취하는 것도 약을 쓰는 것 못지않게 중요한 부분이다.

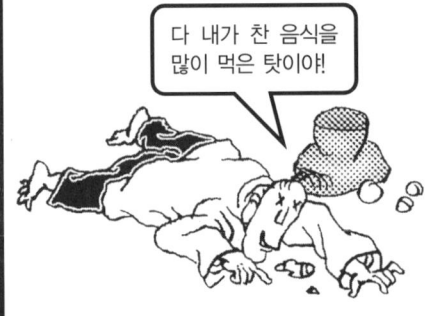

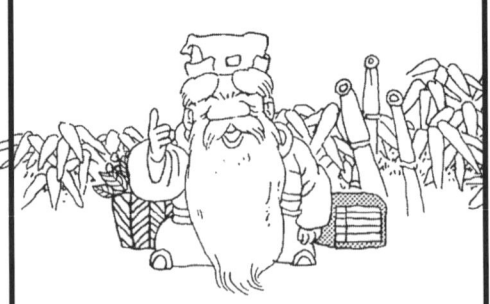

《황제내경黃帝內經》에서는 질병을 치료하려면 약물로 사기(邪氣)를 공격함과 동시에 음식물 중에 적합한 종류를 선택하여 치료를 보조하는 것에도 주의를 기울여야 한다고 하였다. 기미(氣味)가 화합하도록 하여 정기(精氣)을 돋우고 사기(邪氣)에 대항하는 힘을 길러주어야 한다는 것이다.

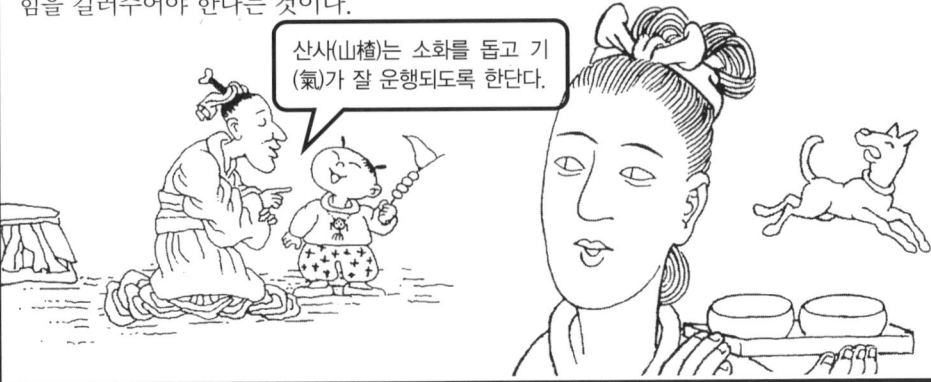

324

또 열병(熱病)이 막 나으려는 시기에 고기를 먹으면 병이 재발할 수 있다고도 하였다.

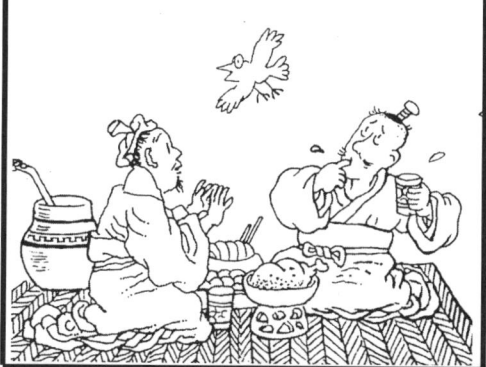

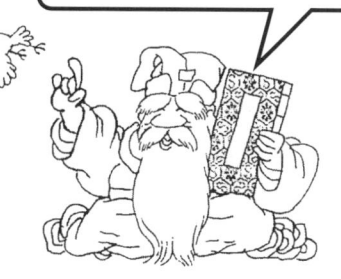

음식을 지나치게 많이 먹는 것도 사기(邪氣)를 남아있게 하여 치료 기간을 연장시킬 수 있으니 주의해야 합니다.

여기에서 우리는 옛사람들이 일찍이 오랜 기간의 의료 경험 속에서 음식과 질병 사이의 관계를 발견하였고 그것이 한의 치료에 있어서 중요한 의미를 가지게 되었음을 알 수 있다.

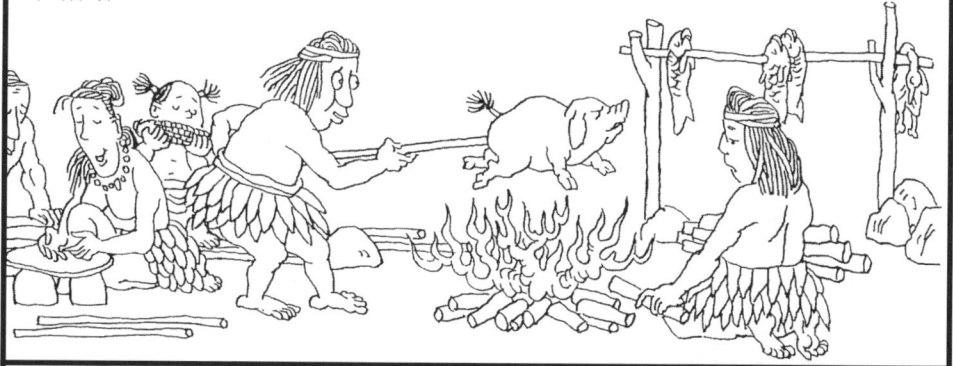

무엇을 '음식의기(飮食宜忌)'라고 하는가? 대략 설명하자면, 병의 정황에 따라서 적당한 음식을 섭취하게 하여 약물치료를 보조하고 체력 회복을 촉진하며 의료의 효율성을 높이는 것을 '마땅하다'는 뜻으로 '의(宜)'라고 한다.

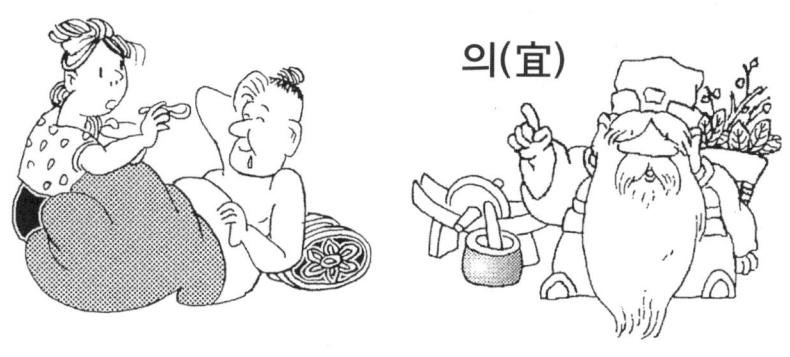

의(宜)

제9장 적합한 음식과 피할 음식

병세와 상반되는 음식물, 혹은 병세와 반대되지는 않더라도 그 자체로 거스르는 성질이나 자극적인 성질을 가진 음식물은 병을 치료하는 데 불리하게 작용하므로 '꺼린다'는 뜻으로 '기(忌)'라고 한다.

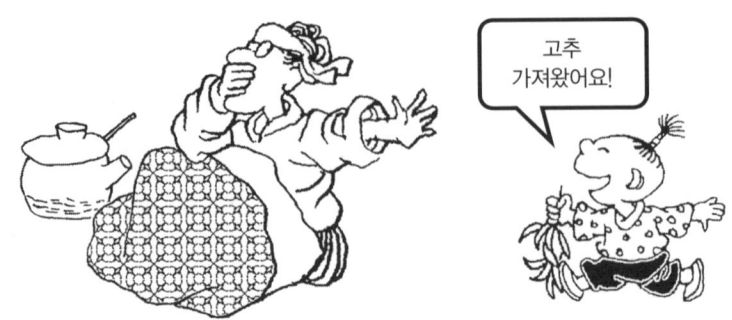

각각의 음식물은 모두 고유한 영양 특성을 가지고 있는데, 건강한 사람이라면 특별히 골라서 먹을 필요가 없지만 병이 든 사람의 경우에는 주의하여 선택하지 않을 수 없다.

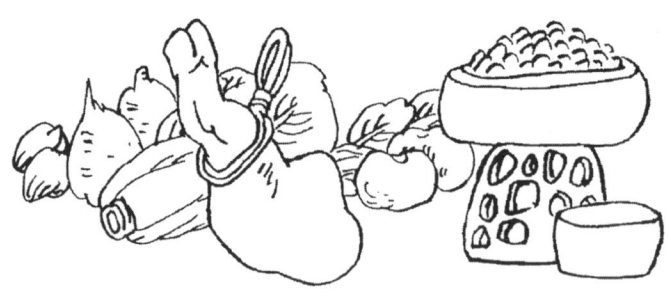

음식물은 매우 다양하여 동물, 식물, 수산물 등 많은 종류가 있지만 성미로 나눈다면 맵고 자극적인 것, 날것과 찬 것, 기름지고 소화가 잘 안 되는 것, 비린 것, 알레르기를 일으키는 것 등이 있다. 각각의 음식물은 모두 질병을 치료하는 데 이익이 되기도 하고 해가 되기도 한다.

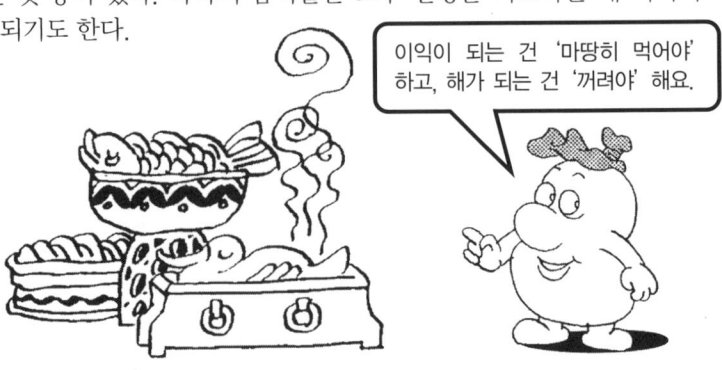

맵고 자극적인 음식

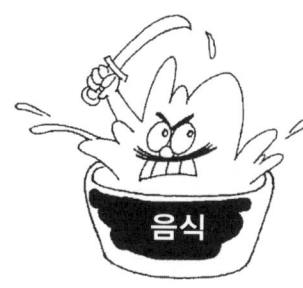

파, 부추, 생강, 고추, 담배, 술 등은 맵거나 자극적인 음식의 부류에 속한다. 적게 먹으면 양기(陽氣)를 활발하게 하고 위(胃)를 튼튼하게 하는 장점이 있어서 질병을 치료할 수도 있다.

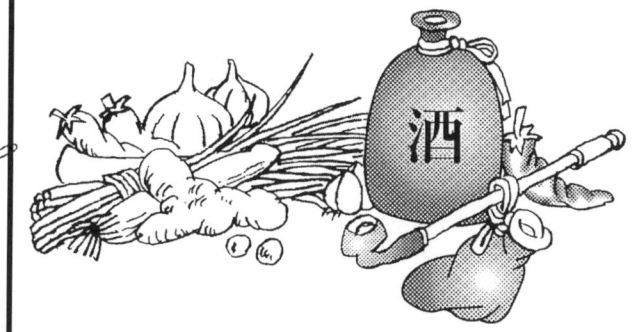

예를 들어 찬 기운과 습기로 인해 몸이 저릴 때 술을 약간 마시고, 찬 기운으로 인한 복통설사에 생강차를 마시는 것 등은 증상에 맞는 좋은 방법이다.

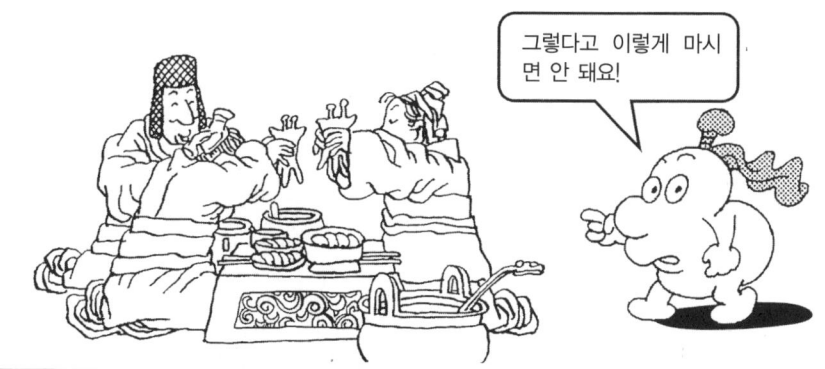

그렇다고 이렇게 마시면 안 돼요!

그러나 맵고 자극적인 음식을 많이 먹으면 담(痰)이 생기며 화(火)가 동하여 기(氣)가 흩어지고 혈(血)이 소모되며 시력(視力)을 해친다. 따라서 음(陰)이 허하고 양(陽)이 왕성한 체질 및 일체의 혈(血)이 병든 것, 기침, 눈병, 열병(熱病), 종기(腫氣), 치루(痔瘻), 나력(瘰癧) 등의 병에는 모두 금기가 된다.

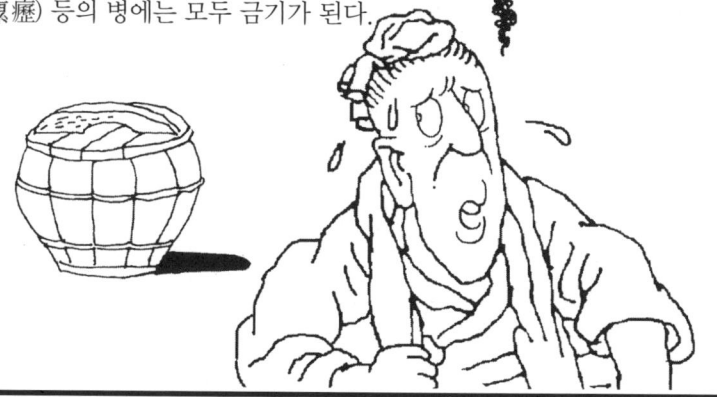

제9장 적합한 음식과 피할 음식

찬 음식과 날 것

과일, 채소, 빙과류 등이 모두 여기에 속한다. 이 음식들은 차갑거나 서늘한 성질을 띠고 있어서 열을 식히고 갈증을 풀어주는 효능을 가지고 있으므로 열성 질병에 아주 좋다.

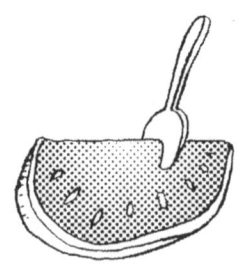
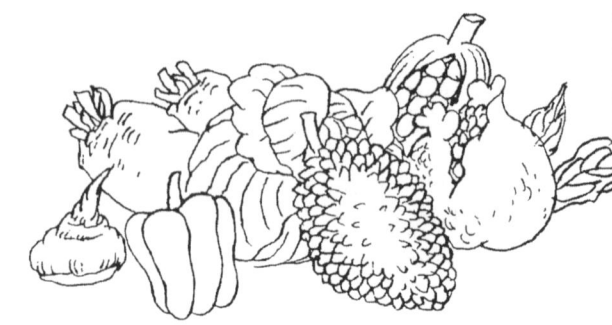

예컨대 유행성 열병, 목구멍이나 이가 아픈 것, 대변이 굳고 막히는 것 등에는 생과일과 채소가 이롭다.

그러나 이렇게 성질이 차가운 음식들을 날것으로 많이 먹으면 소화기관에 해를 끼치기 쉽다.

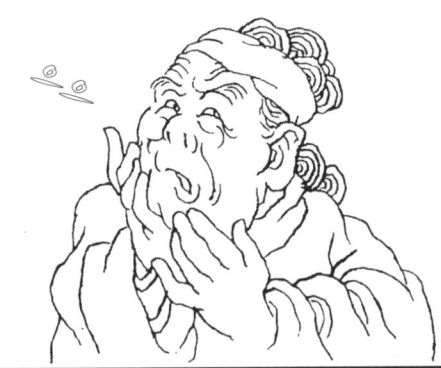
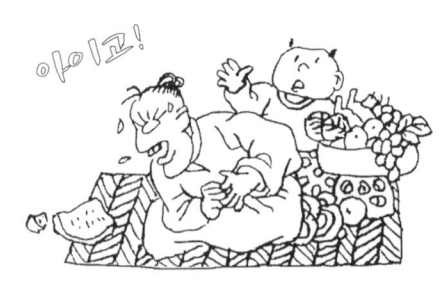

따라서 비위(脾胃)의 양기(陽氣)가 허한 체질이나 한습(寒濕)으로 생긴 장위(腸胃)의 병, 즉 구토(嘔吐), 설사(泄瀉), 위통(胃痛), 복통(腹痛) 등에는 모두 찬 음식과 날것을 피해야 한다.

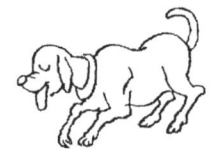
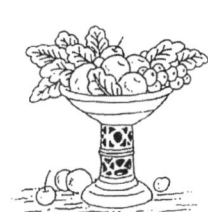
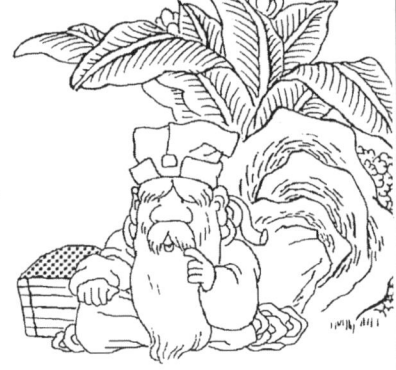

기름지고 소화가 안 되는 것

기름진 동물성 식품이나 튀김, 부침 등의 음식이 여기에 속한다. 이런 식품들은 맛이 진하여 식욕을 자극하지만 소화가 잘 되지 않으며, 몸속에 열과 담(痰)이 잘 생기게 한다.

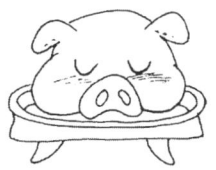
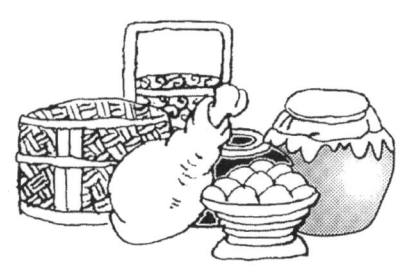

따라서 습열(濕熱)을 수반하는 병이나 모든 식체(食滯) 증상에는 급성이든 만성이든 상관없이 이런 음식을 피해야 한다.

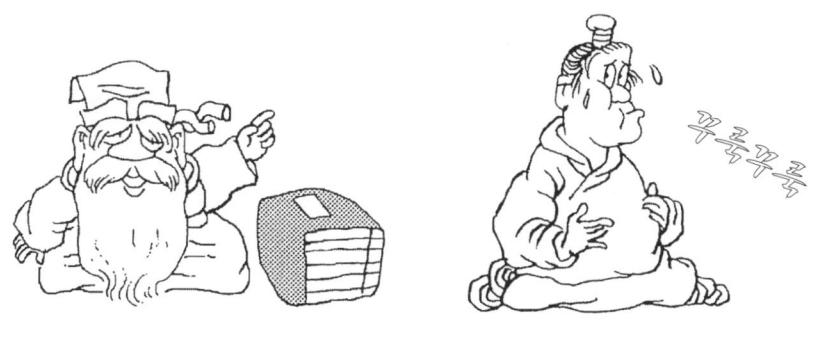

특히 황달(黃疸), 이질(痢疾), 설사(泄瀉) 등을 앓는 사람은 절대 함부로 먹지 말아야 합니다.

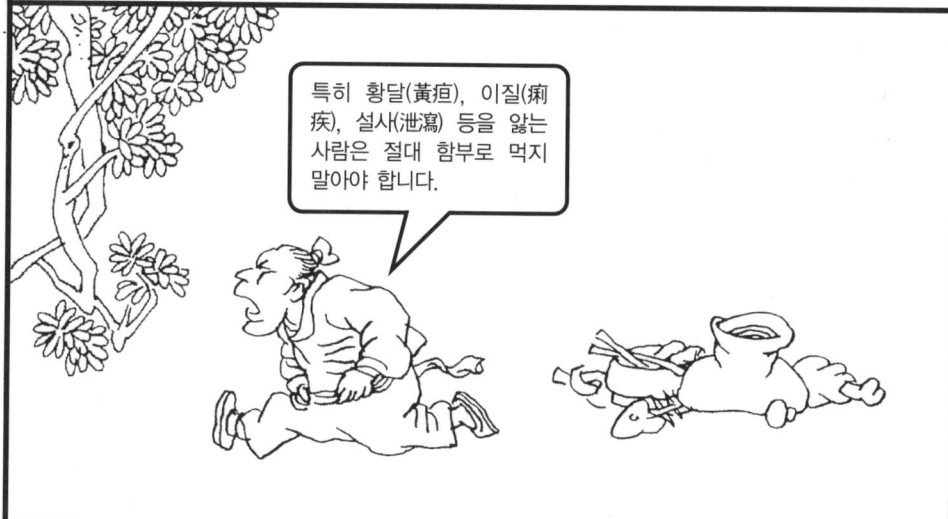

제9장 적합한 음식과 피할 음식

비린 것

조기, 갈치, 잉어, 새우, 게 등의 수산물이 여기에 속한다.

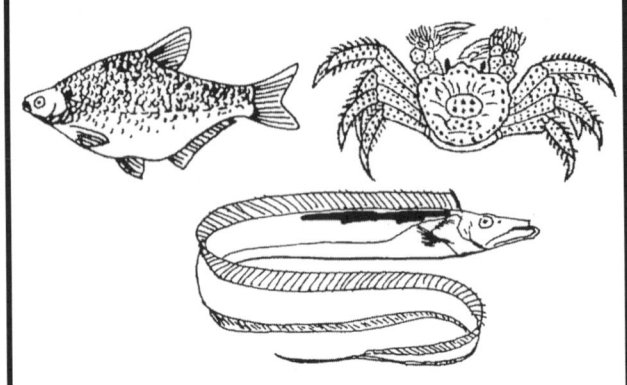

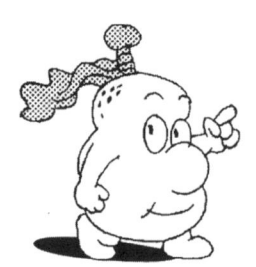

이러한 식품들은 성미(性味)가 대개 짜고 차가우며 비리다. 또 알레르기를 일으킬 수 있는 음식에 속하여 공격하고 부추기는 작용이 있기 때문에, 적게 먹으면 큰 문제가 없지만 많이 먹으면 비위(脾胃)를 손상할 수 있고 전에 앓았던 병이 재발하기도 쉽다.

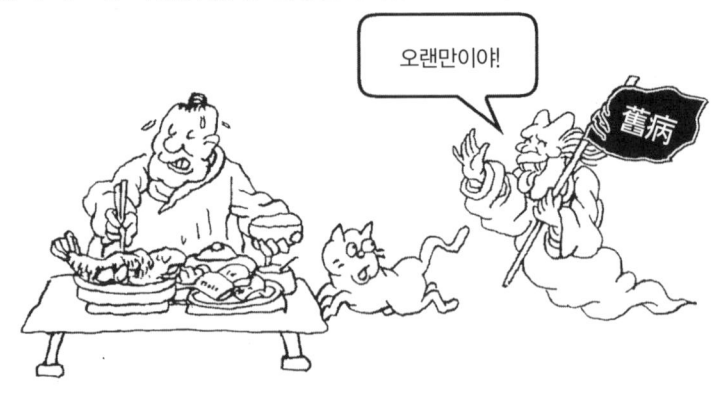

오랜만이야!

舊病

따라서 병을 앓고 있는 사람은 모두 이런 음식을 피해야 하고, 특히 부종(浮腫), 황달(黃疸) 및 종기(腫氣) 등의 피부질환이나 상처가 있는 사람은 절대로 먹지 말아야 한다.

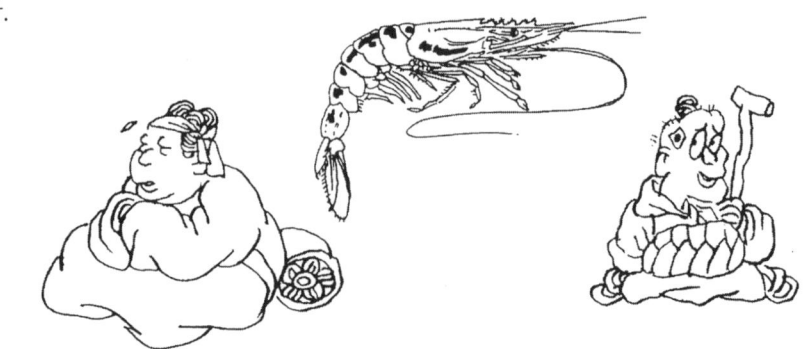

알레르기를 일으킬 수 있는 음식

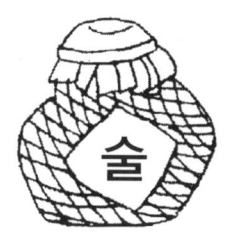

앞에서 말한 비린 음식 외에 채소 중에는 표고버섯, 주름버섯, 겨울죽순, 시금치, 갓 등이 여기에 속한다.

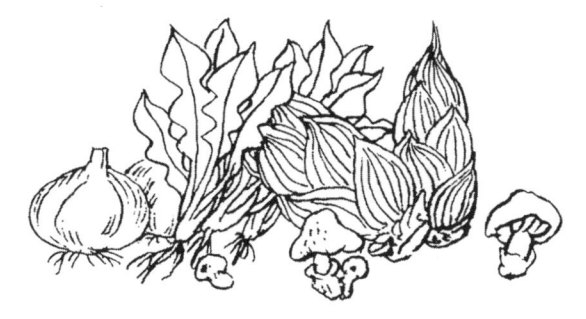

육류 중에서는 수탉, 돼지머리고기 등이 있는데, 대개 풍(風)을 일으키고 담(痰)을 생기게 하며 화(火)를 조장하는 음식에 속한다. 오래된 병의 발작을 유발하고 새로운 병을 가중시키기 쉬우므로 병을 앓고 있을 때는 멀리해야 한다.

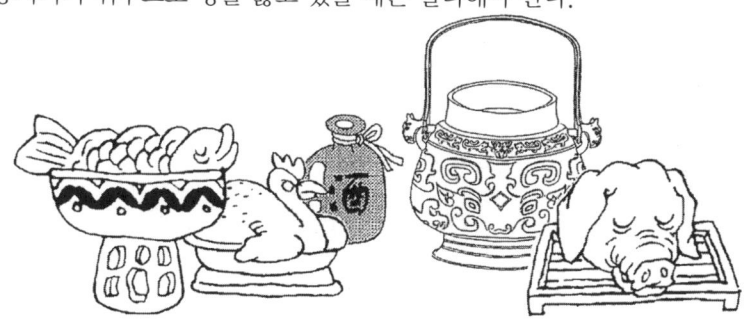

특히 간양(肝陽)이나 간풍(肝風)이 발동한 환자는 수탉, 잉어, 돼지머리 등의 고기를 먹지 말아야 하고,

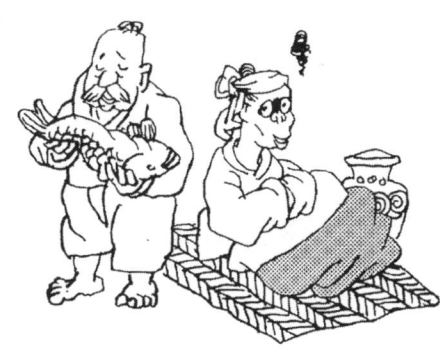

종기나 부스럼 등 피부병이 있는 사람은 표고버섯, 주름버섯, 겨울죽순, 갓 등을 피해야 한다는 것도 잊어서는 안 된다.

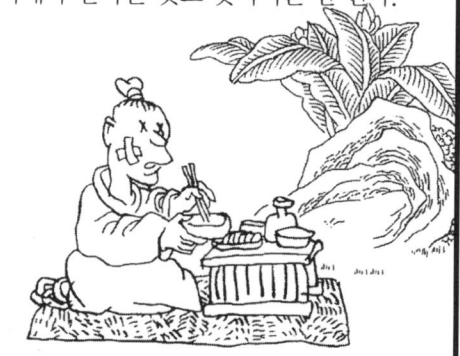

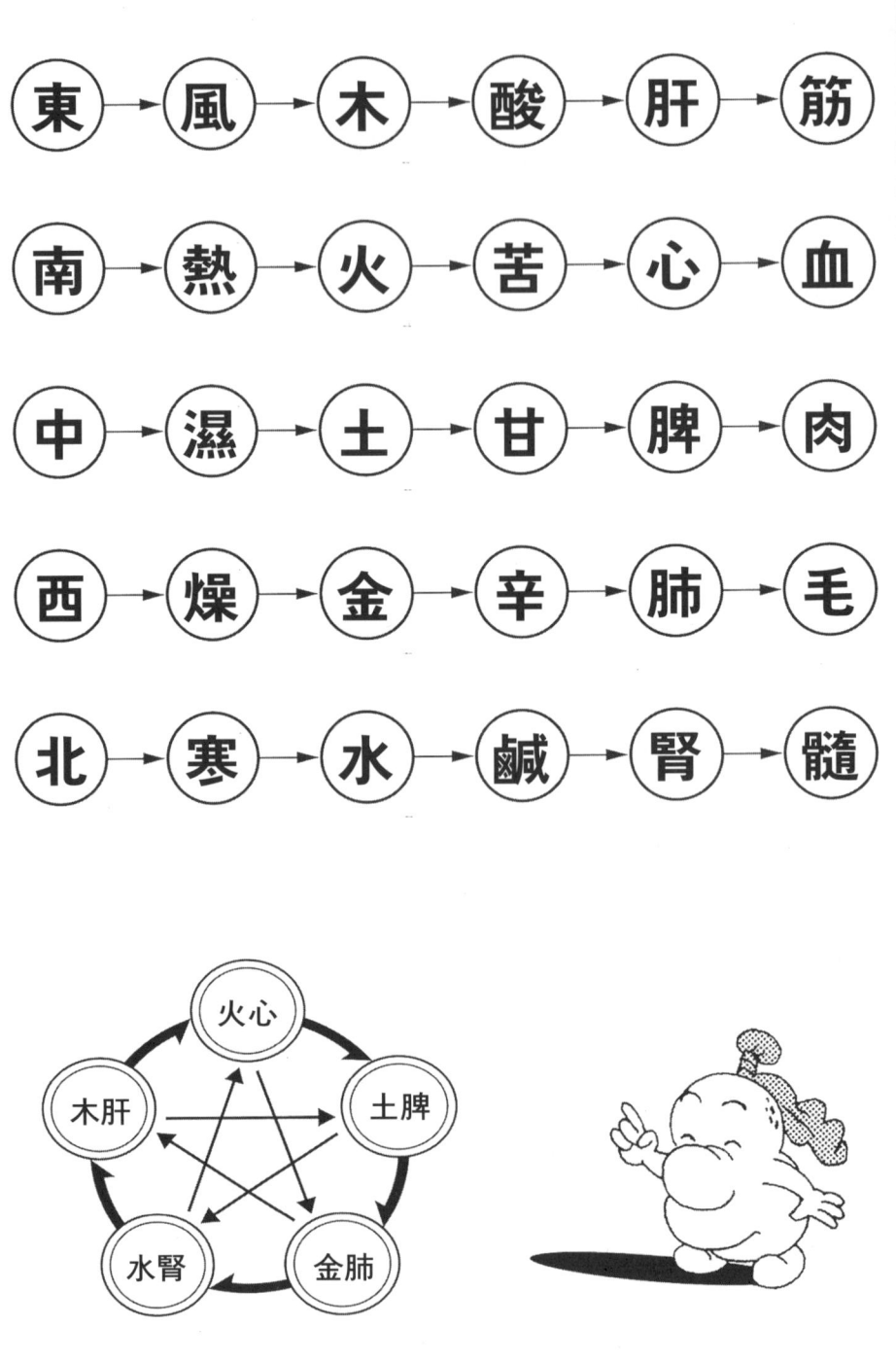

동 → 풍 → 목 → 산 → 간 → 근

남 → 열 → 화 → 고 → 심 → 혈

중 → 습 → 토 → 감 → 비 → 육

서 → 조 → 금 → 신 → 폐 → 모

북 → 한 → 수 → 함 → 신 → 수

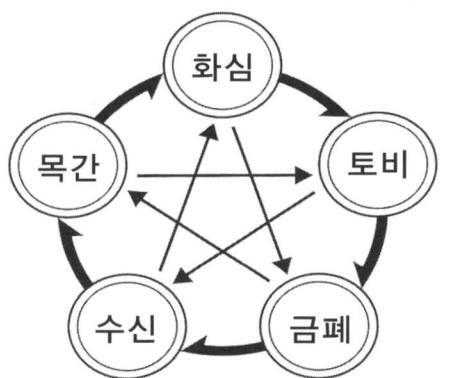
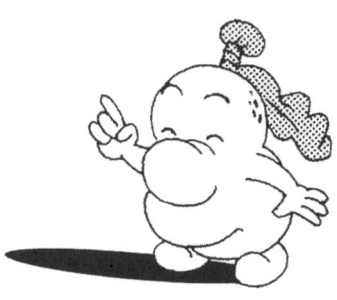

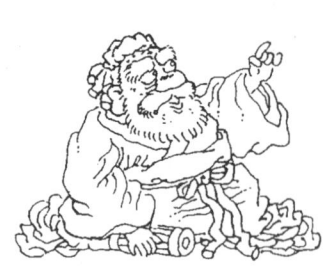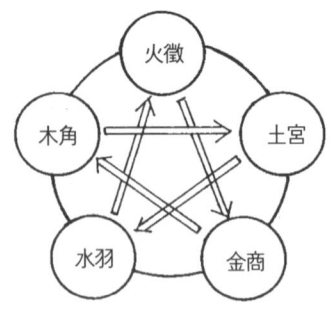

분류	내용	장상오행(臟象五行)	간상목(肝象木)	심상화(心象火)	비상토(脾象土)	폐상금(肺象金)	신상수(腎象水)
天象	방위		동쪽(東)	남쪽(南)	중앙(中)	서쪽(西)	북쪽(北)
	계절		봄(春)	여름(夏)	장하(長夏)	가을(秋)	겨울(冬)
	기후		바람(風)	열기(熱)	습기(濕)	건조(燥)	한기(寒)
	성수(星宿)		목성(木星)	화성(火星)	토성(土星)	금성(金星)	수성(水星)
地象	오충(五蟲*)		모충(毛)	우충(羽)	나충(倮)	개충(介)	인충(鱗)
	오축(五畜)		닭(鷄)	양(羊)	소(牛)	말(馬)	돼지(豕)
	오곡(五穀)		맥(麥)	서(黍)	직(稷)	곡(穀)	두(豆)
	오과(五果)		오얏(李)	살구(杏)	대추(棗)	복숭아(桃)	밤(栗)
	오색(五色)		파랑(靑)	빨강(赤)	노랑(黃)	하양(白)	검정(黑)
	오미(五味)		신맛(酸)	쓴맛(苦)	단맛(甘)	매운맛(辛)	짠맛(鹹)
	오취(五臭)		누린내(臊)	탄내(焦)	향내(香)	비린내(腥)	썩은내(腐)
人象	오장(五臟)		간장(肝)	심장(心)	비장(脾)	폐장(肺)	신장(腎)
	오장(五藏)		혈(血)	맥(脈)	영(營)	기(氣)	정(精)
	맥상(脈象)		현(弦)	구(鉤)	대(代)	모(毛)	석(石)
	오음(五音)		각(角)	치(徵)	궁(宮)	상(商)	우(羽)
	오관(五官)		눈(目)	혀(舌)	입(口)	코(鼻)	귀(耳)
	오체(五體)		근육(筋)	맥박(脈)	기육(肌肉)	피모(皮毛)	뼈(骨)
	오액(五液)		눈물(淚)	땀(汗)	군침(涎)	콧물(涕)	가래(唾)
	칠정(七情)		분노와 놀라움(怒驚)	기쁨(喜)	생각(思)	슬픔과 우울(悲憂)	두려움(恐)
	오성(五聲)		부름(呼)	웃음(笑)	노래(歌)	통곡(哭)	신음(呻)
	육자(六字)		"쉬"(噓)	"허"(呵) "쓰"(嘻)	"후"(呼)	"쓰"(呬)	"취"(吹)
	오성(五性)		아(雅)	급(急)	직(直)	강(剛)	은(隱)
	오사(五事)		공(恭)	명(明)	예(叡)	종(從)	총(聰)
	십이관(十二官)		모려(謀慮)	신명(神明)	지주(智周)	치절(治節)	기교(伎巧)
			장군(將軍)	군주(君主)	간의(諫議)	상전(相傳)	작강(作强)
社會象	오상(五常)		인(仁)	예(禮)	신(信)	의(義)	지(智)
	오사(五事)		숙(肅)	철(哲)	성(聖)	의(義)	모(謀)
	팔정(八正)		자(慈)	우(憂)	공(公) 사(私)	기(氣) 정(正)	심(心) 기(忌)
	오구(五咎)		광(狂)	예(豫)	몽(蒙)	참(僭)	급(急)

안녕히 계십시오.

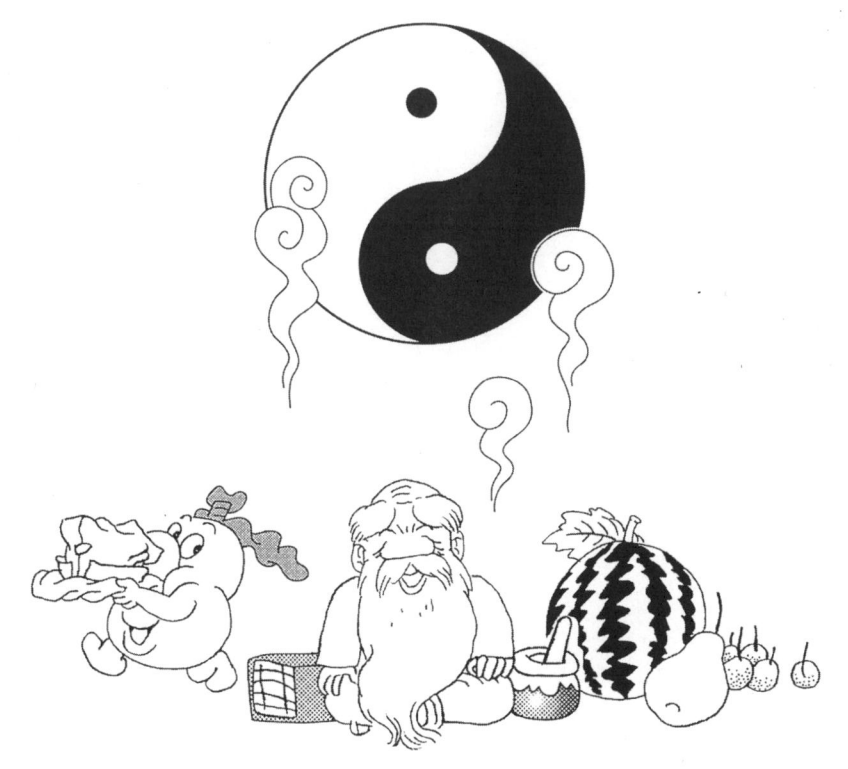

| 옮긴이 |

정창현(丁彰炫)
경희대학교 한의과대학 및 동대학원 졸업(한의학박사)
현재 경희대학교 한의과대학 교수(원전학原典學 전공)
  □주요논저
  《국역온병조변國譯溫病條辨》《국역온병종횡國譯溫病縱橫》
  《만화로 읽는 중국전통문화총서② 황제내경-소문편》
  《만화로 읽는 중국전통문화총서③ 황제내경-영추편》
  《한의학 한·영사전》
  "《황제내경黃帝內經》의 신(神)에 대한 연구"
  "《온병조변溫病條辨》의 성립과정과 학술적 특징" 등 다수

백유상(白裕相)
경희대학교 한의과대학 및 동대학원 졸업(한의학박사)
현재 경희대학교 한의과대학 교수(원전학原典學 전공)
  □주요논저
  《만화로 읽는 중국전통문화총서② 황제내경-소문편》
  《만화로 읽는 중국전통문화총서③ 황제내경-영추편》
  "《내경內經》 운기편(運氣篇)의 표본중 개념에 대한 연구"
  "상(象)의 개념과 한의학적 적용"
  "《내경內經》 운기편(運氣篇)의 기미(氣味) 운용에 대한 연구"
  "천인성명(天人性命)에 따른 사상체질간(四象體質間) 비교연구"
  "경락(經絡)의 순환과 정기(精氣) 생성의 관계에 대한 연구" 등 다수

김혜일(金惠一)
경희대학교 한의과대학 졸업
前 연신경희한의원 원장
현재 경희대학교 대학원 한의학과 석사과정(원전학原典學 전공)

만화로 읽는 중국전통문화총서 ❺
한의약식—약식동원

지은이_ 주춘재(周春才)
옮긴이_ 정창현·백유상·김혜일
펴낸이_ 최봉규

초판1쇄 발행 2006년 6월 29일
초판2쇄 발행 2011년 5월 23일

펴낸곳_ 청홍(지상사)/ 출판등록 제2001-000155호(1999. 1. 27)
주　 소_ 서울특별시 강남구 역삼동 730-1 모두빌 502호
전　 화_ 02)3453-6111 / 팩스 02)3452-1440
홈페이지_ www.cheonghong.com

ISBN 89-90116-24-4 07510
ISBN 89-90116-16-3 (세트)
Copyright ⓒ 2006 The CHEONG HONG Published, Seoul.

보도나 서평, 연구논문에서 일부 인용, 요약하는 경우를 제외하고는
도서출판 청홍의 사전 승낙 없이 무단 전재 및 복제를 금합니다.

* 값은 뒤표지에 있습니다. 잘못 만들어진 책은 교환해 드립니다.